Psychische Störungen und Verhaltensauffälligkeiten bei Menschen mit intellektueller Beeinträchtigung

Anton Došen

Psychische Störungen und Verhaltensauffälligkeiten bei Menschen mit intellektueller Beeinträchtigung

Ein integrativer Ansatz für Kinder und Erwachsene

Herausgeber und Bearbeiter der deutschsprachigen Ausgabe
Klaus Hennicke und Michael Seidel

Übersetzung aus dem Niederländischen
Karin Rast, Klaus Hennicke, Michael Seidel und Alice Velivassis

2., überarbeitete Auflage

hogrefe

Die Originalausgabe dieses Buches ist 2014 als 5., überarbeitete Auflage unter dem Titel *Psychische stoornissen, probleemgedrag en verstandelijke beperking. Een integratieve benadering bij kinderen en volwassenen* erschienen bei Van Gorcum, Assen, Niederlande.

Die erste deutschsprachige Auflage des Buches ist unter dem Titel „Psychische Störungen, Verhaltensprobleme und intellektuelle Behinderung. Ein integrativer Ansatz für Kinder und Erwachsene" erschienen.

Bibliografische Information der Deutschen Nationalbibliothek
Die Deutsche Nationalbibliothek verzeichnet diese Publikation in der Deutschen Nationalbibliografie; detaillierte bibliografische Daten sind im Internet über http://dnb.dnb.de abrufbar.

Hogrefe Verlag GmbH & Co. KG
Merkelstraße 3
37085 Göttingen
Deutschland
Tel. +49 551 999 50 0
Fax +49 551 999 50 111
verlag@hogrefe.de
www.hogrefe.de

Satz: ARThür Grafik-Design & Kunst, Weimar
Druck: Hubert & Co., Göttingen
Printed in Germany
Auf säurefreiem Papier gedruckt

2., überarbeitete Auflage 2018

(E-Book-ISBN [PDF] 978-3-8409-2828-4; E-Book-ISBN [EPUB] 978-3-8444-2828-5)
ISBN 978-3-8017-2828-1
http://doi.org/10.1026/02828-000

Inhaltsverzeichnis

Teil II
Praxis der Diagnostik und Behandlung

Geleitwort des Autors zur zweiten deutschsprachigen Ausgabe

Sowohl die erste niederländische Ausgabe (2005) als auch die erste deutschsprachige Ausgabe (2010) dieses Buches über psychiatrische Störungen, Problemverhalten und intellektuelle Beeinträchtigung fanden sehr gute Aufnahme sowohl in der niederländischen als auch in der deutschsprachigen Fachwelt. Sie wurden gewürdigt als wertvoller Beitrag zur gesundheitlichen Versorgung von Menschen mit intellektueller Beeinträchtigung.

Die Entwicklungen auf dem Gebiet der Sorge für die seelische Gesundheit von Menschen mit intellektueller Beeinträchtigung machten eine aktuelle und revidierte Auflage notwendig (5. niederländische Auflage 2014). Diese Fortschritte resultieren aus der Entwicklung der Hirnforschung und einem verbesserten Verständnis für die Hirnfunktionen. Sie resultieren aber auch aus wachsenden Erfahrungen und Wissen der Fachleute im alltäglichen Umgang mit Menschen mit intellektueller Beeinträchtigung. Die Veränderungen in der Betreuung dieser Menschen verlaufen parallel mit positiven Entwicklungen in der allgemeinen Psychiatrie und Psychologie. Die Entwicklungen der allgemeinen Psychiatrie sind auch hilfreich zur Verbesserung der Diagnostik, der Behandlung und der Unterstützung der Menschen mit intellektueller Beeinträchtigung, die an Problemverhalten oder einer psychiatrischen Störung leiden.

Dieses Buch geht aus von einer grundlegenden Entwicklungsperspektive (emotionale Entwicklung und die Entwicklung basaler emotionaler Bedürfnisse) sowie vom Konzept einer integrativen Diagnostik und Behandlung. Unter dem Entwicklungsaspekt unterscheiden sich Menschen mit intellektueller Beeinträchtigung erheblich von der Durchschnittspopulation. Eine solche Sichtweise ist erforderlich, um die Probleme im Zusammenhang mit der seelischen Gesundheit dieser Personengruppe zu verstehen und zu erklären. Es müssen verstärkt die emotionalen Funktionen beachtet und die grundlegenden emotionalen Bedürfnisse dieser Personengruppe berücksichtigt werden. Zu diesem Zweck empfiehlt es sich, die Skala der emotionalen Entwicklung – revidierte Version (SEO-R)[1] zu nutzen. Viele Fall-

1 Diese revidierte Version der SEO ist bisher nicht im deutschsprachigen Raum rezipiert worden. Für die in diesem Band (vgl. Anhang) abgedruckte ältere Fassung des SEO gilt allerdings ebenso die oben beschriebene Nützlichkeit (Anm. d. dt. Hrsg.).

darstellungen, die in das Buch aufgenommen sind, illustrieren die Nützlichkeit dieses Zugangs für Assessment, Diagnostik und Behandlung.

Die Anerkennung der spezifischen Entwicklungsaspekte bei Menschen mit intellektueller Beeinträchtigung ermöglicht es, ihre grundlegenden psychosozialen Bedürfnisse sowie ihre psychische Vulnerabilität wahrzunehmen. Diese Einsichten sind unverzichtbar für eine angemessene gesundheitliche Versorgung und für die Sorge um die seelische Gesundheit dieser Menschen. Dabei ist fachliches Spezialwissen ohne Zweifel erforderlich. Die Spezialisierung der verschiedenen Fachdisziplinen und die Bildung spezialisierter Teams sind von essenzieller Bedeutung. Ich hoffe, das Buch wird diesem Zweck dienen.

Ich danke den Kollegen Prof. Dr. med. Klaus Hennicke und Prof. Dr. sc. med. Michael Seidel für ihre Initiative, das Buch ins Deutsche zu bringen und es als Herausgeber für die deutschsprachige Fachwelt zu bearbeiten.

Anton Došen

Helvoirt, im Herbst 2017

Vorwort der Herausgeber zur zweiten deutschsprachigen Ausgabe

Im Vorwort zur ersten deutschsprachigen Auflage dieses Buches im Jahre 2010 betonten wir die fachliche Notwendigkeit der Veröffentlichung dieses Werkes. Es schien endlich an der Zeit, einen fundierten, umfassenden Überblick zum Stand der Sichtweisen über Verhaltensauffälligkeiten und psychische Störungen bei Menschen mit intellektueller Beeinträchtigung, zu deren fachspezifischer Diagnostik und Therapie sowie für ihre Unterstützung im alltäglichen Umgang einer breiteren Fachöffentlichkeit zur Verfügung zu stellen. Für die zweite Auflage gelten die damaligen Feststellungen unverändert, obwohl erhebliche Fortschritte in diesem Bereich zu verzeichnen sind.

Die Herausgeber der zweiten deutschsprachigen Auflage wissen aus umfassenden Erfahrungen durch langjährige Arbeit in Einrichtungen der Behindertenhilfe, in der psychiatrischen Versorgung von Menschen mit intellektueller Beeinträchtigung, in der Fort- und Weiterbildung von Mitarbeiterinnen und Mitarbeitern verschiedener Berufsgruppen in der Behindertenhilfe sowie von Ärztinnen und Ärzten, die sich für diese Klientel interessierten: Es gibt einen erheblichen Bedarf an qualifizierter Information über das hochkomplexe Gebiet der Verhaltensauffälligkeiten und psychischen Störungen bei Menschen mit intellektueller Beeinträchtigung. Wir sind uns sicher, dass die vorliegende, gründlich überarbeitete und in einigen Teilen ergänzte Fassung des Buches einen unverzichtbaren Beitrag dazu leistet, diesen Bedarf zu erfüllen.

Die Stärken des Buches liegen in der differenzierten Durchdringung des Gegenstandsbereichs und seiner Probleme auf einem theoretisch anspruchsvollen Niveau und in seiner konsequenten entwicklungsorientierten Perspektive. Anton Došen stützt sich dabei auf jahrzehntelange praktische Erfahrungen in der psychiatrischen Versorgung. Für die Leserin, den Leser ergeben sich daher unmittelbar praktisch anwendbare Hinweise und Erkenntnisse. Die fachliche und wissenschaftliche Fundierung dieses Buches leitet der Autor aus zahlreichen wissenschaftlichen Veröffentlichungen sowie fach- und versorgungspolitischen Stellungnahmen ab, die ihn weltweit bekannt gemacht haben.

Insgesamt fand die erste Auflage des Buches im deutschsprachigen Raum eine erfreulich positive Aufnahme. Eine zweite deutschsprachige Auflage wurde darüber hinaus auch notwendig, weil das Buch in den Niederlanden bereits in der 5. Auflage erschienen ist. Diese Auflage nahmen wir als Grundlage unserer Überarbeitung.

Einige Unzulänglichkeiten der ersten deutschsprachigen Auflage wurden beseitigt. Vor allem jedoch hatte Anton Došen in den mehrfachen Auflagen des niederländischen Originals erhebliche Überarbeitungen vorgenommen, neue Literatur berücksichtigt und bestimmte Ausführungen präzisiert. Das alles musste berücksichtigt werden. Im Jahre 2013 hatte die *American Psychiatric Association* das DSM-IV durch das DSM-5 ersetzt (vgl. APA, 2015). Teilweise hat der Autor die diagnostischen Kategorien des DSM-IV verlassen und die Klassifikation des DSM-5 übernommen. Wo der Autor explizit jedoch immer noch DSM-IV-Kategorien verwendete, etwa in seinen Falldarstellungen, haben wir sie unverändert und unkommentiert belassen.

Die Begrifflichkeiten, die Kriterien und die Operationalisierungen der diagnostischen Kategorien im DSM-5 unterscheiden sich noch wesentlich stärker als im DSM-IV von denen in der ICD-10. Dennoch haben wir wie in der ersten deutschsprachigen Auflage – im Interesse der Lesbarkeit sowie mit Rücksicht auf die Leser, für die die ICD-10 vertrauter ist als das DSM – bei den vom Autor gewählten DSM-Kategorien auf das ICD-10-Äquivalent hingewiesen. Für nichtärztliche Leserinnen und Leser werden diese klassifikatorischen Spezialfragen ohnehin nur von geringem Interesse sein. Ärztinnen und Ärzten, Psychotherapeutinnen und Psychotherapeuten wird man zumuten dürfen, diese „Übersetzungsarbeit" zwischen den Klassifikationssystemen selbst zu leisten. Ohnehin steht der Wechsel von der ICD-10 zur ICD-11 an.

Wir haben uns entschlossen, in der zweiten deutschsprachigen Ausgabe den Begriff *geistige Behinderung* durchweg durch den Begriff *intellektuelle Beeinträchtigung* als Übersetzung für den niederländischen Begriff *verstandelijke beperking* zu ersetzen. Wir sehen darin die beste Entsprechung zu dem im englischsprachigen Raum dominierenden Begriff *intellectual disability*. Auch die zahlreichen unterschiedlichen Begrifflichkeiten im Zusammenhang mit *Verhaltensauffälligkeiten* und *psychischen Störungen* haben wir mit eben diesen beiden Begriffen vereinheitlicht und nur dort, wo ausdrücklich besondere Äußerungsformen gemeint waren (z. B. *Problemverhalten* im engeren Sinn) die entsprechenden alternativen Formulierungen stehen lassen (vgl. Kapitel 1 und 2).

Zu guter Letzt wünschen wir auch der zweiten deutschsprachigen Auflage wieder eine weite Verbreitung und eine freundliche Aufnahme bei seinen Leserinnen und Lesern zum Nutzen der Menschen mit intellektueller Beeinträchtigung.

Berlin und Bielefeld, im Herbst 2017

Klaus Hennicke
Michael Seidel

Vorwort zur fünften niederländischen Auflage

Das Buch „Psychische stoornissen, gedragsproblemen en verstandelijke handicap“ wurde 2005 von vielen Menschen, die in der Versorgung von Menschen mit intellektueller Beeinträchtigung arbeiten, sehr wohlwollend aufgenommen. Viele Ärzte und Psychiater sowie Verhaltenswissenschaftler und pädagogische Berufsgruppen, die mit diesen Menschen befasst sind, aber auch Spezialisten für Menschen mit intellektueller Beeinträchtigung[2] beurteilten das Buch als unverzichtbare Ergänzung zur vorhandenen Literatur und als ein Handbuch zum Thema seelische Gesundheit dieser Patientengruppe. Rezensenten aus unterschiedlichen Bereichen qualifizierten das Werk als anregend, praktisch gut nutzbar und eine aktuelle Übersicht vermittelnd. Es sei ein außerodentlicher Gewinn für den niederländischen Sprachraum. Verschiedene Universitäten und Ausbildungseinrichtungen stuften es als sehr geeignet für Aus-, Fort- und Weiterbildung ein. Inzwischen existiert auch eine deutsche Übersetzung[3], die von Praktikern ebenfalls gut aufgenommen wurde.

Nach fast einem Jahrzehnt seit Erscheinen der ersten Auflage gab es viele erfreuliche Entwicklungen sowohl auf wissenschaftlichem und theoretischem als auch auf praktischem Gebiet. Das bedeutet, dass die Qualität der Versorgung von Menschen mit einer intellektuellen Beeinträchtigung immer mehr ins Blickfeld gerät.

Ein Buch mit dem Anspruch, ein Handbuch zu sein, muss an die neuen Gegebenheiten angepasst und um neue Informationen ergänzt werden. Es geht dabei jedoch nicht so sehr um die neuen Entdeckungen, Einsichten, Theorien und die praktische Anwendung, sondern eher um eine Erweiterung und Vertiefung der mehr oder weniger vorhandenen Kentnisse, die einer guten Praxis zugute kommen sollen. Einige Kapitel wurden überbearbeitet, einige neue Themen werden behandelt und ein neues Kapitel (Kapitel 16) wurde hinzugefügt.

Zudem wurden einige Begrifflichkeiten verändert, z.B. wurde intellektuelle Behinderung zu *intellektueller Beeinträchtigung*, Verhaltensstörung (gedragsstoornis)

---

2 In den Niederlanden gibt es eine ärztliche Spezialisierung für Menschen mit intellektueller Beeinträchtigung (Artsen voor Verstandelijk Gehandicapten).

3 Gemeint ist die erste deutschsprachige Auflage (2010) des vorliegenden Buches unter dem Titel „Psychische Störungen, Verhaltensprobleme und intellektuelle Behinderung“.

oder Verhaltensproblem (gedraagsprobleem) wurde zu *Problemverhalten* (probleemgedrag), einige psychiatrische Diagnosen wurden an die neue Terminologie des DSM-5 angepasst. Bestimmte Definitionen und Begriffe wurden an die damit zusammenhängenden neuen Annahmen angepasst[4].

Im Einzelnen wurden folgende Änderungen vorgenommen:

In Teil I wird kurz darauf eingegangen, welche Implikationen die Veränderungen im DSM-5 für die in diesem Buch behandelten Aspekte haben. Das Thema der Entwicklungsperspektive, nämlich Persönlichkeitsentwicklung und emotionale Entwicklung, wird erweitert und vertieft auf der Basis neuer Untersuchungen und Publikationen. Das entwicklungsdynamische Modell wird aus evolutionärer, biologischer, psychologischer und sozialer Perspektive beleuchtet. Die grundlegenden emotionalen Bedürfnisse und Motive werden als basale Komponenten des Verhaltens benannt und im Sinne eines *neurobehavioralen Enwicklungsmodells (neurobehavioral development; NBD)* neu bestimmt. Damit kann man das Verhalten von Menschen mit einer intellektuellen Beeinträchtigung besser erklären und verstehen.

In Teil II wird die Unterscheidung zwischen „normalem" (adaptivem) und „anormalem" (maladaptivem) Verhalten und einer psychiatrischen Störung behandelt. Diese Unterscheidung kann eine bedeutende Rolle in der Behandlung und Unterstützung von Menschen mit psychischen Problemen spielen. Eine Übersicht über neue Behandlungsmethoden und über neue Erkenntnisse zur Wirkung der medikamentösen Behandlung wird auf der Basis von neuen Publikationen dargestellt.

In Teil III werden sensorische Integrationsstörungen erläutert. Das Kapitel über Regulationsstörungen wurde neu verfasst, es berücksichtigt neue Literatur. Das Kapitel über Autismus-Spektrum-Störungen wurde erweitert durch neue Erkenntnisse über biologische Aspekte und über spezifische Aspekte der emotionalen Entwicklung bei Menschen mit einer intellektuellen Beeinträchtigung. Auf die Bedeutung des Niveaus der emotionalen Entwicklung für die soziale Entwicklung und das Verhalten dieser Menschen wird besonders hingewiesen.

In Teil V wurde ein Kapitel über Störungen der Entwicklung des Selbst hinzugefügt. Darunter werden reaktive Bindungsstörungen, Mentalisierungsstörung und die Störung der *Theory of Mind* verstanden. In der neueren Fachliteratur erfahren Bindungs- und Mentalisierungsstörungen eine zunehmend größere Aufmerksamkeit. Wissen über diese Störungen kann ohne Zweifel auch in der Versorgung von Menschen mit einer intellektuellen Beeinträchtigung von Nutzen sein. Die Kapitel über aggressives Verhalten und psychotische Störungen wurden um Inhalte aus neuen Publikationen erweitert. Das Kapitel über Angststörungen wurde gründ-

4 Zur weiteren Klärung der Begrifflichkeiten vgl. das Vorwort zur deutschsprachigen Ausgabe sowie die Kapitel 1 und 2 (Anm. d. dt. Hrsg.).

lich überarbeitet und um einen Abschnitt zur posttraumatischen Belastungsstörung ergänzt. Das Kapitel zu ADHS wurde ebenfalls unter Einbeziehung neuer Untersuchungsergebnisse überarbeitet. Im Kapitel über Persönlichkeitsstörungen werden die neuen Annahmen gemäß DSM-5 einbezogen. Neuere diagnostische Ansätze und therapeutische Möglichkeiten bei der Borderline-Persönlichkeitsstörung werden erwähnt.

Teil VI wurde unter Berücksichtigung neuer organisatorischer Entwicklungen in der Praxis überarbeitet. Die Notwendigkeit einer Veränderung des Paradigmas in der Versorgung, nämlich der Übergang von einer Bekämpfung psychischer Störungen hin zur Prävention und Förderung der psychischen Gesundheit, wird diskutiert.

Das Literaturverzeichnis wurde um aktuelle Publikationen ergänzt.

Anton Došen
Helvoirt, November 2013

Geleitwort zur dritten niederländischen Auflage

Die Problematik der seelischen Gesundheit bei Menschen mit intellektueller Beeinträchtigung wird in zunehmendem Maße von Fachleuten thematisiert, die in diesem Bereich der Versorgung tätig sind. Die wachsende Anzahl wissenschaftlicher Artikel, Bücher und Tagungen verdeutlicht, dass sich die Entwicklung von Wissen und Sachverstand auf diesem Gebiet beschleunigt. Manches hat zu neuen Denkrichtungen, Strategien und Methoden in der Behandlung der betroffenen Menschen geführt. Die praktische Umsetzung allerdings ist keine einfache Aufgabe.

Das vorliegende Buch ist ein Versuch, diese neuen Entwicklungen in einem umfassenden Modell von Diagnostik und Behandlung psychischer Probleme und psychischer Störungen bei Menschen mit intellektueller Beeinträchtigung zu formulieren. Das Buch wurde mit dem Ziel geschrieben, Therapeuten und Angehörige verschiedener Berufsgruppen in ihrer Arbeit mit verhaltensauffälligen und psychisch gestörten Menschen mit intellektueller Beeinträchtigung zu unterstützen.

Beim Zustandekommen dieses Buches halfen mir die kritischen Bemerkungen und Ratschläge von Fachleuten unterschiedlicher Berufsgruppen sehr. Mein besonderer Dank gebührt Prof. Dr. Ad van Gennep, Heilpädagoge, für seine wertvolle Unterstützung beim Zustandekommen des Textes und für seine eigenen Beiträge zu diesem Buch. Mein Dank gilt auch den Kollegen A.M.L.A. Beckers, Kinderpsychiater, P.A.M. Koch, Nervenarzt, R. Hauzer, Psychiater, und J. Engels, sozialpsychiatrischer Fachpfleger. Sie haben den Text mit kritischen Augen gelesen.

A. Došen

Helvoirt, im Mai 2005

Vorwort zur dritten niederländischen Auflage

Ungefähr bis 1970 wurde intellektuelle Beeinträchtigung in den Niederlanden als eine psychische Störung aufgefasst, vergleichbar mit anderen psychischen Störungen. Menschen mit einer intellektuellen Beeinträchtigung wurden daher einer psychiatrischen Behandlung zugewiesen. Von einer Heilung dieser psychischen Störung konnte natürlich keine Rede sein. In der Praxis beschränkte man sich gewöhnlich auf die Versorgung. Etwa seit 1970 wurde diese *Psychiatrisierung* von intellektueller Beeinträchtigung zunehmend kritisiert. Seither wird eine intellektuelle Beeinträchtigung nicht mehr als eine psychische Störung aufgefasst, sondern als eine Beeinträchtigung der intellektuellen Funktionen, d.h. des Lernvermögens. Es geht also nicht um Behandlung, sondern um Begleitung. Die Ablehnung des medizinisch-psychiatrischen Modells führte zur strikten Trennung von intellektueller Beeinträchtigung und psychischer Störung: Damals ging man noch davon aus, dass beide Zustände nicht zusammen vorkommen. Die Folge dieses Missverständnisses war, dass die Behandlung von Menschen mit einer psychischen Störung und die Begleitung von Menschen mit einer intellektuellen Beeinträchtigung in jeweils unterschiedlichen Versorgungssystemen stattfanden. Dem Normalisierungsprinzip gemäß erfolgte die Versorgung von Menschen mit intellektueller Beeinträchtigung als Unterstützung unter möglichst normalen Lebensumständen und nach üblichen Regeln.

Etwa um 1990 fand eine Kehrtwende statt. Sie wurde ausgelöst durch den Fall Jolanda Wenemas, einer intellektuell beeinträchtigten Frau mit schweren psychischen Störungen und Verhaltensauffälligkeiten, die stark verwahrlost war. Eine Untersuchung zeigte, dass in niederländischen Einrichtungen noch ungefähr 400 Menschen in einer vergleichbaren Situation lebten. Zudem wohnten in diesen Einrichtungen noch einige tausend Menschen mit intellektuellen Beeinträchtigungen und erheblichen psychischen Störungen und Verhaltensauffälligkeiten. Schon in den frühen 1980er Jahren hatte Došen auf die Problematik dieser Menschen aufmerksam gemacht. Aber erst seit 1990 entstand wieder ein gewisses Interesse für diese Probleme. Dies zeigte sich u.a. in der großen Anzahl niederländischer Teilnehmer an dem internationalen Kongress 1990 in Amsterdam, der von Došen organisiert wurde. Im Anschluss an diesen Kongress wurde die *European Associa-*

tion of Mental Health in Mental Retardation[5] gegründet. Seither hat sich die Versorgung von Menschen mit intellektueller Beeinträchtigung und zusätzlichen psychischen Störungen deutlich verbessert.

Es lassen sich hierbei drei Ansätze ausmachen:
- Erstens ein personorientierter Ansatz, der sich auf die Person als Ganzes richtet (ganzheitlicher, holistischer Ansatz). Der Ursprung der Problematik wird in der Interaktion zwischen der betroffenen Person und anderen Personen gesehen. Die Behandlung findet in einer therapeutischen Beziehung mit dem hauptsächlichen Ziel, die Entwicklung der Person zu aktivieren, statt.
- Zweitens ein symptomorientierter Ansatz, der auf einer genauen Diagnostik der Symptome beruht und Ausgangspunkt der Behandlung wird, die aus mehreren genau beschriebenen Interventionen zur Reduktion von Symptomen besteht.
- Drittens ein problemorientierter Ansatz, der die Probleme des Klienten in seinem Lebenskontext sieht. Die Erfahrung von Machtlosigkeit ist dabei der Kernpunkt. Ziel ist eine neue, gemeinsame Problemdefinition, durch die der Betroffene wieder Anschluss an frühere, erfolgreiche Bewältigungsstrategien finden kann. Die Behandlung besteht darin, die Ressourcen des Klienten zu aktivieren, damit er sein Leben wieder selbst in die Hand nehmen kann. Dieser Ansatz steht zwischen dem person- und dem symptomzentrierten Ansatz. Er stellt zwar das Problem ins Zentrum, berücksichtigt aber auch die Symptome und die Person in ihrer Ganzheit. Darum spricht man auch von einem integrativen Ansatz.

Im vorliegenden Buch geht Došen vom integrativen Ansatz aus. Die Betonung liegt auf einer genauen symptomorientierten Diagnose, welche die Richtung der biomedizinischen Intervention angibt, um in kurzer Zeit die Symptome zu reduzieren. Aber hierauf folgt ein problemzentrierter Ansatz, der den Rahmen für eine lang anhaltende Wiederherstellung der seelischen Gesundheit der Person mit einer guten Lebensqualität schafft. Das bedeutet: Došen geht von den Beschwerden aus, wie sie durch die Eltern und Begleiter des Klienten berichtet werden. Danach ordnet er die Symptome nach einem von ihm selbst entworfenen Schema auf biopsychosozialen Ebenen an. Zugleich untersucht er, wie die Entwicklung des Klienten verlaufen ist und welche Faktoren diese Entwicklung beeinflussten. Er analysiert die Gesamtheit der Symptome und der Entwicklung. Er versucht hierin ein Muster zu entdecken. Auf dem Boden der Resultate dieser ganzheitlichen Arbeitsweise entwirft er einen Rahmen für vier weitere unterschiedliche Behandlungsschritte. Dabei geht es sowohl um die kurzfristige Reduktion der Symptomatik als auch langfristig um die Wiederherstellung der seelischen Gesundheit. Spezielle Aufmerksamkeit widmet er dabei den neuropsychologischen und emo-

5 Die Gesellschaft hat sich mittlerweile in *European Association for Mental Health in Intellectual Disability (EAMHID)* umbenannt (Anm. d. dt. Hrsg.).

tionalen Aspekten der Entwicklung, letzteren anhand einer von ihm entwickelten Skala der emotionalen Entwicklung. Zudem beachtet er besonders die sozialen Aspekte. Die Zusammenarbeit mit Heilpädagogen und Psychologen ist ihm sehr wichtig.

Das Buch basiert auf umfangreichen Literaturrecherchen und langjährigen klinischen Erfahrungen, die kritisch miteinander verbunden werden. Das Buch ist unverzichtbar für Psychiater, Heilpädagogen und Psychologen, die in der Versorgung von Menschen mit intellektueller Beeinträchtigung tätig sind.

Prof. Dr. Ad van Gennep, 2005

Einleitung

Warum dieses Buch?

Mehr als 15 Jahre sind seit der Veröffentlichung des Buches „Psychische en gedragstoornissen bej zvakzinnigen" (Došen, 1990a)[6] vergangen. Damals war beabsichtigt, die Aufmerksamkeit der in der Versorgung von Menschen mit einer intellektuellen Beeinträchtigung Tätigen auf das Problem der seelischen Gesundheit dieser Bevölkerungsgruppe zu lenken. Das Buch war auch für Kolleginnen und Kollegen im allgemeinen psychiatrischen Versorgungssystem gedacht. Es verband sich mit der Hoffnung, sie würden angespornt werden, Menschen mit intellektueller Beeinträchtigung mehr Beachtung zu schenken. Aufgrund der Besonderheiten psychischer Störungen bei Menschen mit intellektueller Beeinträchtigung wählte ich damals einen Entwicklungsansatz für Diagnostik und Behandlung: das entwicklungsdynamische Modell. Dieses Denk- und Arbeitsmodell hat sich in der Praxis bewährt. Wichtig war die Erkenntnis, dass psychiatrische Diagnostik auch bei Menschen mit sehr niedrigem Entwicklungsniveau möglich ist. Die spezifischen Symptome psychischer Störungen bei Menschen mit schwerer oder schwerster intellektueller Beeinträchtigung wurden in verschiedene neue diagnostische Kategorien eingeordnet. Das Niveau der emotionalen Entwicklung wurde als wichtiger Faktor für die Entstehung psychischer Störungen eingeführt. Die auf dem entwicklungsdynamischen Modell basierenden Behandlungsstrategien führten zu guten Resultaten. Während Psychologen, Heilpädagogen, Sozialarbeiter und Pflegefachleute das Entwicklungsmodell gut akzeptieren konnten, fand es bei Psychiatern kaum Beachtung. Sie beharrten auf der klassischen, vornehmlich nosologischen und diagnostischen Denkweise, die die Basis der internationalen diagnostischen Systeme *DSM* (*Diagnostic and Statistical Manual of Mental Disorders* der American Psychiatric Association, APA) und *ICD* (*International Statistical Classification of Diseases and Related Health Problems* der Weltgesundheitsorganisation, WHO) bildet[7].

---

6 In Deutschland war 1997 die deutsche Fassung unter dem Titel *Psychische Störungen bei geistig behinderten Menschen* erschienen (Anm. d. dt. Hrsg.).

7 Deutsche Fassungen von Saß, Wittchen, Zaudig und Houben (2003; DSM-IV-TR) sowie von Dilling, Mombour und Schmidt (1999; ICD-10) und Remschmidt, Schmidt und Poustka (2006; ICD-10-Klassifikationsschema für Kinder und Jugendliche) (Anm. d. dt. Hrsg.).

Im letzten Jahrzehnt wurde der große Rückstand der psychiatrischen Diagnostik und Behandlung von Menschen mit intellektueller Beeinträchtigung zum Teil aufgeholt. Während damals noch vor allem betont werden musste, dass Menschen mit einer intellektuellen Beeinträchtigung wie alle anderen Menschen auch psychische Störungen haben können, ist diese Tatsache heutzutage bekannt und weitgehend akzeptiert. Fachleute auf diesem Gebiet beschäftigen sich jetzt damit, die Unterschiede in der Entstehung und in der Symptomatik von psychischen Störungen bei intellektuell beeinträchtigten Menschen im Vergleich mit der Normalpopulation zu erkennen und angemessen zu interpretieren. Die Veränderungen in der psychiatrischen Versorgung sind nicht nur den neuen Denkmodellen zur seelischen Gesundheit von Menschen mit intellektueller Beeinträchtigung zu verdanken, sondern auch Veränderungen in den Sichtweisen der allgemeinen Psychiatrie sowie der schnellen Entwicklung innerhalb neuer Wissenschaftsdisziplinen wie Molekularbiologie, Genetik, Neuropsychiatrie, Biologische Psychiatrie und Kognitive Neurowissenschaften. Diese Entwicklungen (vgl. auch Kapitel 3) haben dazu beigetragen, psychiatrische Störungen aus verschiedenen Blickwinkeln betrachten zu können. Hierdurch entsteht ein tieferer Einblick auch in die pathogenetischen Prozesse, die bei Menschen mit intellektueller Beeinträchtigung zu psychischen Erkrankungen führen. Das entwicklungsdynamische Modell konnte dadurch vertieft und verbreitert werden. Es gelang, dieses Modell im Rahmen der Entwicklungsperspektive in der Psychiatrie (als neues Erklärungsmodell in der Psychiatrie) wie auch in der aufkommenden Wissenschaft der Entwicklungspsychopathologie zu platzieren.

Im vorliegenden Buch sollen die psychiatrischen Probleme und Verhaltensauffälligkeiten bei Menschen mit intellektueller Beeinträchtigung aus der Perspektive verschiedener Konzepte betrachtet werden. Das dient dem Ziel einer integrativen Sicht auf die Entstehungsmechanismen und die Symptomatik der Störungen. Dabei werden nicht nur verschiedene psychiatrische Denkmodelle, sondern auch Sichtweisen aus anderen Disziplinen (Heilpädagogik, Psychologie) in einem integrativen Konzept zusammengeführt. So verdankt dieses Buch seine Entstehung den Entwicklungen neuer Ideen und Konzepte. Es verfolgt die Absicht, durch seinen Praxisbezug zur Verbesserung der psychiatrischen Versorgung intellektuell beeinträchtigter Menschen mit zusätzlichen psychischen Störungen beizutragen.

Integrativer Ansatz

Die Psyche von Menschen mit intellektueller Beeinträchtigung unterscheidet sich in mancher Hinsicht von der von Personen mit einer durchschnittlichen psychischen Entwicklung (vgl. Kapitel 2). An der Entstehung psychischer Störungen sind oft andere Faktoren beteiligt. Daher reicht bei ihnen der traditionelle psychiatrische Ansatz nicht aus. In der traditionellen psychiatrischen Herangehensweise sind Symptome als Ausdruck psychischer Gestörtheit der unmittelbare Weg zum Erkennen der Störung, zur Diagnose und zur Auswahl der Behandlung. Bei Menschen mit intellektueller Beeinträchtigung ist es viel schwieriger, Symptome einer psychischen Störung zu erkennen. Zudem haben die einzelnen Symptome eine geringere diagnostische Bedeutung als bei nicht behinderten Menschen. Das rührt daher, dass bei Menschen mit intellektueller Beeinträchtigung der Unterschied zwischen normalem und nicht normalem Verhalten wegen ihrer Entwicklungsverzögerung schwierig zu erkennen ist. Zudem ist die Symptomatik bei diesen Menschen oft weniger differenziert als bei durchschnittlich entwickelten Menschen. Für das Erkennen und Verstehen psychischer Störungen bei intellektuell behinderten Menschen ist es nötig, ihren gesamten physischen und psychischen Zustand zu betrachten. Dies wird als *holistischer Zugang* bezeichnet. Der Betrachter schließt biologische, soziale, psychologische und Entwicklungsaspekte der betreffenden Person ein. Sowohl pädagogische, kulturelle und Umweltbedingungen als auch die Vorgeschichte (z.B. Lebenserfahrungen) und die Zukunftsperspektive (z.B. Erwartungen) der betroffenen Personen sind wichtige Aspekte im Rahmen des ganzheitlichen Zugangs.

Die Psychopathologie bzw. die psychische Störung wird als bestimmter Aspekt des Daseins eines Menschen gesehen. Um die Bedeutung eines psychopathologischen Zustandes zu verstehen, ist das Problem aus verschiedenen Dimensionen zu beleuchten, die bereits in der Charakterisierung des holistischen Zugangs genannt wurden. Diese ganzheitliche Betrachtung der psychopathologischen Symptomatik wird *integrativer Ansatz* genannt. Das Ergebnis einer solchen Herangehensweise an das Problem ist die integrative Diagnose der psychischen Störung, woraus eine integrative Behandlung folgen kann.

Zusammengefasst bedeutet dies: Mit einer ganzheitlichen Herangehensweise ist die Betrachtung der betroffenen Personen in ihrer Gesamtheit gemeint, während die in diesem Buch benutzte integrative Methodik den besonderen Umgang mit der psychopathologischen Symptomatik bzw. der psychischen Störung und dem Problemverhalten der betroffenen Person meint. Dabei sind folgende Aspekte von besonderer Bedeutung:

- die Persönlichkeitseigenschaften des Individuums,
- die Gegebenheiten der Umwelt,
- die Prozesse, die zu der psychopathologischen Symptomatik geführt haben.

Dabei wird auf jüngste Entwicklungen im psychiatrischen Denken zurückgegriffen. Hintergrund dieser Herangehensweise ist die klassische phänomenologische Psychopathologie von Karl Jaspers (1913)[8]. In den Kapiteln 3, 4 und 5 dieses Buches werden diese Themen ausführlich besprochen.

8 Karl Jaspers: Allgemeine Psychopathologie (1913). Japsers veröffentlichte dieses Buch 1946 in vierter überarbeiteter Auflage. Seither erschienen viele unveränderte Auflagen.

Das integrative Konzept einer Psychopathologie[9] bei Menschen mit einer intellektuellen Beeinträchtigung umfasst mehrere Aspekte:

1. Betrachtung der Psychopathologie aus verschiedenen Denkmodellen heraus,
2. Verständnis einer Psychopathologie als Resultat von Störungen der physiologischen und psychosozialen Funktionen auf verschiedenen Ebenen des Zentralnervensystems,
3. Anerkennung der Umgebung als wichtigen Faktor bei der Entstehung der Psychopathologie,
4. Integration von Erkenntnissen verschiedener Disziplinen zu einem ganzheitlichen Bild,
5. Planung der Interventionen auf der Grundlage von Erkenntnissen über Bedingungen und Prozesse, die zur psychopathologischen Symptomatik geführt haben.

Ad 1. Die Komplexität der Entstehung und der Erscheinungsformen psychischer Störungen bei Menschen mit intellektueller Beeinträchtigung verlangt eine ebenso komplexe Sicht auf diese Probleme. Eine nosologisch-kategoriale Diagnostik, die vornehmlich phänomenologisch-deskriptiv ausgerichtet ist – wie die beiden Klassifikationssysteme DSM und ICD – erfasst oft nicht die vollständige Bedeutung. Für eine adäquate Sichtweise benötigt man weitere Denkmodelle, etwa die genetischen, funktionellen, entwicklungs- und heilpädagogischen Ansätze (vgl. das Kapitel 3.2 von A. van Gennep und Kapitel 6). All diese Ansätze sehen und erklären Psychopathologie aus ihrem jeweils eigenen Blickwinkel. Die Kombination dieser Ansätze kann in der Praxis nützlich sein, um die klinischen Erscheinungsformen zu verstehen. In unserer Arbeit führen wir eine phänomenologisch-deskriptive Diagnostik – nach DSM – durch und erweitern sie um andere Ansätze.

Ad 2. Ein integrativer Ansatz schließt Prozesse auf drei Ebenen der Persönlichkeitsorganisation ein (vgl. Abb. 1).

- Die erste Ebene ist die der biopsychosozialen Existenz des Individuums. Auf dieser Ebene vollziehen sich die grundlegenden vitalen und psychophysiologischen Prozesse, die für das Individuum wesentlich sind. Hierzu zählt man die biologischen Aspekte, durch die das Kind bei seiner Geburt charakterisiert ist sowie die genetischen Aspekte, die die biologische und psychosoziale Entwicklung vermitteln.
- Auf der zweiten Ebene vollziehen sich die Prozesse der Entwicklung und Differenzierung verschiedener psychischer und sozialer Funktionen. Diese Prozesse sind u. a. für die Art und Weise verantwortlich, in der die Interaktion der Person mit seiner Umgebung erfolgt, sowie für die inneren Erfahrungen und

9 Es sei darauf aufmerksam gemacht, dass der von Došen in diesem Buch verwendete Begriff *Psychopathologie* eher in dem Sinne gemeint ist, dass ein Zustand als psychiatrische Störung interpretiert werden kann (Anm. d. dt. Hrsg.).

das Verhalten der Person. Diese Prozesse sind hauptsächlich verantwortlich für die Persönlichkeitsbildung.

- Auf der dritten Ebene spielen sich Prozesse ab, die mit der Anpassung der Person an die Gegebenheiten, Problemlösung, Copingstrategien für Konfliktsituationen und der Entstehung adaptiver (angepasster) oder maladaptiver (unangepasster) Verhaltensweisen des Individuums zu tun haben. Die Prozesse der dritten Ebene hängen von den Prozessen auf den ersten beiden Ebenen und von den Lebensumständen der Person ab. Störungen auf der ersten Ebene oder Konflikte oder Stress aus der Umgebung können zu Problemverhalten und zu psychischen Störungen (vgl. Kapitel 3) führen.

Ad 3. Die Gegebenheiten der Umgebung (z.B. fremde Umgebung, überanspruchende oder traumatisierte Umgebung) können die Interaktion zwischen der Person und der Umgebung bestimmen. Diese kann wiederum das Verhalten und die Copingstrategie der Person beeinflussen. Bei ungünstigen Umständen entsteht häufig unangepasstes (problematisches) Verhalten, das zu einer psychischen Störung führen kann (vgl. Kapitel 3).

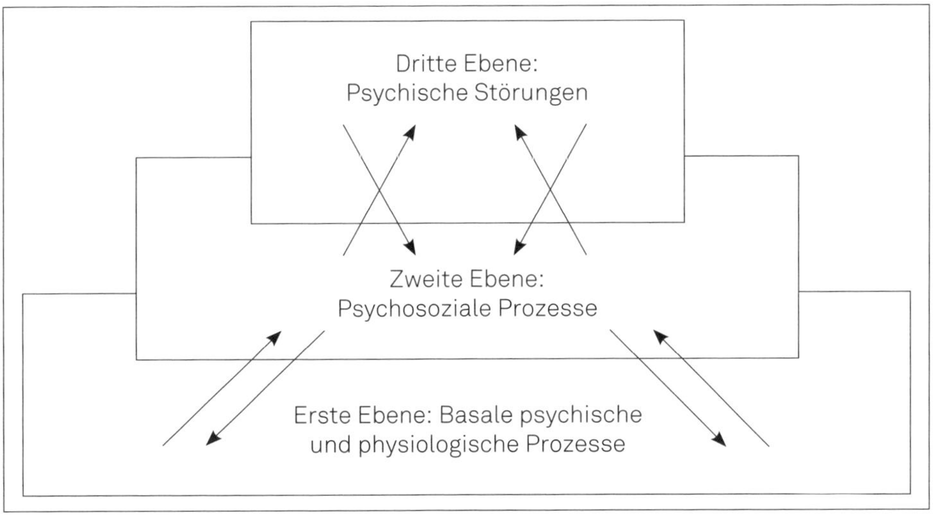

Abbildung 1: Integrativer Ansatz bei psychischen Störungen

Ad 4. In der Terminologie der beteiligten Disziplinen kann die erste Ebene der Persönlichkeit (vgl. Abb. 1) auch als somatische, die zweite als heilpädagogisch-psychologische Ebene und die dritte als psychiatrische Ebene bezeichnet werden. Für eine holistische Sichtweise ist es wichtig, dass der Untersucher Informationen über alle drei Ebenen und zudem über die Gegebenheiten der Umgebung bekommt. Hierfür ist ein Zusammenwirken verschiedener Fachbereiche unverzichtbar. Um eine psychopathologische Symptomatik zu erklären, müssen die Befunde verschiedener Disziplinen integriert werden.

Ad 5. Auf der Grundlage einer integrativen Diagnose entsteht die Behandlungsstrategie, auf der der Behandlungsplan beruht. Die Behandlung wird auf verschiedenen Ebenen und durch Vertreter verschiedener Fachdisziplinen durchgeführt. Eine solche Behandlung nennen wir *integrative Behandlung*.

Das Schema des integrativen Ansatzes beruht auf Theorien zur Persönlichkeitsentwicklung und der Entwicklungsperspektive. Darauf wiederum beruht die Betrachtung der psychopathologischen Symptomatik (vgl. Kapitel 3 und 4). Die Persönlichkeitseigenschaften der betroffenen Person sind dabei sehr wichtig.

Psychische Störungen befinden sich in diesem Schema auf der obersten Ebene der Pyramide. Sie können andere Aspekte der Persönlichkeit überschatten. In diesem Modell werden solche Störungen nicht als stationäre Zustände verstanden, sondern als Zustände, die durch Prozesse auf anderen Ebenen beeinflusst werden. Prozesse auf der Ebene einer psychischen Störung können auf die Bedingungen der ersten beiden Ebenen zurückwirken. So wird die Störung aufrechterhalten.

Auf jeder Ebene spielen sich psychosoziale und Entwicklungsprozesse ab. Um ein vollständiges Bild vom Zustand der betroffenen Person zu bekommen, muss der Untersucher die Prozesse aller drei Ebenen berücksichtigen. Ein Beispiel: Bei einer Person kann auf der ersten Ebene eine Störung der psychophysiologischen Homöostase bestehen (vgl. Kapitel 4), die zu einem Entwicklungsproblem auf der zweiten Ebene (z.B. eine Bindungsstörung) führen kann. Unter Belastung kann nun auf der dritten Ebene eine psychische Störung (z.B. ein depressiver Zustand) entstehen (vgl. Kapitel 19).

Eine integrative Diagnose führt die Einschätzungen bezüglich aller drei Ebenen zusammen. Auf der Basis der vorgefundenen psychopathologischen Symptomatik auf der dritten Ebene wird eine phänomenologisch-deskriptive psychiatrische Diagnose gestellt (z.B. eine Diagnose nach DSM). Auf der Grundlage der Erkenntnisse über die Prozesse der zweiten Ebene im Zusammenhang mit der psychopathologischen Symptomatik auf der dritten Ebene, kommt eine entwicklungspsychiatrische Diagnose zustande. Abweichungen auf der ersten Ebene, die mit der psychischen Störung in Beziehung stehen, können als Funktionsstörung, als genetische Störung usw. gedeutet werden. Die Befunde in Bezug auf andere Ebenen – einschließlich der Gegebenheiten der Umgebung – ergeben ein holistisches Bild der Persönlichkeit. Die besonderen Persönlichkeitscharakteristika zu beachten ist für eine integrative Diagnose sehr wichtig (vgl. Kapitel 6). Die Identifizierung derjenigen Prozesse, die zur Störung geführt haben (Pathogenese), kann sowohl für die Diagnose als auch für die Behandlung wichtig sein. Diese integrative Therapie bedeutet, dass die betroffene Person Unterstützung auf allen drei Ebenen erhält (vgl. Kapitel 7).

Zum Inhalt des Buches

Der Autor dieses Buches hat nicht die Absicht, ein vollständiges Handbuch der Psychiatrie zu erstellen, sondern die Methoden der Untersuchung, Diagnostik und Behandlung jener psychischen Störungen bei Menschen mit einer intellektuellen Beeinträchtigung, die sich von denen bei nicht behinderten Menschen unterscheiden, darzustellen. Das Buch besteht aus sechs Teilen: Neben einem allgemeinen und einem praktischen Teil wird die Verbindung zwischen Funktionsstörungen und psychischen Störungen betrachtet; die weiteren Abschnitte befassen sich mit psychischen Störungen auf unterschiedlichem Entwicklungsniveau, mit spezifischen Störungen bei Menschen mit einer intellektuellen Beeinträchtigung und mit der Förderung der seelischen Gesundheit.

Der *erste, allgemeine Teil* dieses Buches beschäftigt sich mit theoretischen Hintergründen des integrativen Zugangs unter besonderer Berücksichtigung der Entwicklungsperspektive in der Psychopathologie.

Kapitel 1 beschreibt die Theorie der Diagnostik und der Behandlung von Menschen mit intellektueller Beeinträchtigung und psychischer Störung. Es werden die Fortschritte der psychiatrischen Diagnostik aufgezeigt, die allerdings hauptsächlich Personen mit einer leichten intellektuellen Beeinträchtigung betreffen. Hinsichtlich der Menschen mit einer schweren intellektuellen Beeinträchtigung bestehen noch immer erhebliche diagnostische und klassifikatorische Probleme. Methoden, um die Pathogenese der Störungen zu klären, sind kaum entwickelt. Das traditionelle psychiatrische Konzept reicht für psychische Störungen bei Menschen mit intellektueller Beeinträchtigung nicht aus. Dafür müssen andere Zugänge genutzt werden.

In Kapitel 2 werden grundlegende Definitionen und Begriffe erläutert. Vor allem geht es um ein Verständnis von psychischer Gesundheit bei Menschen mit intellektueller Beeinträchtigung und deren Beeinträchtigung in Form psychischer Störungen.

In Kapitel 3 liegt der Fokus auf zwei Perspektiven, die wichtig für das Verständnis psychischer Störungen bei Menschen mit intellektueller Beeinträchtigung sind. Es geht um die Entwicklungsperspektive in der Psychiatrie (Kapitel 3.1) und um die heilpädagogische Perspektive psychischer Störungen (Kapitel 3.2). Die entwicklungspsychiatrischen Beiträge zur integrativen Diagnose tragen dazu bei, den Entstehungsmechanismus psychischer Störungen zu entschlüsseln und verschiedene Prozesse, die die Störung ausmachen, zu verstehen. Dabei wird ein Schema dieser Entwicklungsperspektive psychischer Störungen als integrativer Ansatz dargelegt. In diesem Kapitel stellt A. van Gennep eine heilpädagogische Perspektive auf psychische Störungen von Menschen mit intellektueller Beeinträchtigung vor. Die heilpädagogischen Disziplinen sind besonders in die Versorgung von Menschen mit einer intellektuellen Beeinträchtigung eingebunden. Die Zusammenarbeit zwischen Heilpädagogen und Psychiatern bildet oft den Kern der Teamarbeit. Das Verständnis für die jeweils andere professionelle Sicht auf psychische Störungen ist für die Zusammenarbeit wichtig. Heilpädagogische Beiträge sind ein wesentlicher Bestandteil einer integrativen Diagnose.

Kapitel 4 geht tiefer auf die verschiedenen Entwicklungsaspekte, Theorien und Modelle ein. Die Konzepte der Persönlichkeit und der Persönlichkeitsentwicklung werden besprochen und mit der Entstehung der Psychopathologie in Verbindung gebracht. Das Modell der Persönlichkeitsentwicklung kann dazu beitragen, Copingmechanismen und das Verhalten von Menschen mit intellektueller Beeinträchtigung zu verstehen. Als ein wichtiger Faktor der psychischen Gesundheit dieser Menschen wird deren emotionale Entwicklung angesehen. Die Ermittlung ihres jeweiligen Niveaus kann also wesentlich für die Diagnostik sein. Die grundlegenden emotionalen Bedürfnisse und Motivationen beeinträchtigter Menschen werden oft falsch eingeschätzt oder nicht wahrgenommen. In diesem Kapitel werden diese Aspekte ausführlich besprochen.

Der *zweite Teil* behandelt die Versorgungspraxis von Menschen mit einer intellektuellen Beeinträchtigung und zusätzlichen psychischen Störungen. Es werden die Methoden der Untersuchung, Diagnostik und Behandlung beschrieben. In Kapitel 5 werden die Untersuchungsstrategien erläutert, und ein Vorgehensschema einschließlich nützlicher und bewährter Instrumente wird vorgestellt. Ein Fragebogen zur Bestimmung des emotionalen Entwicklungsstandes (SEO)[10] sowie eines Verfahrens zur entwicklungspsychiatrischen Diagnostik werden vorgestellt.

Kapitel 6 erläutert anhand einiger Beispiele und unter verschiedenen Aspekten den Prozess der integrativen Diagnostik.

Kapitel 7 thematisiert die integrative Behandlung mit ihren unterschiedlichen Strategien und Methoden. Die für die Aufstellung eines Behandlungsplans notwendigen Fragen werden formuliert, und es wird die Methodik der vierdimensionalen integrativen Behandlung einer Störung vorgestellt. A. van Gennep stellt die heilpädagogische Sicht vor, die sich gut in eine integrative Behandlungsstrategie einbeziehen lässt.

Im *dritten Teil* des Buches wird der Zusammenhang zwischen Funktionsstörungen des Gehirns und psychischen Störungen besprochen.

Kapitel 8 thematisiert unter anderem Störungen der Sprache, des Schreibens, der Sinnesfunktionen und des Schlafs.

10 Es liegt eine revidierte Version des SEO vor, die zum Zeitpunkt der Publikation der zweiten deutschen Ausgabe jedoch noch nicht im deutschsprachigen Raum rezipiert wurde (Anm. d. dt. Hrsg.).

Kapitel 9 beschäftigt sich mit gestörter Regulation verschiedener physiologischer und psychologischer Funktionen und mit deren Zusammenhang mit psychischen Störungen und Verhaltensproblemen. Biologische und Entwicklungsstörungen können beträchtliche Probleme hinsichtlich der Regulation von physiologischen Funktionen, Emotionen, Aggressionen, des Sozialverhaltens und anderen psychischen Funktionen verursachen. Solche Regulationsstörungen können die Quelle maladaptiven Verhaltens und psychischer Störungen sein. Dieser Problematik wurde bisher zu wenig professionelle und wissenschaftliche Aufmerksamkeit gewidmet.

Kapitel 10 behandelt den Zusammenhang zwischen Epilepsie und psychischen Störungen, Kapitel 11 befasst sich mit problematischem Verhalten und psychischen Störungen bei Kindern und Erwachsenen mit tiefgreifenden Entwicklungsstörungen und der Multiple Complex Developmental Disorder[11].

Im *vierten Teil* werden Entstehung und Erscheinungsformen von Verhaltensproblemen und psychischen Störungen sowie deren Behandlung bei Kindern und Erwachsenen auf verschiedenem Entwicklungsniveau dargestellt.

Kapitel 12 beschreibt psychische Störungen von Personen mit schwerer intellektueller Beeinträchtigung. Die Entstehungsmechanismen und Erscheinungsformen, die integrative Diagnose und Behandlung jedes dieser Störungsbilder werden beschrieben. Dabei wird jeweils die Entwicklungsperspektive eingenommen. Anstelle von herkömmlichen Diagnosen erfasst diese die spezifische Problematik besser und ermöglicht damit eine angemessene Behandlung.

In den Kapiteln 13 bis 15 werden Störungsbilder bei Menschen mit leichterer intellektueller Beeinträchtigung besprochen. Hierfür sind die üblichen DSM-Diagnosen besser geeignet, dennoch kann die integrative Diagnostik einen wichtigen Beitrag, insbesondere hinsichtlich der Pathogenese der Störungen, liefern. Die integrative Behandlung für jedes Störungsbild wird vorgestellt.

Der *fünfte* Teil des Buches behandelt spezifische Störungen bei Menschen mit intellektueller Beeinträchtigung sowie Störungen der Entwicklung des Selbst (Kapitel 16) ausführlich: Autoaggressivität, Aggressivität und Impulskontrollstörungen (Kapitel 17), psychotische Störungen (Kapitel 18), affektive Störungen (Kapitel 19), Angststörungen und Zwangsstörungen (Kapitel 20), Aufmerksamkeitsdefizit-/Hyperaktivitätsstörung (Kapitel 21), Persönlichkeitsstörungen (Kapitel 22), psychische Störungen bei genetischen Syndromen (Kapitel 23) und psychische Störungen bei älteren Menschen mit intellektueller Beeinträchtigung (Kapitel 24). Die intellektuelle Beeinträchtigung spielt in der Wechselwirkung mit anderen Faktoren eine wichtige Rolle bei der Entstehung solcher Störungen. Die Identifizierung

11 Vgl. Kamp-Becker et al. (2012): Das Konzept der Multiple Complex Developmental Disorder. *Zeitschrift für Kinder- und Jugendpsychiatrie, 40,* 341–349.

dieser Faktoren und Prozesse ist für die Planung einer passenden Versorgung und Behandlung bedeutsam.

Der *sechste Teil* (Kapitel 25) behandelt die Organisation der psychiatrischen Versorgung von Menschen mit einer intellektuellen Beeinträchtigung und einer zusätzlichen psychischen Störung. Vorgestellt wird das niederländische Modell der Versorgung. Veränderungen im Versorgungsparadigma werden erörtert. Die ambulante Versorgung ist sowohl für kurative als auch für präventive Ziele wichtig und geeignet. Die Notwendigkeit einer multidisziplinären integrativen Zusammenarbeit zwischen der allgemeinen Versorgung von Menschen mit einer intellektuellen Beeinträchtigung und der allgemeinen psychiatrisch-psychotherapeutischen Versorgung wird hierbei betont.

Teil I
Allgemeine Aspekte

1 Übersicht zu aktuellen Auffassungen über psychische Störungen und Verhaltensauffälligkeiten bei Menschen mit intellektueller Beeinträchtigung

1.1 Psychische Störungen und Verhaltensauffälligkeiten

Unangepasstes und für die Umgebung schwieriges Verhalten von Menschen mit einer intellektuellen Beeinträchtigung gilt bekanntlich als wesentliches Problem in der Versorgung dieser Menschen. Für diese Verhaltensweisen wird gewöhnlich der Begriff *Verhaltensstörung* (gedragsstoornis) verwendet. Historisch gesehen ist die Benennung dieser Verhaltensauffälligkeiten als Verhaltensstörung gebräuchlicher als mit dem Begriff *psychische Störung* (psychische stoornis) oder *psychiatrische Störung* (psychiatrische stoornis). Der Begriff Verhaltensstörung wurde in verschiedenen Bedeutungen gebraucht. Meistens wird damit ein Verhalten bezeichnet, das nicht an die Umgebung oder an die Situation angepasst ist, was meistens eine gestörte Interaktion zwischen der Person und ihrer Umwelt zur Folge hat. Es handelt sich häufig um körperliche Aggressionen gegen andere Personen, Destruktivität, ernsthafte verbale Aggressionen, Selbstverletzungen oder enthemmte Sexualität.

Im niederländischen Sprachraum wird für dieses Phänomen derzeit auch die Bezeichnung *moeilijk verstaanbar gedrag*[12] verwendet. Im englischen Sprachraum führte Menolascino den Begriff *primitive behavior* (Ruedrich & Menolascino, 1984) ein. Hiermit meinte er unangepasstes (maladaptives) Verhalten, das nicht als Symptom einer psychiatrischen Störung angesehen wird. Später wurde für dieselbe Verhaltenskategorie der Begriff *challenging behavior* (herausforderndes Verhalten) eingeführt (Emerson, 1995).

Im DSM wird der Begriff der Verhaltensstörung (als Übersetzung des englischen Begriffs *conduct disorder*) auch als psychiatrische Diagnose bei Kindern und Jugendlichen ohne intellektuelle Beeinträchtigung verwendet; die Bedeutung dieses Begriffs bezieht sich auf Verhaltensweisen, die gegen soziale Normen gerich-

12 Übersetzbar als „schwer verständliches Verhalten" (Anm. d. dt. Hrsg.).

tet sind, daher *Störungen des Sozialverhaltens* in der deutschen Übersetzung der ICD-10 (F91).

Der Begriff der Verhaltensstörung im obigen psychiatrischen Sinn sollte bei Menschen mit einer intellektuellen Beeinträchtigung mit unangepasstem auffälligem Verhalten nicht verwendet werden, da es sich nicht um *Störungen* im eigentlichen Sinn handelt. Daher werden gegenwärtig in der Praxis (und auch in diesem Buch) meistens die Begriffe *Verhaltensauffälligkeit* oder *Verhaltensproblem* (gedragsprobleem) benutzt. Der Begriff *Problemverhalten* (problemgedraag) im engeren Sinn (vgl. Došen et al., 2010) bleibt besonderen expansiv-aggressiven Verhaltensweisen vorbehalten.

Die Ursachen von Verhaltensauffälligkeiten bei Menschen mit einer intellektuellen Beeinträchtigung sind in den letzten Jahrzehnten oft untersucht und verschiedene Theorien darüber entwickelt worden. Am gebräuchlichsten sind lerntheoretische Modelle, nach denen ein bestimmtes Verhalten das Resultat komplexer Lernprozesse ist, in denen sich Reaktionen der Person und der Umgebung gegenseitig verstärken (Gardner & Cole, 1984). Typischerweise finden sich solche Probleme im Kontext eines ungünstigen pädagogischen Milieus (vgl. Kapitel 3.1). Aus biologischer Sicht können bestimmte genetische Abweichungen, Stoffwechselstörungen, Dysfunktionen des Zentralnervensystems und andere spezifische organische Erkrankungen wirksam sein. Andere Forscher weisen auf ungünstige Interaktionen zwischen psychologischen und biologischen Prozessen sowie auf psychiatrische Störungen als Grundlage von Verhaltensauffälligkeiten hin. Aus entwicklungspsychiatrischer Sicht wird Verhaltensauffälligkeiten eine Reaktion auf eine misslungene Verarbeitung von schädlichen Stimuli interpretiert.

In den 1970er Jahren wurde den emotionalen Problemen bei Menschen mit einer intellektuellen Beeinträchtigung mehr Aufmerksamkeit geschenkt. Diagnostisch wurden daraufhin Verhaltensstörungen von emotionalen Störungen unterschieden. Hierfür wurde das Schema von Achenbach (1966) über *externalisiertes* und *internalisiertes* Verhalten genutzt. Verhaltensstörungen werden danach als externalisierte Störungen (das Problem liegt in der Interaktion und vornehmlich die Umgebung leidet darunter), emotionale Störungen als internalisierte Probleme (das Problem liegt in der Person und die Person leidet darunter) bezeichnet. Mit den Jahren wuchs ebenfalls das Verständnis dafür, dass dem auffälligen Verhalten bei diesen Menschen oft eine intrapsychische Problematik zugrunde liegt (Došen, 1983a; Menolascino, 1970; Szymanski, 1977). Verhaltensauffälligkeiten stellen hiernach oft eine äußere Erscheinungsform einer anderen psychischen Störung dar.

Auch in den 1970er Jahren entwickelte sich, vornehmlich in angloamerikanischen Ländern, zunehmend mehr Interesse an der Entdeckung von psychiatrischen Störungsbildern bei Menschen mit intellektueller Beeinträchtigung. Die Arbeiten von Balthazar und Stevens (1975), Corbett (1979), Menolascino (1970), Reid (1982),

Szymanski und Tanguay (1980) und anderen galten dem Bemühen, die diagnostischen Kategorien und Syndrome der allgemeinen Psychiatrie auf die Verhaltensauffälligkeiten von Menschen mit intellektueller Beeinträchtigung zu übertragen.

Heute wird nicht länger angezweifelt, dass bei Menschen mit intellektueller Beeinträchtigung dieselben psychiatrischen Störungen wie in der übrigen Population vorkommen. Das Interesse der Forscher richtet sich heute auf die Unterschiede in der Häufigkeit des Auftretens, in der Ausprägung der Symptomatik, in den Entstehungsmechanismen und im Verlauf psychiatrischer Störungen bei diesen Menschen im Vergleich zur Normalpopulation.

In den Niederlanden gibt es seit den 1980er Jahren wissenschaftliche Forschung zur psychiatrischen Problematik bei Menschen mit einer intellektuellen Beeinträchtigung (Došen, 1983a). Der Begriff *psychische Störung* umfasst die Bezeichnungen *psychiatrische Störung*, *psychische* oder *psychiatrische Krankheit* oder *Psychopathologie,* so auch in diesem Buch.

1.2 Häufigkeit des Vorkommens

Verschiedene Untersuchungen ergaben, dass *psychiatrische Störungen* und *Verhaltensauffälligkeiten* bei Menschen mit einer intellektuellen Beeinträchtigung viel häufiger vorkommen als in der Normalbevölkerung. Dic Prävalenz wird auf 20 bis 74 % geschätzt (Bregman & Harris, 1996; Campbell & Malone, 1991; Corbett, 1979; Deb, 2001; Eaton & Menolascino, 1985; Einfeld & Tonge, 1996; Lund, 1985; Szymanski, 1994). Die Befunde sind jeweils abhängig u. a. von der untersuchten Population (z. B. in Einrichtungen wohnende Personen, Kinder oder Erwachsene, Personen mit leichter oder schwerer intellektueller Beeinträchtigung), von den verwendeten diagnostischen Kriterien oder von den untersuchten Problemen. Studien mit repräsentativen Gruppen ergaben bei Erwachsenen Prävalenzen von 30 bis 40 % (Corbett, 1979; Göstason, 1985; Reiss, 1990). Bei Kindern fanden sich Anteile von 40 bis 60 % (Gillberg et al., 1986; Koller et al., 1983; Rutter et al., 1976). Die Häufigkeiten werden mit zunehmendem Alter geringer. Im Alter von 65 Jahren oder mehr liegt die Prävalenz bei 20 % (Day, 1985; Kiernan & Moss, 1990). Mit zunehmendem Schweregrad der Beeinträchtigung nehmen die Häufigkeiten zu (Gillberg et al., 1986; Göstason, 1985; Koller et al., 1983). Eine Studie von Jacobson (1982a, 1982b) kommt allerdings zu einem gegenteiligen Ergebnis.

In Bezug auf das Verhältnis von psychiatrischer Störung und Problemverhalten i. e. S. existieren ebenfalls unterschiedliche Meinungen. Nach Cooper et al. (2007) scheint es, dass, wenn man Problemverhalten ausschließt, die Gesamtrate psychiatrischer Krankheit bei Erwachsenen mit intellektueller Beeinträchtigung sich nicht signifikant von der in der Allgemeinbevölkerung unterscheidet.

Einige Wissenschaftler sind der Auffassung, dass der Prozentsatz des Vorkommens psychischer Probleme und Verhaltensauffälligkeiten bei dieser Patientengruppe übertrieben wird, zumal nicht deutlich ist, welche Kriterien bei diesen Untersuchungen für die Diagnose verwendet wurden: nur die Symptome der Störung oder eine ganzheitliche Herangehensweise, die biopsychosoziale und Umgebungsaspekte einbezieht (vgl. auch Kapitel 25.2). Ein wichtiger Punkt ist dabei auch, wie „normales" oder adaptives Verhalten (das für die Umgebung durchaus anstrengend sein kann) von „anormalem" oder maladaptivem Verhalten oder von einem Symptom einer psychiatrischen Störung unterschieden wird (s. Abschnitt 6.1.2).

Insgesamt kann die Prävalenz von psychischen Störungen und Verhaltensauffälligkeiten bei Menschen mit einer intellektuellen Beeinträchtigung auf 30 bis 50 % geschätzt werden. Im Vergleich zur Normalpopulation mit einer psychiatrischen Morbidität von 10 % ist das Risiko daher drei- bis fünfmal höher.

1.3 Diagnostik und Klassifikation

In der Psychiatrie benutzt man schon seit einigen Jahrzehnten die beiden Klassifikationssysteme DSM (Diagnostic and Statistical Manual of Mental Disorders der American Psychiatric Association, APA) und ICD (International Statistical Classification of Diseases and Related Health Problems der World Health Organisation, WHO). Es sind phänomenologisch-deskriptive Systeme, die es ermöglichen, die beobachteten Verhaltens- und Erlebensweisen bestimmten Störungsbildern (diagnostische Kategorien) zuzuordnen. Man geht davon aus, dass bestimmte Symptome kennzeichnend für bestimmte Diagnosen sind und dass jede Diagnose eine Entität mit einer eigenen Pathophysiologie, mit einem eigenen Verlauf und einem eigenen Ausgang ist. Dieser Prozess wird *phänomenologisch-deskriptive, nosologische* oder *kategoriale* Diagnostik genannt.

Zur Diagnostik psychiatrischer Störungen bei Menschen mit einer intellektuellen Beeinträchtigung werden dieselben Diagnostik- und Klassifikationssysteme benutzt wie bei nicht beeinträchtigten Menschen. Diese Praxis ist nicht unproblematisch. Das liegt daran, dass die Symptomatik verschieden ist und dass die Symptome eine unterschiedliche Bedeutung haben. So kann bei Menschen mit einer intellektuellen Beeinträchtigung aggressives Verhalten bei Depressionen eine Äußerung von basaler Verstimmung sein, zwanghaftes Handeln kann ein Zeichen von großer Spannung oder Angst sein (vgl. auch Sturmey, 2007). Während früher davon ausgegangen wurde, dass diese Unterschiede in der Symptomatologie nur bei Menschen mit einem niedrigen intellektuellen Niveau (IQ<50) zu finden seien, zeigen neuere Untersuchungen, dass dies auch bei Menschen mit einer leichten intellektuellen Beeinträchtigung so ist (vgl. Kapitel 15). Die Unterschiede in der

Symptomatologie nehmen allerdings zu, je niedriger das Intelligenzniveau ist (Hardan & Sahl, 1997; Hucker et al., 1979; Reid, 1982).

Sovner und Hurley (1986) nennen vier Aspekte, die die psychiatrische Diagnostik bei Menschen mit einer intellektuellen Beeinträchtigung erschweren:

1. *Intellektueller Entwicklungsrückstand.* Durch die begrenzten kognitiven und kommunikativen Möglichkeiten des beeinträchtigten Menschen hat der Untersucher Schwierigkeiten, die Gefühle und die Beschwerden der betroffenen Personen zu verstehen.
2. *Psychosoziale Maskierung.* Aufgrund der begrenzten psychosozialen Erfahrungsmöglichkeiten kommt es zu einer Verarmung der Symptomatik. Menschen mit intellektueller Beeinträchtigung fragen selten danach, was mit ihnen los ist. Die Ausgestaltung ihrer Wahnideen und Halluzinationen kann sehr einfach und kindhaft sein und als manipulatives Verhalten missverstanden werden.
3. *Kognitive Verschlechterung.* In Stresssituationen tendieren Menschen mit einer intellektuellen Beeinträchtigung dazu, in ein niedrigeres Funktionsniveau zurückzufallen und regressives Verhalten zu zeigen.
4. *Baseline exaggeration.* Schon bei geringfügiger Belastung können diese Menschen mit beträchtlichen Verhaltensänderungen reagieren. Diese Veränderungen können quantitativ oder qualitativ sein. Hierbei spricht man oft von Verhaltensstörungen.

Für einige Untersucher war die Verschiedenheit der Symptomatik der psychiatrischen Störungen bei schwerer beeinträchtigten Menschen gegenüber der Symptomatik bei der Normalpopulation Anlass, nach *äquivalenten Symptomen* zu suchen. Das meint spezifische Verhaltensmerkmale, die die Symptome innerhalb des DSM- und ICD-Systems ersetzen können. Sovner und Hurley (1983) entwickelten eine Liste von äquivalenten Symptomen für schwere Formen von Depression und für Manie bei Menschen mit einem niedrigen Intelligenzniveau (vgl. Kapitel 18).

Im englischen Sprachraum wurden mehrere Versuche unternommen, die ICD- und die DSM-Kriterien an die Diagnostik bei Menschen mit einer intellektuellen Beeinträchtigung anzupassen. Das Royal College of Psychiatrists (2001) führte die DC-LD (Diagnostic Criteria for psychiatric disorders for use with adults with Learning Disabilities/Mental Retardation) ein. Die European Association for Mental Health in Intellectual Disability (EAMHID) legte mit den „Practice guidelines for the assessment and diagnosis of mental health problems in adults with intellectual disabilities“ einen vergleichbaren Versuch vor (Deb et al., 2001). Die amerikanische Vereinigung National Association for the Dually Diagnosed (NADD) unternahm ebenfalls ähnliche Versuche (Diagnostic Manual – Intellectual Disability *DM-ID*; Fletcher et al., 2007). Alle diese Versuche haben zum Ziel, die spezifischen Verhaltensweisen zu benennen, die als Symptome für spezifische psychiatrische Diagnosen dienen können.

Ein solcher phänomenologisch-deskriptiver oder nosologischer Ansatz in der psychiatrischen Diagnostik kann bei Menschen mit leichter oder mittelgradiger intellektueller Beeinträchtigung gut angewandt werden. Bei schwerer intellektueller Beeinträchtigung bleiben die diagnostischen Probleme aber größtenteils bestehen.

Aus dem Dargestellten wird verständlich, dass manche Kliniker mit den vorliegenden Diagnose- und Klassifikationssystemen unzufrieden sind und Versuche unternehmen, die bestehenden diagnostischen Kategorien an die Problematik von Menschen mit einer intellektuellen Beeinträchtigung anzupassen. Andere suchen nach gänzlich neuen Möglichkeiten (vgl. Kapitel 3.1). Diese Bemühungen werden in diesem Buch an entsprechender Stelle erwähnt.

1.4 Ätiologie und Pathogenese

Unter Fachleuten besteht weitgehende Übereinstimmung, dass die hohe Prävalenz von psychiatrischen Störungen und Problemverhalten bei Menschen mit intellektueller Beeinträchtigung mit einer Vielzahl von neurologischen, psychologischen, sozialen und persönlichkeitsbezogenen Risikofaktoren unter Einbeziehung der kognitiven Defizite, der Kommunikationsprobleme, der Umweltbedingungen und der familiären Belastungsfaktoren in Zusammenhang steht. Diese Bedingungen können allein oder in Kombination miteinander die Wahrscheinlichkeit des Auftretens psychischer Störungen bei diesen Menschen erhöhen.

Dazu gibt es verschiedene theoretische Konzepte. Achenbach und Zigler (1968) betonten die Rolle der *sozialen Inkompetenz* bei der Entstehung von interaktionalen und intrapsychischen Problemen bei Menschen mit intellektueller Beeinträchtigung. Dieser Ansatz wird gestützt durch Forscher, die deutliche Diskrepanzen zwischen dem Selbstbild dieser Menschen und den Erwartungen ihrer Umgebung fanden. Menolascino (1977) ging von einer *Bio-Entwicklungstheorie* unter Verweis auf verschiedene neuropsychologische und psychologische Prozesse aus, welche bei Menschen mit einer intellektuellen Beeinträchtigung eine andere Geschwindigkeit und eine andere Richtung im Vergleich mit der normalen Entwicklung haben können. Matson (1985) stellte eine *soziale Theorie* vor, der zufolge bei Menschen mit einer intellektuellen Beeinträchtigung durch biologische Faktoren (neurologische, biochemische, genetische und andere Abweichungen) zusammen mit spezifischen sozialen Faktoren (familiäre Interaktion, kulturelle und Umgebungsvariablen) und spezifischen psychologischen Prozessen (kognitive Entwicklung, Persönlichkeitsvariablen) eine Psychopathologie entstehen kann, die in vielerlei Hinsicht anders sein kann als bei nicht beeinträchtigten Menschen. Tanguay (1984), Došen (1990a) sowie Gaedt und Gärtner (1990) gingen von einer *Entwicklungsperspektive* zur Erklärung der speziellen Psychopathologie aus. Dieser Ansatz basiert auf den Phasen der kognitiven Entwicklung von Piaget und auf den psychosozialen Entwicklungstheorien von Mahler und Bowlby. Demnach können das Entwicklungsniveau und die dazugehörige Differenzierung des psychosozialen Lebens (wie Affektdifferenzierung, Strukturierung der Entwicklung, Organisation des Denkens) eine wichtige Rolle in der Entstehung psychischer Störungen spielen und die Art der Symptomatologie bestimmen.

In den 1990er Jahren wurden durch die schnelle Entwicklung der Genetik und durch die Entdeckung der *Verhaltensphänotypen* verstärkt die Beziehungen zwischen genetischen Syndromen und Psychopathologie unter der Annahme beachtet, dass bei bestimmten genetischen Syndromen eine spezifische Psychopathologie gehäuft vorkommt (vgl. Kapitel 23). Mit dem Fortschritt der Neurowissenschaften Ende der 1990er Jahre (Kandel, 1998; LeDoux, 1996; Pennington, 2002; Tager-Flusberg, 1999) wurde, gestützt auf neue Entwicklungen in der Molekulargenetik, ein Brückenschlag zwischen Biologie und Psychologie versucht. Dabei wurde betont, dass sich neurobiologische und psychosoziale Faktoren wechselseitig beeinflussen und dass beide im Kontext von Entwicklung sowohl für angepasstes als auch für unangepasstes Verhalten bzw. für psychische Störungen verantwortlich sind (vgl. Kapitel 3).

Zusammenfassend hängt die Entstehung psychischer Störungen bei Menschen mit einer intellektuellen Beeinträchtigung mit einer Reihe von eher unspezifischen Faktoren und Prozessen zusammen, die in vier Gruppen von Faktoren eingeordnet werden können: biologische, soziale, psychologische und Entwicklungsfaktoren. Nach dem heutigen Kenntnisstand ist anzunehmen, dass bei der Entstehung psychischer Störungen bei Menschen mit intellektueller Beeinträchtigung mehr oder weniger alle vier Gruppen von Faktoren eine Rolle spielen. Aufgabe der Diagnostik ist es festzustellen, wie sich diese Faktoren gegenseitig beeinflussen und welche Rolle sie bei der Entstehung und Entwicklung der individuellen Störung spielen. Anders ausgedrückt: Es kommt darauf an, die Prozesse zu entdecken, die zur Störung führen. Für die Praxis ist dies sehr wichtig, zumal in der vorherrschenden phänomenologisch-deskriptiven Vorgehensweise in der psychiatrischen Diagnostik vornehmlich die Symptomatologie der Störung interessiert und dabei der Pathogenese der psychiatrischen Störung weniger Aufmerksamkeit geschenkt wird – was nachteilige Folgen für die Versorgung hat (vgl. Kapitel 6).

1.5 Behandlung

Die ersten Versuche, Menschen mit einer intellektuellen Beeinträchtigung psychotherapeutisch zu behandeln, gab es zu Beginn des 19. Jahrhunderts. Jean Itard (1774–1838), ein französischer Arzt, kombinierte in seiner Behandlung des sogenannten „Wolfskindes“ Victor von Aveyron („der Wilde von Aveyron“) kognitive, affektive und verhaltenstherapeutische Strategien (Itard, 1801/1932). Nach einer langen Periode des therapeutischen Nihilismus etwa von der zweiten Hälfte des 19. Jahrhunderts bis zur ersten Hälfte des 20. Jahrhunderts, setzte sich bei den Fachleuten zunehmend die Erkenntnis durch, dass Menschen mit intellektueller Beeinträchtigung alle Arten von Behandlung zugänglich sind, vorausgesetzt, dass Technik und Methodik der Behandlung an Möglichkeiten und Bedürfnisse dieser Menschen angepasst werden.

Neben der medikamentösen Behandlung werden gegenwärtig psychodynamische, kognitive, rational-emotionale, verhaltenstherapeutische, systemtherapeutische und andere Behandlungsmethoden ausführlich in der Literatur beschrieben (Došen & Day, 2001). Das Problem ist nicht ein Mangel an Methoden, sondern die richtige Indikation für eine bestimmte Therapie sowie eine gute Planung und Integration verschiedener Therapien innerhalb einer ganzheitlichen Herangehensweise an das Problem.

Das Problem der Indikationsstellung ist eine Folge der diagnostischen Schwierigkeiten, die bereits erörtert wurden. Eine weitere Schwäche ist die Neigung der Behandler zu einer monodisziplinären Herangehensweise an die komplexe Problematik sowie die ungenügende Anpassung der Behandlungsmethoden an die Möglichkeiten und Bedürfnisse der Menschen mit einer intellektuellen Beeinträchtigung. Auch in der Nachsorge gibt es Defizite. In diesem Buch werden all diese Themen ausführlich besprochen (vgl. Kapitel 7).

2 Erklärung von Begriffen

Intellektuelle Beeinträchtigung, psychische Gesundheit, Störungen der psychischen Gesundheit

2.1 Intellektuelle Beeinträchtigung

Die Terminologie hat sich in den letzten zwei Jahrzehnten mehrmals geändert. So wurde der Begriff *Schwachsinn* zunächst in *geistiges Handicap* und *mentale Retardierung*, später in *intellektuelle Behinderung* und vor Kurzem in *intellektuelle Beeinträchtigung* verändert. In diesem Buch wird der Begriff *intellektuelle Beeinträchtigung*[13] benutzt.

Der Begriff *intellektuelle Beeinträchtigung* wird in Übereinstimmung mit bekannten Quellen wie der American Association of Mental Retardation (AAMR, 2002) sowie der Klassifikationssysteme ICD-10 (World Health Organization, WHO, 1992) und DSM-IV-TR (American Psychiatric Association, APA, 2000) und DSM-5 (American Psychiatric Association, APA, 2013) definiert. Danach wird eine intellektuelle Beeinträchtigung durch drei Kriterien bestimmt:

1. Beeinträchtigungen der intellektuellen Funktionen (IQ unter 70),
2. Beeinträchtigungen im adaptiven Funktionsniveau (Beeinträchtigungen im kognitiven, sozialen und praktischen Bereich)[14],
3. Entstehung vor dem 18. Lebensjahr.

Das DSM-5 (APA, 2013) ordnet die *Intellektuelle Beeinträchtigung (Intellektuelle Entwicklungsstörung)* im Kapitel *Störungen der neuronalen und mentalen Entwicklung* ein. Die strenge IQ-Grenze von 70 musste relativiert werden. Das adaptive Anpassungsniveau der Person spielt eine größere Rolle für die Beurteilung des

---

13 Die Herausgeber und Bearbeiter der 2. deutschen Auflage haben sich entschieden, hier vorzugsweise den Terminus *intellektuelle Beeinträchtigung* zu verwenden. Dieser Begriff wurde in der deutschsprachigen Ausgabe des DSM-5 als Übersetzung für den im internationalen Kontext mittlerweile weit überwiegend benutzten Begriff *intellectual disability* gewählt.

14 Die hier gewählte deutschsprachige Begrifflichkeit stützt sich auf die Formulierungen in der deutschsprachigen Ausgabe des DSM-5.

Schweregrades. Die IQ-Grenze kann sich nach oben hin verlagern, wenn deutlich ist, dass die adaptiven Funktionen beeinträchtigt sind und die Person soziale Unterstützung benötigt. Für die Diagnose ist eine klinische Beurteilung erforderlich.

Verschiedene Autoren plädieren für Vorsicht gegenüber der Beurteilung der intellektuellen Beeinträchtigung mittels einer einmaligen psychometrischen Testung sowie aufgrund allein des IQ-Wertes. Fehlerhafte Interpretationen und Überschätzungen der Bedeutung des IQ-Wertes sind nicht selten. Sie können auf Umstände während der Testdurchführung (z. B. den psychischen Zustand des Untersuchten, Mangel an Motivation zur Untersuchung, Umgebungsbedingungen) sowie auf Nichtberücksichtigung der adaptiven Fähigkeiten des Untersuchten zurückgeführt werden. Nach DSM-5 kann in diesen Fällen die vorläufige Diagnose *Nicht Näher Bezeichnete Intellektuelle Beeinträchtigung (Intellektuelle Entwicklungsstörung)* gestellt werden. Das Handbuch von Kraijer und Plas (2002) gibt eine Übersicht über die heutigen diagnostischen Möglichkeiten und deren Grenzen.

An dieser Stelle soll nicht auf die Ursachen von intellektueller Beeinträchtigung eingegangen werden. Es müssen aber zwei grundlegende Positionen betont werden:
1. Eine intellektuelle Beeinträchtigung ist keine Krankheit.
2. Eine intellektuelle Beeinträchtigung ist eine Entwicklungsstörung.

Gegenwärtig wird eine intellektuelle Beeinträchtigung auf einem Entwicklungskontinuum eingeordnet, wie es auch für normal entwickelte Kinder postuliert wird. Dabei orientiert man sich an der Theorie von Piaget (1953), die von einer kontinuierlichen Entwicklung mentaler Fähigkeiten bei Kindern ausgeht. Ein Kind mit intellektueller Beeinträchtigung durchläuft dieselben Entwicklungsphasen wie ein nicht beeinträchtigtes Kind. Der Unterschied besteht darin, dass die Entwicklungsphasen länger dauern und dass die Entwicklung auf einem früheren Stand stagniert als bei nicht beeinträchtigten Kindern. Das Wesentliche dieser theoretischen Ansicht ist, dass sich Menschen mit einer intellektuellen Beeinträchtigung nicht qualitativ, sondern quantitativ von normal begabten Personen unterscheiden. Der Schweregrad der intellektuellen Beeinträchtigung wird neben dem IQ-Wert durch das Entwicklungsalter angegeben. Das Niveau der Beeinträchtigung wird an bestimmte Entwicklungsperioden normaler Kinder gekoppelt, welche den Entwicklungsphasen nach Piaget entsprechen (vgl. Tab. 1). In diesem Buch werden folgende Schweregradeinteilungen gebraucht: schwerste, schwere, mittelgradige und leichte intellektuelle Beeinträchtigung[15].

15 Im internationalen Schrifttum wird zunehmend nur die Unterscheidung in leichte (IQ 50 bis 70) und schwere intellektuelle Behinderung (IQ<50) aufgrund der geringen Differenzierbarkeit der ausgeprägteren Behinderungsgrade vorgenommen (Anm. d. dt. Hrsg.).

Tabelle 1: Einteilung von intellektueller Beeinträchtigung (IB) nach der Theorie von Piaget

Grad der IB	IQ	Entwicklungsalter	Kognitive Phase
schwerste IB	0–20	bis 2 Jahre	sensomotorisch
schwere IB	20–35	2–4 Jahre	präoperational
mittelgradige IB	35–50	4–7 Jahre	prälogisch
leichte IB	50–70	7–12 Jahre	konkrete Operationen, logisch

Nach Auffassung von Fachleuten genügt die heutige Definition von intellektueller Beeinträchtigung (niedriger IQ und soziale Anpassungsprobleme) nicht. Es geht nicht allein um den Rückstand der kognitiven Entwicklung und um Probleme im Verhalten, sondern auch um Defizite in der Persönlichkeitsentwicklung mit Defiziten in emotionaler, sozialer, sexueller, religiöser und moralischer Hinsicht (vgl. Kapitel 4.1). In der Versorgung dieser Menschen müssen alle diese Aspekte berücksichtigt werden. Gerade in der Entstehung von psychiatrischen Störungen und von Problemverhalten bei Menschen mit intellektueller Beeinträchtigung können diese Aspekte eine Rolle spielen.

2.2 Psychische Gesundheit bei Menschen mit einer intellektuellen Beeinträchtigung

Der Begriff *psychische Gesundheit* bei Menschen mit einer intellektuellen Beeinträchtigung wird in letzter Zeit von den Fachdisziplinen zunehmend benutzt, allerdings mit unterschiedlichen Bedeutungen. Der Psychiater meint eher die Behandlung psychischer Störungen. Der Heilpädagoge denkt an Probleme in der Erziehung und der Sozialarbeiter an die Lebensprobleme im Kontext der Umfeldbedingungen. Jede Disziplin hat ihre eigenen Vorstellungen über psychische Gesundheit bei diesen Menschen und geht auf ihre eigene Art und Weise mit den psychischen Problemen dieser Menschen um. Offensichtlich sind es die Vertreter dieser Berufe immer noch gewohnt, das Fehlende oder die Defizite der Menschen mit intellektueller Beeinträchtigung in den Vordergrund zu stellen.

Es wird zwar der Begriff *psychische Gesundheit* gebraucht, aber nur an psychische Probleme und psychiatrische Krankheiten gedacht. Diese Einstellung hat wahrscheinlich mit kulturell bestimmtem Denken in Begriffen wie Abnormität, Störung, Defekt und mit anderen historischen Auffassungen zu tun. Die heutigen gesellschaftlichen Bewegungen von Normalisierung, sozialer Integration und Inklusion, die auf eine bessere gesellschaftliche Akzeptanz intellektuell beeinträchtigter Menschen zielen, haben sich bis jetzt eher nur am Rande mit dem Thema der psychischen Gesundheit bei Menschen mit intellektueller Beeinträchtigung beschäftigt. Im Vordergrund standen stets die Verhaltensauffälligkeiten und psychischen Störungen.

Organisationen wie die European Association for Mental Health in Mental Retardation (EAMHMR, heute European Association for Mental Health in Intellectual Disability, EAMHID; Došen, 1993) betonen, dass das wichtigste Ziel in der Versorgung intellektuell behinderter Menschen die Förderung einer Entwicklung zu einem psychisch gesunden Leben sei. An zweiter Stelle sollte die Prävention von Störungen stehen und erst an dritter Stelle das Behandeln von psychischen Störungen. In der erst kürzlich vorgenommenen Definition und Klassifizierung von intellektueller Beeinträchtigung durch die American Association of Mental Retardation wird eine ähnliche Position vertreten: „Zugang zu qualifizierter gesundheitlicher Versorgung ist eine Unterstützung, die einige Personen brauchen, um ihre Funktionsfähigkeit und Teilhabe zu fördern" (AAMR, 2002, S. 182; Übers. d. dt. Hrsg.). Psychische Gesundheit verstehen wir auf der Basis der Definition der WHO aus dem Jahre 1946: „Gesundheit ist ein Zustand physischen, psychischen und sozialen Wohlergehens und nicht nur die Abwesenheit von Krankheit oder Beeinträchtigung." Für psychische Gesundheit gilt ergänzend dazu eine optimale Entwicklung und ein optimales System von Beziehungen (vgl. Rümke, 1969).

Canguilhem (1989) versteht unter psychischer Gesundheit einen Zustand erfolgreicher Anpassung an die bestehenden kulturellen Normen. Vaillant (2003) betont, dass in dem Begriff psychische Gesundheit verschiedene psychosoziale Aspekte enthalten sein müssten, wie die Fähigkeiten zu lieben, zu arbeiten, positiv zu denken, erwachsen sein, adäquate soziale und emotionale Intelligenz zu haben, sich subjektiv gut zu fühlen und über adäquate Copingstrategien zur Anpassung an die Umstände zu verfügen.

Wie mehrfach betont, ist intellektuelle Beeinträchtigung eine Entwicklungsstörung und keine Krankheit. Selbstverständlich kann die Störung ursprünglich z. B. durch eine Erkrankung des Zentralnervensystems verursacht sein. Wenn diese überwunden ist, geht der Entwicklungsprozess zwar weiter, aber die Folgen der Erkrankung bleiben in Form von Abweichungen sichtbar. Sie weisen auf die ursprüngliche Erkrankung hin.

Selbstverständlich können Menschen mit einer intellektuellen Beeinträchtigung an ihre Umgebung angepasst sein und zufrieden mit sich selbst und anderen leben. Sie können sich wohlfühlen und also per Definition psychisch gesund sein.

Aus psychodynamischer und systemtheoretischer Perspektive entsteht psychische Gesundheit, wenn folgende Bedingungen gegeben sind:
- eine harmonische Persönlichkeitsentwicklung,
- ein eigener Platz in der Gesellschaft,
- eine eigenverantwortliche Funktionsfähigkeit,
- eine positive Zukunftsperspektive.

Eine harmonische Persönlichkeitsentwicklung bedeutet, die verschiedenen Entwicklungsaspekte, nämlich die kognitive, soziale und emotionale Entwicklung, befinden sich im Gleichgewicht (vgl. Kapitel 4). Die Höhe des Niveaus ist dabei nicht entscheidend. Auch eine Person mit einer intellektuellen Beeinträchtigung kann eine gleichmäßige, harmonische Persönlichkeitsentwicklung haben, wenn all ihre Entwicklungsaspekte auf demselben Niveau liegen. Wenn es zu einem Ungleichgewicht kommt, ist die Person anfälliger für schädliche Reize und trägt ein erhöhtes Risiko für psychische Störungen.

Dass eine Person in der Welt ihren eigenen Platz einnimmt, meint, dass sie über einen eigenen Bereich für ihre physische Existenz verfügen kann und gegenüber der materiellen Welt und anderen Personen eine respektable Rolle spielt. Dieser Bereich muss hinsichtlich Größe und Inhalt die Bedürfnisse der betreffenden Person erfüllen. In der Interaktion mit ihrer Umgebung muss die Person sich selbst und von anderen positiv wahrgenommen werden.

Eigenverantwortliche Funktionsfähigkeit meint, dass die Person Gelegenheit und Motivation für psychische und physische Aktivitäten haben muss, die zu einer befriedigenden Veränderung der Umgebung führen. Das bedeutet konkret, dass eine Person mit ihrer Umgebung zu einer optimalen Interaktion kommen muss. Die sich daraus ergebenden positiven Erfahrungen vermitteln ein Gefühl von sozialer Kompetenz, was wiederum ein wesentliches Element eines positiven Selbstbildes ist.

Eine Zukunftsperspektive ist eine existentielle Frage für jeden – von frühester Jugend an. Fragen wie „Was werde ich sein?“, „Wo werde ich wohnen?“, „Werde ich heiraten?“, „Werde ich eine Familie gründen können?“ und Fragen den Tod betreffend können auch für schwerer intellektuell beeinträchtigte Menschen sehr wichtig werden. Hierauf Antworten zu finden, kann eine sehr schwierige Aufgabe sein. Die Eltern und die Betreuer dieser Menschen brauchen dazu fachkundige Hilfe und Begleitung (vgl. Kapitel 25).

Wenn all diese Bedingungen erfüllt sind und die Person körperlich gesund ist, kann man – unabhängig von ihrem Entwicklungsniveau – von einer *psychisch gesunden Person* sprechen.

Nach alledem wird deutlich, dass Menschen mit einer intellektuellen Beeinträchtigung viel stärker von der Umgebung abhängig sind als nicht beeinträchtigte Menschen. Das hat sowohl negative als auch positive Seiten. Negativ ist, dass diese Menschen in einem ungünstigen Umfeld oder bei Umgebungsveränderungen schnell ihr psychisches Gleichgewicht verlieren können. Positiv ist, dass diese Menschen durch eine gute Anpassung der Umgebung an ihre Bedürfnisse wesentlich unterstützt werden können. Da die Versorgung dieser Menschen in einem relativ geschlossenen professionellen Hilfesystem stattfindet, kann grundsätzlich das Angebot der nötigen Hilfe und die Anpassung der Umgebung an die Bedürfnisse dieser Menschen leichter organisiert und realisiert werden.

2.3 Störungen der psychischen Gesundheit

Störungen der psychischen Gesundheit bei Menschen mit einer intellektuellen Beeinträchtigung unterscheiden sich aufgrund unterschiedlicher biologischer Voraussetzungen und spezieller Lebensbedingungen in mancherlei Hinsicht von denen nicht beeinträchtigter Menschen. Diese Störungen werden in diesem Buch mit den Begriffen *psychische Störungen* oder *Psychopathologie* bezeichnet. Wie bereits erwähnt, sind damit auch *Problemverhalten* im engeren Sinn und *psychiatrische Störungen (Krankheiten)* gemeint. Im Folgenden soll dies verdeutlicht werden.

2.3.1 Problemverhalten

Unter dem Begriff *Problemverhalten* wird ein Verhalten verstanden, das der Umgebung als störend, fremd oder unangemessen erscheint. Unterschieden werden leichtes und schweres Problemverhalten in Abhängigkeit von der Gefährlichkeit für die Person selbst oder für die Umgebung. Im englischen Sprachraum wird dafür oft der Begriff *challenging behavior* (herausforderndes Verhalten) gebraucht. Damit ist gemeint, dass diese Art von Verhalten speziell bei Menschen mit einer intellektuellen Beeinträchtigung auftreten kann und besonderer Betreuungsbedingungen bedarf. In der Gestaltung dieser Angebote liegt die besondere Herausforderung. Je nach fachlicher Disziplin wird *Problemverhalten* unterschiedlich aufgefasst. Der Sonderpädagoge sieht es im Kontext der Interaktionen zwischen Person und Umwelt (vgl. auch Kapitel 3.2), während der Psychiater ein Problemverhalten mit intrapsychischen Prozessen verbindet. Menschen mit bestimmten genetischen Abweichungen wie Down-Syndrom, Prader-Willi-Syndrom und fragilem X-Syndrom zeigen in bestimmten Situationen ein charakteristisches Verhalten (daher die Bezeichnung *Verhaltensphänotypen*). Ähnliches finden wir bei Menschen mit organischen Veränderungen des Zentralnervensystems. Die Frage ist, wie diese spezifischen Verhaltensweisen aufgefasst werden müssen: Als ein angepasstes, also normales Verhalten einer bestimmten Person unter gegebenen Bedingungen oder als unangepasstes, unnormales Verhalten, weil es für die Umgebung störend ist. Für die adäquate Beantwortung dieser Frage müssen sowohl die Belange der Person als auch die besonderen Umstände umfassend betrachtet werden, um auf dieser Grundlage die Bedeutung des Verhaltens zu verstehen (vgl. Kapitel 6.1; Došen et al., 2008).

In diesem Buch soll der Begriff *Problemverhalten* zum Entwicklungsniveau und zu den biologischen (genetischen und organischen) Bedingungen der untersuchten Person in Beziehung gesetzt werden. Zudem soll die Diagnose in den Kontext der Umgebungsfaktoren und Lebensbedingungen der betroffenen Person gestellt werden. Ist das problematische Verhalten Ausdruck einer zugrunde liegenden psychiatrischen Störung, sollte man *nicht* von Problemverhalten, sondern eben von einer *psychiatrischen Störung* sprechen. Wenn jemand mit einem unangepassten Verhalten in einem pädagogisch unzulänglichen Milieu aufgewachsen ist, sollte man eher von einer pädagogischen Problematik als von einem Problemverhalten sprechen.

Problemverhalten bedeutet also, wenn aufgrund einer abweichenden Persönlichkeitsentwicklung, wegen einer Dysfunktion bestimmter Hirnregionen, durch ungünstige Umfeldbedingungen oder durch eine Kombination dieser Faktoren ein Verhaltensmuster entsteht, das das Wohl der Person selbst oder anderer Personen beeinträchtigt (vgl. auch Kapitel 3.2 und 6).

Der Begriff *externalisierte Problematik* (Achenbach, 1966) wird in diesem Buch nicht gebraucht, weil die Beurteilung des Leidens (oder Nichtleidens) der betroffenen Person eher aufgrund des subjektiven Eindrucks des Untersuchers erfolgt. Eine objektive diagnostische Einschätzung ist dadurch kaum möglich.

2.3.2 Psychiatrische Störungen

Mit *psychiatrischen Störungen* sind Störungen der psychischen Gesundheit gemeint, die in Lexika, Lehrbüchern und Klassifikationssystemen als *Verrücktheit*, *Geistesstörung*, *psychische Störung*, *Psychopathologie*, *psychiatrische Krankheit* und *emotionale Störung* bezeichnet werden. In der englischen Fachliteratur werden für eine psychische Störung die Begriffe *mental illness*, *mental disorder*, *psychiatric disorder* und *emotional disorder* verwendet. Begriff und Definition von psychiatrischer Störung sind in der niederländischen Literatur ausführlich durch Rümke (1969) beschrieben worden. Rümke selbst spricht aber von *psychischen* Störungen. Anstelle dieses Begriffs soll in diesem Buch der Begriff *psychiatrische Störung* benutzt werden.

Das DSM-5 (APA, 2015, S. 26) definiert eine psychiatrische Störung (mental disorder) folgendermaßen:

> Eine psychische Störung ist als Syndrom definiert, welches durch klinisch bedeutsame Störungen in den Kognitionen, der Emotionsregulation oder des Verhaltens einer Person charakterisiert ist. Diese Störungen sind Ausdruck von dysfunktionalen psychologischen, biologischen oder entwicklungsbezogenen Prozessen, die psychischen und seelischen Funktionen zugrunde liegen. Psychische Störungen sind typischerweise verbunden mit bedeutsamem Leiden oder Behinderung hinsichtlich sozialer oder berufs-/ausbildungsbezogener und anderer wichtiger Aktivitäten.[16]

Während diese Definition die dysfunktionalen psychischen Funktionen hervorhebt, sprach man im DSM-IV (APA, 1994) von einem „psychischen Syndrom oder Muster, das bei einer Person auftritt und das mit momentanem Leiden (z. B. einem

16 Die Übersetzung folgt der deutschsprachigen Ausgabe des DSM-5 (APA, 2015, S. 26) (Anm. d. dt. Hrsg.).

schmerzhaften Symptom) oder einer Beeinträchtigung (z.B. Einschränkung in einem oder in mehreren wichtigen Funktionsbereichen) oder mit einem stark erhöhten Risiko einhergeht, zu sterben, Schmerz, Beeinträchtigung oder einen tiefgreifenden Verlust zu erleiden“[17].

Andere Autoren legen bei einer psychiatrischen Erkrankung besondere Betonung auf „objektiv belegbare Abweichungen von der adaptiven biologischen Funktionsfähigkeit“ (Kendell & Jablensky, 2003; Übers. d. dt. Hrsg.).

Eine psychiatrische Störung bei nicht beeinträchtigten Menschen äußert sich in Veränderungen verschiedener Bereiche der psychischen Aktivität: Gefühlsleben, Gedanken, Willen, Handeln, Selbstbewusstsein, Realitätsbewusstsein, Funktionsfähigkeit in der eigenen Umgebung usw. Bei Störungen des Gefühlslebens finden sich lang andauernde erheblich negative (depressive) oder positive (manische) Gefühle oder ein Mangel an Gefühl (Apathie). Denkstörungen liegen vor, wenn das Denken formal (verlangsamt, beschleunigt, gelockert usw.) oder inhaltlich (z.B. Wahn) verändert ist. Antriebsstörungen zeigen sich in Form von stark reduzierter Motivation (Störungen des Wollens), aber auch als Störungen der Aktivität in Form veränderten, eingeschränkten oder auch unverantwortlichen Umgangs mit der eigenen materiellen Umwelt. Störungen des Selbstbewusstseins (oder auch Ich-Bewusstseins) äußern sich in einer Veränderung der Selbstwahrnehmung und der Unsicherheit, sich selbst in dieser Welt als Person mit eigenen Werten, Denken und Handeln zeitlich, örtlich und gegenüber anderen Personen zu verorten. In gleicher Weise kann die Wahrnehmung der Realität (Realitätsbewusstsein) vom Negieren der Wirklichkeit bis hin zu einem Hinzudichten von anderen Qualitäten verändert sein. Durch solche Veränderungen kann es zu erheblichen Beeinträchtigungen der persönlichen Aktivität und der Teilhabe am gesellschaftlichen Leben in allen Bereichen (Arbeit, Familie, Freizeit) kommen.

Die Diagnose einer *psychiatrischen Störung* kann also dann gestellt werden, wenn deutliche Veränderungen in einem oder mehreren der genannten Bereiche auftreten. Je mehr Bereiche gestört sind, umso schwerwiegender ist die psychiatrische Störung. Bei einer leichten neurotischen Störung kann nur ein Bereich beeinträchtigt sein (z.B. eine gänzlich unrealistische Selbsteinschätzung). Bei einem depressiven Zustand sind mehrere Bereiche verändert (z.B. Gefühlsleben, Willen, Handeln, Selbstbewusstsein). In einem psychotischen Zustand sind oft die meisten der genannten Bereiche gestört.

Menschen mit einer intellektuellen Beeinträchtigung und einer zusätzlichen psychiatrischen Störung werden in gleicher Weise wie nicht behinderte Menschen in den beschriebenen psychosozialen Bereichen beeinträchtigt. Der Unterschied liegt darin, dass – abhängig vom Entwicklungsniveau der betroffenen Person – das sub-

17 Die Übersetzung des übrigens unvollständigen Zitats aus dem DSM-IV folgt der deutschsprachigen Ausgabe des DSM-IV (Saß, Wittchen & Zaudig, 1996, S. 44) (Anm. d. dt. Hrsg.).

jektive Empfinden der Störung und die Ausdrucksform (Symptomatik) anders sein können. Die Symptome einer Störung in den kognitiven, sozialen und emotionalen Bereichen können erst auffallen, wenn diese Bereiche bis zu einem bestimmten Niveau entwickelt sind. So kann ein Minderwertigkeitsgefühl als Symptom nur entstehen, wenn ein Bewusstsein vom eigenen Wert entwickelt ist, oder Schuldgefühle, wenn ein Gewissen entwickelt ist. In ähnlicher Weise gilt dies für emotionales Erleben und die Äußerungen von Kummer, affektiver Betroffenheit oder auch für Wahnvorstellungen. Auf einem niedrigeren intellektuellen Entwicklungsniveau werden psychiatrische Störungen vorzugsweise durch unangepasstes Verhalten wie Aggressivität, Unruhe und Destruktivität geäußert. Subjektives Leiden der betroffenen Person wird in diesen Fällen durch Interaktionsprobleme überschattet. Das hat zur Folge, dass diese Menschen nicht als psychisch leidend, sondern als verhaltensproblematisch oder verhaltensgestört diagnostiziert werden. Aufgrund dieser Unterschiede in den Erscheinungsformen und in der Bedeutung von psychiatrischen Störungen bei Menschen mit einer intellektuellen Beeinträchtigung müssen die diagnostischen Instrumente und Methoden angepasst werden, und es muss nach einer angemessenen Interpretation der Bedeutung der Symptomatik gesucht werden.

3 Psychiatrische und heilpädagogische Sichtweisen

Entwicklungsorientierung, entwicklungsdynamischer und entwicklungspsychiatrischer Ansatz, integrativer Ansatz aus der Entwicklungsperspektive

3.1 Die Entwicklungsdimension in der Betrachtung von Menschen mit intellektuellen Beeinträchtigungen

3.1.1 Entwicklungsorientierung

Die systematische Einbeziehung des menschlichen Entwicklungsprozesses (Entwicklungsorientierung oder Entwicklungsperspektive) ist eine neue, sich schnell entwickelnde interdisziplinäre wissenschaftliche Diszipin in den Entwicklungsneurowissenschaften, kognitiven Neurowissenschaften, sowie in der Molekular- und Zellbiologie, moderner Neuropsychiatrie, Entwicklungspsychologie und affektiver Neurowissenschaft. Ziel dieses Ansatzes ist es, biopsychosoziale und Entwicklungsprozesse zu untersuchen, die zu einer gelungenen Adaptation der Person an die Umgebung führen oder (in ungünstigen Fällen) zu einer Abweichung der psychosozialen Entwicklung und zu psychopathologischen Auffälligkeiten. In diesesem Buch dient die Entwicklungsperspektive dazu, das Wesen und die Ausdrucksformen von Menschen mit intellektuellen Beeinträchtigungen besser zu verstehen.

Historisch gesehen gab es diesbezüglich bereits einige Versuche. Bis zum 19. Jahrhundert konnte von einer wissenschaftlichen Sicht auf Menschen mit einer intellektuellen Beeinträchtigung kaum die Rede sein. Jean Itard veröffentlichte 1801 sein Buch „De l'éducation d'un homme sauvage“ (Itard, 1801/1932), in dem er aktive Bemühungen seitens der betreuenden Personen forderte, die Situation und das Los dieser Menschen zu verändern und zu verbessern. In seinem Enthusiasmus glaubte Itard, die Beeinträchtigungen seien durch eine gute Erziehung zu behandeln. Sein Schüler Édouard Séguin gründete spezielle Schulen für intelligenzgeminderte Kinder in den Vereinigten Staaten. Diese beiden Wissenschaftler können bereits als die Begründer eines entwicklungsorientierten Konzeptes von Menschen mit einer intellektuellen Beeinträchtigung angesehen werden.

Ende des 19. Jahrhunderts wurde diese Sichtweise allmählich durch die Entdeckung von Schädigungen des Zentralnervensystems verdrängt. Intelligenzminderung wurde demnach als Folge einer Schädigung des Hirngewebes angesehen. Weil eine solche Hirnschädigung therapeutisch nicht zu beeinflussen war, machte auch die Behandlung von intellektuell beeinträchtigten Menschen keinen Sinn. Diese sogenannte Defekt-Theorie hatte erhebliche negative Folgen für die Versorgung. Insbesondere die Psychiater zogen sich aus der Versorgung dieser Menschen zurück und überließen sie anderen Disziplinen: Lehrern, Pädagogen und Psychologen. Menschen mit intellektueller Beeinträchtigung wurden – abgeschottet von der restlichen Gesellschaft – in großen Heimen untergebracht.

Erst in den 1970er Jahren änderte sich erneut die Sicht auf Menschen mit einer intellektuellen Beeinträchtigung. Hervorgehoben wurden ihre grundlegenden menschlichen Eigenschaften und ihre sozialen Bedürfnisse: Ein Leben unter normalen Umständen sei allemal besser als in einem Heim (vgl. Van Gennep, 1986, 1997). Diese Idee von Normalisierung und sozialer Integration fand große Verbreitung und führte zu wichtigen Veränderungen in der Versorgung intellektuell beeinträchtigter Menschen.

Die ersten wissenschaftlichen Publikationen zum *Entwicklungsansatz* über das Phänomen der Intelligenzminderung stammen aus den 1940er Jahren (Piaget & Inhelder, 1947; Werner & Strauss, 1939). Später wurde dieses Thema weiter bearbeitet durch Zigler (1961, 1971), Cicchetti (1984), Burack (1990), Hodapp et al. (1990), Greenspan (1997a) und viele andere Autoren. Die grundlegende Prämisse hierbei ist, dass sich Menschen mit einer intellektuellen Beeinträchtigung in ihrer psychosozialen Entwicklung grundsätzlich nicht von anderen Menschen unterscheiden; jedoch dauert der Entwicklungsprozess länger und endet schließlich auf einem niedrigeren Niveau als bei nicht beeinträchtigten Menschen. Auf Grundlage dieser Position wurden verschiedene wissenschaftliche Untersuchungen durchgeführt, u. a. zu Verhaltenseigenschaften von intellektuell beeinträchtigten Menschen (Cicchetti & Beeghly, 1990), zur Persönlichkeitsentwicklung (Zigler & Burack, 1989) sowie zur sprachlichen und sozialen Entwicklung (Burack et al., 1996).

Man konnte zeigen, dass durch eine rechtzeitige Unterstützung verschiedener Entwicklungsaspekte eine Verbesserung des globalen Funktionsniveaus dieser Menschen zu erreichen ist (Greenspan & Wieder, 1998; Guralnick, 1997). Die Erkenntnisse von Spitz (1946), Mahler et al. (1975) und Bowlby (1951) über die soziale und emotionale Entwicklung von Kindern gelten für alle Kinder. Ein Kind mit einer intellektuellen Beeinträchtigung ist an erster Stelle ein Kind, das – trotz seiner Einschränkungen – Entwicklungsmöglichkeiten hat. Diese optimistische Perspektive hat heute die alten Auffassungen von einem unveränderlichen Zustand ersetzt. Menolascino (1977) und Wolfensberger (1972) gehen davon aus, dass Entwicklung bei allen Menschen, so auch bei Menschen mit intellektueller Beeinträchtigungen, ein lebenslanger Prozess ist, selbstverständlich mit jeweils individueller Intensität, Geschwindigkeit und Ausprägung.

Das Konzept der Entwicklungsorientierung wurde in zahlreichen Publikationen in Bezug auf nicht beeinträchtigte, aber auch Menschen mit intellektueller Beeinträchtigung diskutiert (vgl. Cicchetti & Cohen, 1995, 2006; Tager-Flusberg, 1999; Pennington, 2002, Cummings et al., 2000). Schwerpunkte sind die möglichen Bedingungen für eine abweichende biopsychosoziale Entwicklung der Person, auch in Bezug auf die Entwicklung seelischer Störungen[18].

3.1.2 Entwicklungsdynamisches und entwicklungspsychiatrisches Konzept der intellektuellen Beeinträchtigung

Entwicklungsdynamisches Konzept

Als jungem Kinder- und Jugendpsychiater in den 1970er Jahren ist mir klar geworden, dass Entwicklungsaspekte einen wesentlichen Einfluss auf die klinischen Bilder von intellektuell beeinträchtigten Kindern haben. Neben biologischen, psychologischen und sozialen Dimensionen spielt die Entwicklungsdimension in der psychiatrischen Diagnostik und Behandlung eine wichtige Rolle. So entstand das Konzept des entwicklungsdynamischen Ansatzes der psychiatrischen Diagnostik. Dabei wurde versucht, die Dynamik des Entwicklungsverlaufs dieser Kinder (die Entwicklungsdynamik, und nicht so sehr die Psychodynamik) mit den biologischen, psychologischen und sozialen Aspekten in Beziehung zu setzen (Došen, 1983a, 1988a, 1990a). Dabei wird von folgenden vier Dimensionen ausgegangen:

1. biologische Voraussetzungen – *biologische Dimension*,
2. sensorische, motorische und psychische Funktionen bzw. Funktionsfähigkeit – *Funktionsdimension*,

18 Im 2003 erschienenen kinder- und jugendpsychiatrischen Lehrbuch „Entwicklungspsychiatrie. Biopsychologische Grundlagen und die Entwicklung psychischer Störungen" von Herpertz-Dahlmann, Resch, Schulte-Markwort und Warnke (2. Auflage 2008; erschienen bei Schattauer, Stuttgart) wird erstmals versucht, eine konsequent entwicklungsorientierte interdisziplinäre Betrachtung kindlicher Entwicklungsprozesse vorzustellen, die in abweichendes Verhalten resp. in psychische Störungen münden. Im Jahr 2004 erschien der Sammelband „Entwicklungswissenschaft. Entwicklungspsychologie – Genetik – Neuropsychologie" von Petermann, Niebank und Scheithauer (erschienen bei Springer, Heidelberg), in dem das übergreifende Konzept einer interdisziplinären „Entwicklungswissenschaft" durch zahlreiche Beiträge aus verschiedenen Wissenschaftsbereichen begründet wird (Anm. d. dt. Hrsg.).

3. Umwelt- oder Umgebungsbedingungen – *soziale Dimension,*
4. Entwicklungsverlauf – *Entwicklungsdimension.*

Die vier Dimensionen stehen jeweils miteinander in Beziehung und beeinflussen einander gegenseitig (vgl. Abb. 2). Jede Veränderung einer Dimension hat Veränderungen der gesamten Struktur zur Folge.

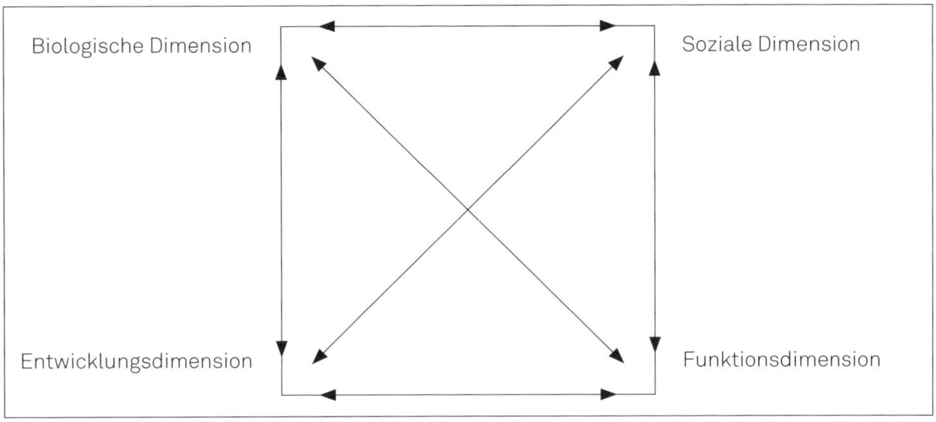

Abbildung 2: Dimensionen des Entwicklungsverlaufs

Unter der *biologischen Dimension* versteht man genetische Veränderungen und andere biologische Abweichungen des Zentralnervensystems, wodurch dessen Funktion teilweise oder ganz verändert werden kann. In der *Funktionsdimension* werden motorische und sensorische, aber besonders kognitive, soziale und emotionale Aktivitätsbereiche zusammengefasst. Die *soziale Dimension* umfasst die soziale Umgebung mit allen dazugehörigen Interaktionen. Unter der *Entwicklungsdimension* wird ein sequenzieller, d.h. schritt- oder phasenweiser Verlauf der Entwicklung verstanden, der letztendlich auf einem bestimmten Niveau stehen bleibt.

So kann ein Baby, das mit einer Hirnerkrankung geboren wurde, schlaff, auffallend ruhig, wenig vital und „brav“ sein (biologische Dimension). Weil es so ruhig ist, erhält es wenig Aufmerksamkeit der Umgebung und damit weniger Anregung und Stimulation für seine Entwicklung (soziale Dimension). Ein solches Kind entwickelt sich langsamer, wodurch alle genannten Funktionen unterentwickelt bleiben können (Funktionsdimension). Infolge der verzögerten Entwicklung kann das Kind dann nicht ausreichend an den Umweltdynamiken teilnehmen, was eingeschränkte Interaktionen zur Folge haben kann. Dadurch werden wiederum die biologischen Voraussetzungen nicht adäquat angeregt (Entwicklungsdimension). Bei Veränderung einer Dimension (z.B. der sozialen Interaktionen, indem die Eltern durch Information und Aufklärung ihre Umgangsweisen verändern) kommt es zu Veränderungen in den anderen drei Dimensionen.

Wenn das biologische Problem als Entwicklungsproblem frühzeitig erkannt wird, kann die Umgebung z. B. durch eine spezifische Stimulation der Funktionsfähigkeit des Zentralnervensystems unterstützen, was eine bessere Entwicklung des Kindes fördert. Dies wiederum kann sehr anregend für die Umgebung sein. Als Folge kann eine bessere Abstimmung auf die Bedürfnisse des Kindes erreicht werden mit weiteren positiven Veränderungen auf allen Dimensionen.

Die positiven Erfahrungen mit der Anwendung des entwicklungsdynamischen Ansatzes in der Praxis waren der Grund, die Entwicklungsdimension als die vierte zu den bereits bestehenden drei (biopsychosozialen) Dimensionen der Psychiatrie hinzuzufügen (Došen, 2005a).

Entwicklungspsychiatrisches Konzept

Die Betrachtung der psychopathologischen Äußerungsformen unter der Perspektive der Entwicklung führte zum Konzept der Entwicklungspsychiatrie (Rutter, 1980). Sie ist historisch gesehen durch die Arbeit zweier großer Psychiater, Sigmund Freud (1856–1939) und Adolf Meyer (1866–1950), zustande gekommen. Beide gingen von der Annahme aus, die Wurzeln von psychischer Gesundheit und Krankheit liegen in der Kindheit. Um zu verstehen, wie eine Person im Hier und Jetzt funktioniert, ist es wichtig zu wissen, wie er oder sie zum Mann oder zur Frau geworden ist. Freud war an der inneren Welt des Individuums interessiert und entdeckte den Einfluss unbewusster Prozesse auf Gefühle, Gedanken und Verhalten. Meyer beschäftigte sich vornehmlich mit dem Einfluss der Umgebungsbedingungen auf die Entwicklung der Persönlichkeit. Er sah das Individuum als eine psychobiologische Einheit. Die Persönlichkeit bekommt seiner Ansicht nach durch die fortwährende Interaktion zwischen Organismus und Außenwelt eine eigene Form. Später nutzten Autoren wie Horney, Erikson, Spitz, Mahler, Bowlby und andere beide Denkrichtungen und begründeten die *psychodynamische Orientierung*, in der sowohl innerpsychische Prozesse als auch Umgebungsbedingungen berücksichtigt werden. Die heutige Entwicklungspsychiatrie stützt sich auf diese psychodynamischen Ausgangspunkte, bezieht dabei aber auch andere Entwicklungsaspekte wie genetische Faktoren, körperlich-biologische Eigenschaften, neuropsychologische Faktoren, kulturelle Einflüsse, Temperamentseigenschaften und Entwicklungsdaten ein (Bowlby, 1988). Hier knüpfen auch die Gedanken von Zwanikken (1985) an, der psychiatrisches Denken in die Prinzipien der allgemeinen Systemtheorien von Bertalanffy einordnet. Demnach wird der menschliche Organismus als ein biologisches System angesehen, in dem die verschiedenen Ebenen des Daseins des Menschen – von der molekularen bis zur sozialen Ebene – untereinander in Wechselwirkung treten. Daher muss die Psychiatrie alle diese Ebenen ausreichend berücksichtigen. Rutter (1980) belebte das Konzept der Entwicklungspsychiatrie neu, indem er betonte, Entwicklungspsychiatrie sei kein Synonym für Kinderpsychiatrie, sondern eine Wissenschaft, die besonders die Entwicklungsaspekte erforscht, die für das Verstehen von psychischen Störungen bei sowohl Kindern als auch Erwachsenen relevant sind. Sroufe und Rutter (1984) definieren Entwicklungspsychiatrie als „die Untersuchung von Ursprüngen und Verlauf individueller Muster von verhaltensbezogener Fehlanpassung" (Übers. d. dt. Hrsg.).

Die hier zitierten Auffassungen werden von den Erkenntnissen einer neueren Wissenschaft, der molekularen Neurowissenschaft, gestützt. Kandel (1998) stellte fest, dass normale wie auch abnorme Veränderungen psychischer Funktionen durch Veränderung in den Genfunktionen – sogenannte Gen-Expressivität – zustande kommen. Diese stellt eine Veränderung in der DNS (Desoxyribonucleinsäure) dar, die durch die Erfahrungen (Lernen) des Individuums bedingt wird. Die Gen-Expressivität beeinflusst das Entstehen neuer Verbindungen zwischen den Nervenzellen (Synapsen) und die biochemische Übertragung zwischen den Nervenzellen durch Neurotransmission. Auf diese Art entstehen *neuronale Schaltkreise* von miteinander verknüpften Nervenzellen, die ein bestimmtes Verhalten erzeugen. Einmal entstanden, können neuronale Schaltkreise leicht auch durch unspezifische Reize aktiviert werden. Das bedeutet, dass ein bestimmtes Verhalten durch verschiedene spezifische und unspezifische Reizkonstellationen ausgelöst werden kann (z.B. im Fall von impulsivem, aggressivem Verhalten).

Diese Vorstellung von Verhalten überbrückt die alte Kluft zwischen organischen und psychogenen Theorien im Verständnis von Psychopathologie. Nach Kandel (2006) sind „alle mentalen Prozesse biologisch" (Übers. d. dt. Hrsg.). Der Untersucher muss daher seine Aufmerksamkeit vor allem auf die Prozesse des Zusammenwirkens von biologischen, Entwicklungs- und Umgebungsfaktoren richten und darin die Erklärung für die Entstehung von Psychopathologie suchen (vgl. auch Došen et al., 2008).

Andere Autoren führten den Begriff *Entwicklungspsychopathologie* (als Synonym für Entwicklungspsychiatrie) ein (Cicchetti & Toth, 1995) und legten den Akzent auf die Unterscheidung normaler und abnormer Prozesse in der Entwicklung. Das Verstehen dieser Prozesse ist nach Ansicht dieser Autoren viel wichtiger für eine Diagnose als die kategoriale Feststellung einer Störung (im Sinne der phänomenologisch-deskriptiven-nosologischen Diagnostik). Cummings et al. (2000) beschreiben das Ziel der Entwicklungspsychopathologie als „wissenschaftliches Konzept, das die dynamischen Prozesse, die der normalen und der abweichenden Entwicklung zugrunde liegen, erforschen will" (Cummings et al. 2000, S. 6; Übers. d. dt. Hrsg.). Sie betonen, dass Entwicklungspsychopathologie sich mit positiven und negativen Einflüssen verschiedener Faktoren auf die adaptiven wie auch auf die maladaptiven Resultate der Entwicklung befasst. Maladaptation wird dabei nicht als krankhaft verstanden, sondern als Folge der Entwicklung. Der entwicklungsorientierte Diagnostiker beschäftigt sich daher nicht mit dem Etikettieren und Kategorisieren von auffälligem Verhalten. Vielmehr sucht er nach den Bedingungen zur Erklärung dieses Verhaltens. Die Ursache für die Störung muss nicht in der Person selbst liegen, sondern in dem interaktionalen Verhalten zwischen der Person und seiner Umgebung. Außerdem kann in bestimmten, sehr ungünstigen Umgebungssituationen ein auf den ersten Blick unangepasstes Verhalten die Bedeutung einer Anpassung an besondere Umstände haben: „Gestörtes Verhalten ist das Ergebnis komplexer Transaktionen zwischen genetischen, biologischen und psychosozialen Prozessen, die die Anpassung im Verlauf der Übergangsphasen beeinflussen" (Cummings et al., 2000, S. 6; Übers. d. dt. Hrsg.).

Pennington (2002), ein Vertreter der entwicklungskognitiven Neurowissenschaft, behauptet, „geradezu alle Psychopathologien sind Entwicklung und müssen im Zusammenhang einer Entwicklungstheorie verstanden werden" (S. 14; Übers. d. dt. Hrsg.). Die neurobiologische Entwicklung und die psychosozialen Erfahrungen des Individuums beeinflussen einander. Ebenso wie genetische Bedingungen soziales Verhalten beeinflussen, so bewirken kognitive, emotionale und soziale Erfahrungen des Individuums Veränderungen in den Genen. Dadurch kommt es zu strukturellen und funktionalen Veränderungen des Zentralnervensystems, die sich in bestimmten Verhaltensweisen zeigen. So ist zu verstehen, warum ein bestimmtes angepasstes oder ein bestimmtes fehlangepasstes Verhalten aufrechterhalten wird. Um die Entstehung psychischer Störungen zu verstehen, müssen aus der Sicht des Autors vier mögliche Bedingungen untersucht werden: (1) Die Interaktion zwischen Genen und Umwelt, (2) die Entwicklung des Zentralnervensystems, (3) die Neuropsychologie und (4) das Verhalten. Jede dieser Bedingungen hat Einfluss auf die jeweils anderen und muss im Prozess der Diagnostik und Behandlung berücksichtigt werden.

Nach Panksepp, einem der Begründer der affektiven Neurowissenschaft, ist die Einbeziehung der emotionalen Entwicklung zur Erklärung psychopathologischer Äußerungsformen von erheblicher Bedeutung: „Fortschritte im Verständnis der primären emotionalen Prozesse können die Entwicklung besserer präklinischer Modelle[19] von psychischen Störungen voranbringen" (Panksepp, 2010, Übersetzung d. dt. Hrsg.).

Diese Konzepte zu den Wechselwirkungen biologischer und psychosozialer Bedingungen eröffnen neue Perspektiven. So kommen die Veröffentlichungen von Van Praag aus den Jahren 1999 und 2000 den Konzepten der Entwicklungspsychiatrie recht nahe. Van Praag geht davon aus, dass psychiatrischen Störungsbildern psychische Funktionsstörungen zugrunde liegen. Ähnlich wie im entwicklungsorientierten Ansatz wird die psychiatrische Auffälligkeit nicht als fixiertes Etwas gesehen, sondern als Reaktion auf interne und externe schädliche Reize. Dieses Konzept haben wir – neben anderen – für unsere Praxis übernommen: Eine psychische Störung verstehen wir als Folge einer ungünstigen Reaktion auf interne

19 *Präklinische Modelle* sind experimentelle oder theoretische Konzepte zum Verständnis psychischer Störungen (Anm. d. dt. Hrsg.).

und externe schädliche Reize. Dabei sind meistens mehrere Faktoren beteiligt (vgl. Abb. 3):

1. die Person mit ihren biologischen und psychosozialen Aspekten,
2. die Art und Intensität der schädlichen Reize,
3. die Verarbeitung (Coping) dieser Reize,
4. die Dysfunktion des Zentralnervensystems,
5. das unangepasste Verhalten.

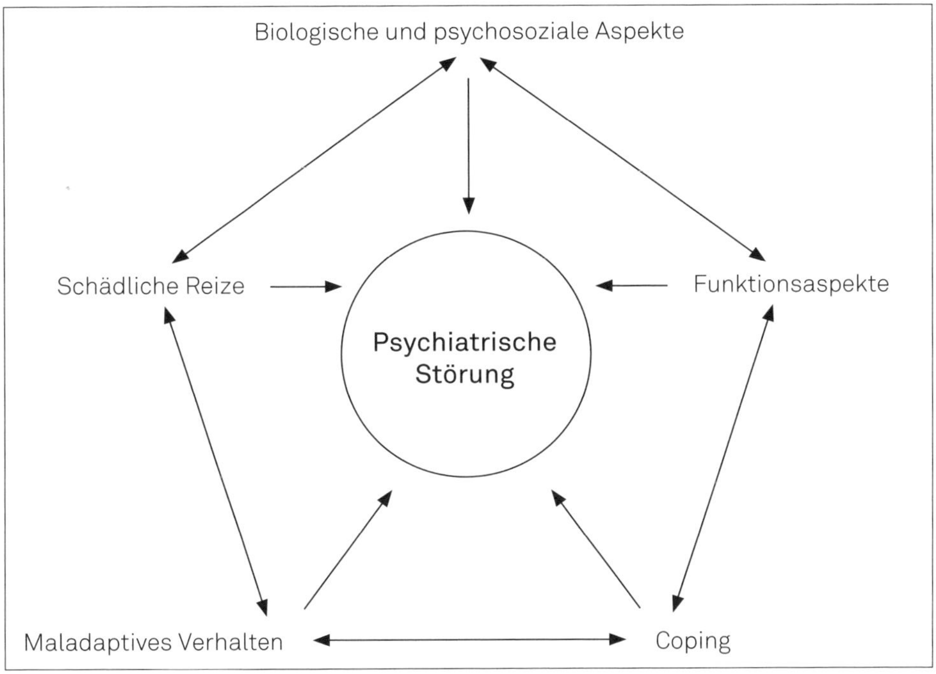

Abbildung 3: Faktoren, die eine psychische Störung beeinflussen können

Ad 1. Mit den *biologischen Aspekten* einer Person sind ihre genetischen und neurologischen Voraussetzungen gemeint, die sowohl bei der Entstehung der intellektuellen Beeinträchtigung eine Rolle spielen als auch wichtige Bedingungsfaktoren für die Entwicklung von unangepasstem Verhalten und psychischen Störungen sein können (genetische Syndrome, Schädigungen und Reifungsstörungen des Zentralnervensystems). Die *psychosozialen Aspekte* einer Person betreffen vornehmlich die individuelle Charakteristik der kognitiven, sozialen und emotionalen Entwicklung, die zusammen mit anderen Bedingungen zur Persönlichkeitsentwicklung führt. Auf das hier verwendete Persönlichkeitskonzept wird ausführlicher in Kapitel 4 eingegangen. Der Stand wie auch die Qualität der Persönlichkeitsentwicklung können eine wichtige Rolle bei der Entstehung und Ausgestaltung von Verhaltensproblemen und psychischen Störungen spielen.

Ad 2. Schädliche Reize können innerhalb der Person entstehen oder von außen auf sie einwirken. Interne schädliche Reize kommen von inneren Organen (z. B. Leber, Niere, Herz) oder stehen im Zusammenhang mit seelischen Prozessen (z. B. Angst, Trauer, Wut). Externe schädliche Reize sind sensorischer Art (z. B. zu intensive oder zu viele, gleichzeitig wirkende, verschiedene Sinnesreize) oder emotionale Situationen (z. B. Frustration oder Stress), die aus der Umgebung auf die Person einwirken.

Ad 3. Die Bewältigung ungünstiger Reize *(Coping)* ist sowohl von den biologischen und psychosozialen Eigenschaften der Person als auch von der Intensität und Qualität der schädlichen Reize abhängig. Ein erfolgreiches Coping führt zu einer neuen, gelungenen Anpassung an die Umstände, während ein missglücktes Coping zu Frustration und vermehrter Belastung der betroffenen Person führen kann.

Ad 4. Mit *Funktionsaspekten* sind vornehmlich Störungen des Zentralnervensystems (z. B. Sprachstörungen, sensorische Störungen, Schlafstörungen, Epilepsie), aber auch psychologische Dysfunktionen gemeint. Solche Funktionsstörungen können in der Folge inadäquater Verarbeitung (Coping) von schädlichen Reizen entstehen. Man nimmt an, dass inadäquates Coping zur Entwicklung bestimmter neuronaler Kreisläufe führen kann, die dann ein abweichendes oder maladaptives Verhaltensmuster in bestimmten Situationen aufrechterhalten, wie u. a. Impulskontrollstörungen oder selbstverletzendes Verhalten.

Ad 5. Unangepasstes Verhalten entsteht, wenn die Copingmechanismen nicht ausreichen, um ungünstige Situationen mit einem positiven Ergebnis zu bewältigen. Unangepasstes Verhalten führt oft zu konfliktreichen Interaktionen mit der Umgebung, wodurch die schädlichen Reize und Stress verursachenden Erfahrungen intensiviert und verlängert werden können. Dysfunktionen des Zentralnervensystems (vgl. ad 4) können dadurch verstärkt werden, ebenso die damit zusammenhängenden unangepassten Verhaltensweisen. Dies kann bis zur Entstehung einer psychischen Störung (z. B. Depression oder Psychose) führen (vgl. Došen et al., 2008).

Es kann also festgestellt werden, dass bei einem ungünstigen Zusammenwirken all dieser basalen Faktoren und Prozesse sich eine psychische Störung entwickeln kann. Der Untersucher muss sich unter Beachtung aller genannten Faktoren an erster Stelle ein Bild davon machen, was bei der betroffenen Person als normal erwartet werden kann. Die Unterscheidung zwischen normalem und gestörtem Verhalten (psychische Störung) gelingt durch das Verstehen solcher Faktoren und Zustände, die nicht zu adaptiven und konstruktiven psychischen und sozialen Interaktionsprozessen führen, sondern im Gegenteil zu wiederholten und fortdauernden interaktionellen Problemen und psychischem Leiden (vgl. Kapitel 6).

3.1.3 Der integrative Ansatz aus Sicht der Entwicklungsperspektive

Wie erwähnt, nimmt die Kritik an der kategorialen Diagnostik in der Psychiatrie (in Form der DSM- und ICD-Klassifikationssysteme) gegenwärtig zu (Huber, 2002; Kendell & Jablensky, 2003; Van Praag, 2000). Frances (2013) kritisiert die Erweiterung der diagnostischen Kategorien im DSM-5: „Betrachte menschliche Unterschiede nicht als medizinisches Problem, sondern freu Dich darüber!" (Übers. d. dt. Hrsg.), und „Eine gesunde Person als psychisch krank zu stigmatisieren, führt zu unnötigen, schädlichen Behandlungen, zu einer Verengung der Wahrnehmung, einem Fehleinsatz medizinischer Mittel und einem unnötigen Verbrauch familiärer und staatlicher Ressourcen" (Übers. d. dt. Hrsg). Aufgrund von Schwächen in der klinischen Praxis stellt Van Praag (2000) die Validität (Gültigkeit) und die klinische Relevanz der Störungskategorien infrage. Kendell und Jablensky (2003) betonen, dass infolge der Variabilität der Symptome und des Fehlens von Grenzlinien zwischen Auffälligkeit und Normalität die Validität der heutigen Klassifikationssysteme gering ist. Huber (2002) verweist darauf, dass die Beobachtung des Verhaltens des Patienten ohne Sicht auf seine innere Erlebniswelt diagnostisch nicht ausreiche. Sturmey (2007) warnt vor einer unkritischen Verwendung diagnostischer Kategorien bei Menschen mit einer intellektuellen Beeinträchtigung: „... alle Versuche, bei Menschen mit intellektueller Beeinträchtigung psychiatrische Diagnosen zu stellen, sind auf Sand gebaut" (Übers. d. dt. Hrsg.).

Eine Alternative sehen die Forscher in einem Modell, in dem die Psychopathologie aus verschiedenen Blickwinkeln gesehen werden kann: Phänomenologisch, funktionell, genetisch, entwicklungspsychopathologisch und neurokognitiv. Einer der wichtigsten innovativen Zugangswege zur psychiatrischen Diagnostik ist die *Entwicklungsperspektive* bzw. der *Entwicklungsansatz*. Greenspan (1997a) stellt eine Kombination von traditioneller phänomenologisch-deskriptiver Diagnostik (DSM und ICD) und Entwicklungsperspektive vor, indem er drei Achsen vorschlägt. Auf der ersten Achse wird die Diagnose nach den Symptomen der Krankheit und nach den Persönlichkeitseigenschaften der betroffenen Person gestellt, auf der zweiten Achse wird eine ätiologisch begründete Diagnose und auf der dritten Achse eine entwicklungsbasierte Diagnose formuliert. Die Entwicklungsdiagnose würde aussagen, wie die betreffende Person die eigenen Erfahrungen organisiert hat und wie die ätiologischen Faktoren zu den bestehenden Symptomen geführt haben. Van Praag (2000) fordert einen funktionellen psychopathologischen Ansatz zur Klassifikation von Psychopathologie anstelle der derzeit gebräuchlichen kategorialen Störungsbilder. Psychologische Funktionsstörungen, wie z.B. Störungen der Wahrnehmung, des Gedächtnisses und der Informationsverarbeitung, sind meistens der Hintergrund psychischer Störungen und müssen daher in der Diagnostik und Behandlung psychischer Störungen besonders berücksichtigt werden. Cummings et al. (2000) betonen, dass die ausschließliche Suche nach Problemen innerhalb des Individuums unzureichend und irreführend ist, ebenso die ausschließliche Suche nach Ursachen in der Umgebung. Die Interaktionen zwischen dem Individuum und der Umgebung spielen eine wichtige Rolle in der Entstehung der psychischen Problematik. In diesem Zusammenhang plädieren die Autoren für eine komplexere Diagnostik als bisher. Aus psychologisch-heilpädagogischer Sicht liegt der Schwerpunkt auf der sogenannten problemgerichteten Diagnostik, bei der das beobachtbare Verhalten der betroffenen Person einen zentralen Platz einnimmt (vgl. Kapitel 3.2).

Jeder der hier aufgeführten Ansätze versucht unter einer bestimmten Perspektive die Problematik zu verstehen. Die Komplexität ist allerdings derart groß, dass all diese Ansätze nur einen Teil der Problematik erfassen. Um ein möglichst vollständiges Bild zu bekommen, ist es nötig, alle diese Ansätze zu integrieren. Wie in der Einleitung dieses Buches betont wurde, besteht unser Modell des integrativen Ansatzes aus drei Ebenen der Diagnostik (vgl. Abb. 1 auf S. 5). Dieses Modell beruht auf dem entwicklungsorientierten Denken unter der Annahme, dass die aktuelle psychische Verfassung des Individuums (dritte Ebene) mit seinem Verhalten das *Resultat von Prozessen* ist. Diese Prozesse laufen auf der ersten und zweiten Ebene bei der Interaktion mit der Umgebung ab.

In dieses Modell können alle in diesem Kapitel genannten Ansätze einbezogen werden. Zum Beispiel kann die (kategoriale) DSM-Diagnostik auf der dritten Ebene genutzt werden (Symptomatologie der Störung). Die entwicklungspsychiatrische Diagnostik beschreibt den Zustand auf der zweiten und dritten Ebene. Sie lässt durch die funktionelle und genetische Diagnostik ein genaueres Bild der ersten Ebene entstehen. Auf diese Weise geraten sowohl die Symptome der Störung als auch die Hintergrundprozesse in den Blick des Diagnostikers.

3.2 Eine heilpädagogische Perspektive psychosozialer Verhaltensprobleme bei Menschen mit einer intellektuellen Beeinträchtigung

A. van Gennep

3.2.1 Einleitung

Bis etwa 1970 wurde eine intellektuelle Beeinträchtigung als psychiatrische Störung aufgefasst, vergleichbar mit anderen psychiatrischen Störungen, wie z. B. Psychosen. Insofern kam nur – wenn überhaupt – eine psychiatrische Behandlung infrage, die vorrangig in Form von Krankenversorgung stattfand. Diese Situation wurde zunehmend als Medikalisierung von intellektueller Beeinträchtigung kritisiert. Intellektuelle Beeinträchtigung wurde nun nicht als eine psychische Krankheit aufgefasst, sondern als eine Schädigung der kognitiven Prozesse bzw. des Lernvermögens. Die professionellen Bemühungen sollten sich daher auf sonderpädagogische und psychologische Begleitung richten und nicht auf pflegerische oder psychiatrische Betreuung. Die rigorose Ablehnung des sogenannten medizinischen Modells führte zur strikten Trennung der Versorgungssysteme für Menschen mit einer intellektuellen Beeinträchtigung und für Menschen mit psychiatrischen Störungen auf der Grundlage der Auffassung, beide Probleme könnten nicht zusammen auftreten. Die Begleitung intellektuell beeinträchtigter Menschen wurde zum exklusiven Gebiet der Heilpädagogen und Psychologen (Verhaltenswissenschaftler) erklärt. Als dann etwa 1990 festgestellt wurde, dass in niederländischen Behinderteneinrichtungen bei etwa 10 % der Bewohner erhebliche zusätzliche Verhaltensprobleme und psychische Störungen vorlagen, entwickelte sich zunehmendes Interesse an den seelischen Problemen von Menschen mit einer intellektuellen Beeinträchtigung.

In der Heilpädagogik haben Kirk und Gallagher (1985) die psychischen und Verhaltensprobleme wie folgt beschrieben: „Exzessives, chronisch abweichendes Verhalten, Wechsel von impulsiven und aggressiven zu depressiven und zurückgezogenen Verhaltensweisen, die nicht die Erwartungen auf erwünschtes Verhalten desjenigen erfüllen, der das Verhalten wahrnimmt" (Übers. d. dt. Hrsg.).

Diese Beschreibung umfasst vier Elemente:
1. Das Verhalten als solches: Wie zeigt sich das Verhalten?
2. Welche Person mit welchen Eigenschaften zeigt das Verhalten?
3. In welcher Situation tritt das Verhalten auf und wie ist die Situation beschaffen?
4. Welche Person nimmt das Verhalten als ein Problem wahr und warum?

Im Folgenden werden diese vier Elemente der Reihe nach besprochen.

3.2.2 Die Art des Verhaltens

In einigen Konzepten liegt die Betonung auf Problemen *in* der Person, etwa mit den Begriffen psychische Probleme, emotionale Probleme oder Probleme der seelischen Gesundheit. Diese Vorstellungen liegen nahe am medizinisch-psychiatrischen Begriff der Störung. Die Probleme werden als Abweichung von einer biologischen Norm aufgefasst, es geht also um Pathologie. Andere Konzepte betonen die Probleme der Person mit der Umgebung und belegen sie mit den Begriffen abweichendes Verhalten, *abnormales Verhalten* oder *unangepasstes Verhalten*. Diese Beschreibungen kommen dem sozialwissenschaftlichen Begriff *Konflikt* nahe; die Probleme werden als Abweichung von einer soziokulturellen Norm aufgefasst.

In den Begriffen *auffälliges Verhalten* oder *Einschränkungen im Verhalten* liegt die Betonung auf dem Verhalten bzw. auf der Wahrnehmung der Probleme im gezeigten Verhalten. Wenn hierbei auch der Aspekt des Konflikts eine Rolle spielt, betonen diese Begrifflichkeiten den Aspekt der *Störung* und werden in diesem Kontext als Symptome einer zugrunde liegenden Störung verstanden. Oft liegt eine Mischform von *Störung* und *Konflikt* vor, die im Verhalten wahrnehmbar wird, bzw. es liegen dysfunktionale psychische und soziale Prozesse vor, die im Verhalten untrennbar miteinander verbunden sind. Einmal liegt der Akzent mehr auf dem Psychischen, ein anderes Mal mehr auf dem Sozialen, sodass dafür der Begriff *psychosoziale Verhaltensprobleme* bevorzugt wird. In der Praxis spricht man jedoch noch immer entweder von psych(iatr)ischer Störung oder von Verhaltensproblemen.

Eine *psychische Störung* wird als ein klinisch relevantes Verhalten, als psychisches Syndrom oder als individuelles Merkmal verstanden. Die psychische Störung ist verbunden mit einem signifikant erhöhten Risiko für Leiden, mit der Einschränkung wichtiger Funktionen, Schmerzen, Verlust der Freiheit oder gar Tod. Was immer auch die Ursachen sein mögen, es handelt sich in jedem Fall um eine Manifestation von verhaltensmäßigen, psychischen oder biologischen Dysfunktionen des Individuums. Weder abweichendes Verhalten noch Konflikte zwischen dem Individuum und der Umwelt sind bereits psychische Störungen, es sei denn, die Abweichung oder der Konflikt sind Symptome wie bei einer hier beschriebenen individuellen Dysfunktionen (Emerson et al., 1999).

Nach Emerson et al. (1999) wird *Problemverhalten* definiert als kulturell abnormes Verhalten von derartiger Intensität, Häufigkeit und Dauer, dass die körperliche Unversehrtheit der betroffenen Person oder anderer Personen bedroht ist, was dazu führt, den Zugang zu Einrichtungen der Gemeinschaft einzuschränken. Dabei können psychische Störungen und Verhaltensprobleme auf vier Arten zusammenhängen:

1. Familiäre Faktoren begünstigen die Entwicklung von Problemverhalten. Das sind insbesondere:
   - Diskontinuität in den Beziehungen, Vernachlässigung, Instabilität oder Desorganisation der Familie,
   - schlechte Anpassung der Eltern an die Bedürfnisse des Kindes und schlechte Eltern-Kind-Beziehung,
   - inadäquate Lebensbedingungen, niedriges Einkommen und Arbeitslosigkeit.

   Vor allem bei Kindern und Jugendlichen mit einer leichten intellektuellen Beeinträchtigung spielen diese Faktoren eine Rolle. Ob dies auch bei schwer intellektuell beeinträchtigten Kindern der Fall ist, ist nicht ausreichend untersucht.
2. Das Problemverhalten kann ein atypischer Ausdruck einer psychischen Störung sein. Als Beispiel sei selbstverletzendes Verhalten genannt. Es bestehen deutliche Übereinstimmungen zwischen selbstverletzendem Verhalten und

Verhalten bei einer Zwangsstörung. Beide Störungsbilder zeigen repetitives, stereotypes und ritualisiertes Verhalten, das in keinem Zusammenhang mit der Situation steht und resistent gegenüber Veränderungen ist. Bestimmte Medikamente können sowohl Zwangsverhalten bei Menschen ohne intellektuelle Beeinträchtigung als auch selbstverletzendes Verhalten bei Menschen mit intellektueller Beeinträchtigung reduzieren.

3. Das Problemverhalten kann sekundäres Merkmal einer psychischen Störung sein. Bestimmte Verhaltensweisen (z. B. somatische Symptome, hysterische Anfälle, Unruhe, physiologische Funktionsstörungen) können ein Indikator für Depressionen bei Personen sein, die ihre Gefühle schlecht beschreiben können.
4. Psychische Störungen können der Grund für die Entwicklung von Problemverhalten sein. Schmerzen oder depressive Verstimmungszustände können beispielsweise dazu führen, dass neutrale Umgebungsereignisse (wie z. B. psychosoziale Erwartungen) eine aversive Bedeutung bekommen. Sie führen dann zu Problemverhalten, welches dazu dient, diese Ereignisse zu vermeiden. Mit anderen Worten: Im Kontext einer psychischen Störung bestehen potenziell bestimmte Verhaltensweisen, die aktiviert werden können, um bestimmte Situationen zu vermeiden. Daraus sind zwei Interventionsstrategien abzuleiten: (1) die Beeinflussung der zugrunde liegenden Bedingung (z. B. die Depression) und (2) die Veränderung der Funktionalität von Verhaltensproblemen. Auf diese Weise kann deutlich werden, welche mögliche Verbindung zwischen Problemverhalten und psychischen Störungen besteht und warum diese oft zusammen auftreten.

3.2.3 Die Eigenschaften der Person und die Beschaffenheit der Situation

Den hier geschilderten Ausführungen liegen bestimmte Annahmen über die Eigenschaften der Person und der Situation zugrunde.

- Im Zusammenhang mit einer psychischen Störung einer Person werden meistens *Anlagefaktoren* angenommen. Der erste Anlagefaktor ist das Temperament als eine biologisch verankerte Verhaltensdisposition, die in extremen Situationen zu psychischen Störungen führen kann. Als zweiter Anlagefaktor sind die genetischen Voraussetzungen, hier insbesondere die sogenannten Verhaltensphänotypen, zu berücksichtigen. Verhaltensphänotypen sind genetisch definierte Syndrome, die ein charakteristisches Muster von motorischen Merkmalen, kognitiven Eigenschaften, Besonderheiten des Sprechens, der Sprache und des sozialen Verhaltens aufweisen (z. B. Prader-Willi-Syndrom oder Down-Syndrom). Allerdings prägen sich diese Muster häufig keineswegs immer charakteristisch und konsistent aus; sie sind von großer individueller Variabilität. Einen dritten Anlagefaktor bilden hirnorganische Schädigungen. Damit sind leichte Schädigungen des Gehirns mit Störungen im Bereich der Motorik und/oder der Wahrnehmung gemeint. Eingehende Reize werden öfters auf wenig differenzierte Art und Weise wahrgenommen und/oder oftmals unmittelbar in Verhalten umgesetzt. So entsteht ein Bild von Unbeholfenheit, emotionaler Labilität, verminderter Angst und Hemmungslosigkeit, insgesamt ein Bild erhöhter individueller Verletzlichkeit.

- Im Zusammenhang mit einer Störung der Interaktion einer Person mit ihrer Umgebung ist die Beschaffenheit der Situation insbesondere durch die *Umweltfaktoren* bestimmt. Als erstes müssen familiäre Faktoren betrachtet werden wie eine unsichere Bindung, mangelnde Disziplin, Eheprobleme, familiäre Probleme, alleinerziehende Eltern, schlechte Wohnverhältnisse, geringes Einkommen, soziale Benachteiligung und Armut. Eine zweite Gruppe von Umweltfaktoren bilden die Lebens- und Betreuungsbedingungen in Einrichtungen der Behindertenhilfe, z. B. zu viele Bewohner in einer Wohngruppe, zu wenig Personal, häufiger Personalwechsel, hierarchisch zentralistische Organisationsstruktur, mangelhafte pädagogische und therapeutische Sachkenntnis.
- Eine dritte Gruppe von Umgebungsfaktoren sind *kritische Lebensereignisse,* z. B. der Verlust wichtiger Bezugspersonen oder schwere chronische Erkrankungen.

Handelt es sich eher um besondere Eigenschaften der Person (Anlagefaktoren), wird von einer medizinisch-psychiatrischen Störung und von Pathologie gesprochen. Im Fall von Besonderheiten der Situation (Umweltfaktoren) spricht man eher von einem sozial-kulturellen Konflikt. Beide Aspekte kommen häufig gemeinsam vor. Zwischen den oben dargestellten Gruppen der Faktoren finden transaktionale Prozesse gegenseitiger Beeinflussung statt. Manchmal liegt der Akzent mehr auf den Eigenschaften der Person (Verletzlichkeit) und manchmal mehr auf Merkmalen der Situation (belastende Faktoren).

3.2.4 Klassifikation und Beschreibung

Wir werden uns nun mit der Perspektive des Beobachters beschäftigen. Es geht hierbei um die Unterschiede zwischen erwünschtem Verhalten und Verhalten, das nicht den sozialen Erwartungen (einschließlich der persönlichen Erwartungen des Beobachters) entspricht. Unter Klassifikation verstehen wir die systematische Einteilung psychosozialer Probleme in bestimmte Klassen. Dies kann verschiedenen Zielen dienen, so etwa der Definition des Personenkreises für ein spezielles Versorgungssystem oder einer bestimmten Art der Versorgung (z. B. der Behindertenbereich in der Psychiatrie), der Art der Behandlung (z. B. Psychotherapie oder Verhaltenstherapie), der Kommunikation zwischen professionellen Helfern (z. B. zwischen Psychiatern, Heilpädagogen und Psychologen) und der Forschung (z. B. die Zusammenstellung von Untersuchungsgruppen).

Eine Klassifikation benutzt eine Anzahl von Dimensionen, die das Problem definieren, ohne damit eine Aussage über gegenseitige Beziehungen der Dimensionen und über die sich daraus ergebende konkrete Gestalt des Problems zu treffen.

Eine Klassifikation gibt also keinen Aufschluss über die genaue Art des Problems. Dazu sind weitere zusätzliche Spezifikationen durch diagnostische Prozesse notwendig. Klassifikation ist darum viel globaler als Diagnostik. Nach Moss (1999) kann Klassifikation grundsätzlich auf zwei unterschiedlichen Wegen erfolgen: Mit dem rationalen Ansatz oder dem empirischen Ansatz.

Der rationale Ansatz. Ein Beispiel dafür stellt das Zustandekommen des DSM-IV dar. Dieser Prozess verlief in drei Phasen: Literaturstudien, Analyse von unpublizierten Daten und Feldstudien. Es wurden Kommissionen gebildet, die die Arbeiten in einzelnen wichtigen Bereichen koordinieren sollten. Dieses Vorgehen stieß auf Kritik, da dieser Prozess zu sehr nicht wissenschaftlichen Einflüssen ausgesetzt gewesen sei, einzelne Ausschussmitglieder möglicherweise einen zu starken Einfluss ausüben konnten und viele Kommissionsbeschlüsse zu wenig empirisch begründet waren. Der rationale Ansatz folgt häufig einer klassischen psychiatrischen Sichtweise. Danach werden die Symptommuster und deren historische Entwicklung beschrieben und mit den zuvor definierten Störungsbildern (z.B. Depression oder Schizophrenie) nach folgenden Aspekten verglichen:

- Der Ort des Problems: Das Problem wird aufgefasst als ein Problem im Individuum.
- Die Bedeutung der Symptome: Das Muster der Symptome (Symptomkonstellation) wird als entscheidender Indikator für eine zugrunde liegende Pathologie gesehen.
- Die Bedeutung der Anamnese bzw. der Entwicklung der Probleme: Die Vorgeschichte wird als notwendige Voraussetzung für das Verstehen der aktuellen Symptomatik gesehen.
- Die Definition der Probleme: Aufgrund der aktuellen Symptommuster und ihrer Entwicklung wird die Störung klinisch definiert.

Die wichtigsten Klassifikationssysteme ICD und DSM wurden bereits in den vorangehenden Kapiteln erwähnt.

Der empirische Ansatz. Ein Beispiel hierzu ist die Entwicklung der Child Behavior Checklist (CBCL). In diesem Konzept wird von konkreten, beobachtbaren Verhaltensweisen ausgegangen, die mit einer statistischen Analyse zu Gruppen von Verhaltensweisen zusammengefasst werden. Der empirische Ansatz geht also von einer statistisch-verhaltenswissenschaftlichen Sichtweise aus. Betrachtet wird nicht eine zugrunde liegende Pathologie, sondern das konkrete Verhalten[20] selbst etwa nach folgender Vorgehensweise:

---

20 In der *Child Behavior Checklist* (CBCL; Achenbach, 2000; dt Fassung: Arbeitsgruppe Deutsche Child Behavior Checklist, 1998, 2014) kann nach folgenden Bereichen ausgewertet werden: Externalisierende Auffälligkeiten, Internalisierende Auffälligkeiten und Gesamtauffälligkeit sowie 7 Problemskalen (Emotionale Reaktivität; Ängstlich/Depressiv; Körperliche Beschwerden; Sozialer Rückzug; Schlafprobleme; Aufmerksamkeitsprobleme und Aggressives Verhalten) je nach Untersuchungsinteresse (Anm. d. dt. Hrsg.).

1. Der Ort des Problems: Die Probleme werden als ein Endpunkt einer komplexen Lerngeschichte gesehen, die sich sowohl in der Form des Verhaltens als auch in der Bedeutung von Umgebungseinflüssen für das Verhalten ausdrückt.
2. Die Bedeutung des Verhaltens: Dass ein auffälliges Verhalten überhaupt vorkommt, bildet den Schwerpunkt der Behandlung. Die Art des Verhaltens, die unterschiedlichen Verhaltensmuster (d.h. Symptomkonstellationen) werden als weniger wichtig angesehen.
3. Die Bedeutung der Anamnese bzw. der Entwicklung der Probleme: Der Entwicklungsgeschichte der Probleme wird keine allzu große Bedeutung beigemessen. Entscheidend ist das aktuelle Verhalten.
4. Die Definition der Probleme: Man beschränkt sich auf eine genaue Beschreibung des Verhaltens und auf die funktionale Analyse des Verhaltens.

Zusammenfassend kann festgestellt werden, dass beim rationalen Ansatz die Betonung auf psychischen Störungen liegt und beim empirischen Ansatz auf sozialen Verhaltensweisen. Die beiden Ansätze haben jeweils eine andere Arbeitsweise und kommen zu unterschiedlichen Ergebnissen. Im rationalen Ansatz geht es mehr um klinische Relevanz, im empirischen Ansatz mehr um Validität und Zuverlässigkeit.

Unter *Problembeschreibung* werden Diagnostik und Bewertung verstanden.

- *Diagnostik* meint die genaue Beschreibung der psychosozialen Verhaltensprobleme, deren Zusammenhang mit Anlage- und Umweltfaktoren und der Wechselwirkungen all dieser Faktoren. Nach den hier besprochenen Klassifikationskonzepten wird das Ergebnis entweder mehr als klinische Diagnostik oder mehr als problemorientierte Diagnostik verstanden:
  - In der *klinischen* Diagnostik wird versucht, die Beziehung zu den klinisch definierten Störungen der Klassifikationssysteme wie DSM-5 und ICD-10 zu bestimmen.
  - In der *problemorientierten* Diagnostik werden die beobachteten Probleme als statistisch definierte Verhaltensdimensionen beschrieben.

  Beim integrativen Ansatz, der inzwischen bevorzugt wird, liegt die Betonung auf einer genauen klinischen Diagnostik zur kurzfristigen Reduktion der Symptomatik durch biomedizinische Interventionen. Ergänzt wird das Vorgehen durch eine problemorientierte Diagnostik zur Begründung längerfristig angelegter Interventionen mit dem Ziel der Verbesserung der Lebensqualität. Diese Arten von Diagnostik zielen auf die Planung der Behandlung von Problemen ab; sie folgen einem standardisierten Behandlungsplan.
- *Assessment* (Bewertung, Einschätzung und Beurteilung) unterscheidet sich von Diagnostik insofern, als es weniger auf die Behandlung abzielt, sondern mehr auf die Begleitung gerichtet ist. Ein Assessment formuliert nach einer systematischen individuellen Untersuchung eine Einschätzung über den Stand der persönlichen Entwicklung und der sozialen Teilhabe der betroffenen Person. In Assessment-Prozessen steht die Kontinuität der Begleitung im Mittelpunkt, die

zwar systematisch durchgeführt wird, aber nicht immer einem Ablaufschema oder Behandlungsplan folgt.

Bei Diagnostik und Assessment spielen normative Aspekte eine Rolle. Unerwünschtes Verhalten wird an biologischen oder soziokulturellen Normen gemessen, genauso wie persönliche Entwicklung und soziale Teilhabe.

3.2.5 Unterstützung: Behandlung und Begleitung

Der Begriff *Unterstützung* meint die Anwendung von Mitteln und Strategien, die darauf gerichtet sind, die Entwicklung und das Wohlergehen der Person zu fördern und die persönliche Funktionsfähigkeit zu verbessern. Behandlung und Begleitung sind daher Teil von Unterstützung.

Heilpädagogik und Klinische Psychologie stimmen in der Definition von *Behandlung* in einigen Punkten überein: Behandlung bedeutet, in Beziehung auf psychosoziale Verhaltensprobleme so zu handeln, dass das Leiden der Person an diesen Problemen und die Gefährdung der körperlichen Unversehrheit der betroffenen oder anderer Personen verschwindet oder sich in Umfang und Intensität derart vermindert, dass das Leben der betroffenen Person und der direkten Umgebung erträglicher wird und dass die betroffene Person wieder einen möglichst uneingeschränkten Zugang zur Gemeinschaft bekommt. So finden sich in Theorie und Praxis viele Übereinstimmungen:

- die Behandlung hat verschiedene Phasen: Problembeschreibung, Indikation, Planung, Ausführung und Evaluation (Bewertung),
- die Problembeschreibung hat den Charakter von Diagnostik,
- die Interventionen sind meistens direkt auf die Probleme gerichtet und verlaufen standardisiert nach einem Behandlungsplan.

In der Praxis der heilpädagogischen Behandlung und Begleitung gibt es auch Übereinstimmungen mit psychiatrischen Konzepten:

- mit psychodynamischen Ansätzen, z. B. Psychotherapie, rational-emotive Therapie, entwicklungsdynamische Relationstherapie, Spieltherapie,
- mit verhaltenstherapeutischen Ansätzen, z. B. Verhaltensmodifikation, kognitive Therapie, Gentle Teaching,
- mit sozioökologischen (oder systemischen) Ansätzen, z. B. Familientherapie, Interventionen in der Umwelt.

Ein wichtiger Unterschied zwischen heilpädagogisch-psychologischen und psychiatrischen Ansätzen besteht darin, dass die Behandlung mit Medikamenten ausschließlich Medizinern vorbehalten ist. Die Behandlung wird zwar manchmal direkt durch den Heilpädagogen oder Psychologen durchgeführt, häufiger aber auch durch die Mitarbeiter der Einrichtung unter Supervision des Heilpädagogen oder Psychologen. Die Begrenzung der Heilpädagogen und Psychologen nur auf die

Behandlung psychosozialer Verhaltensprobleme wird von einigen Psychiatern (u.a. vom Autor) als zu eng angesehen. Sie fordern einen breiteren und positiv gerichteten Ansatz der Förderung der psychischen Gesundheit, in dem die Behandlung psychosozialer Verhaltensprobleme ein Teilaspekt ist. Hierin herrscht Übereinstimmung mit den Ansätzen der heilpädagogischen und psychologischen Begleitung. Zudem ist Behandlung immer auch ein zeitlich begrenzter Prozess, der aus einem kontinuierlichen Begleitungsprozess entsteht und dorthin wieder zurückkehrt.

Das Konzept der Begleitung wird sehr unterschiedlich beschrieben. Gemeinsam ist aber die Vorstellung, dass Begleitung auf die Förderung einer optimalen Entwicklung abzielt (d.h. Entwicklung der individuell vorhandenen Möglichkeiten) sowie auf das Heranführen an die kulturellen und gesellschaftlichen Möglichkeiten. Begleitung geschieht in zwei Formen:

- *Intentionale Begleitung:* Hier liegt der Schwerpunkt auf dem zielgerichteten Handeln des Begleiters, um die begleitete Person zum optimalen Verhalten in einem sozialen System zu bringen. Das nennt man auch *Entwicklung in einer Handlungssituation.* Dabei spielt die soziale Führung der Handlungen der betroffenen Person durch den Begleiter eine wichtige Rolle.
- *Funktionale Begleitung:* Hier liegt der Akzent auf dem Zusammenleben des Begleiters mit der begleiteten Person mit dem Ziel, eine kommunikative Beziehung in einer sozialen Lebensumwelt entstehen zu lassen. Dies nennt man auch *Umgang in einer Seinssituation.* Dabei spielen Atmosphäre und Beziehung eine wichtige Rolle.

Die intentionale Begleitung wird häufig standardisiert gestaltet. Sie folgt einem Handlungsplan inklusive einem Handlungsprogramm. Die funktionale Begleitung verläuft dagegen meistens spontan. Begleitung wird auch von Heilpädagogen und Psychologen durchgeführt, aber zumeist durch betreuende Mitarbeiter unter Supervision des Heilpädagogen oder Psychologen.

3.2.6 Fazit

Werden Probleme mehr mit medizinisch-biologischen Faktoren in Verbindung gebracht, benutzt man eher den Begriff *psychische Störung.* Die Ursachen werden dann in der Person selbst vermutet (Anlagefaktoren). Benutzt werden hierfür rational entwickelte Klassifikationssysteme. Die Problembeschreibung hat den Charakter von Diagnostik, die Unterstützung den von Behandlung.

Ist die Art der Probleme durch den soziokulturellen Begriff *Konflikt* zu beschreiben, benutzt man die Bezeichnung *Verhaltensprobleme.* Die Ursachen der Probleme liegen dann meistens in der Beschaffenheit der Situation (Umweltfaktoren); es werden empirisch entwickelte Klassifikationssysteme verwendet. Die Problembeschreibung hat den Charakter von Assessment, die Unterstützung ist mehr eine Begleitung.

Zwischen beiden Konzepten gibt es einen Mittelweg, weil Störung und Konflikt meistens miteinander verwoben sind. In diesem Fall spricht man von *psychosozialen Verhaltensproblemen*. Die Ursachen werden in einem länger dauernden transaktionalen Wechselwirkungsprozess von Anlage und Umwelt gesehen. Eine Problembeschreibung fasst die Problematik zusammen, Interventionen geschehen in Form von Unterstützung. Tabelle 2 verdeutlicht diese Auffassungen.

Tabelle 2: Das Konzept der psychosozialen Verhaltensprobleme im Vergleich mit dem Störungs- und Konfliktkonzept

	Psychische Störung	**Psychosoziale Verhaltensprobleme**	**Verhaltens-probleme**
Ätiologie	Anlage	transaktional	Umwelt
Klassifikation	rational		empirisch
Problembeschreibung	Diagnostik	integrativ	Assessment
Unterstützung	Behandlung	interaktiv	Begleitung

4 Ein multidimensionales Modell der emotionalen und Persönlichkeitsentwicklung und seine Bedeutung für die Diagnostik

Persönlichkeit, emotionale Entwicklung, Persönlichkeitsentwicklung, Entwicklungsmodelle, spezielle Aspekte der Entwicklung einer Person mit intellektueller Beeinträchtigung, basale emotionale Bedürfnisse und Motivationen, unangepasste Persönlichkeitszüge, Verhaltensphänotypen

4.1 Persönlichkeit

Der Begriff *Persönlichkeit* ist ziemlich unscharf definiert. Meist wird darunter der Verhaltensstil einer Person, ihre Art zu denken und ihre Motivation verstanden. Zwischen *Persönlichkeit* und *Temperament* sollte ein Unterschied gemacht werden, da die Begriffe wegen einiger Überschneidungen oft miteinander verwechselt werden.

Temperament wird als ein spezieller Verhaltensstil beschrieben (Thomas & Chess, 1977). Es geht um das *Wie* des Verhaltens (mit welcher Intensität, mit welchem Stimmungsausdruck, mit welcher Dauer) und nicht um das *Warum* oder *was es bedeutet*. Temperament wird als stabiler Teil der Persönlichkeit angesehen, der das ganze Leben lang konstant bleibt. Harris (1998) sieht Temperament als einen einfachen, nicht motivationalen und nicht kognitiven Verhaltensstil.

Persönlichkeit dagegen ist ein komplexer Begriff; ein motivationales, kognitives und emotionales Ganzes, das bestimmt, wie die Person sich selbst und ihre Umwelt erlebt und mit den Normen und Werten der sozialen Umgebung sowie mit den eigenen psychosozialen Bedürfnissen umgeht. Persönlichkeit kann als Resultat des Zusammenwirkens biologischer Voraussetzungen, der Entwicklung von psychosozialen Funktionen, von Lebenserfahrung und individuellem Stil des Umgangs mit äußeren Umständen angesehen werden. Man kann sie als ein *Organisationssystem von aufgenommenen Informationen* bezeichnen, durch die die Person eine bestimmte Einstellung zur Außenwelt und einen bestimmten Stil, auf die Außenwelt zu reagieren, entwickelt. Die wichtigste Funktion der Persönlichkeit ist die Adaptation an die gegebenen Umstände. Diese Umstände verändern sich kontinuierlich, weil nicht nur die Umwelt und damit die äußeren Reize sich verändern, sondern weil sich auch das biologische Substrat (das Zentralnervensystem) und seine Funktionen durch verschiedene Einflüsse vor allem im Verlauf der kindlichen Entwicklung verändern (z. B. durch Reifungsprozesse, Lernen, Training, Belastungen).

Zu jeder Lebensphase gehört eine bestimmte Persönlichkeitsentwicklung, die in der Literatur als Persönlichkeitsniveau oder Persönlichkeitsstruktur beschrieben wird (vgl. Tab. 4 auf S. 62). Auf jedem Persönlichkeitsniveau sind charakteristische Aktions- und Reaktionsstile, Formen der Affekt- und Aggressionskontrolle und Arten der Auseinandersetzung zu finden (Persönlichkeitszüge). Einige Aspekte des Verhaltens können also durch das Niveau der Persönlichkeitsentwicklung der Person erklärbar sein. Unter ungünstigen Voraussetzungen kann ein Verhalten entstehen, das zwar für die Altersphase und das Niveau der Persönlichkeitsentwicklung typisch ist, aber nicht an die Lebensumstände angepasst ist. Es kommt zu ungünstigen Interaktionen mit der Umgebung, was zur Folge hat, dass das Verhalten als störend (maladaptiv) empfunden wird. Man spricht auch von einem Verhalten mit maladaptiven Zügen (vgl. Tab. 9 auf S. 133).

Die Persönlichkeitsentwicklung von Menschen mit einer intellektuellen Beeinträchtigung verläuft in gleicher Weise wie bei jedem anderen Menschen (Cicchetti & Ganiban, 1990; Greenspan, 1997b; Hodapp & Zigler, 1995). Die Theorie der kognitiven Entwicklung von Piaget (1953) dient hierfür als Hintergrund. Mit der Einschätzung des Entwicklungsniveaus der Persönlichkeit lässt sich viel über Verhaltens- und Reaktionsmuster, die Art der Kommunikation sowie über die Verhaltensprobleme aussagen.

Die Einschätzung des aktuellen Stands einer Persönlichkeitsentwicklung ist jedoch ein großes Problem. Aufgrund der Komplexität einer Persönlichkeit und einiger noch sehr undeutlich definierten Persönlichkeitseigenschaften ist eine exakte Messung kaum möglich. Es werden daher anstelle von Messinstrumenten eher grobe Schemata zur Einschätzung der Persönlichkeitsentwicklung eingesetzt. Einige qualitative Aspekte der Persönlichkeit können mit dem sogenannten *Fünf-Faktoren-Modell* erfasst werden (Costa & McCrae, 1985). In diesem werden fünf Dimensionen der Persönlichkeit betrachtet: Extravertiertheit, Neurotizismus, Offenheit, Altruismus und Gewissen. Die Anwendung dieses Modells bei Menschen mit einer intellektuellen Beeinträchtigung ist allerdings schwierig. In unserer Praxis versuchen wir eine Einschätzung des Entwicklungsniveaus der Persönlichkeit, indem wir die Entwicklung folgender vier Bereiche betrachten: (1) den physiologischen, (2) den emotionalen, (3) den kognitiven und (4) den sozialen Bereich (vgl. Kapitel 4.2). Bestimmte physiologische Funktionen wie Atmung, Regulation der Körpertemperatur, Essen, Schlafen und die Verarbeitung von Sinnesreizen sind Voraussetzungen für die Entwicklung emotionaler, kognitiver und sozialer Funktionen. Dabei beeinflussen die psychosozialen Funktionen in komplexen Wechselwirkungsprozessen Wachstum und Reifung des Zentralnervensystems und somit die Entwicklung der physiologischen Funktionen. In der Persönlichkeitsentwicklung verlaufen die Prozesse in den genannten vier Bereichen zwar für sich getrennt, aber nicht gänzlich unabhängig voneinander. Die emotionale Entwicklung spielt in der Persönlichkeitsentwicklung bekanntlich eine zentrale Rolle und soll daher hier besonderes besprochen werden.

4.2 Emotionale Entwicklung, Persönlichkeitsentwicklung und das entwicklungsdynamische Modell

Charles Darwin (1809–1882) war der erste Wissenschaftler, der Emotionen bei Mensch und Tier Beachtung schenkte. In seinem Buch „The Expression of the Emotions in Man and Animals" stellte er die Behauptung auf, Emotionen erfüllen soziale und adaptive Funktionen, die grundlegend für das Überleben der Art sind. Darwin zufolge stellt der emotionale Gesichtsausdruck eine universelle menschliche Art der Kommunikation dar, durch den das emotionale Befinden einer Person anderen gegenüber offenkundig gemacht wird. Aufgrund des Gesichtsausdrucks eines Babys unterschied er zwischen sechs angeborenen Emotionen: Freude, Angst, Überraschung, Ekel, Trauer und Wut. Diese Emotionen fördern Annäherung an bzw. Vermeidung anderer Personen.

4.2.1 Biologischer Hintergrund

Zum besseren Verständnis des Ablaufs der Entwicklung verschiedener Persönlichkeitsaspekte, insbesondere der Rolle von Emotionen, kann das *phylogenetische Evolutionsmodell* von MacLean (1993) herangezogen werden (vgl. Abb. 4).

Nach MacLean können in der phylogenetischen Entwicklung des Menschen drei Teile des Gehirns unterschieden werden. Diese Hirngebiete werden zu verschiedenen Zeitpunkten im Verlauf der embryonalen Entwicklung angelegt, wobei jedes Gebiet einer bestimmten Funktion dient. Der Autor nennt dies auch *triune brain*, bestehend aus dem *Reptilienhirn* (Hirnstamm), dem *Gehirn der primitiven Säugetiere* (limbisches System) und dem *menschlichen Gehirn* (Kortex). Der Hirnstamm soll sich bereits in der 10. Schwangerschaftswoche ausbilden, das limbische System nach dem 4. Schwangerschaftsmonat und die Großhirnrinde (Kortex) soll nach dem 6. Monat angelegt werden und sich nach der Geburt entwickeln. Der Hirnstamm ist, neben physiologischen Funktionen, für zwei basale Zustände der Person verantwortlich: Anspannung (Erregung) und Entspannung. Das limbische

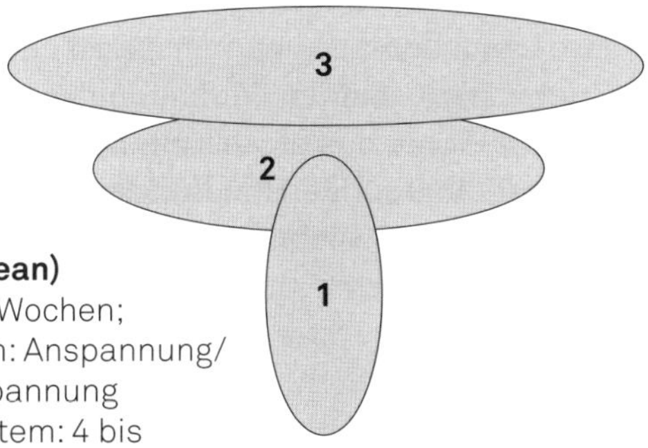

Triune Brain (McLean)

1. Hirnstamm: 10 Wochen; Basisemotionen: Anspannung/Erregung, Entspannung
2. Limbisches System: 4 bis 5 Monate; Basisemotionen: Freude, Angst, Wut, positive soziale Emotionen
3. Kortex: 6 bis 7 Monate; Emotionen und Kognitionen

Abbildung 4: Schematische Darstellung des phylogenetischen Evolutionsmodells *(triune brain)*

System ist für die Entstehung der universellen Basisemotionen Freude, Angst, Wut und soziale Interessen (soziale Anziehung) verantwortlich. Nach der Geburt reift die Hirnrinde, was die Möglichkeit zu kognitiver Entwicklung bietet. Hierdurch kommt es zu einer Differenzierung der Basisemotionen, was schließlich zu sozialer Entwicklung (Verhalten) führt. Nach diesem Modell sind die Basisemotionen bereits bei der Geburt vorhanden (angeboren), wohingegen die kognitive Entwicklung erst später mit der Reifung der Hirnrinde stattfindet, die wiederum von der Aufnahme und Verarbeitung von Umgebungsreizen abhängt. Das Modell nimmt an, dass Emotionen evolutionär gesehen älter als die Kognitionen sind. Im Verlauf der Hirnentwicklung würden Emotionen und Kognition miteinander verküpft werden, was zur Entstehung sozialen Verhaltens führe und so die Grundlage der weiteren psychosozialen Entwicklung lege. Einer der stärksten Vertreter der Evolutionstheorie zur Erklärung der primordialen Rolle von Emotionen ist Panksepp (2002, 2010), demzufolge Emotionen eine grundlegende Rolle für die Erhaltung der Art spielen.

Die emotionale Entwicklung wurde wissenschaftlich erst ab den 1990er Jahren genauer betrachtet, während man sich mit den kognitiven und sozialen Aspekten der psychischen Entwicklung schon lange sehr intensiv beschäftigt hatte.

In der Fachwelt (LeDoux, 1996, 2002; Kandel et al., 2000) ist man sich darüber einig, dass Emotionen durch die Aktivierung bestimmter neuronaler Systeme entstehen, die im Gehirn unterschiedlich lokalisiert sind (wie das limbische System, präfrontaler Kortex, Amygdala, Hippocampus etc.). Aus Sicht der kognitiven Neurowissenschaft werden Emotionen definiert als Gehirnprozesse, die die Bedeutung von internen und externen Stimuli bestimmen und eine Handlung anstoßen

(LeDoux, 2002; Kandel, 2006). Die primäre Aufgabe von Emotionen sei die Anpassung der Person an ihre Umgebung. Emotionen seien ein primäres Motivationssystem, das für die Erlebniswelt und das Verhalten der Person eine wichtige Rolle spielt (Izard & Harris, 1995; Izard et al., 2006). Damasio (2010) betrachtet Emotionen als evolutionär fest eingestellte Handlungsprogramme, die einerseits zu körperlichen Veränderungen (z. B. Gesichtsausdruck, Körperhaltung, aber auch Veränderungen in der Arbeit der inneren Organe, Atmung und Herzschlag), andererseits zur Aktivierung des kognitiven Systems in Form von Gefühlen, Vorstellungen, Denkweisen und Motivationen führen. Man kann davon ausgehen, dass bei einer Person mit einem unterentwickelten kognitiven System die Aktivierung des emotionalen Systems, die bewusste Unterscheidung von verschiedenen Gefühlen, gering ausfällt oder ausbleibt. Trotzdem sollten bei diesen Personen typische körperliche Veränderungen (Gesichtsausdruck, Körperhaltung, Atmung) feststellbar sein. Dies kann häufig bei Menschen mit einem niedrigen Entwicklungsniveau oder mit Austismus-Spektrum-Störung beobachtet werden.

Universelle Grundemotionen (Freude, Angst, Wut und soziales Interesse) kommen dadurch zustande, indem die entsprechenden emotionalen Systeme im Gehirn durch grundlegende Überlebensbedürfnisse der Person aktiviert werden (z. B. nach Nahrung, Verteidigung, Fortpflanzung und Sozialkontakt). Nach Kandel (2006) findet die Aktivierung von Emotionen in drei Stadien statt: (1) unbewusst, implizite Evaluation des Reizes (z. B. Gefahr und Stress), (2) physiologische Reaktion (über das autonome Nervensystem) und (3) Übergang (allerdings nicht immer) in bewusstes Erleben über den eigenen körperlichen Zustand (z. B. Angst, Panik).

Eine zentrale Rolle beim Erleben von Emotionen spielen die Amygdala und der Hippocampus, zwei Zellstrukturen, die sich im Temporallappen befinden. Die Amygdala ist überwiegend für negative Emotionen wie Angst oder Wut bei Gefahr zuständig. Gefahrsignale, die als sensorische Reize über den Thalamus in der Amygdala eingehen, können von dort direkt in den Hypothalamus weitergelangen, der über eine Aktivierung des autonomen Nervensystems über die sogenannte HPA-Achse (Hypothalamus-Hypophysen-Nebennierenrinden-Achse[21]) einen Stressalarm und eine Stressreaktion auslöst. Bei dieser Reaktion ist der Kortex nicht involviert, und sie verläuft schnell und unbewusst. LeDoux (1996) nennt dies auch *low road* der Emotionen. Wenn die Signale nicht ernsthaft bedrohlich sind, wird auch der Hippocampus in die Verarbeitung der Reize mit einbezogen. Der Hippocampus filtert sozusagen die Signale, unterscheidet zwischen tatsächlich gefährlichen, scheinbar gefährlichen, wichtigen und weniger wichtigen Signalen, und sendet die entsprechenden Signale an den präfrontalen Kortex (vorderer Hirnlappen). Erst dann werden die Signale bewusst und die Person erlebt ein Gefühl über das Geschehen, z. B. Angst oder Wut. Im Falle des Bewusstwerdens des Erlebten

21 HPA-Achse ist die Abkürzung für *Hypothalamus*(Hypothalamus)-*Hypophysen*(Pituitary Gland), *Nebennierenrinden*(Adrenal Gland)-Achse (Anm. d. dt. Hrsg.).

spricht LeDoux von der *high road* der emotionalen Reaktion. Während die Person bei der *Low-road-Reaktion* automatisch und schnell reagiert, hat sie bei der *High-road-Reaktion* die Möglichkeit, ihr Verhalten bewusst zu planen (vgl. Abb. 5).

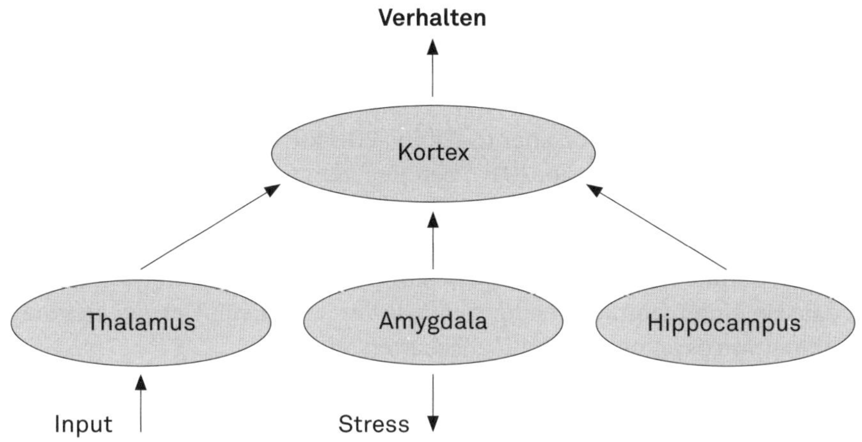

- Thalamus-Amygdala: low road, HPA as, Stress
- Thalamus-Amygdala-Hippocampus-Kortex: high road, Verhalten

Abbildung 5: *Low road* und *high road* der Emotionsverarbeitung (LeDoux, 1996)

Das Wissen über die Reizverarbeitung kann zum Verständnis über bestimmte Reaktionen und Verhalten beitragen. Bei starker Gefahr und Stress reagiert die Person meist zuerst unbewusst via Low-road-Verarbeitung (Stressreaktion, Kampf-Flucht-Reaktion, vgl. Kapitel 4.4.1). Die Bewusstwerdung einer Gefahr entsteht erst später (z. B. Angstgefühl, wenn das Gefahrsignal den Kortex erreicht). Vergleichbare, häufig übertriebene und inadäquate Reaktionen können bei Menschen mit Schädigungen des präfrontalen Kortex, mit unreifem Kortex (wie bei jungen Kindern) und bei einem Reifungsrückstand des Kortex (wie bei Menschen mit einer schwereren Form der intellektuellen Beeinträchtigung) auftreten. In allen diesen Fällen ist der präfrontale Kortex nicht in der Lage, die Signale, die von der Amygdala und dem Hippocampus eingehen, adäquat zu verarbeiten und eine der Situation angemessene Verhaltensreaktion einzuleiten.

Die Amygdala ist auch am impliziten (prozeduralen) Gedächtnis beteiligt. Dieses unbewusste Gedächtnis entsteht hauptsächlich auf der Basis von Wahrnehmung sensorischer Stimuli und von motorischer Aktivität. Der Hippocampus ist am deklarativen oder expliziten Gedächtnis beteiligt; ein Gedächtnis, das sich auf Situationen bezieht, in denen bestimmte Reize (Signale) stattgefunden haben, z. B. Ort, Zeit, Personen und weitere Umstände, in denen Wahrnehmung stattfindet. Die emotionalen Erfahrungen, die in der Amygdala, im Hippocampus und im präfrontalen Kortex gespeichert werden, können einen bestimmenden Einfluss auf die Reaktionen und das Verhalten der Person haben.

Neben den Zentren, die hauptsächlich mit negativen Emotionen zusammenhängen, wie die Amygdala, koordinieren andere Zentren, hauptsächlich das Striatum und der präfrontale Kortex, positive Emotionen, wie Freude, Vertrauen und Empathie. Eine ausgeglichene Aktivität von positiven und negativen Emotionen ist wichtig für eine gesunde psychische Entwicklung.

Auf diesem Gebiet tätige Forscher (LeDoux, 2002; Panksepp, 2002; Izard et al., 2006; Kandel, 2006; Damasio, 2010) betonen, *dass das emotionale und das kognitive System zwei getrennte neuronale Systeme sind, die sich bis zu einem gewissen Grade unabhängig voneinander entwickeln.* Diese Befunde können als revolutionäre Entdeckungen betrachtet werden, die das traditionelle Denken stark verändern werden, das von einem dominierenden Einfluss der kognitiven Entwicklung bei der Entstehung von psychosozialen Eigenschaften ausgeht.

Eine Diskrepanz in der Entwicklung der kognitiven und emotionalen Systeme führt zu einer disharmonischen Persönlichkeitsentwicklung und kann die Ursache für Verhaltensauffälligkeiten darstellen (vgl. Kapitel 4.4.3).

4.2.2 Emotionale und soziale Entwicklung

In der Praxis wird häufig von sozio-emotionaler Entwicklung gesprochen, was meistens impliziert, nicht zwischen sozialen und emotionalen Aspekten der Entwicklung zu unterscheiden. Obwohl der Verlauf der emotionalen Entwicklung in typischen Fällen (bei normaler psychosozialer Entwicklung) nicht von der kognitiven und sozialen Entwicklung losgelöst werden kann, fällt bei der praktischen Arbeit mit Kindern mit einer intellektuellen Beeinträchtigung relativ häufig auf, dass diese drei Entwicklungsprozesse nicht parallel zueinander verlaufen. Ein neugeborenes Kind beginnt sein postnatales Leben mit der Regulation der grundlegenden physiologischen Funktionen und mit der Aktivierung des emotionalen Systems (das in tieferen Hirnstrukturen des limbischen Systems lokalisiert ist), welche unentbehrlich für eine Anpassung und das Überleben sind. Durch den Input und die Verarbeitung externer Reize sowie durch die Reifung der Hirnrinde wird in dieser allerersten Entwicklungsphase kognitive Entwicklung stimuliert. Durch die Integration von emotionaler und kognitiver Entwicklung entsteht eine Vorstellung vom eigenen Dasein. Psychodynamische Autoren sprechen hier von *interner Selbstrepräsentation* (Bewusstwerdung des eigenen Daseins) als erstem Schritt zur Formung der Persönlichkeit. Der nächste Schritt, die *interne Repräsentation von anderen* (Bewusstwerdung über die Existenz von anderen), führt zu weiterer sozialer Entwicklung und Mentalisierung (vgl. Kapitel 16). Im Verlauf der kognitiven Entwicklung entstehen Fähigkeiten wie Reizaufnahme, Gedächtnis, Wahrnehmung,

Wissen, Erfahrung, Aufmerksamkeit und Bewusstsein. Im Prozess der sozialen Entwicklung wird der Person ein Verständnis über das eigene Bestehen in der Interaktion mit dem Bestehen von anderen und mit ihrer eigenen psychischen Welt (Gefühle, Gedanken, Verhalten) möglich.

Jeder dieser Entwicklungsaspekte hat sein eigenes Tempo. Es ist möglich, dass ein Aspekt in der Entwicklung zurückbleibt, während andere Aspekte sich weiter entfalten. Bei Menschen mit Down-Syndrom beispielsweise kann das emotionale Entwicklungsalter das Niveau von etwa 6 Jahren erreichen, während das Niveau der sozialen Entwicklung (Sozialverhalten) das kognitive Niveau überschreitet. Trotz einer relativ guten sozialen Entwicklung weisen diese Personen häufig ein emotionales Entwicklungsniveau von unter 3 Jahren auf. Für eine angemessene Versorgung muss der Helfer das emotionale Niveau und daran gekoppelte basale emotionale Bedürfnisse der betroffenen Person erkennen.

4.2.3 Theorien und Modelle

Verschiedene Forscher haben versucht, den Verlauf der emotionalen Entwicklung des Kindes zu systematisieren. Sroufe (1979, 1995) entwickelte eine Theorie der emotionalen Entwicklung von 0 bis 4 ½ Jahren. Er nahm an, dass alle Emotionen aus drei basalen Emotionen entstehen, die schon bei der Geburt vorhanden sind. Diese sind Freude (pleasure/joy), Angst (wariness/fear) und Frustration (anger/frustration). In der weiteren Entwicklung durchlaufen diese basalen Emotionen eine Anzahl von Stadien, in denen jede Emotion weiter ausdifferenziert wird. Beispiele sind: Angst wird an konkrete Erfahrungen gekoppelt wie Angst vor Fremden, Trennungsangst, Versagensangst. Frustration wird differenziert in Wut, Bösartigkeit, Zorn, Aufsässigkeit und absichtliche Aggressivität. Vergnügen wird differenziert in Lust, Lachen, Freude, Stolz und Liebe. Diese Stadien verlaufen parallel zu den Phasen der kognitiven Entwicklung von Piaget (1953) und zu den Phasen der sozialen Entwicklung von Sander (1977). Sroufe geht davon aus, dass Affekt und Kognition eng miteinander verbunden sind und die Entwicklung gemeinsam formen.

Campos et al. (1983) meinen, dass schon bei der Geburt verschiedene emotionale Qualitäten wie Freude, Angst, Trauer, Wut und Interesse vorhanden seien. Die weitere Entwicklung sei an die kognitive Entwicklung gebunden, wobei andere Qualitäten wie Scham, Schuld, Eifersucht und Niedergeschlagenheit entstehen. Die Autoren betonen, dass ein emotionaler Ausdruck im früheren Lebensalter noch nicht auf eine entsprechende emotionale Erfahrung hinweisen muss. Soziale und kulturelle Umstände spielen hierbei eine wichtige Rolle.

Andere Autoren (Izard & Harris, 1995; Rutter, 1980) unterscheiden vier basale Emotionen, mit denen ein Kind auf die Welt kommt: Positive Emotionen (Genuss,

Lust), Wut, Angst sowie soziales Interesse. Mit der Reifung des Zentralnervensystems und damit der kognitiven und sozialen Entwicklung werden diese Emotionen zunehmend in solche emotionalen Qualitäten wie Wut, Stolz, Liebe, Trauer, Scham und Schuld differenziert. Keines dieser Konzepte verfügt allerdings über Voraussetzungen, mit denen ein praktisches Untersuchungsinstrumentarium erarbeitet werden könnte. Des Weiteren bleibt der Begriff der Emotionen eher unklar.

Um einen Ansatzpunkt für das praktische Handeln zu finden, wird im Folgenden ein multidimensionales Konzept der emotionalen Entwicklung dargestellt. Emotionale Entwicklung wird im Kontext von sozialer Interaktion und kognitiver Entwicklung mit dem Ziel gesehen, ein tieferes Verständnis vom Prozess der Persönlichkeitsentwicklung zu bekommen.

In ähnlicher Weise hat Greenspan (1985) ein integratives Modell der psychischen Entwicklung des Kindes formuliert *(developmental-structural approach)*. Der Akzent liegt auf der Persönlichkeitsentwicklung des Kindes und seiner Adaptation an die Umgebung. Neben den psychodynamischen Sichtweisen verarbeitet der Autor in diesem Modell auch die Auffassungen von Piaget (1953) und Bowlby (1971). Cicchetti et al. (1991) beschäftigten sich mit der Regulation von Emotionen im Entwicklungsalter. In ihrem Modell benutzen die Autoren Theorien über Objektbeziehung, Bindung und Entwicklung des Selbst. Sie unterscheiden vier Stadien im Verlauf der ersten drei Lebensjahre: Die homöostatische Regulation (0 bis 3 Monate), die Regulation von kognitiver und physiologischer Spannung (4 bis 9 Monate), die sichere Bindung (9 bis 12 Monate) und die Selbst-Fremd-Differenzierung (18 bis 36 Monate). Kegan (1994) stellte auf Grundlage der kognitiven Theorie von Piaget ein Schema der Entwicklung des Selbst vor. Die Entwicklung des Selbst verläuft danach bis zum Erwachsenenalter in sechs Stadien, nämlich einverleibendes Selbst, impulsives Selbst, souveränes Selbst, zwischenmenschliches Selbst, institutionelles Selbst und überindividuelles Selbst. Daneben lieferte Kegan noch ein Schema der moralischen Entwicklung, gestützt auf die Theorie von Kohlberg (1976) und die kognitive Theorie von Piaget. Kegan unterscheidet zwischen Autoritätskonflikt, Individualismus, interpersonellen Erwartungen, sozialen Verträgen und universellen ethischen Prinzipien (vgl. Tab. 4 auf S. 62). Fischer und Rose (1994) entwickelten aus neurokognitiver Sicht 13 Niveaus von *Kontrollsystemen des Verhaltens* für die Altersbereiche von 0 bis 25 Jahren. Jedes Niveau korrespondiert mit einer Reorganisation des neuronalen Netzwerkes im Zentralnervensystem und dient der Adaptation (vgl. Tab. 4).

In unserem Modell der emotionalen Entwicklung werden biologische mit psychosozialen Entwicklungsaspekten gekoppelt. Folgende Theorien werden hier einbezogen: Neurophysiologische und neuropsychologische Theorien, kognitive Theorien, psychodynamische Theorien, Theorien der Entwicklung des Selbst, Bindungstheorien, Entwicklungskonzepte des Ich sowie soziale Entwicklungstheorien. Die neurophysiologische Entwicklung wird anhand der Arbeiten von Huttenlocher (1984), Ornitz (1996) und anderen erklärt. Die Arbeit von Luria (1973) stellt die Grundlage für die Beschreibung der neuropsychologischen Entwicklung dar. Die kognitive Entwicklung, die psychodynamische Entwicklung, die Entwicklung des Selbst, die Entwicklung der Bindung und die soziale Entwicklung werden jeweils durch die Arbeiten von Piaget (1953), Mahler et al. (1975), Stern (1985), Bowlby (1973) und Erikson (1959) verdeutlicht (vgl. Kasten 1).

Kasten 1: Übersicht über Entwicklungstheorien

Neurophysiologische Entwicklung (Huttenlocher, 1984; Ornitz, 1996)

- morphologische Veränderung des Zentralnervensystems: Höhepunkte im Wachstum des Gehirns mit 3, 7, 11 und 15 Jahren
- Elektroenzephalogramm (EEG): zunehmender Alpha-Rhythmus ab dem Alter von 4 Jahren, mit Höhepunkt der Alpha-Aktivität mit 4, 7, 11 und 15 Jahren
- Schlaf: Abnahme des REM-Schlafes (rapid eye movements) bis zum Alter von 3 Jahren und Zunahme der Organisation von phasischer motorischer Aktivität und sensorischer Inhibition während des REM-Schlafes bis zum Alter von 9 Jahren
- Verarbeitung sensorischer Reize: 3–5 Jahre: zunehmende Rezeption von sensorischen Stimuli mit einer motorischen Disinhibition; 6–10 Jahre: Zunahme von Hemmungsreaktionen auf sensorische Stimuli; frühe Adoleszenz: Zunahme von Informationsverarbeitung

Neuropsychologische Entwicklung (Luria, 1973)

- bis 6 Monate: Reifung des primären Kortex; Lokalisierung: Hirnstamm, zentrozephale Regionen, medianer Kortex; Funktion: autonome, vegetative, Schlaf- und Wachrhythmus, elementare motorische und sensorische Aktivitäten und basale Emotionen
- 6–18 Monate: Reifung des sekundären Kortex; Lokalisierung: laterale Kortexgebiete; Funktion: Analyse von sensorischen Reizen und Codieren und Programmieren von Reaktionen
- 3 Jahre (auch 7, 12 und 17 Jahre): Reifung der tertiären Kortexgebiete; Lokalisierung: präfrontaler Kortex, überlappende Kortexgebiete: Funktion: Organisation von Verhaltens-Output

Kognitive Entwicklung (Piaget, 1953)

- bis 2 Jahre: Sensomotorisches Stadium: reflexives Lernen, Erstellen von Schemata, Kombinieren von Schemata, Experimentieren, Denken
- 2–11 Jahre: Konkrete Operationen: präoperationales Stadium (prälogische Phase; 2–7 Jahre), operationale Phase (logische Phase; 7–11 Jahre)
- nach 11 Jahren: Formaloperationales Stadium: formelle Operationen, abstraktes Denken

Psychodynamische Entwicklung (Mahler et al., 1975)

- 0–1 Monat: autistische Phase
- 2–4 Monate: symbiotische Phase
- 5–36 Monate: Loslösungs- und Individuationsphase

Ich (soziale)Entwicklung (Erikson, 1959)
- bis 3 Monate: oralsensorische Phase
- 3–12 Monate: Urvertrauen
- 12–24 Monate: Autonomie
- 3–5 Jahre: Initiative (Spielen)
- 5–12 Jahre: Eifer (Arbeiten und Spielen)

Bindungsentwicklung (Bowlby, 1971)
- 0–3 Monate: Homöostase
- 3–6 Monate: soziale Interaktion (Bindungsverhalten)
- 6–15 Monate: Bindung (Nähe)
- 15–36 Monate: Separation (Abstand)

Entwicklung des Selbst (Stern, 1985)
- 0–2 Monate: Entstehung des Selbst
- 2–6 Monate: Kernselbst
- 6–15 Monate: subjektives Selbst
- Ab 15 Monate: verbales Selbst

4.2.4 Das entwicklungsdynamische Modell

Betrachtet man alle aufgeführten Konzepte, fallen bestimmte definierte Zeiträume der Persönlichkeitsentwicklung auf, in denen sowohl physiologische als auch psychosoziale Prozesse stattfinden. Die emotionale Entwicklung bestimmt über sehr weite Strecken wesentliche Eigenschaften der Persönlichkeit. Unser Modell der emotionalen Entwicklung geht von einem phasischen Verlauf der emotionalen Entwicklung aus. Wir kennen und akzeptieren die Kritik am Konzept des phasischen Verlaufs. Trotzdem halten wir daran fest, weil sich manche Stadien der Entwicklung in verschiedenen physiologischen und psychosozialen Merkmalen voneinander unterscheiden und weil die Einteilung in Phasen diese komplexe Materie übersichtlicher und verständlicher macht.

Unser Modell der emotionalen Entwicklung (vgl. Tab. 3) wurde für praktische Erfordernisse, wie die Untersuchung und die Diagnostik bei Menschen mit einer intellektuellen Beeinträchtigung, entwickelt und berücksichtigt die Altersbereiche bis zum 12. Lebensjahr.

In jeder dieser Phasen bildet sich durch Wechselwirkungen zwischen physiologischen und psychosozialen Faktoren eine Persönlichkeitsstruktur, die für die jeweilige Phase charakteristisch ist:
1. Phase: Psychophysiologische Homöostase,
2. Phase: Bindung und basale Sicherheit,
3. Phase: Selbst-Fremd-Differenzierung (objektives oder autonomes Selbst),
4. Phase: Impulsives Ich,
5. Phase: Moralisches Ich.

Tabelle 3: Phasen der emotionalen Entwicklung: Entwicklungsdynamisches Modell

Phase bis 6 Monate: Adaptationsphase	• physiologische Regulation • sensorische Integration • Integration von Struktur, Raum, Zeit und Personen
Phase 6–18 Monate: erste Sozialisierungsphase	• Bindung
Phase 18–36 Monate: erste Individuationsphase	• Abstand von körperlichem Kontakt nehmen • Individuation (Autonomie)
Phase 3–7 Jahre: Identifikationsphase	• Ich-Bildung
Phase 7–12 Jahre: Realitätsbewusstseinsphase	• Ich-Differenzierung

Wie bereits erwähnt, haben sich verschiedene Autoren mit der Entwicklung eines Modells der Persönlichkeitsentwicklung während des Kindes- und Jugendalters beschäftigt. Auf Basis dieser Konzepte kann ein Schema der Persönlichkeitsentwicklung von 0 bis 25 Jahren vorgelegt werden (vgl. Tab. 4).

Im Folgenden soll versucht werden, mithilfe der genannten Theorien die Charakteristika der Persönlichkeit in den verschiedenen Entwicklungsphasen zu skizzieren. Kenntnisse der Persönlichkeitsentwicklung sind wichtig, um den Ausführungen aus der Entwicklungsperspektive folgen zu können.

Adaptationsphase und psychophysiologische Homöostase

In der ersten Adaptationsphase (0 bis 6 Monate) geht es in erster Linie um die Anpassung an das extrauterine Leben. Das bedeutet, aus eigener Kraft zu atmen, die Körpertemperatur stabil zu halten, das Essen zu verdauen, einen Schlaf-Wach-Rhythmus zu entwickeln, sensorische Reize zu verarbeiten und die Strukturen von Raum (Territorium), Zeit (Aktivitäts-Inaktivitäts-Rhythmus) und Personen (soziale Interaktion) zu integrieren. In dieser Phase verändert und entwickelt sich das Zentralnervensystem, und es werden die genannten physiologischen und psychologischen Funktionen etabliert. Luria (1973) beschrieb die großen Veränderungen im primären System des Zentralnervensystems (vgl. Kasten 1 auf S. 59/60). Dazu gehören Regionen im Hirnstamm, in subkortikalen, zentrozephalen Bereichen und im medianen Kortex. Diese Regionen sind für autonome Funktionen (z.B. Schlaf-Wach-Rhythmus), für emotionale Phänomene und für die Kontrolle von massiven reflexiven motorischen Reaktionen auf sensorische Stimuli zuständig.

Tabelle 4: Persönlichkeitsentwicklung von 0 bis 25 Jahren

Alter	Phase	Persönlichkeitsstruktur	Moralische Entwicklung
0–6 Monate	Adaptation	psychophysiologische Homöostase	keine Entwicklung
6–18 Monate	erste Sozialisierung	Bindung und basale Sicherheit	keine Entwicklung
18–36 Monate	erste Individuation	Selbst-Fremd-Differenzierung; objektives Selbst	keine Entwicklung
3–7 Jahre	Identifikation	Ich-Bildung (impulsives Ich)	Autoritätskonflikt
7–12 Jahre	Realitätsbewusstsein	Ich-Differenzierung (moralisches Ich, religiöses Ich)	Individualismus (Bedürfnisse, Wünsche, Interessen)
12–17 Jahre	zweite Sozialisierung	kritisches Ich, ideales Ich	Interpersonale Erwartungen (soziale Systeme, soziales Gewissen)
17–25 Jahre	zweite Individuation	prinzipielles Ich, politisches Ich	soziale Verträge, individuelle Rechte, universelle ethische Prinzipien

Diese Funktionen bestehen zum Teil von Geburt an, teilweise reifen sie während der ersten sechs Lebensmonate (Bojanin, 1985; Yakovlev & Lecours, 1967). Nach Huttenlocher (1994) kommt es während dieser Phase zu einer schnellen Zunahme synaptischer Verbindungen zwischen den Nervenzellen der Hirnrinde.

Für die Reifung des Nervensystems und die Entwicklung seiner Funktionen ist eine adäquate Stimulation durch externe Reize in einer bestimmten Lebensphase förderlich. Eine Unterbrechung dieser Stimulation oder eine Beschädigung bestimmter Hirnstrukturen führt zu einem entsprechenden Funktionsausfall (vgl. Kapitel 7.2.1). Solche Reifungsphasen werden auch als *kritische Phasen* in Bezug auf die Funktionsentwicklung der Gehirnzellen bezeichnet (z.B. Sehvermögen, Gehör, Bindung, Sprachentwicklung etc.). Einige Funktionen können sich trotz Beschädigung der entsprechenden Gehirnzellen ausbilden, indem andere (unspezifische) Hirnbereiche aktiviert werden. Beispielsweise kann die Sprachentwicklung bei einer Beschädigung des dafür zuständigen Hirnbereichs in einer Hemisphäre durch die andere Hemisphäre übernommen werden. Dies wird als *Plastizität des Gehirns* bezeichnet. Diese Plastizität ist vor allem in der Reifungsphase der Gehirnzellen stark ausgeprägt. Die Hirnbereiche entwickeln ihre Reife und Funktionalität zu unterschiedlichen Zeitpunkten: Einige sind schon bei der Geburt voll ausgebildet, während andere Bereiche wie etwa der präfrontale Kortex, der für die Hemmung motorischer Reaktionen auf sensorische Reize zuständig ist, erst ab einem Alter von 7 Jahren seine Funktionalität ausgebildet hat. Empfänglichkeit (Wahrnehmung und Verarbeitung) bestimmter externer sensorischer Reize wie Geruch und Geschmack ist bereits bei der Geburt vorhanden. Die Amygdala der rechten Hemisphäre beurteilt diese Reize (akzeptabel oder nicht akzeptabel) und reguliert daraufhin die Reaktion des autonomen Nervensystems und der Motorik (z.B. Saugen, Trinken oder Nahrungsverweigerung oder Brechen). Empfänglichkeit für Berührung (Taktilität) ist ebenfalls direkt nach der Geburt vorhanden, muss aber durch angemessene Stimulation (Körperkontakt) weiter entwickelt werden. Taktile Stimulation (Körperkontakt) fördert die Entwicklung und Reifung verschiedener Hirngebiete (Wachstum von Dendriten und Synapsen sowie die Myelinisierung von Nervenzellen und die Produktion von Neuropeptiden wie vor allem Oxytocin) und führt zur Entwicklung von Bindungsverhalten beim Baby (Schore, 2002). Untersuchungen an Kindern von Müttern mit einer lang anhaltenden postpartalen Depression weisen darauf hin, dass diese Kinder einen erniedrigten Oxytocinspiegel aufweisen können (Hollander, 2013). Sie zeigen ein verzögert entwickeltes Bindungsverhalten mit einem gestörten Bindungsprozess und unterschiedlichen Verhaltensproblemen in der späteren Entwicklung. Diese Störungen werden einer schwachen sozialen Stimulation des Kindes (aufgrund der mütterlichen Depression) und einer fehlenden synchronen Mutter-Kind-Interaktion zugeschrieben.

In den ersten zwei Monaten kommuniziert das Kind mit seiner Umgebung über die nahen Sinnesorgane (proximale Sensorik) wie Geruch, Geschmack („Kommunikation über den Mund") und kinesthätische Reize. Wie bereits erwähnt, ist das Berührungsempfinden schon bei der Geburt ausgeprägt, aber das Baby muss noch lernen, die Berührung angemessen zu verarbeiten und dadurch Freude zu erleben. Nach zwei Monaten entwickelt sich Interaktion durch akustische (Gehör) und visuelle (Gesicht) Reize (distale Sensorik). In dieser Phase sind Berührungen, Geräusche machen, Gesichtausdrücke und Augenkontakt zwischen Mutter und Kind (reziproke Stimulation) sehr wichtig, um die soziale Entwicklung des Kindes anzuregen. *Affektive Synchronisation*, also die Abstimmung der Geschwindigkeit und des Rhythmus von Aktivität und Passivität sowie angemessene Reaktionen der Mutter auf die Signale des Kindes sind wichtige Voraussetzungen für eine gesunde Entwicklung des Kindes. In dieser Phase entwickelt das Kind eigene *interne Strukturen* der Außenwelt sowie Schemata für die eigenen Handlungen und Reaktionen. Nach Piaget (1953) ist die kognitive Entwicklung des Neugeborenen eng an das Beherrschen der eigenen reflexiven Aktivitäten gebunden, indem die Reaktionen der Umwelt auf die eigene Aktivität wahrgenommen werden. Durch die kontinuierliche Interaktion mit der Umwelt wird die reflexive Aktivität des Kindes an die Stimuli angepasst.

Mahler et al. (1975) gehen davon aus, dass das Kind in den ersten Lebensmonaten eine autistische Phase durchläuft. Das Baby ist hauptsächlich nur mit den Empfindungen beschäftigt, die aus dem eigenen Körper kommen; es entwickelt keine spezielle Aufmerksamkeit für die Umwelt. Ab dem zweiten Lebensmonat kommt das Kind in eine symbiotische Phase, indem es sich als Teil seiner primären Bezugspersonen erfährt, ohne körperliche Grenzen und ohne Unterschied zwischen Ich und den anderen. Ein derartiges Erleben nennt Mahler *dual unit*.

Für Bowlby (1971) sind – unter dem Aspekt der sozialen Entwicklung – die ersten sechs Monate des Lebens eine Phase der Vorbereitung auf eine feste Bindung an seine primäre Bezugsperson. Nach Bowlby ist bei jedem Kind die Fähigkeit, eine Bindung an die primäre Bezugsperson zu entwickeln, angelegt. Von der ersten Woche seines Lebens an sendet das Baby soziale Signale, welche die Aufmerksamkeit der Erwachsenen auf sich ziehen. Lautäußerungen und Lächeln spielen eine besondere Rolle in der Stimulation von sozialer Interaktion. Lautes Lachen tritt mit ungefähr 4 Monaten auf und wird durch intensive taktile Stimulation ausgelöst (z.B. durch Küssen des Bauches). Dieses Verhalten wird *Bindungsverhalten* genannt. Nach und nach wird das Kind mehr positive Aufmerksamkeit auf die Mutter als auf alle anderen Erwachsenen richten. Der körperliche Kontakt zwischen Kind und Mutter wird intensiver und zu einer lebendigeren und besser aufeinander abgestimmten Interaktion.

Stern (1985) bezweifelt, dass der Säugling in dieser Phase anfangs nur in sich gekehrt und erst später mit der Mutter verschmolzen ist. Vielmehr nimmt er an, dass das Kind von seiner Geburt an mit Prozessen der Selbstorganisation beschäftigt ist. Das Kind entwickelt ein Gespür für die Umgebung und baut Kontakt zu anderen Menschen auf.

Anders als Mahler und Bowlby, die durch die Beobachtung des Verhaltens des Kindes im Umgang mit anderen Personen (Objektbeziehung) zu ihren Auffassungen kamen, betrachtet Stern die Entwicklung aus der inneren, subjektiven Perspektive des Kindes (das subjektive Erleben). Für ihn ist das subjektive Befinden des Kindes wesentlich für das Verständnis seiner basalen psychosozialen Bedürfnisse und seines Verhaltens. Verschiedene Autoren betonen, dass die Mutter-Kind-Interaktion in dieser Phase bestimmend für die Regulationsentwicklung von Arousal, Affekt, Aktivität des autonomen Nervensystems (Sympathikus – Parasympathikus) und für Reaktionen auf Stress (Coping) ist. All diese Prozesse führen zur Organisation eines zusammenhängenden psychosozialen Systems, das *Persönlichkeit* genannt wird. In jeder Phase entsteht ein Persönlichkeitsanteil oder eine phasenspezifische Persönlichkeitsstruktur. Die erste Schicht der basalen Persönlichkeitsstruktur wird *psychophysiologische Homöostase* genannt. Jede neue Entwicklungsphase hat zur Folge, dass eine neue Persönlichkeitsstruktur oder eine neue Schicht zugefügt wird (vgl. Tab. 4 auf S. 62). Diese so entwickelte Persönlichkeitsstruktur ermöglicht die Anpassung an die Umwelt auf einem höheren Niveau.

Jede Persönlichkeitsstruktur zeigt dem jeweiligen Entwicklungsstand entsprechende adaptive Verhaltensmuster bzw. typische maladaptive Verhaltensweisen bei ungünstigen Umweltbedingungen. Über unangepasste Verhaltensmuster folgen Aussagen in Kapitel 4.5. Psychische Störungen auf diesem Entwicklungsniveau der Persönlichkeit werden in Kapitel 12 beschrieben.

Für die Unterstützung der weiteren Entwicklung ist es wichtig, dass die Umwelt die psychosozialen Bedürfnisse des Kindes auf seinem Niveau der Persönlichkeitsentwicklung adäquat erkennt und ihnen entgegenkommt. Diese Bedürfnisse werden in Kapitel 4.3.2 (vgl. dort Kasten 2) schematisch dargestellt.

Zusammenfassend findet in dieser Phase mit der Reifung des Zentralnervensystems (ZNS) eine angemessene Verarbeitung von Umgebungsreizen statt, es entstehen grundlegende Prozesse für die weitere psychosoziale Entwicklung des Kindes, wie die Regulation physiologischer Bedürfnisse, sensorische Integration und Differenzierung, motorische Aktivitäten, Kommunikation, Bindungsverhalten, kognitive Entwicklung auf der Basis von eigenen reflexiven Aktivitäten (Entwicklung von eigenen Schemata für Handlung und Reaktion) und die Ausbildung eines Kerns für die Persönlichkeitsentwicklung. Adaptive Verhaltensmuster sind z. B. Schlaf-Wach-Rhythmus, Essensrhythmus, Nahrungsverwertung, Darmfunktion, Weinen als Signal und Kommunikation („komm und hilf“), Lächeln als Kommunikation und Aufforderung zur sozialen Interaktion, sensorische Exploration und Unterscheidung (bestimmte sensorische Stimuli werden als interessanter und angenehmer empfunden als andere) oder motorische Aktivitäten (Imitation, Routinen). Eine ausführliche Beschreibung dieser und anderer Phasen findet sich bei Claes et al. (2012).

Sozialisationsphase: Bindung und basale Sicherheit

Nach Schore (2002) wächst die rechte Hemisphäre in den ersten 18 Lebensmonaten schneller als die linke und bleibt bis zum dritten Lebensjahr dominant. Die rechte Hemisphäre ist verantwortlich für emotionale Erfahrungen wie Freude, Missfallen, Kontrolle von Erregung und für die Reaktionsorganisation auf Reize. Eine affektiv synchronisierte Mutter-Kind-Interaktion *(dyadische Regulation)* während der Bindungsphase stimuliert die Ausbildung des limbischen Systems und des präfrontalen Kortex in der rechten Hemisphäre (die kritische Phase hierfür liegt bei 24 Monaten). Das führt zu einer sicheren Bindung *(interne sichere Basis)* beim Kind. Eine gesunde Entwicklung dieser Hirnbereiche in den ersten zwei Jahren bildet eine gute Ausgangslage für die Entstehung weiterer Funktionen der rechten Gehirnhälfte wie Empathie, intuitives und synthetisches Denken, künstlerisches Erleben, performale Intelligenz, Kreativität und Spiritualität.

Aus neurophysiologischer Sicht fällt in die zweite Hälfte des ersten Lebensjahres die beschleunigte Entwicklung des sekundären Systems des Zentralnervensystems nach Luria. Dieses System ist in der lateralen konvexen Oberfläche der

Hemisphären lokalisiert. Seine Funktion besteht in der Analyse der sensorischen Erfahrungen des primären Systems und deren Integration in sein Kodierungssystem sowie die Neuorganisation (Programmierung) von Aktivitäten. Die Entwicklung dieser Hirngebiete dauert noch bis in das zweite Lebensjahr an (Yakovlev & Lecours, 1967). Dadurch erlangt das Kind die Fähigkeit zu gerichteten Aktivitäten und zu angemessenen Reaktionen auf sensorische Stimuli (Bojanin, 1985).

Nach der Theorie von Piaget passt das Kind in dieser Phase seine Verhaltensschemata an verschiedene Situationen und Objekte in seiner Umgebung an und lernt, dass seine Aktivitäten Wirkungen in seiner Umwelt haben. Ab etwa dem 8. Lebensmonat können die audiovisuellen und die motorischen Schemata zunehmend besser miteinander kombiniert werden. Mit 12 Monaten kann das Kind schon bestimmte Probleme durch den Einsatz verschiedener sensorischer Kanäle lösen. Es beginnt in dieser Phase zwischen seinen Bezugspersonen und Fremden zu unterscheiden. Piaget nennt diese Zeit die *sensomotorische Phase*. Das Kind entdeckt den Zusammenhang zwischen verschiedenen sensorischen und motorischen Aspekten in seiner Umwelt.

Aus diesen Erfahrungen entwickelt sich allmählich das Denken des Kindes. Sensomotorische Aktivitäten werden internalisiert. Es entwickelt sich etwa um das zweite Lebensjahr herum zunehmend das Bewusstsein, dass die objektive Welt auch aus Gedanken und Bildern ohne direkte sensorische Wahrnehmung (sog. *Objektpermanenz*) besteht. Die Objektpermanenz ist Voraussetzung für den Übergang aus der sensomotorischen Phase zu einer höheren Entwicklungsphase, in der das Denken eine zunehmend wichtigere Rolle spielen wird. In dieser Zeit entwickelt sich nach Mahler eine *affektive Objektkonstanz* bzw. eine Bindung an eine bestimmte Person (meistens die Mutter).

Nach Bowlby entsteht in dieser Phase die sogenannte frühe Bindung *(early attachment)*. Eine sichere Bindung ist für das Kind die Voraussetzung, allmählich eine räumliche Distanz zu seiner primären Bezugsperson einnehmen zu können. Mahler geht davon aus, dass in der zweiten Hälfte des ersten Lebensjahres das Kind beginnt, die körperlichen Grenzen zwischen ihm und anderen zu begreifen (Beginn der Separationsphase). Sobald das Kind sich selbstständig im Raum bewegen kann, wird es die Umgebung untersuchen. Dabei muss sich das Kind ausreichend sicher fühlen, um die Angst als Folge der Trennung ertragen zu können. Stern spricht in dieser Phase von der Bildung eines subjektiven Selbst, indem das Kind lernt, eigene Gefühle und Gedanken mit einem anderen zu teilen. Dem folgt die Entwicklung eines verbalen Selbst, wodurch die Interaktion mit anderen in einem größeren Abstand möglich wird. Ainsworth et al. (1978) unterschieden zwischen vier Bindungstypen: Typ B (sichere Bindung), Typ A (ängstlich-vermeidend), Typ C (ambivalent-abwehrend) und Typ D (desorganisiert, unsicher). Die Entstehung einer sicheren Bindung in dieser Lebensphase sehen verschiedene Autoren

(Ainsworth et al., 1978; Brehterton, 1987; Harris, 1998; Main et al., 1985) als Basis für eine gesunde Entwicklung. Die Psychopathologie, die aufgrund einer gestörten Bindung entsteht, wird in den Kapiteln 12 und 13 beschrieben.

Zusammenfassend entwickeln sich in dieser Phase die Bindung an eine Bezugsperson (selektive Bindung), eine basale Sicherheit, die innere Strukturierung der Außenwelt, der Übergang von einer externen Erregungsregulation hin zu einer internen Selbstregulation, das Coping mit Stress, die Objektpermanenz, die eigene Schaffung einer Struktur von Zeit, Raum, materiellen Objekten und Personen sowie die Entwicklung des Denkens. Adaptives Verhalten besteht aus einer Bindung an eine Bezugsperson, sozialen Spielen mit anderen Personen, Imitationsverhalten und Explorationsverhalten.

Individuationsphase und Selbst-Fremd-Differenzierung

Die erste Individuationsphase zwischen dem 18. und 36. Lebensmonat ist gekennzeichnet durch die Entwicklung einer räumlichen Distanz zur primären Bezugsperson, durch die Vergrößerung dieser Distanz infolge (verbaler) Kommunikation sowie durch den Aufbau einer einzigartigen Persönlichkeit. In dieser Phase ist ein rasches morphologisches Wachstum des Gehirns feststellbar. Die linke (bzw. dominante) Hemisphäre mit ihren Funktionen wie Sprachentwicklung, logischem und analytischem Denken, Erklären, Begreifen und wissenschaftlichem und religiösem Denken, entwickelt sich schneller als die rechte Hirnhälfte.

Neurophysiologisch ist diese Zeit ein Höhepunkt des Wachstums und der Reifung des tertiären Kortexsystems im Sinne Lurias. Die Aktivierung dieser Hirnregionen ermöglicht dem Kind, seine sensorischen Erfahrungen zu kombinieren und seine motorischen Aktivitäten so zu richten, dass es Veränderungen in seiner Umgebung zielgerichtet bewirken kann. Diese Aktivitäten geben ihm das Gefühl von Kontrolle über die Umgebung als Grundvoraussetzung der Ich-Entwicklung. Bojanin (1985) versucht, die Funktionen aller drei Kortexsysteme nach Luria in einen realen Kontext zu setzen: Beim Hören des Wortes „Feuer“ wird ein Individuum abhängig von der Situation und vom Kontext, in dem das Wort benutzt wird, reagieren. Der neuropsychologische Verarbeitungsprozess könnte wie folgt ablaufen: Durch das primäre Kortexsystem erfährt das Individuum einen akustischen Reiz von bestimmter Intensität und Dauer. Wenn das sekundäre Kortexsystem den Reiz übernimmt, folgt die Erkenntnis, dass es sich um eine menschliche Stimme handelt und das Wort eine bestimmte Bedeutung hat. Über das tertiäre Kortexsystem versteht das Individuum die konkrete Bedeutung der Botschaft (z. B. Feuer im Gebäude) und organisiert seine eigene Reaktion (Verhaltens-Output, z. B. Feuer löschen oder flüchten).

Das Kind gelangt ganz allmählich in das Stadium sogenannter *konkreter Operationen* (Piaget, 1953), indem es lernt, unter Gebrauch kognitiver Schemata mit konkreter Realität umzugehen. Es beginnt, Probleme durch Denken zu lösen. Aber die Denkweise auf diesem Niveau ist noch unmittelbar auf die eigene Erfahrung bezogen (Ego-Zentrismus), ist nicht reversibel (Gedanken können nicht rückgängig gemacht werden) und nicht flexibel (noch keine Unterscheidung von Form und Inhalt). Dieses prälogische Stadium dauert etwa bis zum fünften Lebensjahr, dann verwandelt es sich langsam in eine logische Art des Denkens (formal-operationales Stadium mit der Fähigkeit, Schlussfolgerungen zu ziehen, Ursache und Wirkung zu unterscheiden).

Laut Mahler erfährt sich das Kind in dieser Zeit als selbstständiges Individuum, das seinen eigenen Willen anderen Menschen verdeutlichen kann und von der Umgebung beachtet werden muss. Das Kind will sich von der Mutter lösen, hat aber gleichzeitig Angst, die Mutter zu verlieren. Aus dieser Konfliktsituation heraus können sich Schwierigkeiten der Interaktion mit der Umwelt entwickeln. Für Bowlby ist das Bedürfnis des Kindes, in der Nähe seiner Mutter zu bleiben, ein Bedürfnis nach Urvertrauen als Voraussetzung für die Exploration der Umgebung. Immer mehr kann das Kind auch ohne die Mutter sein, d.h. auch ohne direkten sensorischen Kontakt fühlt es sich sicher und bekommt dadurch eine bessere Sicht auf Raum und Zeit. In dieser Zeit verhalten sich die Kinder oft trotzig und wollen zunächst stur gegenüber anderen den eigenen Willen durchsetzen, bevor sie sich dann doch einlassen und mitarbeiten. Sie wollen Gegenstände nicht nur von außen, sondern auch von innen kennenlernen. Dies geschieht erstmal auf destruktive Weise, bevor das Kind konstruktiv und kreativ wird. In Begriffen der Persönlichkeitsentwicklungstheorie kommt es in dieser Phase zu einer Selbst-Fremd-Differenzierung bzw. zur Entwicklung eines objektiven oder autonomen Selbst. Die Psychopathologie dieser Phase wird in Kapitel 13 beschrieben.

Zusammenfassend entwickeln sich in dieser Phase die Selbst-Fremd-Differenzierung, die Internalisierung eines sicheren Objekts, eine eigene räumliche Vorstellung, die Fähigkeit, sich von der Bezugsperson zu entfernen sowie die Benutzung von kognitiven Schemata. Adaptive Verhaltensweisen umfassen: sich selbst im Spiegel erkennen (Erkennen des Selbst), zunehmende Kommunikation mit anderen aus einer Entfernung heraus (visuell und durch Gehör), unrealistische Selbsteinschätzung, den eigenen Willen anderen gegenüber deutlich machen und versuchen, ihn durchzusetzen, zunächst negativ und stur, dann zunehmen nachgiebig, explorierend (zunächst destruktiv und dann konstruktiv) und die Entstehung von Sauberkeitsverhalten.

Identifikationsphase und impulsives Ich

Die meisten entwicklungspsychologischen Konzepten gehen davon aus, dass mit dem Erreichen der Identifikationsphase (etwa mit dem dritten Lebensjahr) die grundlegenden Voraussetzungen für die Weiterentwicklung der Persönlichkeit gelegt sind; insofern ist eine weitere Beschäftigung mit der Thematik nicht mehr notwendig. In der Arbeit mit Menschen mit einer intellektuellen Beeinträchtigung ist es jedoch wichtig, einige weitere Phasen der Entwicklung zu besprechen, um die Besonderheiten dieser Entwicklungsstadien zu erkennen. In der Identifikationsphase (3 bis 7 Jahre) verfügt das Kind über eine ausreichende Motorik und eine gute sensorische Integration, es kann verbal kommunizieren, seine Wahrnehmung und auch das Gefühlsleben sind recht gut entwickelt und differenziert. Piaget spricht in dieser Phase von symbolischem, intuitivem und prälogischem Denken. Darunter versteht er Denkbilder und Symbole, die keinen logischen Zusammenhang untereinander haben. Im der *magischen* Denkweise eines Kindes (im Vorschulalter) vermischen sich reale und imaginäre Erfahrungen und Objekte zu einer eigenen Welt, in der sich das Kind allmächtig fühlen kann. In der sozialen und emotionalen Entwicklung identifiziert sich das Kind mit dem gleichgeschlechtlichen Elternteil. Es übernimmt die Regeln und Normen des sozialen Lebens (Über-Ich-Bildung) und versucht, zusammen mit wichtigen anderen Personen etwas zu erschaffen. Das Kind spricht von sich als „Ich" anstatt sich selbst mit dem eigenen Namen anzusprechen (Ich-Bildung). Erikson nennt dieses Stadium *Initiationsphase* und betont damit nicht nur das kindliche Bedürfnis nach Aktivität, sondern auch deren Konsequenzen im Sinne von Verantwortungsübernahme für das eigene Handeln. Kegan (1994) spricht hier vom *impulsiven Selbst* und meint damit, dass ein Kind in diesem Alter noch nicht über die Kontrolle der eigenen Emotionen verfügt, obwohl es schon weiß, was sozial erwünscht ist. Kohlberg (1976) geht von einer *beginnenden Gewissensbildung* aus. Das Gewissen wird in dieser Phase selbstverständlich noch von der Angst vor Strafe kontrolliert und steht im Konflikt mit Autoritätspersonen. Diesen Persönlichkeitsaspekt nennen wir *impulsives Ich*. Die Psychopathologie auf diesem Persönlichkeitsniveau wird in Kapitel 14 besprochen.

Zusammenfassend erwirbt das Kind in dieser Phase die Fähigkeit zum symbolischen, intuitiven und prälogischen Denken. Die Grenze zwischen Fantasie und Wirklichkeit ist noch unscharf und das Gewissen und das Selbst beginnen sich auszubilden. Adaptives Verhalten äußert sich in Konflikten mit sozialen Verhaltensregeln, einer unscharfen Fantasie-Wirklichkeits-Grenze, Konflikten mit Autoritäten, Impulsivität und einem *externen Über-Ich*.

Realitätsbewusstsein und moralisches Ich

In dieser Phase (7 bis 12 Jahre) beginnt das Kind logisch zu denken, indem es Ursachen und Folgen in Beziehung zueinander setzt und dabei reale Situationen und konkrete Objekte berücksichtigt. Nach Erikson passt sich das Kind an die Gesetze der materiellen Welt an, es entdeckt das Prinzip der Arbeit und kann sich wunderbar begeistern, wenn ihm etwas gelingt. Kegan spricht hier vom *imperialen Selbst*. Das Kind wird angetrieben von eigenen Interessen, Wünschen und Bedürfnissen. Die Entwicklung sozialer Kompetenzen ist in dieser Phase sehr wichtig. Das Kind muss in den Autoritätsstrukturen von Familie und Schule eine respektierte Rolle ausfüllen. Nach Kohlberg versuchen die Kinder, in jedem Fall den Forderungen der Autorität nach gutem Verhalten zu genügen. Charakteristisch für diese Phase sind auch Vertrauen, Loyalität, Respekt und Dankbarkeit. Dabei werden moralische und religiöse Ideen fest verwurzelt. Wir sprechen hier von der Bildung eines *moralischen Ichs*. Die Psychopathologie wird in Kapitel 15 beschrieben.

Man geht davon aus, dass Menschen mit einer leichten intellektuellen Beeinträchtigung in ihrer Persönlichkeitsentwicklung höchstens dieses eben beschriebene Stadium erreichen können. Das bedeutet, dass sie sich nicht nur in ihren kognitiven Möglichkeiten, sondern auch in den vielen anderen skizzierten Persönlichkeitsaspekten wenig oder gar nicht weiterentwickeln. Natürlich gibt es dabei eine erhebliche individuelle Variabilität. Dennoch wird in diesem Buch das Entwicklungsalter von 12 Jahren als Obergrenze der psychosozialen Entwicklung von Menschen mit einer intellektuellen Beeinträchtigung angesehen.

Zusammenfassend finden in dieser Phase folgende Entwicklungen statt: logisches Denken (Ursache-Wirkung), Regelkonformität (Glaube an „Goldene Regeln"), Gewissensentwicklung, Verbundenheit mit anderen und Loyalität. Adaptives Verhalten in dieser Phase äußert sich in: die Person möchte sozial akzeptiert und kompetent sein, mögliche Probleme mit der Aggressionsregulation, Vergangenes kann die aktuellen Gefühle beeinflussen, die Zukunft wird als weniger wichtig wahrgenommen, Lernen findet durch konkrete Erfahrung oder durch Vorbilder statt, das Ich ist auf Urteile von anderen angewiesen, Probleme mit Affekt und Aggressionsregulation.

4.3 Spezifische Aspekte der psychosozialen Entwicklung von Menschen mit einer intellektuellen Beeinträchtigung

4.3.1 Neurophysiologische Aspekte

Die psychosoziale Entwicklung von Menschen mit intellektueller Beeinträchtigung ist gleichermaßen das Resultat biologischer, psychologischer und sozialer Bedingungen. In den meisten Fällen von abweichender Entwicklung gibt es nicht nur eine Ursache, sondern eine Kombination verschiedener ursächlicher Bedingungen.

Eine spezifische Ursache der intellektuellen Beeinträchtigung kann bei 80 % der Menschen mit schwerer Beeinträchtigung (IQ<50) und bei 50 % der Menschen mit leichter Beeinträchtigung angegeben werden. Pränatale Ursachen werden bei 50 bis 70 % der Fälle gefunden, perinatale bei 10 bis 20 % und postnatale bei 5 bis 10 % (Kaski, 2000).

Unter genetischen Ursachen werden alle erblichen oder durch andere Bedingungen veränderten genetischen Voraussetzungen verstanden. Chromosomenanomalien werden gegenwärtig bei 40 % der schwer intellektuell beeinträchtigten Menschen und bei 10 bis 20 % der leicht intellektuell beeinträchtigten Personen gefunden. Die chromosomalen Veränderungen führen zu Abweichungen in den Anlagen des Zentralnervensystems und der Entwicklung zentralnervöser Funktionen.

Unter organischen Ursachen versteht man meistens Schädigungen des Hirngewebes, die nur bei einem kleinen Prozentsatz der Menschen mit einer intellektuellen Beeinträchtigung nachweisbar sind. In den meisten Fällen handelt es sich vielmehr um eine Störung der Entwicklung von bestimmten Hirnregionen. Offenbar spielt nicht so sehr der Ort der Schädigung eine Rolle bei der Entwicklung der Dysfunktionen, sondern eher die Ursache und der Zeitpunkt. Ebels (1980) unterscheidet die primäre Schädigung des Zentralnervensystems in den ersten drei Monaten der Schwangerschaft (Proliferationsphase) und die sekundäre Schädigung bereits bestehender Strukturen (z. B. Schädigung des zerebralen Kortex) in den letzten Monaten der Schwangerschaft.

Die primäre Schädigung bedingt über die Zerstörung unreifer Strukturen eine Störung der weiteren Entwicklung von Strukturen und Funktionen. Experimente an Ratten haben gezeigt, dass die frühe Zerstörung von Teilen des unreifen Kleinhirns zu einer schweren Hypoplasie (Wachstumsrückstand) des gesamten Kleinhirns führen kann.

Coulter (1988) beschreibt eine Anzahl möglicher Störungen der zellulären Mechanismen in der pränatalen und postnatalen Periode, die zur Entstehung einer intellektuellen Beeinträchtigung führen können: Abnormes (verzögertes) Wachstum von Nervenzellen und Nervenzellverbindungen, meist bedingt durch genetische, toxische oder mechanische Faktoren während der Schwangerschaft, aber auch durch fehlende Aktivierung der genetischen Informationen während der sensiblen Entwicklungsperiode von Funktionen (z. B. sensorische Funktionen wie Sehen und Gehör oder soziale Funktionen wie Bindung oder Sprachentwicklung). Diese Schädigungen können auch durch Umweltfaktoren direkt nach der Geburt entstehen (z. B. durch schwere körperliche oder soziale Verwahrlosung).

Dank der Entwicklung bildgebender Verfahren zur Darstellung von Hirnstrukturen und Hirnfunktionen in den letzten Jahren wurden verschiedene Veränderungen bei Menschen mit einer intellektuellen Beeinträchtigung gefunden, z. B. eine diffuse Schädigung des Kortex (Hirnrinde) und darunter liegender (subkortikaler) Strukturen. Bei Menschen mit einem Down-Syndrom (Trisomie 21) findet sich beispielsweise ein vermindertes Volumen des Temporallappens und des Hippocampus; bei Menschen mit einem Prader-Willi-Syndrom wird eine Schädigung des Hypothalamus vermutet (Dykens et al., 2000; Tager-Flusberg, 1999). Reifungsprozesse verschiedener Hirnstrukturen können verlangsamt verlaufen und einen Rückstand in der Entwicklung psychosozialer Funktionen bewirken.

Gestörte Entwicklung von Hirnstrukturen, verlangsamte Reifungsprozesse, eine verringerte Anzahl von Nervenzellen, unzureichende Verknüpfungen zwischen den Zellen (Synapsen) und auch die Störung der Aktivität von Neurotransmittersystemen sind wahrscheinlich die organische Basis einer intellektuellen Beeinträchtigung. Weitere Informationen dazu finden sich bei Dawson und Fischer (1994) und Tager-Flusberg (1999).

4.3.2 Bindung bei Menschen mit intellektueller Beeinträchtigung

Das Thema Bindung bei Menschen mit intellektueller Beeinträchtigung hat in den letzten zehn Jahren zunehmende wissenschaftliche Aufmerksamkeit erfahren. Man fand heraus, dass der Bindungsprozess bei Kindern mit intellektueller Beeinträchtigung ziemlich häufig einen problematischen Verlauf aufweist (unsichere Bindung), was einen negativen Einfluss auf die weitere psychosoziale Entwicklung und das Verhalten haben kann. Die Anzahl der Publikationen zu diesem Thema nimmt zu (Stor & Storsbergen, 2006; De Belie & Morisse, 2007; Sterkenburg, 2008). Für das Entstehen einer unsicheren Bindung können verschiedene Ursachen angesehen werden. Janssen et al. (2002) nennen hier eine problematische Elternschaft (elterlicher Stress durch die Tatsache, ein Kind mit intellektueller Beeinträchtigung zu haben und mit ihm nicht umgehen zu können, vgl. auch Kapitel 12.1.1), eingeschränkte kognitive Entwicklung und Unterbringung im Heim. Zudem ist zu betonen, dass ein Rückstand in der emotionalen Entwicklung eine negative Rolle bei der Entwicklung einer sicheren Bindung spielen kann. Ein Kind mit Problemen in der Adaptationsphase, in der physiologische Prozesse nicht gut geregelt und sensorische Reize nicht angemessen verarbeitet werden, wird ein schwaches oder gar kein Bindungsverhalten zeigen, was sich wiederum wenig stimulierend auf das Bindungsverhalten der Mutter auswirkt (Fehlen von synchroner sozialer Interaktion). Dies kann eine Ursache für einen verspäteten oder blockierten Bindungsprozess in der Adaptationsphase sein. Solche Zustände finden sich bei Kindern mit schwerer intellektueller Beeinträchtigung, bei körperlich kranken Kindern und bei Kindern mit einer autistischen Störung. Einige Kinder können in dieser allerersten Entwicklungsphase stehenbleiben (z. B. Kinder mit einer schweren intellektuellen Beeinträchtigung), während bei anderen Kindern eine langsame oder abweichende Entwicklung nach der Sozialisationsphase und der Bindung stattfindet.

Verschiedene Forscher meinen, die häufigste Bindungsstörung bei Kindern mit intellektueller Beeinträchtigung sei der desorganisierte Bindungstyp. Nach Janssen et al. (2002) zeigen diese Kinder eine Überempfindlichkeit gegenüber Stress. Andere Autoren stellten fest, dass eine unsichere Bindung zu herausfordernden Verhaltensweisen bei Erwachsenen mit intellektueller Beeinträchtigung führen kann (Clegg & Sheard, 2002). Sappok et al. (2012) stellten fest, dass bei einer Blockade der emotionalen Entwicklung in der Bindungsphase eine desintegrierte Verhaltensstörung mit hoher Irritabilität und schweren aggressiven Ausbrüchen aus geringfügigem Anlass entstehen kann. Ähnliche Befunde konnten auch wir in unserer praktischen Arbeit feststellen. Es werden zudem weitere psychopathologische Auffälligkeiten bei diesem Personenkreis beschrieben (De Schipper & Schuengel, 2010; vgl. Kapitel 13).

Die wissenschaftliche Beachtung der Bindungsproblematik ist bedeutsam für ein besseres Verständnis der Psychopathologie in dieser Patientengruppe, aber, wie in diesem Kapitel bereits verdeutlicht wurde, die psychosoziale Bindungsproblematik beginnt mit einer vorbereitenden Phase, in der die grundlegenden Bedürfnisse (psychophysiologische Homöostase) des Kindes geregelt werden müssen. Diese Voraussetzung wird häufig übersehen mit der Folge, dass die praktische Versorgung nicht entsprechend an den Grundbedürfnissen des Kindes ansetzt. Zudem darf man nicht vergessen, dass die Bindungsstörung Probleme in der nachfolgenden Entwicklungsphase, der Individuationsphase (vgl. Kapitel 14), bedingen kann. Eine solche problematische Entwicklung lässt sich bei Menschen mit einer Borderline-Persönlichkeitsstörung (vgl. Kapitel 22.4.1) und bei Menschen mit verschiedenen Verhaltensproblemen und bestimmten psychischen Störungen feststellen (vgl. Kapitel 14). In letzter Zeit erfahren die Individuationsphase und die Selbst-Fremd-Differenzierung wissenschaftliche Aufmerksamkeit durch die neue wissenschaftliche Disziplin *Mentalisierung* (vgl. hierzu Kapitel 16).

Diese Ausführungen sollen betonen, dass in dieser Patientengruppe nicht nur die Bindungsprozesse, sondern auch andere Ebenen der Persönlichkeitsentwicklung gestört sein können, die wiederum mit diesen zusammenhängen. Für die Diagnose, aber auch für die Behandlung, ist es sehr wichtig zu wissen, wie die Entwicklung in anderen Phasen (nach der Sozialisationsphase) verlaufen ist und welche Prozesse in dieser Phase stattgefunden haben. Es bleibt zu hoffen, dass die Forschung sich nicht nur mit den Bindungsprozessen beschäftigt, sondern sich noch stärker den anderen Entwicklungsphasen zuwendet.

4.3.3 Psychosoziale Entwicklung bei Menschen mit intellektueller Beeinträchtigung

Phasen der emotionalen Entwicklung

Menschen mit einer intellektuellen Beeinträchtigung durchlaufen, unabhängig von Art und Schwere der Beeinträchtigung, dieselbe Abfolge der psychosozialen Entwicklung wie nicht beeinträchtigte Menschen. Die einzelnen Schritte können unterschiedliche Zeit in Anspruch nehmen und durch verschiedene interne und externe Faktoren beeinflusst werden. Man kann also davon ausgehen, dass die emotionale und die Persönlichkeitsentwicklung bei Menschen mit einer intellektuellen Beeinträchtigung dieselben Phasen oder Stadien durchlaufen wie bei nicht beeinträchtigten Menschen. Ein Schema der emotionalen und Persönlichkeitsentwicklung von Menschen mit einer intellektuellen Beeinträchtigung zeigt Kasten 2.

Kasten 2: Emotionale und Persönlichkeitsentwicklung nach Schweregrad der intellektuellen Beeinträchtigung[22]

Schwerste intellektuelle Beeinträchtigung (IQ < 20, Entwicklungsalter bis zu 2 Jahren):
- emotionale Entwicklung: Adaptations- und Sozialisationsphase
- Persönlichkeitsentwicklung: psychophysiologische Homöostase und mögliche Entstehung von basaler Sicherheit

Schwere intellektuelle Beeinträchtigung (IQ 20–35, Entwicklungsalter 2–4 Jahre):
- emotionale Entwicklung: Individuationsphase
- Persönlichkeitsentwicklung: Entstehung von Autonomie

Mittelgradige intellektuelle Beeinträchtigung (IQ 35–50, Entwicklungsalter 4–7 Jahre):
- emotionale Entwicklung: Identifikationsphase
- Persönlichkeitsentwicklung: Ich-Entwicklung (impulsives Ich)

Leichte intellektuelle Beeinträchtigung (IQ 50–70, Entwicklungsalter 7–12 Jahre):
- emotionale Entwicklung: Realitätsbewusstsein
- Persönlichkeitsentwicklung: Ich-Differenzierung (moralisches und religiöses Ich)

Diese schematische Einteilung von Entwicklungsprozessen vereinfacht selbstverständlich die reale Situation stark. Das Sozialverhalten eines Erwachsenen mit einer schweren intellektuellen Beeinträchtigung, der in einem stabilen und gut strukturierten Milieu aufgewachsen ist, kann in einer Reihe von Aspekten weiter entwickelt sein als bei einem Kind von 3 Jahren. Der körperliche Entwicklungsstand, wie auch insbesondere die Lebenserfahrungen einer erwachsenen Person, haben zudem einen wichtigen Einfluss auf das Verhalten. Dennoch kann es sein, dass bei Veränderungen einer vertrauten Situation oder bei der Konfrontation mit unlösbaren Problemen auch bei solchen Menschen kleinkindhafte Verhaltensweisen auftreten. Diese Erfahrungen zeigen, dass man bei der Beurteilung der Bedürfnisse und des Verhaltens von Erwachsenen mit einer intellektuellen Beeinträchtigung sowohl das emotionale Niveau und das Niveau der Persönlichkeitsentwicklung als auch den physiologisch-körperlichen Entwicklungsstand eines erwachsenen Menschen berücksichtigen muss.

22 Einteilung und Bezeichnung der Ausprägungsgrade der Intelligenzminderungen nach ICD-10 (Anm. d. dt. Hrsg.).

Diskrepante emotionale Entwicklung

Ein weiteres Problem entsteht dann, wenn zwischen dem kognitiven und emotionalen Entwicklungsstand eine signifikante Diskrepanz vorhanden ist. Diese findet man oft bei Menschen, die an psychischen Störungen und Verhaltensproblemen leiden (Došen, 1990a). Meistens ist der kognitive Entwicklungsstand höher als der emotionale. In diesen Fällen ist die Bestimmung des Niveaus der Persönlichkeitsentwicklung außerordentlich schwierig. Das Verhalten kann mal mehr vom emotionalen oder mal mehr vom kognitiven Niveau bestimmt werden. Das hängt von der Situation und der psychischen Belastbarkeit der Person ab. In solchen Fällen spricht man von einer labilen Persönlichkeitsstruktur mit einem erhöhten Risiko für die Entstehung einer psychischen Störung.

Diese Diskrepanzen in der psychosozialen Entwicklung bei Menschen mit einer intellektuellen Beeinträchtigung könnten etwa wie folgt ablaufen: Beispielsweise können Kinder mit einer intellektuellen Beeinträchtigung in der ersten Entwicklungsphase mit großen Problemen (Entwicklungsverzögerung) konfrontiert werden. Gründe können neurophysiologische Funktionsstörungen (Regulation des Schlafs, des Essens, der Verdauung oder bei der Verarbeitung von sensorischen Reizen) sein, die die soziale Interaktion mit der Umgebung sowie das Bindungsverhaltens beeinträchtigen und eine sichere Bindung erschweren. Daraus entwickeln sich wiederum Probleme in der Individuationsphase. Die kognitive Entwicklung dieser Kinder kann schneller voranschreiten als die emotionale, was zu einer Diskrepanz zwischen diesen beiden psychosozialen Aspekten führt.

Eine unterschiedlich schnelle emotionale und kognitive Entwicklung zeigte sich bei Kindern mit bestimmten genetischen Defekten. Izard et al. führen „Dissoziation zwischen Emotion und Kognition, wobei das kognitive ‚Systemisieren' dominiert" (Izard et al., 2006, S. 248; Übers. d. dt. Hrsg.), bei Kindern mit Down-Syndrom an. Diese Diskrepanz schreiben die Autoren den schwachen neuronalen Verbindungen zwischen den emotionalen und kognitiven Systemen zu. Vergleichbare Befunde wurden bei Kindern mit Autismus und bei misshandelten Kindern festgestellt. In einer Untersuchung bei Kindern mit autistischer Störung wurde die Aktivität der Kortexbereiche, die für kognitive Funktionen verantwortlich sind, sowie der Gebiete, die für Emotionen zuständig sind (Amygdala), gemessen, während die Kinder Emotionen auf Bildern benennen sollten. Es zeigte sich, dass während dieser Aufgabe die kognitiven Gebiete eine starke Aktivität aufwiesen, während die Aktivität in den emotionalen Gebieten niedrig war. Das weist darauf hin, dass sogar bei einer Aufgabe, bei der das Kind auf emotionaler Ebene angesprochen wird, die kognitiven Funktionen stärker involviert sind als die emotionalen. Izard et al. (2006) interpretieren diesen Befund als Beweis dafür, dass eine normale Verbindung zwischen den kognitiven und emotionalen Systemen ein Anzeichen für eine normale emotionale Entwicklung ist: „Wenn diese Verbindungen sich nicht weiterentwickeln, entwickeln sich wahrscheinlich problematische Verhaltensweisen" (Übers. d. dt. Hrsg.). Aus Sicht der Autoren fällt diese schwache Verbindung inbesondere bei misshandelten und sozial vernachlässigten Kindern auf und kann eine Ursache für Verhaltensauffälligkeiten sein.

Nach unseren Erfahrungen in der täglichen Praxis können die funktionalen und Verhaltensprobleme eines Kindes mit einer solchen diskrepanten Entwicklung für die Umgebung schwer verständlich sein und zu unangemessenen Anforderungen der Umwelt führen (Überforderung oder Unterforderung). Das wiederum führt zu weiteren schwerwiegenden Folgen für die psychosoziale Entwicklung und für die psychische Gesundheit des Kindes (vgl. Kapitel 12 bis 15).

4.4 Basale Bedürfnisse und Motivationen

Die grundlegenden (Überlebens-)Bedürfnisse, die sowohl für Tiere als auch Menschen Verhaltensmotive darstellen, sind schon lange Gegenstand philosophischer und wissenschaftlicher Diskussionen. Hierfür wurden u. a. Begriffe wie Instinkte, Affekte, Triebe oder *stimulus response learning* verwendet. Die psychodynamische Sichtweise betont Kompetenz, Autonomie und soziale Beziehung als menschliche Grundbedürfnisse, die gleichzeitig Motivationsursachen sind (Harris, 1998). Forscher auf dem Gebiet der kognitiven und affektiven Neurowissenschaften sehen grundlegende Überlebensbedürfnisse als eine Funktion von angeborenen neuronalen emotionalen Systemen für Nahrung, Verteidigung, Fortpflanzung und Sozialkontakt (LeDoux, 2002). Die Aktivierung dieser Systeme ruft motivationale Zustände hervor, die zu Aktivität (Verhalten) führen. Kernbergs Aussage, „Affekte sind ein primäres Motivationssystem" (Kernberg, 2012; Übers. d. dt. Hrsg.), kann dahingehend verstanden werden, dass „die grundlegenden (emotionalen) Bedürfnisse zu grundlegenden Motivationen führen". Reiss (2010) spricht von *menschlichen Bedürfnissen* und *fundamentalen Motiven*, durch die das Verhalten initiiert und aufrechterhalten wird. Er unterscheidet zwischen 16 *menschlichen Bedürfnissen*, darunter soziale Akzeptanz, Unabhängigkeit, Neugier, Sozialkontakt und Ordnung, die für Menschen universell sind, wobei sowohl die emotionale als auch die kognitive und soziale Entwicklung involviert sind. Unter dem Entwicklungsaspekt entstehen diese Bedürfnisse im Verlauf der Persönlichkeitsentwicklung aus basalen angeborenen emotionalen Bedürfnissen wie Nahrung, Schutz und Sozialkontakt.

4.4.1 Basale biologische und emotionale Bedürfnisse

Die basalen Bedürfnisse sind bei einem Kind als Anlage vorhanden (z. B. Bedürfnisse nach Verarbeitung sensorischer Stimuli, nach Bewegung oder nach Bindung) oder wurden vom Kind im Verlauf der Entwicklung erworben, z. B. das Bedürfnis nach Autonomie und nach Identifikation. Die biologischen Grundbedürfnisse motivieren zu Aktivitäten, sie zu befriedigen. Sie sind der Motor der Interaktionen mit der Umgebung und damit des Verhaltens. Die meisten biologischen Grundbedürfnisse sind nach Collins und Depue (1992) stammesgeschichtlich gesehen die Bedürfnisse nach Nahrung und Fortpflanzung. Gleichzeitig sind sie basale emotionale Bedürfnisse, indem sie den Organismus motivieren, sich fortzubewegen oder auf Suche zu begeben (Fortbewegung und Suchverhalten). Die Autoren sprechen hier von einem *behavioral facilitation system*. Aus neurobiologischer Sicht wird dieses System bei Säugetieren in laterobasalen limbischen Arealen des Gehirns lokalisiert und durch dopaminerge und serotonerge Neurotransmittersysteme gesteuert. Durch positive Erfahrungen mit der Außenwelt (als Belohnung für Aktivität) kommt es zu weiterer Aktivierung. Sie wird vermittelt über dopaminerge Neurotransmittersysteme des limbischen Systems; Bestrafung führt dagegen zur Inhibition (Hemmung) von Verhalten, vermittelt über dessen serotonergen Teil. Sehr frühe Erfahrungen eines Tieres (wie auch des Menschen) können zur Dominanz einer der beiden Wirkungstendenzen führen, die sich dann als aktives oder gehemmtes Verhalten äußern. Gray (1987) spricht vom *behavioral activation system* (BAS) in Fällen von belohnender Motivation und vom *behavioral inhibition system* (BIS) bei einer negativen Erfahrung. Im Falle einer bedrohlichen Situation oder Belastung wird das sogenannte Kampf-Flucht-System aktiviert. Jedes dieser Systeme wird durch ein bestimmtes Neurotransmittersystem vermittelt: Das BAS durch das dopaminerge Neurotransmittersystem, das BIS durch das serotonerge und das Flucht-Kampf-System durch das adrenerge.

Aus praktischen Gründen wird in diesem Buch zwischen *biologischen* und *emotionalen Grundbedürfnissen* unterschieden. Biologische Grundbedürfnisse sind wesentlich für das Überleben des Individuums; sie betreffen sowohl subjektive biologische als auch objektive Umweltaspekte. Basale emotionale Bedürfnisse sind eng verknüpft mit psychosozialer Entwicklung, sozialem Verhalten und subjektivem psychischen Zustand des Individuums.

Die biologischen Grundbedürfnisse eines neugeborenen Kindes können folgendermaßen unterteilt werden: Physiologische Bedürfnisse, räumliche Umgebung (Territorium), Bewegung, sensorischer Input, materielle Umgebung, soziale Interaktion. Die Befriedigung dieser basalen Bedürfnisse führt zu einem positiven emotionalen Zustand und zur psychosozialen Entwicklung des Kindes. Auf jedem Entwicklungsniveau werden diese Bedürfnisse weiterentwickelt und differenziert, und damit auch ihre jeweiligen Äußerungsformen (vgl. Tab. 5).

Während bei nicht beeinträchtigten Kindern diese Bedürfnisse gleichsam von selbst geregelt und befriedigt werden, ist dies bei Kindern mit einer intellektuellen Beeinträchtigung meist viel schwieriger.

Die Regulierung physiologischer Bedürfnisse wie Schlaf-Wach-Rhythmus, Essen und Verdauung kann bei einem Baby mit einem geschädigten Zentralnervensys-

Tabelle 5: Basale Bedürfnisse nach Entwicklungsniveau

Niveau/ Phase	Physiologische Bedürfnisse	Territorium	Beweglichkeit	Sensorischer Input	Materielle Umgebung	Soziale Interaktion
0–6 Monate	Labilität	Konstanter Platz im Raum	bestimmte Körperteile	Integrationsproblem	Material für sensorische Stimulation	Bindungsverhalten
6–18 Monate	überwiegend stabil	Konstanz des Raumes	körperliches Material	Labilität	sensopathisches Material	Bindung
18–36 Monate	Stabilität	Haus	materielle Umgebung	stabil	Exploration von Material	Individuation
3–7 Jahre	stabil	zu Hause – Schule	Leistung	stabil	Kreativität	Identifikation
7–12 Jahre	stabil	Schule – Umgebung	Kompetenz	stabil	Produktivität	Realität

tem gestört sein, was für andere Entwicklungsaspekte hinderlich sein kann. Menschen mit schwerster Beeinträchtigung sind bis ins Erwachsenenalter hinein durch eine labile physiologische Regulation belastet (vgl. Kapitel 9). Die räumliche Umgebung eines Säuglings ist sehr eingeschränkt („eigenes Nest"). Im Verlauf der psychosozialen Entwicklung entsteht das Bedürfnis, den Lebensraum zu vergrößern. Schwer und schwerst beeinträchtigte Menschen verbleiben eher in einem relativ kleinen Territorium. Das Bedürfnis nach räumlich enger Begrenzung wird oft bei Menschen mit schweren psychischen Störungen beobachtet (z. B. ziehen sich Menschen mit Depression oder Psychose in enge Räume zurück, wie ins oder unter das Bett, in eine Ecke, unter den Tisch). Bewegung ist ein Grundbedürfnis, anfangs von einigen Körperteilen, dann des ganzen Körpers. Eingeschränkte oder übertriebene Motorik ist oft verbunden z. B. mit Stereotypien, motorischen Lähmungen und chaotischen Bewegungsstörungen. Bei Kindern mit zerebralen Lähmungen muss die Motorik entsprechend aktiv oder passiv stimuliert werden.

Sensorischer Input ist die notwendige Voraussetzung für die Entwicklung der sensorischen Hirnareale. Diese sind bereits bei der Geburt des Kindes in der Lage, Reize zu empfangen; dazu gehören der Tastsinn, Geschmack und Geruch. Die

Hirnareale für Sehen und Hören müssen noch reifen und können erst später sensorische Reize adäquat verarbeiten bzw. integrieren. Bei einigen Störungen (z.B. bei Autismus) gelingt diese sensorische Integration auf Dauer nicht, was zu erheblichen Problemen in der Interaktion mit der Umwelt führen kann (vgl. Kapitel 11). Die materielle Umgebung muss so gestaltet sein, dass sich eine Motivation zur Interaktion mit der Umwelt ergibt. Die Bedingungen müssen anregend und belohnend für Aktivität sein. Auf diese Weise lernt das Kind, durch eigene Aktivitäten erwünschte Veränderungen in seiner Umgebung zu bewirken. Soziale Interaktion ist ein Grundbedürfnis des Kindes. Eine emotional positiv erlebte soziale Interaktion unterstützt die psychosoziale Entwicklung und die Persönlichkeitsentwicklung.

Die basalen emotionalen Bedürfnisse werden als ein Teil der biologischen Grundbedürfnisse verstanden. Dabei geht es insbesondere um den subjektiven psychischen Zustand der Person. Die Befriedigung der basalen emotionalen Bedürfnisse ist wesentlich für die psychosoziale Entwicklung des Individuums. Eine angemessene, passende Reaktion der Umwelt auf die basalen emotionalen Bedürfnisse fördert die Entwicklung angepassten Verhaltens sowie die weitere emotionale Entwicklung. Wie in Tabelle 6 dargestellt wird, hängt der emotionale Zustand in der ersten Entwicklungsphase entscheidend von der Befriedigung und Regulation vitaler Bedürfnisse ab. Mit deren zunehmender Regulation im Verlauf weiterer Entwicklungsphasen wird der emotionale Zustand einer Person immer stärker abhängig von der Befriedigung von basalen emotionalen Bedürfnissen, die wiederum mit der psychosozialen und Persönlichkeitsentwicklung des Individuums verbunden sind.

Tabelle 6: Basale emotionale Bedürfnisse

Phase 1 (0–6 Monate)	basale emotionale Bedürfnisse (Freude, Entspannung) sind an die Regulation physiologischer Bedürfnisse gekoppelt, Integration von sensorischen Reizen, Struktur von Ort, Zeit, Person und Aktivitäten, Konstanz in der Umgebung und die Stimulation von Bindungsverhalten
Phase 2 (6–18 Monate)	körperlicher Kontakt, Bindungsperson, Bindung, soziale Stimulation, Sicherheit, Umgang mit Material
Phase 3 (18–36 Monate)	zunehmende Distanz im Kontakt, Festigung eines bestimmten Autonomiegrades, Belohnung von sozialem Verhalten
Phase 4 (3–7 Jahre)	Identifikationsfigur, soziale Akzeptanz, soziale Kompetenz
Phase 5 (7–12 Jahre)	Erkennen eigener Leistungen, Vollwertigkeit, Produktivität und Kreativität im Umgang mit der materiellen Welt, feste Regeln im Sozialverhalten

Bei intellektuell beeinträchtigten Menschen werden deren basale emotionale Bedürfnisse oft verkannt. Daraus kann ein unangemessener Umgang mit andauernder Über- oder Unterforderung resultieren. Das wiederum erhöht das Risiko, dass sich unangepasstes Verhalten, aber auch psychische Störungen entwickeln. Unangepasstes Verhalten wird zudem oftmals als Symptom einer psychischen Störung missverstanden, was dann in der Regel zu einem falschen Behandlungsansatz führt (z. B. Verschreibung von sedierenden oder antipsychotischen Medikamenten oder eine verhaltensmodifizierende Therapie; vgl. Kapitel 12).

4.4.2 Basale Motivationen

Motivation ist eine zielgerichtete Reaktion auf einen emotionalen Zustand. Nach Kandel (2006) „initiiert, erhält und lenkt Motivation das Verhalten" (Übers. d. dt. Hrsg.). LeDoux (2002) definiert Motivation als Aktivierung eines neuronalen Emotionssystems (z. B. des Mandelkerns), die zu einer bestimmten zielgerichteten Aktivität führt. Das Ziel der Aktivität ist emotional bestimmt und kann die Befriedigung oder die Abwehr emotionaler Bedürfnisse bedeuten oder auch das Beenden eines affektiven Zustandes. LeDoux zufolge sind „emotionale Gefühle das, was das Verhalten motiviert" (Übers. d. dt. Hrsg.). Pennington (2002) unterstellt Motivation eine größere Bedeutung als Emotion oder Affekt. Wie MacLean (1993) teilt er das Zentralnervensystem in drei phylogenetisch verschiedene Systeme ein: Hirnstamm, limbisches System und Kortex (Hirnrinde). Jedes dieser Systeme bestimmt in eigener Weise den Verhaltens-Output. Das hierarchisch höhere System dient der Kontrolle des niedrigeren Systems und fügt gleichzeitig Elemente hinzu, die für ein passendes Verhalten nötig sind. Die Hirnrinde (Kortex) steht hierarchisch am höchsten, der Hirnstamm am niedrigsten.

Der Prozessverlauf vom Bedürfnis bis zum Verhalten könnte etwa wie folgt beschrieben werden: Die Motivation, die durch physiologische oder psychosoziale Bedürfnisse und Umstände entsteht, wird durch den Hirnstamm so verarbeitet, dass das Erregungsniveau in verschiedenen Hirnregionen ansteigt. Das limbische System analysiert die Signale und beurteilt deren Bedeutung im Kontext vitaler Überlebensstrategien (gefährlich, nicht gefährlich, bekannt, neu usw.). In gefährlichen Situationen kann das limbische System selbst für eine Alarmreaktion sorgen („low road to the amygdala"; LeDoux, 1996), mit der hormonelle und vegetative Systeme für ein Kampf-Flucht-Verhalten mobilisiert werden (Gray, 1987). Bei einer weniger alarmierenden Botschaft werden präfrontale Rindenareale aktiviert (high road; LeDoux, 1996). Das Signal wird im Kontext bisheriger Erfahrungen analysiert und ein angemessenes Verhalten als Reaktion geplant (vgl. auch Abb. 5 in Abschnitt 4.2.1).

Motivation spielt beim Lernen eine wichtige Rolle. Eigentlich sind es die Emotionen, die der Motivation zugrunde liegen und die lernförderlich sind, nämlich positive Emotionen wie Freude, Interesse, Sichrheitsgefühl und Vertauen. Negative Emotionen wie Bestrafung, Angst, Unzufriedenheit und Misstrauen behindern die Lernmotivation und können zu vermeidendem oder anderem dysfunktionalem Verhalten führen. Mit *Lernen* ist hier nicht nur der Wissenserwerb durch soziales und didaktisches Lernen gemeint, sondern auch das Erlernen neuer Verhaltensweisen durch Training oder Verhaltens- bzw. Psychotherapie.

Reiss und Havercamp (1997) beschäftigten sich intensiv mit der Verhaltensmotivation bei Menschen mit intellektueller Beeinträchtigung. Dabei wurden u. a. Motive wie Nahrung, Ordnung, Unabhängigkeit, Neugierde, sozialer Kontakt und Sexualität unterschieden. Der Begriff *Motivation* wird noch uneinheitlich verwendet. Reiss versteht darunter beide bereits vorgestellten Aspekte, nämlich basale emotionale Bedürfnisse *und* Motivation. Die Motivationen bei Menschen mit einer intellektuellen Beeinträchtigung scheinen nach bisherigen Untersuchungen weniger qualitativ als vielmehr *quantitativ* anders als bei nicht beeinträchtigten Menschen zu sein. Ferner kann man annehmen, dass diese Vorgänge im Zentralnervensystem bei diesen Menschen in gewisser Weise anders ablaufen als bei nicht beeinträchtigten Menschen. Es gibt verschiedene Gründe für die Entwicklung unangemessener basaler Bedürfnisse und problematischer Motivationen, die zu unangepasstem Verhalten führen. Ein Beispiel: Ein Mensch mit einer oppositionell-aufsässigen Verhaltensstörung, der übertrieben nach Aufmerksamkeit der Umgebung sucht und dabei aggressives Verhalten zeigen kann, hat wahrscheinlich nie für seine Bedürfnisse ausreichende und passende Aufmerksamkeit bekommen. Dadurch entsteht eine starke Motivation, die Aufmerksamkeit wichtiger Personen auf sich zu ziehen, um sich einen Halt zu schaffen. Unbefriedigte Bedürfnisse und übertriebene Motivation, Aufmerksamkeit zu bekommen, gehen mit einer hohen emotionalen Erregung einher (Spannung, Protest, Wut). Dieses insgesamt erhöhte Erregungsniveau (Arousal) kann vom limbischen und kortikalen System nicht angemessen reguliert werden, es resultiert unangemessenes Verhalten (z. B. aggressive oder destruktive Ausbrüche). Die grundlegenden Motivationen eines Individuums können erst dann verstanden werden, wenn die basalen emotionalen Bedürfnisse erkannt werden. Wenn die Umwelt nicht angemessen mit diesen umgeht, entstehen Motivationen, die zu einem unangepassten Verhalten führen können.

4.4.3 Neurobehaviorales Entwicklungsmodell des Verhaltens

Auf diesem theoretischen Hintergrund lässt sich ein Modell ableiten, das ursprüngliches Verhalten (Urverhalten oder Protoverhalten) erklärt (vgl. Kasten 3).

Kasten 3: Neurobehaviorales Entwicklungsmodell von ursprünglichem Verhalten

- basale (emotionale) Überlebensbedürfnisse: Nahrung, Schutz, Fortpflanzung und Sozialkontakt
- basale Emotionen: Freude, Wut, Angst, soziales Interesse
- basale Motivationen: Fortbewegung, Suchverhalten
- emotionale Erfahrungen von internen Reizen: positive (motivationsfördernde), negative (motivationshemmende)
- adaptives oder maladaptives Verhalten
- Bildung neuronaler Schaltkreise
- Verhalten

Das Modell lässt sich folgendermaßen erläuten: Das basale Bedürfnis führt zu einem emotionalen Zustand. Beispielsweise führt das Bedürfnis nach Nahrung (Hunger) bei einem Baby zu Schmerz und Wut (emotionaler Zustand), was die Motivation, nach Nahrung zu suchen, auslöst (Suchverhalten). Das Baby wendet seinen Kopf suchend zur Brust der Mutter hin. Wenn es genügend zu Essen bekommt (Belohnung der Motivation und des Suchverhaltens), entsteht adaptives Verhalten: Freude, Entspannung, Schlaf. Dieses Verhalten ist förderlich für die weitere psychosoziale Entwicklung. Wenn das Grundbedürfnis nicht erfüllt wird, entstehen Erregung, Wut oder Hemmung, Zurückgezogenheit und Vermeidung des Suchverhaltens und führen zu einem maladaptiven (unangepassten) aggressiven Verhalten, das bei einem Baby hauptsächlich gegen sich selbst gerichtet ist. Wenn dieses Verhalten wiederholt auftritt, bilden sich stabile synaptische Verbindungen zwischen bestimmten Gruppen von Nervenzellen, auch neuronale Schaltkreise genannt, die eine automatische Wiederholung des Verhaltens in vergleichbaren Situationen hervorrufen (stabile Verhaltensmuster). Ein maladaptives Verhalten ist in der Regel hinderlich für die weitere psychosoziale Entwicklung. Wenn neuronale Schaltkreise für ein bestimmtes Verhalten entstanden sind, kann dieses durch spezifische und unspezifische Reize aktiviert werden, koordiniert durch die Amygdala (*low road* von LeDoux). Bei Menschen mit einer intellektuellen Beeinträchtigung werden deren Betreuer häufig durch unerwartete unangemessene Reaktionen auf einen scheinbar neutralen Reiz überrascht, nicht wissend, dass diese Reaktion mit früheren Erfahrungen und Assoziationen mit der tatsächlichen Situation zusammenhängt.

Die Grundbedürfnisse, die basalen Emotionen und die Motive bilden die Basis für die weitere Entwicklung, wobei auf jedem Entwicklungsniveau zunehmend komplexere emotionale Bedürfnisse und differenziertere Emotionen und Motive entstehen, die entsprechende Verhaltensweisen hervorrufen. Das Wissen über das emotionale Niveau einer Person kann viel über ihre grundlegenden emotionalen Bedürfnisse und Motive aussagen und eine Erklärung für ihr Verhalten liefern.

4.5 Persönlichkeitsmerkmale auf verschiedenem Entwicklungsniveau

Bei genauer Beobachtung der psychosozialen Verhaltensweisen von Menschen auf verschiedenem Entwicklungsniveau zeigen sich jeweils besondere Eigenschaften oder Merkmale. Nach unseren klinischen Erfahrungen sind oftmals je nach Entwicklungsniveau typische Verhaltensauffälligkeiten zu sehen (Došen, 1983a; Došen & Mulder, 1978a, 1978b). Solche Verhaltensauffälligkeiten werden *maladaptive Symptome* genannt. In Tabelle 7 werden diese dem jeweiligen Entwicklungsniveau zugeordnet.

Tabelle 7: Typische Auffälligkeiten (maladaptive Symptome) psychosozialer Entwicklungsstörungen nach Persönlichkeitsentwicklungsniveau

Störung der Homöostase	• Probleme der physiologischen Regulation (z. B. Schlafen, Essen, Verdauung) • Probleme der sensorischen Integration • Selbststimulation durch isolierte Reize • Veränderungen in der Umgebung • Wutausbrüche • selbstverletzendes Verhalten • Stereotypien • Zurückgezogenheit • Passivität
Bindungsstörungen	• Suche nach Körperkontakt • Apathie in bedrohlichen Situationen • Angst vor Fremden • schnelle Stimmungswechsel • impulsive Reaktion bei Frustration • Aggressivität gegenüber der Bindungsperson • selbstverletzendes Verhalten bei hoher Frustration • zwanghaftes Beschäftigen mit Material • entwickelte Rituale
Störung der Selbst-Fremd-Differenzierung	• Suche nach ständiger Aufmerksamkeit wichtiger Personen • nicht allein sein können • kein oder wenig Interesse an Material • unruhig, hyperaktiv, chaotisch • kein Interesse an Altersgenossen • stur den eigenen Willen durchsetzen wollen • negativistisch • oppositionell • destruktiv • gereizt • überwiegend dysphorisch verstimmt

Tabelle 7: Fortsetzung

Störung der Ich-Strukturierung	• Abhängigkeit von der Beaufsichtigung durch wichtige Personen • egozentrisch • Autoritätskonflikt • Versagensangst • wenig Interaktion mit Gleichaltrigen • geringe Selbstregulation • Impulsivität • kein Selbstvertrauen • Flucht in eine Fantasiewelt • somatische Beschwerden bei psychischen Spannungen

Diese Auffälligkeiten werden sowohl bei Kindern als auch bei Erwachsenen auf einem bestimmten Niveau der Persönlichkeitsentwicklung beobachtet. Sie werden – je nach Situation – als Zeichen unangepassten Verhaltens oder als Symptome einer psychischen Störung interpretiert. Bei psychischen Störungen sind die Auffälligkeiten meist sehr intensiv und bestimmend für die gesamte Funktionsfähigkeit der Person.

4.6 Verhaltensphänotypen und Entwicklungsniveau

In den 1970er Jahren wurde der Begriff *Verhaltensphänotypen* eingeführt (Nyhan, 1973), ein Forschungsgebiet, das in den folgenden Jahren viel Aufmerksamkeit bekommen hat (vgl. Kapitel 23). Genetisch bestimmte Verhaltensphänotypen werden definiert als „charakteristisches Muster motorischer, kognitiver, sprachlicher und sozialer Auffälligkeiten, das unmittelbar mit einer biologischen Störung in Beziehung steht“ (Flint & Yule, 1994)[23] (Übers. d. dt. Hrsg.).

Nach diesem Konzept kann der in Kapitel 4.5 beschriebene Zusammenhang zwischen dem Niveau der Persönlichkeitsentwicklung und spezifischen Verhaltensweisen auch als Verhaltensphänotyp gesehen werden *(Verhaltensphänotyp des Entwicklungsniveaus)*. Typisches Verhalten (Verhaltensmerkmale), das zu einem bestimmten Niveau der Persönlichkeitsentwicklung gehört, ist das Resultat der Wechselwirkung bestimmter psychosozialer Aspekte und ungünstiger Umstände. Die Relevanz eines solchen Konzepts bestünde darin, dass mit der Kopplung von

23 Nach dem heutigen Stand des Wissens wird betont, dass der Zusammenhang zwischen genetischer Veränderung und speziellen Verhaltensausprägungen nur eine Wahrscheinlichkeit ausdrückt, keineswegs einen direkten, linearen Zusammenhang, wie es die obige Definition nahelegt (Anm. d. dt. Hrsg.).

Verhalten und Entwicklungsniveau sowohl die Entstehungsmechanismen als auch das auffällige Verhalten besser erkannt und diagnostiziert werden könnten.

In den Kapiteln 12 bis 15 dieses Buches werden charakteristische Varianten verschiedener psychosozialer Entwicklungsaspekte und Entwicklungsniveaus nebeneinander gestellt. Damit können verschiedene Verhaltensweisen von Menschen mit intellektueller Beeinträchtigung erklärt werden. Für eine bessere Differenzierung spezifischen Verhaltens nach dem jeweiligen Entwicklungsniveau sind jedoch weitere wissenschaftliche Untersuchungen notwendig.

Teil II

Praxis der Diagnostik und Behandlung

5 Praxis der Diagnostik

Untersuchungsschema, Anamnese, körperliche Untersuchung, psychologische und heilpädagogische Untersuchung, psychiatrische Untersuchung, didaktische und Arbeitsuntersuchung, Milieu-Untersuchung

Einleitung

Die Diagnostik bei intellektuell beeinträchtigten Menschen mit zusätzlichen psychischen Störungen und Verhaltensauffälligkeiten ist in vielerlei Hinsicht anders als bei nicht beeinträchtigten Menschen. Das ist die Folge von Unterschieden in biologischen und funktionalen Aspekten sowie der Tatsache, dass diese Menschen unter anderen Bedingungen leben, andere Lebensstile praktizieren und oftmals anders mit der Umgebung kommunizieren als nicht beeinträchtigte Menschen. Die psychiatrische Untersuchung besteht häufig hauptsächlich aus der Feststellung und Klassifizierung der Symptome, der Verhaltensauffälligkeiten und der psychischen Dysfunktionen, findet also überwiegend an der Oberfläche wahrnehmbarer Verhaltensphänomene statt. Solche Feststellungen ohne Kenntnis der inneren Welt der betroffenen Person führen meistens zu falschen Schlussfolgerungen. Historisch gesehen kann diese Art der Betrachtung psychiatrischer Probleme als Methode der sogenannten *objektiven Phänomenologie* verstanden werden, die um die vorige Jahrhundertwende entwickelt wurde und den Beginn der modernen Psychiatrie ausmacht. Die bloße objektive Beobachtung ohne Suche nach der Bedeutung der wahrgenommenen Phänomene war jedoch schon für manche Wissenschaftler jener Zeit nicht befriedigend. Vor allem Jaspers (1913) entwickelte im Gegensatz dazu die sogenannte *subjektive phänomenologisch-deskriptive Methode* (auch: introspektive, analytische, deskriptive oder erklärende Methode). Im Mittelpunkt steht dabei das subjektive Erleben des Patienten. Bei dieser Vorgehensweise soll der Untersucher versuchen, an das Gefühlsleben des Patienten heranzukommen *(Einfühlung)*, um die psychischen Prozesse zu erklären und zu verstehen und danach die psychopathologischen Befunde zu klassifizieren. Die Methode von Jaspers liegt auch der Untersuchungsmethodik zugrunde, die für die psychiatrische Diagnostik bei Menschen mit intellektueller Beeinträchtigung entwickelt wurde. Nach unserer Auffassung muss Diagnostik ganzheitlich sein. Das bedeutet, alle Lebensumstände einschließlich der inneren Welt der Person werden betrachtet. Wichtig ist es dabei, alle Prozesse zu erkennen, die zum aktuellen psychischen Zustand geführt haben.

Das folgende Schema beschreibt den Untersuchungsgang bei einer Person mit Verhaltensauffälligkeiten und einer psychischen Störung:

- Erscheinungsbild (Beschreibung des Problems),
- Erklärung des Erscheinungsbilds (Prozesse erkennen, die zum Erscheinungsbild geführt haben),
- Verständnis/Bedeutung des Erscheinungsbilds (Wie wird das Erscheinungsbild beurteilt, als normales Verhalten, als anormales Verhalten oder als psychische Störung?),
- Diagnose (integrative diagnostische Beschreibung),
- integrative Behandlung.

Dieses Vorgehen wird in Abschnitt 5.2 weiter erläutert.

Kasten 4 stellt das Schema vor, nach dem wir unsere Diagnostik praktizieren. Die Untersuchung ist multidimensional und multidisziplinär (vgl. auch O'Hara, 2007). Alle Untersuchungsergebnisse werden zu einer integrativen Diagnose als Grundlage für die Planung der Hilfen zusammengeführt.

5.1 Anamnese

Die Erhebung der Anamnese muss sowohl die aktuelle Problematik als auch die detaillierte Beschreibung der aktuellen Lebenssituation sowie die Lebens- und Entwicklungsgeschichte der Person umfassen. In den meisten Fällen kommt eine Person mit einer intellektuellen Beeinträchtigung nicht aus eigenem Antrieb zur Untersuchung, sondern wird von jemandem gebracht. Oft klagt nicht die betroffene Person über irgendwelche Beschwerden, eher werden die Klagen durch andere vorgebracht. Bei der Beschreibung der aktuellen Probleme muss der Untersucher sowohl die Äußerungen Dritter (sogenannte Fremdberichte) als auch des Klienten selbst beachten. Da die meisten der Betroffenen in mehreren Kontexten leben (z. B. in ihrem Zuhause, in einer Einrichtung, in der Schule oder bei der Arbeit), müssen die Informationen über die Probleme in diesen verschiedenen Kontexten gesammelt werden. Ebenso muss der Untersucher sich ein Bild von diesen Lebensorten machen können, z. B. hinsichtlich der materiellen Lebensbedingungen, der sozialen Interaktionen, hinsichtlich der Position und Rolle des Betreffenden in dem jeweiligen Milieu. Auch nach möglichen familiären Belastungen mit psychiatrischen Krankheiten, nach intellektuellen und anderen Beeinträchtigungen der Familienmitglieder sollte gefragt werden. Die Anwesenheit der Eltern oder anderer Familienmitglieder ist zur Erhebung der Anamnese, insbesondere hinsichtlich der Entwicklungsgeschichte, unverzichtbar.

Kasten 4: Untersuchungsschema für die integrative Diagnostik

1. *Anamnese*
   - Beschreibung des Problems
   - Milieubedingungen
   - medizinische Familienanamnese
   - Beschreibung der Entwicklung (mit besonderem Augenmerk auf die verschiedenen Entwicklungsphasen)
   - Beschreibung der heutigen Situation (was berichtet der Patient selbst und was berichten andere)
2. *Beobachtung des Verhaltens*
3. *Körperliche Untersuchung* (allgemeine körperliche und neurologische Untersuchungen einschließlich genetischer Diagnostik; weitergehende Diagnostik evtl. motorischer und sensorischer Abweichungen sowie psychosozialer Funktionseinschränkungen)
4. *Psychologische und heilpädagogische Untersuchung*
   - kognitives Entwicklungsniveau
   - soziales Entwicklungsniveau und Anpassungsfähigkeit des Verhaltens (adaptives Verhalten)
   - emotionales Entwicklungsniveau
   - Persönlichkeitsentwicklung und Persönlichkeitsmerkmale
   - neuropsychologische Untersuchung
   - Verhaltensanalyse
5. *Psychiatrische Untersuchung*
   - Bewusstseinsqualität
   - Orientierung zu Zeit, zu Ort und zur Person
   - formale Denkstörungen
   - inhaltliche Denkstörungen
   - Störungen des Gefühlslebens
   - Störungen von Wille und Motivation
   - Störungen von Motorik und Haltung
   - Störungen physiologischer Funktionen
   - Störungen sensorischer Funktionen
   - Verhaltenseigenschaften (Persönlichkeitszüge)
   - basale emotionale Bedürfnisse und Motivationen
   - basale Lebensprobleme
   - Copingmechanismen
   - Interaktionsmuster
6. *Untersuchung der schulischen und beruflichen Leistungsfähigkeit*
7. *Stärken der Person*
8. *Untersuchung der Lebensbedingungen*
9. *Sonstige relevante Untersuchungen*

Bei der Erhebung des Entwicklungsverlaufs kann das Modell, das in Kapitel 4 (vgl. dort Tab. 3) dargestellt ist, sehr hilfreich sein. Insbesondere muss die Entwicklung in den ersten drei Jahren genau exploriert werden, aber auch die weiteren Entwicklungsschritte wie Kindheit, Schulzeit, Pubertät, Adoleszenz und Erwachsenenalter müssen selbstverständlich beachtet werden. Dabei geht es vor allem um die Probleme, mit denen die Person in diesen Lebensperioden konfrontiert war. Es geht darum, welche Erwartungen an die Person gestellt und wie diese erfüllt wurden. Mögliche traumatische oder andere belastende Ereignisse müssen sorgfältig erfragt werden.

Bei der Exploration der Person selbst muss sich der Untersucher unbedingt über deren Entwicklungsniveau und deren kommunikative Möglichkeiten im Klaren sein. Die Fragen müssen kurz, konkret und deutlich gestellt werden. Suggestivfragen, die nur mit ja oder nein beantwortet werden können, sollten vermieden werden, um die Person nicht zu beeinflussen oder zu sozial erwünschten Antworten zu verleiten. Die ängstliche Anspannung in der fremden Untersuchungssituation kann auch zu Kommunikationsproblemen und Problemen in Bezug auf die Zuverlässigkeit der gegebenen Antworten führen. Da die Eigenanamnese der betroffenen Person oft nicht in Form einer strukturierten Exploration erfolgen kann, sollte der Untersucher ein ungezwungenes Gespräch über die wichtigen Probleme führen. Bei Klienten mit einer gestörten Sprachentwicklung kann auch nonverbal kommuniziert werden. Die Kommunikation über Materialien, über Spiele aller Art, über andere sensorische Kanäle kann helfen, einen Eindruck vom emotionalen Zustand des Betroffenen zu bekommen.

5.2 Beobachtung des Verhaltens

In Fällen, in denen eine verbale oder andere direkte Kommunikation mit der betreffenden Person und ihrer Umgebung nur ungenügende Informationen über Interaktionen, Milieu und Verhalten liefert, beobachten wir regelmäßig das Verhalten in der natürlichen Umgebung. Die Beobachtung kann in einer gemeinsamen Situation oder anhand von Videoaufnahmen durchgeführt werden. Zur Feststellung spezieller Verhaltenseigenschaften können systematisierte Listen und – wenn möglich – standardisierte Verhaltensbeobachtungsbögen ausgefüllt werden. In unserer Praxis (Došen, 1983a) machen wir Videoaufnahmen von allen Lebensbereichen der Person. Diese beinhalten möglichst jeweils vier Situationen: (1) die Person alleine, (2) die Person in Interaktion mit wichtigen anderen Personen, (3) die Person während der Beschäftigung mit Material und (4) die Person zusammen mit anderen Personen (z. B. Mitbewohnern oder Altersgenossen).

Da die Beobachtung einer Person nicht isoliert von der Umgebung erfolgen kann, sollte der Untersucher besonders auf Interaktionen achten. Dabei geht es um die folgenden fünf Aspekte:

- Situation,
- Interaktion,
- Kommunikation,
- Körperausdruck,
- Symptomatik der Störung.

Unter der Situation versteht man im Allgemeinen die Umstände, unter denen sich das spezielle Verhalten zeigt. Tritt das Verhalten beispielsweise beim Essen auf, müssen nicht nur das Essen selbst, sondern auch die Räumlichkeiten, die Zusammensetzung der Tischgesellschaft und der prozesshafte Verlauf dieser Situation beschrieben werden. Bei der Beschreibung der Interaktionen müssen auch an die anderen Personen in der Umgebung und deren Art des Agierens und Reagierens – einzeln oder als Gruppe – berücksichtigt werden. Unter Kommunikation versteht man nicht allein verbale Kommunikation, sondern auch alle anderen nonverbalen und indirekten Botschaften (z. B. sich zurücknehmen und warten, bis ein anderer die Initiative zum Kontakt ergreift). Die Körpersprache kann bei Menschen mit intellektueller Beeinträchtigung mehr aussagen als der verbale Ausdruck. Vor allem sollte auf Körperhaltung, Gesichtsausdruck, Gebärden und Motorik geachtet werden.

Symptome sind meistens der Anlass zur Beobachtung. Symptome sind Merkmale, die bei bestimmten Zuständen mit großer Wahrscheinlichkeit zu finden sind. Sie sollten nicht nur qualitativ beschrieben, sondern auch quantitativ erfasst werden, z. B. wie häufig und wie intensiv sie auftreten. Dazu können spezielle Checklisten benutzt werden.

5.3 Körperliche Untersuchung

Biologische Störungen spielen bei Menschen mit einer intellektuellen Beeinträchtigung oft eine Rolle im Hinblick auf Verhaltensauffälligkeiten und psychische Störungen. Daher ist eine umfassende körperliche Untersuchung in jedem Falle unabdingbar. In erster Linie geht es hierbei um die Suche nach einer möglichen Ursache der intellektuellen Beeinträchtigung sowie um somatische und funktionelle Auffälligkeiten des Zentralnervensystems. Zudem ist der allgemeine körperliche Gesundheitszustand von wesentlicher Bedeutung für den psychischen Zustand. Er muss daher bei der psychiatrischen Untersuchung mindestens screeningmäßig untersucht werden.

Die Feststellung von Abweichungen auf chromosomaler und genetischer Ebene kann einen wichtigen Beitrag zur Diagnostik liefern (vgl. Kapitel 23). Eine genetische Untersuchung sollte daher routinemäßig stattfinden.

Bestimmte neurologische Probleme wie Lähmungen, Sprach- und Sprechstörungen, Sinnesbeeinträchtigung und Epilepsien können bei der Entstehung von psychischen Störungen eine Rolle spielen. Der Zusammenhang zwischen neurologischen und psychischen Störungen kann direkter oder indirekter Natur sein. Nach den neurologischen Faktoren spielen meistens auch psychische und Umweltfaktoren bei der Entstehung der psychischen Störung eine Rolle. Im diesem Zusammenhang betont Rutter (1978), dass Schädigungen des Hirngewebes und der Verlust von Nervenzellen weniger bestimmend für die psychischen Funktionen sind als Veränderungen in den Funktionen der verbleibenden Nervenzellen, die in der Folge der Schädigung entstehen (vgl. Kapitel 9). Daher müssen die psychiatrischen und psychologischen Befunde auf dem Hintergrund eventueller neurologischer Abweichungen dahingehend geprüft werden, ob und wie stark der neurologische Befund andere Funktionsaspekte beeinflusst und welche Rolle alle diese Faktoren zusammen im klinisch-psychiatrischen Bild spielen. So haben ein niedriger Muskeltonus oder eine verlangsamte Reaktion auf Reize bei manchen Kindern keine pathologische Bedeutung. Bei anderen aber kann dies auf eine inadäquate Interaktion mit der Umgebung im Sinne einer Unterstimulation hinweisen und zu Störungen der sozialen und emotionalen Entwicklung wie auch zu seelischen Störungen führen. Das bedeutet, immer, wenn eine Hypotonie bei einem Säugling entdeckt wird, muss der Gesamtentwicklung des Kindes besondere Aufmerksamkeit geschenkt werden.

Bis vor Kurzem waren Röntgenaufnahmen des Schädels, das Elektroenzephalogramm (EEG) und das craniale Computertomogramm (CCT) die wichtigsten Hilfsmittel der neurologischen Diagnostik. Seit einigen Jahren sind weitere sogenannte Bildgebungverfahren dazugekommen. Man kann sie grob aufteilen in Methoden zur Darstellung von Strukturen (Morphologie) und in Methoden zur Darstellung von Funktionen des Zentralnervensystems. Zur strukturellen Untersuchung des Gehirns wird die Magnetresonanztomografie (auch als Kernspintomografie, MRT oder MRI[24] bezeichnet) verwendet. Zur Funktionsuntersuchung verschiedener Hirngebiete verwendet man das EEG, die Magnetenzephalografie (MEG), die Positronen-Emissions-Tomografie (PET), die funktionelle Magnetresonanztomografie (fMRI) und die Single Photon Emission Computed Tomography (SPECT). Während das EEG die elektrischen Aktivitäten des Gehirns erfasst, informiert das MEG über magnetische Felder im Gehirn, die aufgrund von Hirnaktivitäten entstehen. Die PET-Untersuchung sowie fMRI und SPECT ermöglichen die Bestimmung des Blutstroms im Gehirn sowie des Glukose- und Sauerstoffverbrauchs der Nervenzellen. Diese Parameter geben Aufschluss über die Stoffwechselaktivitäten bestimmter Hirnregionen.

Brain-Imaging[25]-Techniken können über die Funktion bestimmter Hirnsysteme und ihren Stellenwert in der Entstehung einer psychopathologischen Symptoma-

24 Abkürzung für den englischsprachigen Begriff *magnetic resonance imaging* (Anm. d. dt. Hrsg.).

25 Die Begriffe Brain-Imaging und Neuro-Imaging werden meistens synonym gebraucht. Brain-Imaging bedeutet, dass spezielle Hirnregionen und deren Aktivitäten im Zusammenhang mit motorischen, emotionalen und kognitiven Reizen untersucht werden, während Neuro-Imaging mehr die Struktur und Funktion des gesamten Gehirns betrifft (Anm. d. dt. Hrsg.).

tik informieren. Trotz großer Fortschritte sind diese Techniken allerdings noch nicht so weit, tiefere Einsichten in die neuronalen Schaltkreise und ihre Funktionen zu ermöglichen, um damit zu einem besseren Verständnis psychopathologischer Mechanismen beizutragen.

In der Praxis wird eine EEG-Untersuchung relativ häufig durchgeführt, zumeist zur Abklärung eventueller epileptischer Aktivitäten im Gehirn (vgl. Kapitel 10). Auch bei gezielten Fragen nach Funktion und Reifungszustand bestimmter Hirnregionen kann das EEG wertvolle Hinweise für Diagnostik und Behandlung liefern. Beispielsweise kann ein bestimmtes EEG-Bild, das bei einer Person mit einem reizbaren, nervösen Verhalten vorkommt, einen Hinweis auf die Entscheidung für eine medikamentöse Behandlung geben. Unterschiede zwischen der linken und rechten Hirnhälfte sollten diagnostisch berücksichtigt werden (vgl. Kapitel 8). Ein unreifes EEG kann mit Verhaltensproblemen des Kindes zusammenhängen (vgl. auch Njiokiktjien, 2004). Langsame Wellen und ein veränderter Hintergrundrhythmus bestimmter Hirnrindenareale können auf eine Unterfunktion hinweisen (Deb, 1995). Häufig treten solche Befunde zusammen mit Abweichungen kognitiver Funktionen auf, wodurch auch bestimmte Verhaltensweisen der Personen erklärt werden können (vgl. Kapitel 8).

Blut- und Urinuntersuchungen werden in der Regel routinemäßig durchgeführt. Diverse Stoffwechselstörungen können damit ausgeschlossen werden. Auch endokrine Störungen sollten insbesondere bei Klienten mit genetischen Abweichungen beachtet werden.

5.4 Psychologische und heilpädagogische Untersuchung

Kognitive Entwicklung

Zur relativ objektiven und präzisen Messung des Intelligenzniveaus wurden verschiedene psychologische Testverfahren entwickelt. Mit dem Intelligenzquotienten (IQ) stellt man fest, ob eine intellektuelle Beeinträchtigung oder Intelligenzminderung vorliegt und welche Ausmaße sie hat. Gegenwärtig liegen verschiedene Tests vor. Eine vollständige Übersicht der bestehenden Testverfahren und ihrer Anwendungsmöglichkeiten bieten Kraijer und Plas (2002)[26]. Die Praxis der psy-

26 Für den deutsprachigen Raum seien das Buch „Diagnostik bei Menschen mit geistiger Behinderung" von Stahl und Irblich (2005) empfohlen sowie die einschlägigen Handbücher der psychologischen Leistungsdiagnostik. Den umfassendsten Überblick über standardisierte diagnostische Fragebogenverfahren bietet das Buch „KIDS- 2 - Kinder-Diagnostik-System - Geistige Behinderung und schwere Entwicklungsstörung" von Sarimski und Steinhausen (2007) (Anm. d. dt. Hrsg.).

chologischen Intelligenzdiagnostik wird allerdings zunehmend kritisch gesehen. Dafür gibt es verschiedene Gründe:

- Die Tests sind in der Regel an einer Normalpopulation normiert und nicht für Menschen mit einer intellektuellen Beeinträchtigung konstruiert.
- Die Untersuchung findet meist in einem wenig motivierenden Raum statt, außerhalb der realen Welt.
- Die Testwerte bilden nur ein statisches Bild ab, dies kann zur Etikettierung beitragen.
- Viele intellektuell beeinträchtigte Menschen sind mit diesen Instrumenten nicht zu testen.
- Die normative Feststellung (Ausmaß der Intelligenzminderung) steht im Widerspruch zu heutigen Entwicklungsmodellen von intellektueller Beeinträchtigung.
- Intelligenztests liefern nur einen Teil der Informationen, die für eine Einschätzung der realen Situation eines intellektuell beeinträchtigten Menschen notwendig sind.

Trotz dieser Kritik sind Intelligenztests für den erfahrenen Untersucher nützliche Instrumente, um eine globale Einschätzung der kognitiven Möglichkeiten eines Klienten in einer gegebenen Situation zu erhalten. Eine Prognose über die weitere Entwicklung der kognitiven Funktionen ist auf Grundlage dieser Tests kaum möglich. Vygotsky (1986) hat mit dem Begriff von der *Zone der nächsten Entwicklung* gefordert, dass die betreuenden Personen nicht nur wissen müssen, welche Aufgaben das Kind im Moment bewältigen kann, sondern auch, was es vom Betreuenden lernen kann. Auf diesem Konzept beruhen die sogenannten *learning tests* (Engelmann & Bruner, 1969; Feuerstein, 1979). Das Charakteristikum solcher Tests ist, dass das Kind die Aufgaben immer bewältigen kann. Zunächst wird das Leistungsniveau des Kindes bestimmt, dann wird es dementsprechend gefordert. Danach werden die Leistungen wieder gemessen usw. Es soll damit bestimmt werden, welche Hilfen in welchem Ausmaß notwendig sind, um die Aufgaben erfolgreich zu bewältigen. Aufgrund der subjektiven Methodik werden diese Techniken oft als unwissenschaftlich kritisiert. Dennoch können sie dazu anregen, im Einzelfall über den entwicklungsbezogenen Zugang nachzudenken.

Soziales Entwicklungsniveau und adaptives Verhalten

Es wurden einige standardisierte Fragebögen entwickelt, mit denen das Niveau der sozialen Entwicklung und der Anpassungsfähigkeit bestimmt werden kann. Eine gute Übersicht bieten auch hier Kraijer und Plas (2002)[27]. Mit solchen Ska-

27 Vgl. Fußnote 26 und die dort zitierten Handbücher für die deutschsprachigen Länder (Anm. d. dt. Hrsg.).

len können Bereiche wie soziale Fähigkeiten zur Selbsthilfe, soziale Kompetenz, soziales Funktionieren, Kommunikation, Motorik und adaptives Verhalten erfasst werden. In den Niederlanden werden die *Skalen der sozialen Fähigkeit zur Selbsthilfe für Kinder (SRK)* für ältere Kinder und Erwachsene auf niedrigeren Entwicklungsniveaus (SRZ) und für Erwachsene auf höherem Niveau (SRZ-P[28]) benutzt (vgl. Kraijer & Plas, 2002). Gut eingeführt ist in den Niederlanden die Vineland Adaptive Behavior Scale (VABS; Sparrow et al., 1984). Dieses Instrument kann für alle Altersgruppen, Schweregrade und jedes Entwicklungsniveau eingesetzt werden. Es erfasst fünf Bereiche: Motorik, Kommunikation, Alltagsfertigkeiten, Sozialisierung und unangepasstes Verhalten. Weitere Fragebögen sind die Aberrant Behavior Checklist (ABC; Aman et al., 1985) und die Child Behavior Checklist (CBCL; niederländische Version von Verhulst et al., 1996[29]).

Diese Instrumente zielen darauf ab festzustellen, welches Verhalten die betroffene Person tatsächlich im jeweiligen Kontext zeigt. Darin unterscheiden sie sich von der Intelligenzmessung, die in einer konstanten Untersuchungssituation stattfindet und insofern weniger von der Situation und dem subjektiven Eindruck des Beurteilers abhängig ist.

Emotionales Entwicklungsniveau

Wie bereits in Kapitel 4 erwähnt, betrachten wir die emotionale Entwicklung im Kontext sozialer Interaktionen. Der emotionale Entwicklungsstand ist sowohl bei der Entstehung adaptiven Verhaltens als auch bei der Entstehung psychischer Störungen bedeutsam. Derzeit gibt es keine brauchbaren Methoden, die Entwicklung von emotionalen Bereichen einzuschätzen. Wir haben versucht, ein valides und standardisiertes Instrument zur Schätzung der emotionalen Entwicklung zu entwickeln (Došen, 2005a), welches bisher allerdings nicht ausreichend validiert wurde. Dieses Instrument (s.u. sowie im Anhang dieses Buches) wird trotzdem unter dem Namen *Schema der emotionalen Entwicklung* (SEO) in den Niederlanden, in Belgien, in Deutschland[30] und in einigen weiteren Ländern in Forschung und Praxis eingesetzt.

SEO - Schema der emotionalen Entwicklung. Für die Erarbeitung des Schemas waren folgende Erfahrungsbereiche von Bedeutung: Aktivierung von Emotionen, Erleben

28 SRZ-P = Sociale Redzaamheidsschaal Verstandelijk gehandicapten Hoger Niveau (Kraijer & Kema, 2004) (Anm. d. dt. Hrsg.)

29 Die CBCL liegt auch in einer deutschen Fassung vor und wird von der Arbeitsgruppe Deutsche Child Behavior Checklist (1998) herausgegeben. Seit 2014 ist eine revidierte deutschsprachige Bearbeitung erhältlich (Arbeitsgruppe Deutsche Child Behavior Checklist, 2014) (Anm. d. dt. Hrsg.).

30 Von einem breiten oder gar routinemäßigen Einsatz dieses Instruments kann bisher allerdings nicht die Rede sein (vgl. Kolb, 2014 und Anhang 1).

von Emotionen, Ausdruck von Emotionen, Beziehungen zwischen Emotionen und Kognition sowie Beziehungen zwischen Emotionen und Verhalten.

Es wurden zehn Aspekte ausgewählt (vgl. Kasten 5), die im psychosozialen Leben eines Menschen stets vorhanden sind und die sich in den Entwicklungsstadien verändern (vgl. Anhang 1).

Kasten 5: Emotionale Aspekte im Schema der emotionalen Entwicklung

1. Umgang mit dem eigenen Körper
2. Umgang mit anderen Erwachsenen
3. Erleben von sich selbst in der Interaktion mit der Umgebung
4. Entwicklung von Objektpermanenz
5. Ängste
6. Umgang mit Gleichaltrigen
7. Umgang mit Material
8. verbale Kommunikation
9. Affektdifferenzierung
10. Aggressionsregulation

Das SEO-Instrument wird auf Grundlage von Verhaltensbeobachtungen (z.B. durch Videoaufnahmen der Person in vier Situationen) oder auf Grundlage eines Interviews mit Personen, die den Untersuchten gut kennen (z.B. Eltern oder Betreuer), ausgewertet. Das Niveau der emotionalen Entwicklung wird anhand der fünf am niedrigsten bewerteten Aspekte bestimmt. Wenn beispielsweise fünf Aspekte auf der Ebene der ersten und zweiten Entwicklungsphase gefunden werden, nimmt man an, dass das emotionale Entwicklungsniveau nicht höher als 18 Monate ist (vgl. Anhang 1). Zur Durchführung des Interviews kann der SEO-Interviewleitfaden verwendet werden, der drei Fragen zu jedem einzelnen Entwicklungsaspekt beinhaltet (vgl. Anhang 2). Die Untersuchung sollte sich auf verschiedene Lebensbereiche beziehen, um die unterschiedlichen Sichtweisen und Erfahrungen der betreuenden Personen zu berücksichtigen (z.B. zu Hause und in der Schule). Der Untersucher sollte in der Anwendung des Instruments geschult sein und über die normale psychosoziale Entwicklung von Kindern gut Bescheid wissen. Neben dem SEO wird zur Einschätzung des Niveaus der emotionalen Entwicklung die Vineland Adaptive Behavior Scale (VABS; Sparrow et al., 1984) genutzt, insbesondere die Items zur Sozialisation. Nach unseren Erfahrungen korrespondieren in den meisten Fällen die Befunde von VABS und SEO. In einer Studie (LaMalfa et al., 2009) zeigte sich eine hohe Korrelation zwischen SEO und VABS. Einen hilfreichen Einsatz des SEO in der klinischen Praxis und für wissenschaftliche Untersuchungen beschreiben Sappok et al. (2011, 2012, 2013, 2014). Darüber hinaus erwähnen Vonk und Hosmar (2009) und van Vignero (2011) Einsatzmöglichkeiten des SEO in der alltäglichen Praxis.

SEO-R – Schema der emotionalen Entwicklung, Revidierte Fassung. Im Rahmen des SEN[31]-SEO-Projekts hat eine Gruppe flämischer Verhaltenswissenschaftler das SEO überarbeitet, mit dem Ziel einer Ergänzung, Verbesserung und Konkretisierung des Instruments. In der revidierten Fassung SEO-R (Claes & Verduyn, 2012) wurden zu den ursprünglich zehn Aspekten (jetzt Bereiche genannt) drei neue hinzugefügt: Freizeit – Spielentwicklung (Bereich 11), moralische Entwicklung (Bereich 12) und Emotionsregulation (Bereich 13; Claes & Verduyn, 2012). Zudem wurde die Handanweisung überarbeitet. Ein weiteres Ziel des SEO-R-Projekts ist eine Validierung des Instruments, die im Rahmen einer Zusammenarbeit von belgischen und niederländischen universitären Einrichtungen stattfinden soll[32].

Persönlichkeitsentwicklung

Das Niveau der Persönlichkeitsentwicklung wird danach bestimmt (vgl. Kapitel 4), welche Stufen der physiologischen, kognitiven, sozialen und emotionalen Entwicklung erreicht sind. Die Regulation physiologischer Bedürfnisse, die bei normaler Entwicklung in der ersten Hälfte des ersten Lebensjahres erreicht wird, ist grundlegend für eine psychosoziale Entwicklung. Bei stabiler psychosozialer Entwicklung entwickeln sich kognitive, soziale und emotionale Aspekte parallel und erreichen ein gleiches Niveau, welches unserer Ansicht nach auch das Niveau der Persönlichkeitsentwicklung darstellt. Dort, wo diese Aspekte unterschiedlich entwickelt sind, kann keine Aussage über das Niveau der Persönlichkeitsentwicklung gemacht werden (diskrepante oder unharmonische Persönlichkeitsentwicklung). Bei intellektuell beeinträchtigten Menschen mit psychischen Störungen und Verhaltensproblemen beobachten wir häufig solche Diskrepanzen, meistens solche zwischen der kognitiven und der emotionalen Entwicklung. In der Regel befindet sich die emotionale Entwicklung auf einem niedrigeren Niveau als die kognitive. Wir folgern daraus, dass eine diskrepante Persönlichkeitsentwicklung ein erhöhtes Risiko für maladaptives Verhalten und psychische Störungen bildet (vgl. Kapitel 4 und 22).

Zur Erfassung von Persönlichkeitseigenschaften wurden zahlreiche Testverfahren entwickelt, die internationale Verbreitung gefunden haben, z. B. projektive Verfahren wie der Children's Apperception-Test (CAT), der Columbus-Projektions-Test, der Rorschach-Test oder der Satz-Ergänzungstest. Für eine ausführliche Beschreibung dieser Instrumente für die Niederlande sei auf Kraijer und Plas (2002) hingewiesen[33]. Diese Instrumente beschäftigen sich mit unterschiedlichen Aspek-

31 SEN: Steunpunt Expertise Netwerken; Stützpunkt Expertise-Netzwerk (Anm. d. dt. Hrsg.).

32 Vgl. Fußnote 1, S. XV (Anm. d. dt. Hrsg.).

33 Došen erwähnt an dieser Stelle zusätzlich einige niederländische Persönlichkeitsfragebögen: Amsterdamer Biografische Frageliste für Kinder (ABVK), Niederländische Persönlichkeitsfrageliste (NVP) und Temperamentskala für geistig Behinderte (TVZ) (Anm. d. dt. Hrsg.).

ten der Persönlichkeit. Sie sollten nur bei begründeter Indikation eingesetzt werden. Bei guter Indikationsstellung können diese Verfahren sehr hilfreich sein. Bei intellektuell beeinträchtigten Menschen können solche Verfahren jedoch aufgrund der kognitiven Defizite nur sehr begrenzt eingesetzt werden.

Neuropsychologische Untersuchung

Die neuropsychologische Diagnostik erfasst Funktionsstörungen des Gehirns. Solche Funktionsabweichungen können im Zusammenwirken mit anderen Faktoren ein wichtiger Faktor für psychische Störungen und Verhaltensprobleme sein.

Pennington (2002) unterscheidet in Anlehnung an Luria (1973) drei Funktionssysteme des Gehirns: (1) Steuerungssystem des Erregungsniveaus, der Wachheit und der Handlungsbereitschaft (Hirnstamm, limbisches System, Kortex; primäres System nach Luria), (2) Steuerungssystem der Wahrnehmung und Wahrnehmungsverarbeitung (posteriorer Neokortex und Hippocampus; sekundäres System nach Luria) und (3) Steuerungssystem der bewussten Planung und komplexer Handlungen (frontaler Neokortex; tertiäres System nach Luria). Störungen in einem dieser Steuerungssysteme können die Funktion der anderen Systeme beeinflussen. Die Feststellung der primären Störung ist dann auch von wesentlicher Bedeutung für das Verständnis des Entstehungsmechanismus einer psychischen Störung (vgl. Kapitel 8 und 9).

Bei Menschen mit intellektueller Beeinträchtigung sind über Störungen der drei übergreifenden Funktionssysteme hinaus wahrscheinlich auch isolierte Funktionsstörungen bestimmter Hirngebiete von Bedeutung. Hierzu gehören Sprech- und Sprachstörungen, Gedächtnisstörungen, Störungen der räumlichen Vorstellungsfähigkeit, Apraxie und Aufmerksamkeitsstörungen. Auch solche isolierten Funktionsstörungen könnten zu Problemen in der Hirnfunktion und damit der sozialen Anpassung führen (vgl. Kapitel 8). Es wurden dazu diverse neuropsychologische Untersuchungsverfahren entwickelt (Übersicht bei Kraijer & Plas, 2002). Das Hauptproblem besteht darin, dass diese Instrumente nicht oder nur sehr begrenzt für Menschen mit sehr niedrigem intellektuellen Niveau (IQ<50) geeignet sind. Daher sollten diese Verfahren nur bei spezieller Indikation durchgeführt werden. Unter dieser Voraussetzung können sie einen wesentlichen Beitrag für die Diagnostik liefern.

Verhaltensanalyse

Mit der Verhaltensanalyse soll eine Beziehung zwischen dem Verhalten und den Bedingungen der Umgebung, in der das jeweilige Verhalten auftritt, hergestellt werden (vgl. Kapitel 3.2). Nach Heijkoop (1991) geht es insbesondere um die Funktion des Verhaltens im Kontext. Dabei wird nicht nur das Verhalten selbst betrachtet, sondern auch die Persönlichkeit der betroffenen Person. Das Verhalten kann nur auf dem Hintergrund der Persönlichkeit der betroffenen Person analysiert werden. Für die Beobachtung der Interaktion und des Verhaltens werden Videoaufnahmen aus dem Alltag benutzt.

Gardner et al. (2006) weisen auf drei wichtige Aspekte hin, die man bei der Untersuchung, Diagnostik und Behandlung von schweren Verhaltensproblemen bei Menschen mit einer intellektuellen Beeinträchtigung berücksichtigen muss (vgl. auch Došen et al., 2008; vgl. Kapitel 17):

- auslösende oder anfängliche oder verursachende oder Ausgangsbedingungen *(instigating conditions)*,
- individuelle Bedingungen der zentralen Verarbeitung *(central processing features)* und
- Bedingungen, die das Verhalten aufrechterhalten *(maintaining conditions)*.

Die Autoren gehen davon aus, dass Verhalten als Reaktion auf bestimmte Umstände (interne Umstände wie z. B. Schmerz und/oder externe Reize aus der Umgebung) entsteht. Sie gehen darüber hinaus davon aus, dass neben diesen Reizen die individuelle Situation der Person (z. B. neurologische Abweichungen, psychische Störungen, frühere Stresserfahrungen, kognitive Einschränkungen, emotionales Entwicklungsniveau) für die Verarbeitung der Reize und für die darauf folgende Reaktion bestimmend sein kann. Schließlich kann eine Reaktionsform (Verhaltensmuster) aufrechterhalten werden, indem sie durch bestimmte Interaktionen mit der Umwelt verstärkt wird. Um ein Verhalten zu verstehen, müssen all diese Aspekte berücksichtigt werden.

5.5 Psychiatrische Untersuchung

Vorgehen

Eine psychiatrische Untersuchung besteht aus zwei Teilen: zum einen die Untersuchung des gesamten psychiatrischen Bildes, zum anderen die spezielle Untersuchung der psychopathologischen Symptomatik.

Am wichtigsten ist, dass der Untersucher seine Untersuchung den Voraussetzungen des Patienten anpassen muss. So sollte bei einem ängstlichen Patienten, der sich in fremden Situationen nicht zurechtfindet, die Untersuchung in seinem gewohnten Lebensraum vorgenommen werden. Vor allem bei Menschen mit schwerer intellektueller Beeinträchtigung sollte man daran denken.

Szymanski und Tanguay (1980) empfehlen folgenden Untersuchungsablauf:

1. *Einleitungsphase:* Suche nach der passenden Kommunikations- und vertrauensbildenden Interaktionsform (verbal, über Material usw.).

2. *Beobachtungsphase:* Offene und ungezwungene, empathische Gestaltung der Interaktion für eine freie Exploration, um das spontane Verhalten und Wahrnehmungsmöglichkeiten des Klienten zu beobachten.
3. *Explorative Phase:* Der Untersucher fragt nach den stärker emotional belastenden Themen. Er setzt auch Grenzen und beurteilt damit die Frustrationstoleranz, das Selbstvertrauen, die Selbstkontrolle usw.
4. *Abschließende Phase:* Der Untersucher wendet sich weniger belastenden Themen zu; wenn möglich, erläutert er die Ergebnisse seiner Untersuchung, weist auf wichtige Probleme hin und gibt einen optimistischen Ausblick auf die Behandlung.

Symptomatologie

Die psychopathologischen Symptome müssen im Kontext aller anderen Untersuchungsergebnisse interpretiert werden (vgl. Kapitel 6), weil die Bedeutung eines Symptoms bei Menschen mit einer intellektuellen Beeinträchtigung anders sein kann als bei nicht beeinträchtigten Menschen.

Die Bewusstseinsqualität kann sich aufgrund des mentalen Zustandes und verschiedener Erkrankungen (z.B. durch wechselndes allgemeines kortikales Erregungsniveau bei Krankheiten tieferer Hirnstrukturen) ändern. Die Orientierung zu Zeit, Ort und Person kann infolge des psychopathologischen Zustandes gestört sein, allerdings auch durch perzeptive und kognitive Einschränkungen infolge der Intelligenzminderung.

Eine verlangsamte, blockierte oder assoziative Art des Denkens kann auf eine spezifische physiologische Eigenschaft des Betroffenen hinweisen. Pathologische Phänomene wie Halluzinationen und Wahn müssen auch im Kontext der intellektuellen Beeinträchtigung verstanden werden. Es kommt durchaus vor, dass der Patient berichtet, er höre seine eigenen Gedanken oder erinnere sich an wichtige Worte anderer Personen in Situationen, in denen wichtige Entscheidungen getroffen werden. Solche Erfahrungen dürfen nicht als Halluzinationen missdeutet werden, sondern als eine einfache Art des Denkens. Die Deutung von „Stimmen" muss immer in der Gesamtheit des psychopathologischen Bildes des Patienten versucht werden. Bei nicht sprechenden Menschen sind Halluzinationen schwer festzustellen.

Wahn ist eine ernstzunehmende inhaltliche Denkstörung, in der sich Menschen eine komplexe eigene, für sie bestimmende Wirklichkeit erschaffen. Menschen mit einer intellektuellen Beeinträchtigung sind zweifellos weniger zum komplexen Denken in der Lage. Deshalb ist Wahn bei intellektuell beeinträchtigten Menschen eher selten. Das Wahnsystem selbst ist dann meist sehr einfach. Ein Beispiel für einen Größenwahn bei einem leicht intellektuell beeinträchtigten jungen Mann besteht darin, dass er denkt, ein LKW-Fahrer zu sein.

Die Beurteilung des beeinträchtigen Gefühlslebens von Menschen mit einer intellektuellen Beeinträchtigung sollte sowohl die biologische Seite (z. B. Probleme der hirnorganisch bedingten Affektregulation bei Störungen tiefer Hirnstrukturen) als auch die psychologische Seite (Probleme der Affektregulation durch kognitive und emotionale Entwicklungsverzögerung) beachten. Erst dann sollte eine psychopathologische Erklärung der Störung des Gefühlslebens erwogen werden. Stimmungsschwankungen können bei diesen Menschen als ein Symptom einer psychiatrischen Störung als Teilaspekt eines komplexen klinischen Bildes angesehen werden. Störungen der Motivation, der Motorik, der Haltung, der körperlichen und Sinnesfunktionen bekommen erst dann eine pathologische Bedeutung, wenn sie innerhalb eines umfassenderen klinischen Bildes vorkommen.

Die beschriebenen psychopathologischen Symptome können erst angemessen verstanden werden, wenn sie in ein umfassendes Bild der Persönlichkeit des Klienten eingeordnet werden. Der Untersucher muss dafür die charakteristischen Persönlichkeitszüge des Untersuchten und seine basale emotionale Befindlichkeit, seine grundlegenden Lebensprobleme, seine Copingmechanismen und die Eigenart seiner Interaktion mit der Umgebung erkennen. Hier stützt er sich auf eigene Untersuchungen, er nutzt aber auch Untersuchungen anderer Disziplinen (z. B. Neurologie, Psychologie, Heilpädagogik). Nur durch eine derartige interdisziplinäre Sichtweise können die beobachteten Symptome zuverlässig beurteilt werden.

Untersuchungsskalen

In den letzten zwei Jahrzehnten sind verschiedene diagnostische Verfahren entwickelt worden mit dem Ziel, die beobachtete Symptomatik definierten Störungsbildern bzw. diagnostischen Kategorien zuzuordnen. Solche Verfahren sind: *Psychopathology Instrument for Mentally Retarded Adults* (PIMRA; Matson, 1988), *Reiss Screen for Maladaptive Behavior* für Erwachsene und Kinder (Reiss, 1988), *Psychiatric Assessment Schedule for Adults with Developmental Disabilities* (PAS-ADD; Moss et al., 1993), *Developmental Behavior Checklist* (DBC; Tonge et al., 1996).

Diesen Verfahren ist gemein, auf Grundlage relativ weniger Symptome zu einer psychiatrischen Diagnose zu kommen. Dies stellt eine erhebliche Simplifizierung einer komplexen Problematik dar. Die Verfahren können nützlich für Screening-

Untersuchungen, zur Grobeinschätzung des psychischen Zustandes, für größere epidemiologische Untersuchungen und für wissenschaftliche Fragestellungen sein. Sie genügen aber nicht den Ansprüchen an eine klinisch-psychiatrische Diagnostik. Sie können eine solche allenfalls unterstützen oder eine weitergehende Diagnostik anregen.

SOPD – Skala für entwicklungspsychiatrische Diagnostik. Aufgrund der Begrenztheit kategorialer Verfahren haben wir versucht, einen dimensional angelegten Fragebogen zu entwickeln, nämlich die *Skala für entwicklungspsychiatrische Diagnostik* (SOPD; s. Anhang 3). Sie gibt – ausgedrückt in Prozenten – den Schweregrad der Problematik an und gibt Aufschluss über die wahrscheinliche Diagnose. Das Instrument nutzt die Symptome nicht exklusiv für eine bestimmte (psychiatrische) Diagnose, sondern es kombiniert sie und leitet daraus verschiedene Störungsbilder ab, bei denen diese Symptomatik vorkommen kann. Beispielsweise kommt aggressives Verhalten oder Zurückgezogenheit bei verschiedenen Störungsbildern vor. Auf diese Weise wird berücksichtigt, dass die Symptome bei Menschen mit einer intellektuellen Beeinträchtigung eine andere Bedeutung haben oder weniger differenziert (d. h. vieldeutiger) sind als in der Normalpopulation oder eben in gleicher Ausprägung bei verschiedenen Störungsbildern vorkommen können. Der Fragebogen besteht aus 64 Items. Jedes Item kann mit maximal zwei Punkten bewertet werden, der Gesamtsummenscore kann also bis zu 128 betragen.

In einer vergleichenden Untersuchung der SOPD mit der Reiss-Skala für Erwachsene und Kinder (Maes et al., 2003) zeigte sich, dass die Grenze zwischen dem normalen und dem auffälligen psychischen Zustand bei 25 % des Gesamtscores liegt, also bei 32 Punkten. Nach eigenen klinischen Erfahrungen folgt daraus, dass eine psychische Störung ab einem Score von 25 % vermutet werden kann. Dann muss eine weitere spezielle Diagnostik erfolgen. Bei einem Wert von 50 % oder mehr ist eine Störung sehr wahrscheinlich. Die SOPD kann auch für epidemiologische Untersuchungen benutzt werden.

Es wurde bereits betont, dass die psychopathologische Bewertung auffälliger Verhaltensweisen abhängig vom Entwicklungsniveau der betroffenen Personen ist. Manche Verhaltensweisen, die bei leichter beeinträchtigten Personen als Symptome einer Störung angesehen werden können (z. B. Einnässen/Einkoten, fehlende Sprachentwicklung, Impulsivität, schnelle Stimmungswechsel), sind bei schwerer beeinträchtigten Menschen noch im Bereich der Norm. Daher kann die SOPD bei Menschen auf niedrigem Entwicklungsniveau nur zur globalen Beurteilung der Störung dienen und in modifizierter Form eingesetzt werden. Eine Orientierung hierzu bietet die Tabelle in Anhang 5.

Die SOPD ist bisher nicht validiert. Die ausführliche Beschreibung erfolgte hier, um die Aufmerksamkeit des Lesers auf dieses Verfahren zu lenken und zu weiteren Untersuchungen anzuregen.

5.6 Untersuchung der schulischen und beruflichen Leistungsfähigkeit

Hierbei geht es um zwei Bereiche, nämlich die Feststellung der schulischen und beruflichen Leistungsfähigkeit und um die Beurteilung der globalen Funktionsfähigkeit in den Bereichen Schule und Arbeit. Die Einschätzung des ersten Bereiches bezieht sich auf die aktuelle Leistung und darauf, welche eventuellen Hilfen und Unterstützungen notwendig sein könnten. Für die Einschätzung der globalen Funktionsfähigkeit wird das Verhalten betrachtet, darüber hinaus, welche Interaktionen möglich sind und wie die Bedürfnisse und Fähigkeiten des Untersuchten berücksichtigt werden können. Dazu muss eine Beobachtung direkt in der Schule oder am Arbeitsplatz durchgeführt werden, am besten unterstützt durch Videoaufnahmen.

5.7 Persönliche Stärken

Zu einer ganzheitlichen Untersuchung gehören auch die Stärken einer Person. Kenntnisse, Fertigkeiten, Interessen, aber auch das Erleben positiver Emotionen, Anteil an den Emotionen anderer zu haben, soziales Verhalten etc. sind Eigenschaften, über die positive Interaktionen mit der Umgebung zustande kommen können. Kontaktaufnahme und Kommunikation über diese positiven Eigenschaften können einen Einstieg in die Behandlung von Problemverhalten oder einer psychischen Störung bieten.

5.8 Untersuchung des Lebensumfeldes

Hierbei sollte nicht allein die Herkunftsfamilie des Untersuchten betrachtet werden, sondern alle Lebensbereiche, in denen sich die betreffende Person tagsüber und nachts aufhält (Schule, Arbeitsplatz, Tagesstätte, Pflegefamilie, Wohnstätte usw.). In den Familien sollte insbesondere auf soziale Belastungen, gesundheitliche Auffälligkeiten, Probleme zwischen den Eltern, auf die Akzeptanz des Untersuchten durch die Familienmitglieder sowie auf die Position und Rolle des Untersuchten innerhalb der Familie geachtet werden. In den anderen Lebensbereichen wird schwerpunktmäßig die Gruppensituation betrachtet (z. B. personelle Zusammensetzung, Interaktionen, Rolle und Position des Untersuchten in der Gruppe). Auch hier können Videoaufnahmen sehr nützlich sein. Nicht allein die Akzeptanz des Untersuchten in diesen Lebensbereichen ist interessant, sondern auch, ob seine basalen psychosozialen Möglichkeiten und Bedürfnisse berücksichtigt werden. Situationen von Überforderung oder Unterforderung könnten beispielsweise

Verhaltensprobleme der Betroffenen erklären. Psychiatrische Störungen bei Familienangehörigen, Missbrauch und Misshandlung des Betroffenen können die Frage nach der Pathogenese einer psychischen Störung beantworten.

5.9 Untersuchung bei Problemverhalten und anderen Verhaltensauffälligkeiten[34]

Die 2008 erschienenen *Leitlinien zu Assessment, Diagnostik, Behandlung und Unterstützung bei Menschen mit intellektueller Behinderung und Problemverhalten* (Došen et al., 2008)[35] beschäftigen sich ausführlich mit den diagnostischen Aspekten bei Problemverhalten, insbesondere bei aggressiven Verhaltensweisen. Für die Autoren ist Verhalten zunächst ein in der Interaktion zwischen der betroffenen Person und ihrer Umgebung beobachtbares Phänomen. Dabei werden drei Komponenten unterschieden, die in die Untersuchung einbezogen werden müssen (Entstehungsdreieck):

1. die Person mit ihren biologischen und psychischen Bedingungen sowie medizinischen, funktionellen und psychiatrischen Problemen,
2. die Umwelt mit den physischen, personalen, sozialen, pädagogischen und kulturellen Bedingungen und Faktoren, Systemmerkmalen und der Bedeutung der betroffenen Person und
3. die Interaktion (das Verhalten) als externalisiertes Resultat der Interaktion zwischen Person und ihrer Umgebung.

Die diagnostische Einschätzung muss die verursachenden (auslösenden) Bedingungen, die Art und Weise der Bewältigung dieser verursachenden Bedingungen sowie die aufrechterhaltenden Bedingungen bei der Person selbst und in der Umwelt wie auch deren Interaktionsmuster (das Verhalten) berücksichtigen. Es werden die gleichen multidisziplinären Methoden wie bei psychischen Störungen verwendet.

Der Untersuchungsprozess wird im Folgenden schematisch dargestellt. Abbildung 6 zeigt drei Untersuchungsebenen. Aus den jeweiligen Untersuchungsergebnissen wird die integrative Diagnose erarbeitet.

Die erste Ebene (vgl. Abb. 7) ist das *Entstehungsdreieck* des Verhaltens. Verhalten ist danach das Ergebnis der Interaktion der betroffenen Person mit ihrer Umge-

---

34 *Problemverhalten* wird hier in der engeren Definition der oben zitierten Veröffentlichungen benutzt (v.a. schwere expansiv-aggressive Auffälligkeiten) und entspricht dem im deutschen Sprachraum oft benutzten Begriff des *herausfordernden Verhaltens*. Die weiteren Ausführungen in diesem Abschnitt zeigen aber, dass die Methodik der Diagnostik sehr wohl auf alle Verhaltensauffälligkeiten im weiteren Sinn anwendbar ist und sich insbesondere zur differenzialdiagnostischen Abgrenzung gegenüber psychischen Störungen eignet (Anm. d. dt. Hrsg.).

35 Sie liegen mittlerweile in deutscher Übersetzung vor (Seidel et al., 2010) (Anm. d. dt. Hrsg.).

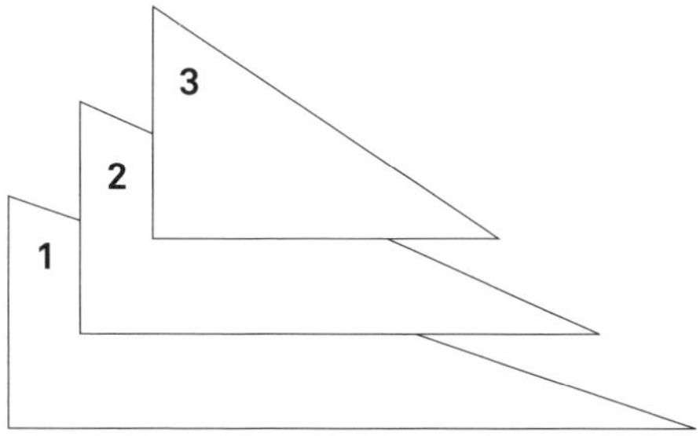

1. Erste Ebene: Basale Faktoren: Person, Umgebung, Interaktion
2. Zweite Ebene: Prozesse: Verursachende Faktoren, zentrale Verarbeitung, aufrechterhaltende Bedingungen
3. Dritte Ebene: Differenzierung, Qualifikation (normales Verhalten, Problemverhalten, psychiatrische Störung), integrative Diagnose

Abbildung 6: Drei Ebenen zur Erklärung und zum Verständnis des Problems (Entwicklungsmodell)

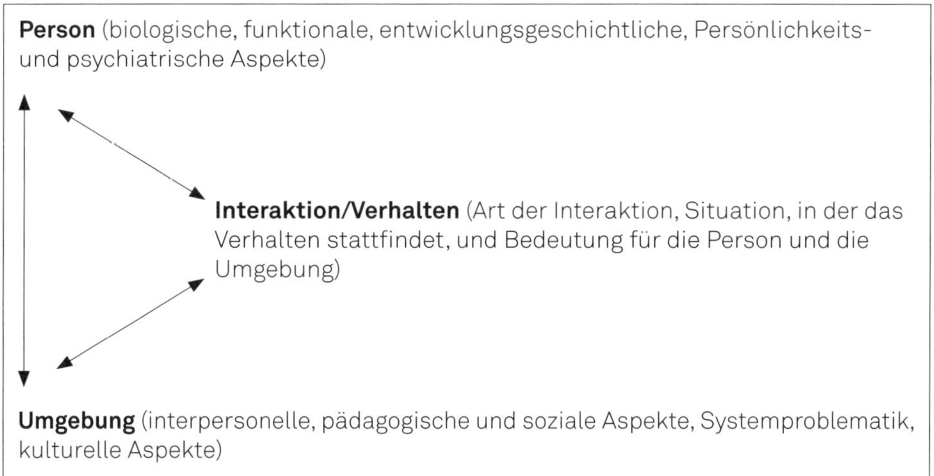

Abbildung 7: Erste Erklärungsebene (Entstehungsdreieck)

bung. Jede der drei Komponenten (Person, Umgebung und Interaktion) beeinflusst die anderen beiden. Ein Beispiel: Eine Person mit einer sehr niedrigen Frustrationsschwelle und starken Reizen aus der Umgebung wird aufgrund ihrer aggressiven Ausbrüche durch ihre Umgebung häufig isoliert. Dies führt zu weiterer Frustration der Person, wodurch die Aggression noch weiter zunimmt, was zu weiterer Isolation führt und so zu einer negativen Spirale. Durch die Untersuchung des Entstehungsdreiecks muss deutlich werden, welche Aspekte der Person und welche Aspekte der Umgebung zur bestehenden Interaktion beitragen und welchen

Einfluss die Interaktion (das Verhalten) sowohl auf die Person als auch auf die Umgebung hat.

Auf der zweiten Ebene (vgl. Kasten 6) wird nach den Faktoren sowohl bei der Person als auch in der Umgebung gesucht, die ein bestimmtes Verhalten verursachen (hervorrufen) (vgl. auch Gardner et al., 2006, sowie Došen et al., 2008). Der Untersucher beobachtet die Person in ihrer Umgebung und nimmt dabei die Verhaltensanalyse zuhilfe. Auf der Basis der Ergebnisse aus dem Entstehungsdreieck kann man nun erklären, wie und warum die verursachenden Faktoren auf diese je eigene Art verarbeitet werden. Gleichzeitig sollte deutlich werden, welche Faktoren das Verhalten aufrechterhalten.

Kasten 6: Zweite Erklärungsebene: Erkennen von Faktoren und Prozessen

1. Verursachende Faktoren: z.B. ungünstige Umgebungsumstände mit andauernden oder sich wiederholenden Frustrationen, andauernde Überforderung/Überstimulation, Stresserfahrungen, Trauma ...
2. Zentrale Verarbeitungsprozesse: das Verhalten entsteht als Ergebnis von z.B. maladaptivem Coping bei Frustration durch Überforderung/Überstimulation bei einer Person mit einem starken Entwicklungsrückstand in Bezug auf die kognitive Entwicklung
   - problematischer Verarbeitung sensorischer Reize
   - körperlicher Erkrankung
   - psychischer Störung
   - Dysfunktion des Zentralnervensystems (z.B. ADHS, Autismus-Spektrum-Störung, Sprachstörungen)
   - organischen Defekten des Zentralnervensystems (z.B. Epilepsie, organischer Verfall)
3. Aufrechterhaltende Eigenschaften: z.B. wird das Problemverhalten aufrechterhalten durch andauernde ungünstige Reaktionen der Umgebung, eine unangemessene Behandlung, eine psychische Störung ...

Auf der dritten Ebene wird das Verhalten diagnostisch bewertet (z.B. normales Verhalten, auffälliges Verhalten oder psychische Störung, vgl. Kasten 7; vgl. Kasten 9, 10 und 11 in Kapitel 6).

Kasten 7: Dritte Ebene: Diagnostische Einschätzung des Verhaltens (Verstehen, Bedeutung im Kontext)

- normales Verhalten
- Problemverhalten
- psychische Störung
- Problemverhalten aufgrund einer psychischen Störung
- psychische Störung als Folge eines Problemverhaltens
- Problemverhalten aufgrund einer körperlichen Erkrankung

6 Integrative Diagnostik

Diagnostische Prozesse, integrative Diagnostik, Entstehungsmechanismen, andere Aspekte, Modell der integrativen Diagnose

6.1 Diagnostischer Prozess

Die Komplexität der Problematik bei Menschen mit intellektueller Beeinträchtigung bedarf komplexerer diagnostischer Zugänge als üblicherweise. In neueren Veröffentlichungen wird dieses Konzept als *multimodal approach* (Bouras & Holt, 2007), *interdisciplinary diagnostic formulation* (O'Hara, 2007) und *integrated team approach* (Reese et al., 2007) benannt[36]. Wir bezeichnen unser Vorgehen im Sinne des oben beschriebenen ganzheitlichen Ansatzes als *integrative Diagnostik*. Sie ist nicht nur aufgrund der spezifischen biopsychosozialen Faktoren erforderlich, sondern auch aufgrund der ganzheitlichen Betrachtungsweise, die bei dieser Personengruppe unbedingt angebracht ist. Der diagnostische Prozess verläuft in zwei Phasen: Problembeschreibung und integrative Diagnose.

6.1.1 Problembeschreibung

Unter Problembeschreibung wird hier ein möglichst umfassender Überblick verstanden über die aktuelle Lebenssituation eines Menschen mit ihren Zusammenhängen zwischen indviduellen und Umweltfaktoren. Unter einem eher klinischen Aspekt erfolgt damit eine Beschreibung der Bedingungen und Faktoren, die den Verhaltensauffälligkeiten zugrunde liegen (vgl. Kasten 8). Relevante Untersuchungsbefunde, die nach dem in Kasten 3 (vgl. S. 82) dargestellten Schema erhoben wurden, und Befunde bezüglich der Entstehung des Verhaltens (vgl. Abb. 6 und 7, sowie Kasten 6 und 7) werden zusammengefügt mit dem Ziel, das Problem zu erklären und die Bedeutung des Verhaltens zu verstehen (vgl. Kasten 9, 10 und 11). Diese Erkenntnisse bilden die Grundlage für die zielführende integrative Diagnose.

---

36 In der deutschen Kinder- und Jugendpsychiatrie spricht man von multidimensionaler Diagnostik (vgl. Döpfner et al., 2000).

Kasten 8: Problembeschreibung

1. *Erste Ebene:* Entstehungsdreieck: Befunde in Bezug auf die Person, die Umgebung und die Interaktion
2. *Zweite Ebene:* Erklärung des Erscheinungsbildes:
   a) anfängliche Faktoren (Beobachtung und Verhaltensanalyse)
   b) individuelle Verarbeitungsprozesse (Zusammenhänge zwischen den verursachenden Faktoren einerseits und den biopsychosozialen und Entwicklungsfaktoren der Person, den Umgebungsfaktoren und Interaktionsmustern andererseits)
   c) aufrechterhaltende Bedingungen
3. *Dritte Ebene:* Verstehen und Bedeutung des Verhaltens: Ist das Erscheinungsbild normales oder auffälliges Verhalten oder eine psychische Störung? Interpretation der Symptome.

6.1.2 Differenzierung normales – auffälliges Verhalten, psychische Störung

Schwieriges Verhalten bei Menschen mit intellektueller Beeinträchtigung bedeutet nicht immer auffälliges Verhalten oder eine psychische Störung. Dennoch wird die Diagnose Verhaltensauffälligkeit oder Problemverhalten im engeren Sinn häufig nur aufgrund der Belastung gestellt, die die Umgebung mit diesem Verhalten hat. Die hohe Prozentrate von herausfordernden Verhaltensweisen bei dieser Patientengruppe könnte bedeuten, dass bei der Untersuchung die Bedeutung dieses Verhaltens nicht ausreichend differenziert betrachtet wird. Die American Association for Mental Retardation (AAMR, 2002) weist darauf hin, dass es „die Funktion unangemessenen oder maladaptiven Verhaltens sein kann, persönliche Bedürfnisse zu kommunizieren, und daher als adaptiv betrachtet werden kann" (Übers. d. dt. Hrsg.), und Menolascino (1988) erklärt: „... einige Verhaltensmuster, die bei Personen mit geistiger Beeinträchtigung beobachtet werden können, scheinen einzigartig zu sein. Es gibt kein symptomatologisches Äquivalent bei nicht beeinträchtigten Menschen" (Übers. d. dt. Hrsg.). Reiss et al. (1983) wiesen bereits auf das Phänomen des *overshadowing* hin. Der Begriff meint, dass Symptome psychischer Störungen durch die spezifischen Eigenschaften der intellektuellen Beeinträchtigung *überschattet* werden, was die psychiatrische Diagnostik erschwert. Offenbar ist die Situation derzeit umgekehrt: Diagnostiker neigen dazu, atypische und unerwünschte, aber für die betroffene Person dennoch normale Verhaltensweisen zu schnell als psychopathologische Symptome zu verstehen. Zwischen einer psychischen Störung, Problemverhalten und einem atypischen, für die Umgebung schwierigen, aber doch normalen Verhalten muss in jedem Fall unterschieden werden. Dazu muss man wissen, was normales Verhalten der betroffenen Personen ist. Eine ähnliche Frage stellt Allen Frances (2013), indem er die

Ausdehnung der psychiatrischen Diagnostik auf übliche Verhaltensweisen in der Normalbevölkerung durch das DSM-5 kritisiert.

Verhalten im Allgemeinen wurde an anderer Stelle bereits besprochen. Zur Unterscheidung zwischen adaptivem (normalem) und maladaptivem (auffälligem) Verhalten braucht der Untersucher Kriterien für *normales* Verhalten. Diese beziehen sich auf biologische, psychologische, soziale und entwicklungsbezogene Eigenschaften der Person, auf ihre grundlegenden Bedürfnisse und Motive und auf die Umgebungsumstände. In den Kästen 9 bis 11 werden Beispiele beschrieben, wie diese Differenzierung in der Praxis vorgenommen werden kann.

Kasten 9: Kriterien für normales (adaptives) Verhalten

Verhalten ist angemessen in Bezug auf die biologischen Eigenschaften und das psychosoziale Entwicklungsniveau (Persönlichkeits- und emotionale Entwicklung) der Person und die Gegebenheiten der Umwelt.

Erklärung:
- Das Verhalten kann sowohl für die Umgebung als auch für die Person belastend sein.
- In ungünstigen Situationen (bei Frustration, Angst, Schmerz) reagiert die Person mit einem Verhalten, das für ihr emotionales Entwicklungsniveau charakteristisch ist.
- Die Person kann Erregung und Affekt innerhalb einer relativ kurzen Zeit unter Kontrolle bringen.
- Die Intensität, Frequenz und Dauer des Verhaltens stört die Interaktion mit der Umgebung nicht ernsthaft und benachteiligt die Lebensqualität der Person und die ihrer Umgebung nicht.

Kasten 10: Kriterien für auffälliges (maladaptives, unangepasstes, Problem-)Verhalten

Verhalten ist meistens situationsabhängig, unangepasst, intensiv, häufig, lang andauernd und beeinflusst die Lebensqualität.

Erklärung:
- Verhaltensmerkmale korrespondieren meistens nicht mit dem kognitiven Niveau der Person (aber durchaus mit dem emotionalen Niveau).
- In ungünstigen Situationen (Frustration, Angst) reagiert die Person mit einer übertriebenen Reaktion (hinsichtlich Intensität, Dauer), die für das Niveau ihrer emotionalen Entwicklung charakteristisch ist.
- Die Umgebung ist meistens nicht an die grundlegenden emotionalen Bedürfnisse der Person angepasst.
- Die Intensität, Häufigkeit und Dauer des Verhaltens stören die Interaktion mit der Umgebung und beeinträchtigen die Lebensqualität.
- Durch das Verhalten entsteht ein Risiko für die eigene Gesundheit und Sicherheit.

Kasten 11: Kriterien für eine psychische Störung

Situationsunabhängiger Zustand mit Störungen (Symptomen) der kognitiven, emotionalen und physiologischen Funktionen von relativ langer Dauer.

Erklärung:
- Die Interaktion zwischen der Person und der Umgebung ist ernsthaft gestört.
- Die Person zeigt eine Veränderung in Aktivitäten und Verhalten (seltsames, unangemessenes Verhalten).
- Die Person zeigt eine Störung im Denken, des Erlebens des Selbst und der Umgebung, eine Veränderung der Stimmung und von alltäglichen Aktivitäten und eine Störung der physiologischen Funktionen.
- Dieser Zustand hängt nicht mit bestimmten Alltagssituationen in der Umgebung zusammen und dauert gleichbleibend meistens mehrere Wochen bis Jahre an oder kehrt periodisch wieder.

Gemäß dieser Kriterien besteht der größte Unterschied zwischen Verhaltensauffälligkeiten bzw. Problemverhalten und einer psychischen Störung in einer Veränderung des Funktionsniveaus der Person, begleitet von spezifischen Symptomen eines psychischen Störungsbildes (vgl. auch Bakken, 2010). Bei Verhaltensauffälligkeiten bzw. Problemverhalten handelt es sich hingegen meistens um ein lang anhaltendes, durchgehendes und ernsthaftes Problem. Wie bereits erwähnt, kann eine psychische Störung eine Ursache für Problemverhalten sein (Problemverhalten als Symptom einer psychischen Störung), ebenso kann erhebliches Problemverhalten zu einer psychischen Störung führen. Für die Behandlung ist es sehr wichtig zu wissen, welches das primäre und welches das sekundäre Problem ist. Eine ganzheitliche Untersuchung kann diese Frage beantworten.

Auf Basis der Unterscheidung zwischen normalem Verhalten, auffälligem Verhalten und psychischer Störung können Behandlungsstrategien entworfen und spezifische Intervention geplant werden (vgl. Kapitel 7.1).

Das Vorgehen soll an den beiden folgenden Fallbeispielen veranschaulicht werden.

Martha ist eine junge Frau von 18 Jahren mit einer schweren intellektuellen Beeinträchtigung.

Das Problem

Die Gründe für die Vorstellung zur Untersuchung waren Wutausbrüche, fremdaggressives Verhalten und gelegentliches selbstverletzendes Verhalten. Das Verhalten trat sowohl zu Hause als auch in der Tagesstätte auf. Es bestand seit ihrer Kleinkindzeit und wurde im Laufe der Jahre immer schlimmer.

Kurze Darstellung der Anamnese und Befunde

Marthas Entwicklung war von Beginn an verzögert. Die Ursache war eine pränatale Schädigung des Gehirns unklarer Genese. Sie wohnte bei ihren Eltern und besuchte tagsüber eine Tagesstätte. Die Wutausbrüche kamen meistens bei Frustrationen vor, sowohl zu Hause als auch in der Tagesstätte.

Neurologische und andere medizinische Untersuchungen ergaben keine relevanten Befunde. Die physiologischen Funktionen waren ziemlich gut reguliert. Der kognitive Entwicklungsstand entsprach etwa dem von 2 Jahren. Das Niveau der sozialen und emotionalen Funktionsfähigkeit war niedriger als 18 Monate, der Stand der Persönlichkeitsentwicklung wurde auf weniger als 2 Jahre geschätzt. Die basalen emotionalen Bedürfnisse waren vergleichbar mit einem noch nicht zweijährigen Kind, d.h. die junge Frau hatte noch ausgeprägte Wünsche nach basaler Geborgenheit und Nähe zu Bezugspersonen. Ein zu großer Abstand von der Bezugsperson, zu große Anforderungen oder Beschränkungen ihrer lustbetonten Wünsche führten zu Frustrationen mit nachfolgender Stressreaktion mit Kampf- und Fluchtverhalten. Die wichtigste Motivation von Martha bestand in der Suche nach lustvoller Nähe und Geborgenheit. Bei der psychiatrischen Untersuchung fand man eine plumpe Grobmotorik, eine schwach entwickelte Feinmotorik, eine schlechte Auge-Hand-Koordination, Wechsel des zerebralen Aktivitätsniveaus (Arousal), abrupte Stimmungswechsel, eine niedrige Frustrationstoleranz und aggressive Ausbrüche bei Frustration. Einige dieser Symptome können als Folge eines erheblichen Entwicklungsrückstandes des zentralnervösen Funktionsniveaus erklärt werden, andere als unangepasste Verhaltensweisen einer Person auf einem sehr niedrigen Niveau der Persönlichkeitsentwicklung.

Bei der Beobachtung der jungen Frau in verschiedenen Situationen wurde deutlich, dass das Verhalten dann auftrat, wenn Martha aufgefordert wurde etwas zu tun oder wenn sie nicht bekam, was sie wollte. Weiter war aufgefallen, dass die Anforderungen an ihre Interaktions- und Funktionsfähigkeit über ihrem Entwicklungsniveau lagen.

Problembeschreibung

Aggressive und autoaggressive Wutausbrüche

- Erste Ebene: Person: körperlich keine relevanten Befunde, intellektuelle Beeinträchtigung, Entwicklungsalter 2 Jahre, emotionale Entwicklung unter 18 Monaten; Umgebung ist überfordernd und überstimulierend; Interaktion ist mit aggressiven Wutausbrüchen beladen.
- Zweite Ebene – verursachende Faktoren: Aufforderungen und Überstimulation verursachen Spannungen, Wut und aggressive Wutausbrüche. Aggressives Verhalten entsteht als Reaktion auf die Umstände.
- Individuelle Verarbeitung: Das kognitive und emotionale Niveau von Martha sind bestimend für ihr Coping mit den Umständen (z. B. sonsorische Überstimulation) und unangemessenes Drängen der Umgebung. Das Kommunikationsproblem führt auch zu Missverständnis und Frustration sowohl bei Martha als auch in der Umgebung.
- Aufrechterhaltende Bedingungen: Die Umgebung berücksichtigt die basalen emotionalen Bedürfnisse von Martha nicht und versteht ihre Art zu kommunizieren nicht. Dies führt zu einem festen Handlungs-Reaktions-Muster.
- Dritte Ebene – Verstehen (Bedeutung) des Verhaltens: Hier handelt es sich um *normales Verhalten*. Das Verhalten zeigt Merkmale der Phase der emotionalen Entwicklung von Martha (phasenspezifisches Verhalten). In günstigen Situationen zeigt Martha

adaptives Verhalten. Das auffällige Verhalten dauert verhältnismäßig kurz, danach wieder adaptives Verhalten. Die Intensität des Verhaltens ist für die Person oder die Umgebung nicht gefährlich und die Lebensqualität wird nicht ernsthaft beeinträchtigt.

Zur Begründung der integrativen Diagnose vgl. Kapitel 6.2.

Eine ähnliche Problematik wie im Fallbeispiel beschrieben, finden wir oft bei Menschen mit niedrigem Entwicklungsniveau. Solche Auffälligkeiten werden meistens als Verhaltensstörung angesehen. Im englischen Sprachraum wird dafür der Begriff *challenging behavior* benutzt. Nach unseren Erfahrungen handelt es sich sehr oft um Interaktionsprobleme mit Über- oder Unterforderung oder um ein Verhalten, das als Reaktion auf Frustration zu verstehen ist. In der Regel kommt es daraufhin zu unangemessenen Reaktionen der Umgebung mit Zunahme der Konfliktsituationen.

Bei Martin handelt es sich um einen siebenjährigen Jungen mit einer sehr schweren intellektuellen Beeinträchtigung.

Das Problem

Sein Problem bestand in selbstverletzendem Verhalten. In den letzten drei Monaten hatte dieses Verhalten sehr zugenommen, er schlug und verletzte sich fortwährend. Zudem schlief und aß Martin schlecht, er war ruhelos, verstimmt, weinte viel und hatte ständig Durchfall.

Kurze Darstellung der Anamnese und Befunde

Die vermutlich pränatalen Ursachen von Martins Beeinträchtigung sind nicht bekannt. Seine Entwicklung war verzögert, er zeigte stereotypes Verhalten, hatte eine niedrige Frustrationstoleranz und eine Neigung, sich bei Frustrationen selbst zu schlagen.

Martin wohnte bei seinen Eltern und besuchte seit seinem 4. Lebensjahr eine Kindertagesstätte. In der Kindertagesstätte gab es von Anfang an Probleme mit seinem Verhalten durch wechselnde Stimmung, Hyperaktivität und Zunahme von stereotypem Verhalten. Im Laufe der Zeit stabilisierte sich sein Verhalten und er hatte Freude an einfacher Interaktion mit seinen Betreuern. Weil sich seine Sprache nicht richtig entwickelte, bekam er ein Kommunikationstraining. Bei diesem Training kam er nicht voran, und nach einem Jahr ging man auf ein anderes Training über. Dies führte auch nicht zu dem gewünschten Resultat. Im Gegenteil: Martin wurde immer unruhiger, verstimmter und reizbarer. Etwa zur gleichen Zeit kam er in eine andere Gruppe seiner Tagesstätte. Zudem wurde seine Mutter bettlägrig krank. Unmittelbar nach diesen Veränderungen verschlechterte sich Martins Zustand.

Neurologische und andere somatische Untersuchungen lieferten keine relevanten Erklärungen. Verschiedene physiologische Funktionen waren gestört. Seine kognitive und soziale Entwicklung lagen auf dem Niveau eines Kindes von 1½ Jahren; das emotionale Entwicklungsniveau war niedriger als 6 Monate. Die Persönlichkeitsentwicklung war diskrepant und wurde niedriger als 6 Monate geschätzt. Die basalen emotionalen Bedürfnisse und Motivationen bestanden aus der Suche nach einer physiologischen Homöostase. Die Bedingungen seiner Umgebung waren nicht auf seine Bedürfnislage abgestimmt. In der psychiatrischen Untersuchung wurde Martin als ein ruheloses und verzweifeltes Kind erlebt, das fortwährend auf eine unangenehme Art mit sich selbst beschäftigt war. Er war nicht zu einer befriedigenden

Interaktion mit der Umgebung in der Lage (was er einige Monate früher noch gut konnte). In bestimmten Momenten konnte er durch schwache visuelle Reize zur Ruhe kommen, aber wechselnde (visuelle und akustische) Reize konnten ihn wieder in Unruhe versetzen.

Problembeschreibung

Selbstverletzendes Verhalten

- Erste Ebene: Person mit physiologischen Störungen, autistischer Störung, sehr schwerer intellektueller Beeinträchtigung; emotionales Entwicklungsniveau unter 6 Monaten. Umgebung mit vielen Veränderungen, überbelastend, überstimulierend;
- Interaktion: Der Junge ist überwiegend mit sich selbst beschäftigt, es findet kaum Interaktion mit der Umgebung statt.
- Zweite Ebene – verursachende Faktoren: Veränderungen in der Umgebung, viele sensorische Reize, Fragen und Anforderungen seitens der Umgebung.
- Individuelle Verarbeitung: Durch eine autistische Störung und ein niedriges emotionales Entwicklungsniveau kann der Junge ungünstige Umstände nicht angemessen verarbeiten und verbleibt in einem Stresszustand.
- Aufrechterhaltende Bedingungen: Die Umgebung versteht die basalen emotionalen Bedürfnisse des Jungen nicht und reagiert unangemessen auf sein Verhalten.
- Dritte Ebene: Veränderungen des Funktionsniveaus, schwerwiegendes selbstverletzendes Verhalten und Störungen der physiologischen Funktionen deuten auf eine psychische Störung hin.

Es wurde eine psychiatrische Störung im Sinne eines psychotischen Zustandes festgestellt. Differenzialdiagnostisch muss eine depressive Störung erwogen werden. Aufgrund der wenig differenzierten Symptomatik war die Abgrenzung zwischen einer Psychose und einer affektiven Störung schwierig.

Zur Begründung der integrativen Diagnose vgl. Kapitel 6.2.

6.2 Integrative Diagnose

Ziel der integrativen Diagnostik ist es, diejenigen Prozesse zu identifizieren (Entstehungsmechanismus oder Pathogenese), die zur Störung, zur psychopathologischen Symptomatik, geführt haben und diese Symptome im Rahmen bestimmter diagnostischer Kategorien unterzubringen. So versucht man, eine ganzheitliche Sicht auf das Individuum, auf seine Umwelt und auf die Prozesse, die zum Problem geführt haben (Došen, 2005b), zu entwickeln. Die Diagnose – Resultat des diagnostischen Prozesses – dient als Ausgangspunkt für die Feststellung des Hilfebedarfs und für die Planung der Behandlung. Eine integrative Diagnose dient auch zur Erklärung des Problems für den Klienten selbst, für seine Umgebung und für seine Betreuer. Die integrative Diagnose besteht aus einzelnen Komponenten:

1. psychiatrische Diagnose,
2. Entstehungsmechanismus und Dynamik,
3. weitere diagnostische Aspekte,
4. Hilfebedarf und Behandlung.

6.2.1 Psychiatrische Diagnose

Wann immer möglich, wird die Diagnose als kategoriales Störungsbild nach den Klassifikationssystemen DSM-5 oder ICD-10 ausgedrückt. Wenn es für die Planung der Interventionen wichtig ist, können weitere Diagnosen aus anderen Fachdisziplinen hinzugefügt werden, beispielsweise die Beschreibung einer Funktionsstörung, des genetischen Befundes, eine entwicklungspsychiatrische Diagnose oder eine heilpädagogische Diagnose.

Kategoriale (phänomenologisch-deskriptive) Diagnose

Bei Menschen mit leichter intellektueller Beeinträchtigung haben die Symptome mehr oder weniger die gleiche Bedeutung wie bei nicht beeinträchtigten Menschen. Daher kann dort meistens die DSM- oder ICD-Klassifikation verwendet werden. Bei einem niedrigeren intellektuellen Niveau müssen die Symptome entsprechend interpretiert werden, oder es müssen Äquivalente für die DSM-/ICD-Kategorien gesucht werden (vgl. Kapitel 1). Wie in Kapitel 1.3 ausgeführt, wurde verschiedentlich versucht, Richtlinien zu erarbeiten, um diagnostische und klassifikatorische Probleme bei Menschen mit intellektueller Beeinträchtigung zu vermindern. Hierzu gehören die *Practice guidelines for the assessment and diagnosis of mental health problems in adults with intellectual disabilities* (Deb et al., 2001) und *Diagnostic Criteria for Psychiatric Disorders for use with Adults with Learning Disability* (DC-LD; Royal College of Psychiatrists, 2001). Diese Richtlinien können auch zur kategorialen Diagnostik gut genutzt werden (vgl. auch Kraijer & Plas, 2002).

Diagnose von Funktionsstörungen

Biologische Abweichungen und Funktionsstörungen kommen bei Menschen mit einer intellektuellen Beeinträchtigung häufig vor. Sie können die Interaktion mit der Umgebung ungünstig beeinflussen und eine Quelle von Verhaltensproblemen und psychischen Störungen werden. Beispielsweise können häufige epileptische Anfälle die psychische Aktivität der Person sowie die Kommunikation mit der Umgebung derart beeinträchtigen, dass die Person den Bezug zur Realität teilweise verliert. Schlafstörungen können die psychische Gesundheit erheblich negativ beeinflussen. Bei einer rezeptiven Sprachstörung können die Anforderungen aus der Umwelt die Person leicht überfordern (vgl. Kapitel 8). Biologische Abweichungen können eine Störung der Affektregulation verursachen, was wiederum infolge von Stimmungsschwankungen zu Verhaltensauffälligkeiten führen kann. Massive Störungen der sozialen Interaktionen sind Folge von Störungen der Aggressionsregulation bzw. der Impulskontrolle (vgl. Kapitel 9). ADHS (Aufmerksamkeitsdefizit-/Hyperaktivitätsstörung) gehört ebenfalls zu den Funktionsstörungen verschiedener Hirnbereiche (vgl. Kapitel 21). Jede Funktionsstörung beeinträchtigt die Copingfähigkeiten und bewirkt somit ein höheres Risiko für die Entwicklung von maladaptivem Verhalten.

Ein verfestigtes maladaptives Verhalten kann auch als psychosoziale Funktionsstörung verstanden werden. Beispielsweise kann selbstverletzendes Verhalten als Reaktion auf eine belastende Erfahrung entstehen (z.B. durch sensorische Überstimulation bei schwer beeinträchtigten Menschen). Wenn nun dieses Verhalten wiederholt ausgelöst wird, entwickelt sich ein Reaktionsmuster, das dann in allen belastenden und emotional aufregenden Situationen auftreten kann. Durch die Wiederholung der Situation und der Verhaltensreaktion können stabile neuronale Verknüpfungen bzw. Schaltkreise entstehen (Kandel, 1998; vgl. Kapitel 3.1.2 und 4.5), die wiederum eine Art Automatismus begründen, wonach auch schon geringfügige Reize oder Assoziationen mit diesen Reizen dasselbe Verhalten auslösen. Solche Verhaltensmuster wurden früher als erlerntes Verhalten verstanden. Aufgrund neuerer wissenschaftlicher Erkenntnisse nimmt man an, dass es sich um Veränderungen der Funktion bestimmter neuronaler Systeme handelt. Dies hätte Folgen sowohl für das Verständnis der Entstehungsmechanismen einer Störung als auch für deren Behandlung (vgl. Kapitel 12).

Genetische Diagnose

Bei Hinweisen auf ein genetisches Syndrom oder einen Verhaltensphänotyp muss eine entsprechende Diagnostik erfolgen. Solche Zustände können eine wichtige Rolle in der Entstehung der psychischen Störung spielen (z.B. Depressionen bei Menschen mit Down-Syndrom oder zwanghaftes Verhalten bei Prader-Willi-Syndrom). Das Störungsbild ist mehr oder weniger typisch für das genetische Syndrom, weicht aber häufig deutlich von dem bei nicht beeinträchtigten Menschen ab.

Dimensionale Diagnose

Eine dimensionale Diagnose beschreibt die Psychopathologie hinsichtlich ihrer Erscheinungsformen und Abweichungen von der Normalität auf verschiedenen Dimensionen des psychosozialen Lebens und der Persönlichkeit. Das Maß für die Intensität der Störung ergibt sich aus dem Maß der Abweichung vom Normalen. Die *Skala für entwicklungspsychiatrische Diagnostik* (SOPD; vgl. Kapitel 5.5; Anhang 3) stellt einen Versuch dar, die Intensität der Störung quantitativ auszudrücken. Im DSM-5 wird der Schweregrad der Störung (leicht, mittel, schwer, extrem) bei der Diagnose vermerkt, was ein genaueres Bild über den psychischen Zustand der Person liefert.

Heilpädagogische Diagnose

Die heilpädagogische Diagnose beschreibt die Art des Verhaltensproblems in den verschiedenen Dimensionen und diskutiert den Zusammenhang mit Anlage- und Umgebungsfaktoren (vgl. Kapitel 3.2). Nach Van Gennep geht es bei dieser Diagnose darum, das beobachtete Erscheinungsbild auf statistisch definierte Verhaltensdimensionen zu beziehen.

Entwicklungspsychiatrische Diagnose

Aus den praktisch-klinischen Erfahrungen mit vielen Kindern und Erwachsenen auf unterschiedlichem Entwicklungsniveau erstellten wir eine Einteilung der Symptomatologie und der klinischen Störungsbilder nach den Phasen der emotionalen und Persönlichkeitsentwicklung. Wie in Kapitel 4 beschrieben, unterscheiden wir fünf Phasen der emotionalen Entwicklung. In jeder Phase können bestimmte adaptive und maladaptive Verhaltensmerkmale unterschieden werden. Dementsprechend fällt auf, dass in jeder Phase bestimmte psychopathologische Erscheinungsbilder auftreten.

Psychophysiologische Homöostase. Störungen der Entwicklung der psychophysiologischen Homöostase können durch eine erhebliche Störung des Zentralnervensystems des Kindes (z.B. durch einen schweren Entwicklungsrückstand des Gehirns) oder durch eine massive Interaktionsstörung mit der Umgebung (z.B. durch eine extreme Verwahrlosung) in der ersten Entwicklungsphase (0 bis 6 Monate) entstehen. Außerdem können Störungen der Homöostase sekundär – nachdem die Homöostase bereits erreicht worden war – als Folge eines schwerwiegenden organischen oder psychischen Traumas entstehen. Charakteristische Verhaltensauffälligkeiten sind: Überempfindlichkeit für sensorische Reize, fehlende Orientierung zu Ort, Zeit und Person, Dysregulation physiologischer Funktionen (Schlafen und Essen) und enthemmtes Verhaltens (vgl. Kapitel 4). Es können erhebliche Verhaltensprobleme wie massives selbstverletzendes und fremdaggressives Verhalten, Rückzug und Kontaktstörungen auftreten. Schwerwiegende Störungen physiologischer Funktionen sowie der Stimmung und des Verhaltens lassen an atypische Formen psychotischer Zustände denken. Häufig findet man auch autistische und hirnorganische Symptomkonstellationen.

Basale Sicherheit. Störungen in der Sozialisationsphase und im Bindungsprozess können sowohl organische als auch psychologische Ursachen haben. Infolge einer sehr schweren intellektuellen Beeinträchtigung stagniert die Entwicklung oder es kommt zu einer erheblichen Beeinträchtigung der Bindungsprozesse. Bei den betroffenen Menschen zeigen sich oft aggressive und autoaggressive Verhaltensweisen sowie Kontaktstörungen, Symptome einer tiefgreifenden Entwicklungsstörung (Autismus), Affektstörungen, Angststörungen und psychotische Zustände.

Autonomie, Selbst-Fremd-Differenzierung. Eine Störung auf dieser Entwicklungsstufe kann durch eine Stagnation der allgemeinen psychosozialen Entwicklung infolge schwerer intellektueller Beeinträchtigung oder infolge sehr ungünstiger psychosozialer Bedingungen entstehen, die eine weitere emotionale und Persönlichkeitsentwicklung hemmen. Häufig lässt sich provozierendes und negatives Verhalten beobachten. Auch die klinischen Störungsbilder gestörten Sozialverhaltens mit einer oppositionellen Störung und Passivität, Apathie oder abhängiges Verhalten im Sinne einer depressiven Störung treten häufig auf.

Identifikation, impulsives Ego. Wenn die Eigeninitiative des Kindes immer wieder mit negativen sozialen Konsequenzen beantwortet wird, kann das zu Ängsten, Schuldgefühlen und zu einem schwachen Selbstwertgefühl führen. Kompensatorisch kann sich enthemmtes, theatralisches oder übermütiges Verhalten entwickeln. Störungsbilder wie depressive Störungen, Phobien, Zwangsstörungen, Impulskontrollstörungen und hyperkinetisches Verhalten sieht man bei diesen Kindern und Erwachsenen sehr oft.

Moralisches Ich. Durch konstante Erfahrungen, nicht den Erwartungen anderer Menschen zu genügen, können Versagensängste und ein negatives Selbstbild entstehen. Die Kinder fühlen sich benachteiligt und bedroht. In der Folge können sich häufig ausgeprägte kompensatorische Auffälligkeiten entwickeln wie Kriminalität, Alkohol- und Drogenmissbrauch. Klinisch-psychiatrische Störungsbilder wie Depression, Angststörungen, Panikstörungen, paranoide Zustände und Persönlichkeitsstörungen treten häufig auf.

6.2.2 Entstehungsmechanismus und Dynamik

Die Problembeschreibung (vgl. Kapitel 6.1.1) ist eine Voraussetzung, die Entstehungsmechanismen und die Dynamik des Problems zu erkennen. Die Beschreibung der Entstehung und Entwicklung einer Störung (Pathogenese) muss alle Faktoren berücksichtigen, die möglicherweise eine Rolle spielen – auch deren Wechselwirkungen. Für eine vollständige Sicht auf die Prozesse müssen alle bekannten Bedingungsfaktoren geklärt werden. Darüber hinaus ist es wichtig, die Dynamik der Störung zu verstehen. Es gilt zu verstehen, welche Prozesse die Störung aufrechterhalten. Dazu müssen die Wechselwirkungen zwischen der Person und der Umwelt und nicht allein die Symptome der betroffenen Person beachtet werden. Es kommt nicht selten vor, dass eine Störung aufrecht erhalten wird durch ein festgefahrenes dysfunktionales Interaktionsmuster, das unter ungünstigen Umständen entstanden war und unverändert über die Zeit bestehen blieb. Erst das Verständnis der Entstehungsgeschichte und der Dynamik der Störung erlauben es, gemeinsam mit allen Beteiligten eine passende Hilfeplanung zu erarbeiten.

6.2.3 Weitere diagnostische Aspekte

Biologische, psychosoziale und Besonderheiten der Lebensumstände werden erwähnt, wenn sie für das Verständnis der Pathogenese, für die Diagnose und für die Behandlung wichtig sind. Nicht nur die familiären Lebensbedingungen, sondern auch die Bedingungen in anderen Lebensbereichen können für die Entstehung der Störung relevant sein; sie müssen in die Untersuchung einbezogen werden. Stärken der Person müssen herausgefunden werden und können so bei der Behandlung des Problems von Nutzen sein.

6.2.4 Behandlung und Hilfebedarf

Erst alle hier genannten Aspekte zusammengenommen erlauben es, den Hilfebedarf als Voraussetzung für die konkreten Vorgehensweisen der integrativen Behandlung festzustellen (vgl. Kapitel 7).

6.3 Modell der integrativen Diagnose

Das Modell der integrativen Diagnose wird in Abbildung 8 und Kasten 12 dargestellt.

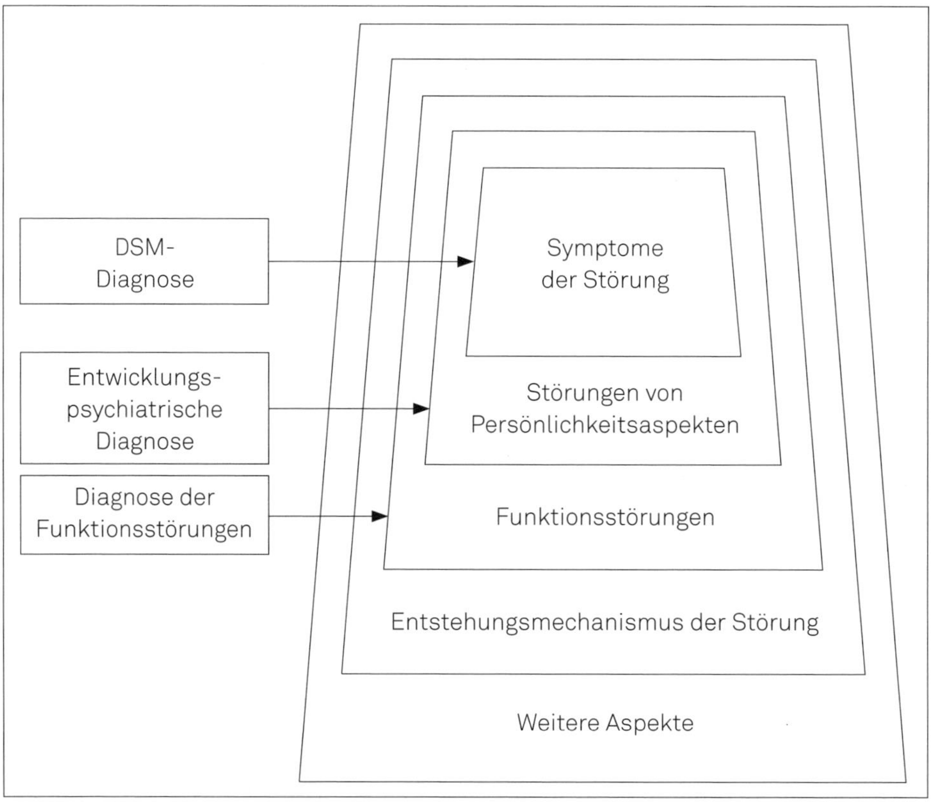

Abbildung 8: Modell der integrativen Diagnose

Kasten 12: Elemente der integrativen Diagnose

1. Psychiatrische Diagnose:
   - DSM-5- oder ICD-10-Diagnose
   - entwicklungspsychiatrische Diagnose
   - Diagnose von Funktionsstörungen
   - heilpädagogische Diagnose
2. Entstehungsmechanismus und Dynamik
3. Weitere diagnostische Aspekte:
   - biologische Faktoren
   - psychophysiologische Probleme
   - kognitive und Lernaspekte
   - neuropsychologische Untersuchung
   - Persönlichkeitsentwicklung: emotionale und soziale Entwicklung
   - Persönlichkeitsmerkmale
   - basale emotionale Bedürfnisse
   - Interaktionsmuster
   - Lebensprobleme
   - Stärken
   - Umstände der Umgebung

Im Folgenden werden die integrativen Diagnosen der Fallbeispiele aus Kapitel 6.1 erläutert.

Integrative Diagnose von Martha (vgl. Kapitel 6.1)

1. Psychiatrische Diagnose:
   a) DSM-IV-Diagnose: Achse I: keine Diagnose; Achse II: schwere intellektuelle Beeinträchtigung
   b) Entwicklungspsychiatrische Diagnose: Verhaltensprobleme als Folge einer unangemessenen sozialen Interaktion
   c) Heilpädagogische Diagnose: psychosoziale Verhaltensprobleme mit aggressiven Ausbrüchen bei Frustration

2. Entstehungsmechanismus und Dynamik:
   Die Verhaltensprobleme entstehen durch das Nichterkennen der basalen emotionalen Bedürfnisse der jungen Frau und durch die resultierende Überforderung der Umwelt.

3. Weitere diagnostische Aspekte:
   a) Biologische Faktoren: pränatale Schädigung des Zentralnervensystems
   b) Psychophysiologische Probleme: labiles Arousal
   c) Kognitive und Lernaspekte: kognitives Niveau von 2 Jahren, reflexives Lernen
   d) Neuropsychologische Untersuchung: nicht durchgeführt
   e) Persönlichkeitsentwicklung: emotionale Entwicklung niedriger als 18 Monate, Persönlichkeitsentwicklung auf dem Stand der beginnenden Bindungsprozesse
   f) Persönlichkeitszüge: fixiertes Bedürfnis nach körperlichem Kontakt, schnelle Stimmungswechsel, impulsiv-aggressiv bei Frustration, überempfindlich für sensorische Reize
   g) Basale emotionale Bedürfnisse: Nähe von Bezugspersonen, dosiertes Angebot an sensorischen Reizen, strukturierter Raum und Aktivitäten

h) Interaktionsmuster: überwiegend über körperlichen Kontakt
i) Lebensprobleme: die Umgebung versteht ihre basalen Bedürfnisse nicht
j) Milieu: positiv und akzeptierend, aber stark überfordernd
k) Stärken: kann sich an körperlichem Kontakt und an gemeinsamer Bewegung freuen

4. Hilfebedarf und Behandlung (vgl. Kapitel 7)

Integrative Diagnose von Martin (vgl. Kapitel 6.1)

1. Psychiatrische Diagnose:
   a) DSM-IV-Diagnose: Achse I: stereotype Bewegungsstörung mit selbstverletzendem Verhalten; Achse II: schwerste intellektuelle Beeinträchtigung
   b) Entwicklungspsychiatrische Diagnose: Verlust der psychophysiologischen Homöostase als Folge traumatischer Erfahrungen, reaktiver atypischer psychotischer Zustand

2. Entstehungsmechanismus und Dynamik:
   Psychotische Reaktion mit einer psychophysiologischen Dysregulation infolge traumatisierender Veränderungen in der Umgebung bei einem Kind mit labiler psychophysiologischer Homöostase und auf dem Niveau gerade erst beginnender Bindung.

3. Weitere diagnostische Aspekte:
   a) Biologische Faktoren: pränatale Störung der Entwicklung des Zentralnervensystems
   b) Psychophysiologische Probleme: unreifes EEG, Störung von Essen, Schlafen, Verdauung, Temperaturregulation sowie der sensorischen Integration
   c) Kognitive und Lernaspekte: kognitives Niveau von 1½ Jahren, lernt reflexiv
   d) Neuropsychologische Untersuchung: nicht durchgeführt
   e) Persönlichkeitsentwicklung: emotionales Niveau unter 6 Monaten, Niveau der Persönlichkeitsentwicklung: Übergang psychophysiologische Homöostase zu beginnenden Bindungsprozessen
   f) Persönlichkeitszüge: Probleme mit physiologischer Regulation und sensorischer Integration, Zurückgezogenheit, selbstverletzendes Verhalten
   g) Basale emotionale Bedürfnisse: Konstanz von Ort, Zeit und Person, dosierter sensorischer Input
   h) Interaktionsmsuter: bestimmt durch Körperkontakt und visuellen Kontakt
   i) Lebensprobleme: Veränderungen in den Lebensbereichen
   j) Milieu: wohlwollend, aber ohne Verständnis für die basalen emotionalen Bedürfnisse
   k) Stärken: kann durch Angebot von dosierten visuellen Reizen und in der Nähe der Betreuer zur Ruhe kommen

4. Hilfebedarf und Behandlung (vgl. Kapitel 7)

In den *Richtlinien und Prinzipien für die Praxis* (Došen et al., 2008) wird für die integrative Diagnose bei *Verhaltensauffälligkeiten* bzw. *Problemverhalten* im engeren Sinn folgendes Schema vorgeschlagen (vgl. auch Kapitel 16):

1. Einschätzung der verschiedenen biologischen, psychischen, sozialen, somatischen, psychiatrischen und Entwicklungsaspekte im Verhältnis zu den auslösenden und zentralen Verarbeitungs- und aufrechterhaltenden Faktoren des Problemverhaltens.

2. Beschreibung des Entstehungsmechanismus und der Dynamik des Problemverhaltens unter besonderer Berücksichtigung der verursachenden Faktoren, der zentralen Verarbeitung und der aufrechterhaltenden Merkmale.
3. Diagnostische Einschätzung des Problemverhaltens.
4. Behandlung.

Dieses Schema betont die multifaktorielle Genese auffälliger Verhaltensweisen. Es geht nicht allein um die Psychopathologie, sondern diese wird als eine der möglichen Entstehungsbedingungen für Problemverhalten angesehen. Die multidimensionalen und multidisziplinären Vorgehensweisen werden im Hinblick auf eine angemessene Behandlung betont.

7 Behandlung

Behandlungsstrategie: Hilfebedarf, integrative Behandlung; Behandlungsmethoden: Förderung und Training, Psychotherapie, entwicklungsdynamische Beziehungstherapie, Verhaltenstherapie, kognitive Therapie, medikamentöse Therapie, heilpädagogische Behandlung

Einleitung

In der Versorgung von Menschen mit einer intellektuellen Beeinträchtigung wird viel von Behandlung gesprochen. Offenkundig hat der Begriff Behandlung bei den verschiedenen Disziplinen eine unterschiedliche Bedeutung (vgl. auch Kapitel 3.2). Oft wird mehr darüber gesprochen, wie und was behandelt wird, als darüber, welche Person warum behandelt werden soll. In unserem ganzheitlichen Konzept geht es zuerst um die Person. Dabei sollten die Fragen in folgender Reihenfolge gestellt werden:

1. *Wer wird behandelt?* → Die Person mit ihren besonderen Persönlichkeitseigenschaften und (oder) ihrer Umgebung.
2. *Warum wird behandelt?* → Die Indikation wird auf Basis einer Störungsdiagnose gestellt.
3. *Was wird behandelt?* → Welche Aspekte der Störung werden behandelt?
4. *Wie wird die Behandlung durchgeführt?* → Mit welcher Methode wird behandelt?

Damit wird betont, dass es in erster Linie um die Person (und/oder die Umgebung) und erst in zweiter Linie um die Störung geht. Es wird also *nicht die Störung,* sondern *die Person (und ihre Umgebung) mit der Störung* behandelt.

Für eine Behandlung sind bestimmte Voraussetzungen notwendig, nämlich die Vorbereitung der Person und ihrer Umgebung, die zeitliche und räumliche Organisation. Die speziellen Behandlungsstrategien und -methoden müssen geplant und festgelegt werden. Dies erfolgt auf der Grundlage der integrativen Diagnose. Die Wahl der Methoden hängt ab von der Behandlungsstrategie. Wir unterscheiden zwischen der Förderung der Entwicklung, dem Training von Funktionen und der Therapie von Abweichungen. Weiterhin sprechen wir von heilpädagogischer Begleitung und Behandlung (vgl. zur Behandlungsplanung Van Gennep, Kapitel 7.3). *Förderung* meint die Unterstützung des normalen Entwicklungsprozesses der Person. *Training* bedeutet das Üben bestimmter Funktionen. Diese zwei Hilfeformen, die zeitlich nicht unbedingt begrenzt sind, werden von professionellen Betreuungspersonen geleistet. *Therapie* erfolgt aufgrund einer klaren Indikation auf der Basis einer Störungsdiagnose, eines Zieles und einer therapeutischen Methode in einem begrenzten Zeitraum. Therapie wird von hierfür qualifizierten Fachleuten durchgeführt.

7.1 Strategie der Behandlung

Die erhebliche Komplexität der Problematik bei Menschen mit einer intellektuellen Beeinträchtigung und psychischen Störungen erfordert ein ebenso komplexes Hilfeangebot. Die American Association of Mental Retardation hat Behandlungsleitlinien veröffentlicht (Rush & Frances, 2002). Darin werden mehrere Behandlungsmethoden nebeneinander aufgeführt, die entsprechend der vorliegenden Diagnose indiziert sind. Die Orientierung dieser Leitlinien ist ganzheitlich. Die Hilfeangebote für die Umgebung der betroffenen Person sowie Interventionen bei Interaktionsproblemen zwischen Person und Umgebung werden besonders betont. Auch andere Autoren (Benson & Havercamp, 2007; Reese et al., 2007) fordern einen integrativen multidisziplinären Ansatz. Solche Konzepte sind ein wichtiger Fortschritt in der Behandlung von psychischen Störungen und Verhaltensauffälligkeiten bei Menschen mit intellektueller Beeinträchtigung. Auch in unserem Konzept der integrativen Behandlung versuchen wir, den Klienten in der Wechselwirkung mit seiner Umgebung zu verstehen, um daraus die optimale Kombination der Behandlungsmethoden abzuleiten. Dabei wird jede Methode entsprechend der bestehenden Problematik begründet (Indikation) und je nachdem gleichzeitig oder in einer bestimmten Reihenfolge angewendet[37].

Auf Grundlage der Untersuchung des Problems und seiner Beschreibung (vgl. Kasten 8 und Kapitel 6.1.2) kann ein Unterschied zwischen normalem, auffälligem Verhalten und einer psychischen Störung gemacht werden, und es kann bestimmt werden, wer und wie behandelt werden muss.

Bei „normalem" Verhalten steht die Anpassung der Umgebung im Vordergrund:

- *Umgebung:* Information, Psychoedukation, Betreuung, Unterstützung, die auf eine Anpassung der Umgebung auf die basalen emotionalen Bedürfnisse und die biologischen und funktionalen Eigenschaften der Person ausgerichtet sind.

---

37 In der Kinder- und Jugendpsychiatrie wird diese Methodik *multimodale Therapie* genannt (vgl. Remschmidt, 2005) und bedeutet: Interventionen auf verschiedenen Ebenen (Individuum, Familie, Umfeld) mit unterschiedlichen Methoden (biologische, psychologische, pädagogische, soziale). Die Auswahl der Ebenen und Methoden geschieht nach Maßgabe der Probleme im Einzelfall.

- *Person:* Heilpädagogische Behandlung (Stimulation der psychosozialen Entwicklung und der Motivation zu lernen, Training der sozialen Fertigkeiten und angemessener sozialer Interaktionen).
- *Interaktion:* Betonung legen auf positive emotionale Erfahrungen, Vertrauen, Toleranz und gegenseitiges Verständnis.

Bei „auffälligem“ Verhalten steht die Veränderung der Interaktion im Vordergrund, durch Behandlung sowohl der Person als auch der Umgebung:
- *Person:* Behandlung der Person gemäß der Methode der *integrativen Behandlung.*
- *Umgebung:* Psychoedukation, Voraussetzungen schaffen, um der Person auf ihrem emotionalem Niveau zu begegnen, Training, systemische Therapie.
- *Interaktion:* Veränderung des maladaptiven Verhaltensmusters, Stimulieren positiver emotionaler Erfahrungen.

Bei einer psychischen Störung stehen die Behandlung der Person und die Veränderung ihres psychopathologischen Zustandes im Vordergrund:
- *Person:* Integrative Behandlung des psychopathologischen Zustandes.
- *Umgebung:* Die Umgebung in die Behandlung miteinbeziehen,
- *Interaktion:* Verringerung der Interaktionsprobleme, Verstehen der sekundären Verhaltensprobleme und Vermeidung von traumatischen und negativen emotionalen Erfahrungen.

Bei der Behandlung der Person sollte – wie bei der integrativen Diagnose – zwischen *drei Behandlungsebenen* unterschieden werden (vgl. Abb. 1 auf S. 5):
1. Auf der *ersten (basalen) Ebene* müssen die existenziellen, vitalen Bedürfnisse sowie die physiologischen Funktionen und die basalen psychosozialen Bedürfnisse beachtet und befriedigt werden.
2. Auf der *zweiten Ebene* stehen Förderung und Begleitung psychosozialer Prozesse, die für die Persönlichkeitsentwicklung und für eine entsprechende psychische Funktionsfähigkeit notwendig sind, im Vordergrund.
3. Auf der *dritten Ebene* geht es um spezielle therapeutische Maßnahmen in Bezug auf die diagnostizierte Störung.

In den meisten Fällen wird auf allen drei Ebenen gleichzeitig interveniert. Beispielsweise stehen auf der ersten Ebene medizinische Maßnahmen im Vordergrund, auf der zweiten Ebene kann eine heilpädagogische Behandlung und Begleitung wichtig sein, während auf der dritten Ebene ein psychotherapeutisches Angebot gemacht wird.

Bezüglich der Unterstützung für die Umgebung des Klienten liegt der Schwerpunkt darauf, Voraussetzungen für die geplante Behandlung zu schaffen. Es kann auch hier um heilpädagogische Begleitung und Behandlung (vgl. Kapitel 7.3) oder um andere Unterstützungsmaßnahmen gehen. In unserer personzentrierten Behandlungsstrategie unterscheiden wir zwischen dem Hilfebedarf der Person und der integrativen Behandlung der Störung:

- Der Begriff *Hilfebedarf* umschreibt den konkreten Bedarf der Person an Hilfe und Unterstützung, der aufgrund der Untersuchungsergebnisse und der integrativen Diagnose eingeschätzt wird. Er bezieht sich insbesondere auf die basalen Bedürfnisse der Person (vgl. Kapitel 4). Der Hilfebedarf wird im ganzheitlichen Sinn als Hilfe für die Person in ihrer Gesamtheit verstanden. Die Einschätzung des Hilfebedarfs entscheidet über Beginn und Ziel der Behandlung.
- *Integrative Behandlung der Störung* meint ein therapeutisches Konzept, mit dem ein Störungsbild behandelt werden soll[38]. Die Methoden der integrativen Behandlung bestimmen sich überwiegend aus dem Wissen um die Entstehung der Störung. Meist werden mehrere Behandlungsmethoden angewendet. Das Ziel der integrativen Behandlung ist, die Störung zu beseitigen. Letztlich sollen die psychische Gesundheit und die bestmögliche Lebensqualität erreicht werden (vgl. Abb. 9).

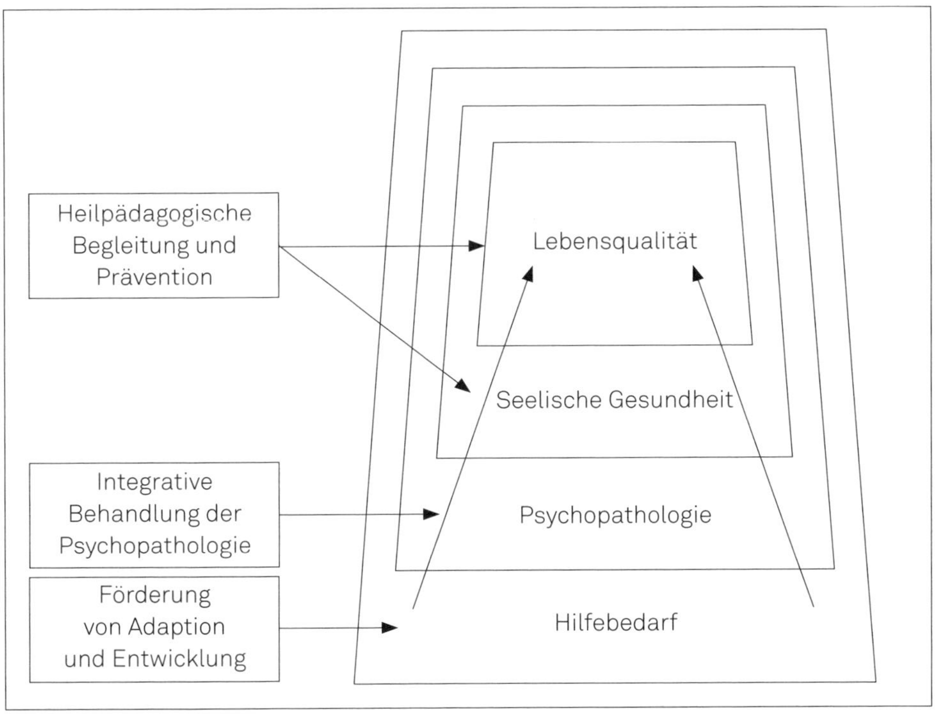

Abbildung 9: Integrative Behandlung

38 Gemeint sind hier sogenannte *störungsspezifische* Therapien, also therapeutische Konzepte, die sich bei speziellen definierten Störungsbildern als hilfreich erwiesen haben (Anm. d. dt. Hrsg.).

7.1.1 Hilfebedarf

Der Hilfebedarf hängt vom Entwicklungsniveau der Persönlichkeit der betroffenen Person und ihren basalen Bedürfnissen sowie von der Art der psychischen Störung und des Verhaltensproblems ab. Es wird für jede Entwicklungsstufe der Persönlichkeit (vgl. Kapitel 4) diejenige Frage formuliert, die für die Entstehung spezifischer Störungsbilder bedeutsam ist:

1. *Homöostase vs. Dysregulation:* Bezieht sich auf die Entwicklungsstufe der Herausbildung der physiologischen Homöostase oder auf Störungen, die auf eine gestörte Entwicklung auf dieser Ebene hinweisen. Beispiele für Störungsbilder sind selbstverletzendes Verhalten, psychotische Zustände und Kontaktstörungen.
2. *Vertrauen vs. Misstrauen:* Bezieht sich auf die Entwicklungsstufe der beginnenden Bindung oder auf Störungen, die auf Beeinträchtigungen dieser Bindung beruhen. Beispiele sind Trennungsangst, bestimmte Formen von Depression oder bestimmte Formen von Aggressivität.
3. *Autonomie vs. Abhängigkeit:* Bezieht sich auf die Entwicklungsstufe der Selbst-Fremd-Differenzierung oder auf Störungen, die sich auf dieser Stufe manifestieren. Beispiele sind oppositionell-aufsässige Störungen, Depressionen und aggressives Verhalten.
4. *Initiative vs. Gehemmtheit:* Bezieht sich auf die Entwicklungsstufe der Entstehung eines sogenannten impulsiven Ichs oder auf Störungen der emotionalen Entwicklung dieser Phase. Beispiele sind soziale Phobie, Phobien, Zurückgezogenheit und depressive Zustände.
5. *Selbstvertrauen vs. Minderwertigkeit:* Bezieht sich auf die Entwicklungsstufe der Herausbildung eines sogenannten moralischen Ichs oder auf Störungen, die sich auf diese Phase beziehen. Beispiele dafür sind ein negatives Selbstbild, verschiedene neurotische Störungen und Verhaltensstörungen.

Der Behandler sollte bei seinen Interventionen ständig das Entwicklungsniveau und die damit verbundenen physiologischen und psychosozialen Aspekte der betroffenen Person berücksichtigen. Die jeweilige Hilfe muss die basalen Bedürfnisse der betroffenen Person angemessen befriedigen. Dafür ist eine adäquate soziale Interaktion mit der betroffenen Person wesentliche Voraussetzung. Aus unserer Sicht sind die interaktionellen Aspekte besonders wichtig. Sie müssen auf die Voraussetzungen und Bedürfnisse der behandelten Person abgestimmt werden (vgl. Kasten 13). Diese Aspekte sollten als Richtlinien im Umgang mit dem Klienten gelten. Unter Behandler wird die Person verstanden, die im jeweiligen Behandlungssetting die fachliche Hilfe anbietet. Meist sind dies Pflegepersonen, Mitarbeiter der Wohngruppe oder andere professionelle Betreuer, deren Aufgabe es ist, unter fachkundiger Supervision oder Begleitung dem Klienten in der Alltagssituation Hilfe und Unterstützung anzubieten.

Diese speziellen Interaktionen, aber außerdem die auf die basalen Bedürfnisse abzielenden Aspekte, wie der Lebensraum, die materielle und persönliche Umgebung u.a., sind wichtige Themen im heilpädagogischen Konzept (vgl. dazu Kapitel 7.3).

Kasten 13: Interaktionelle Aspekte

- Veränderung des Verhaltens
- Affektivität
- individueller Ansatz
- Nähe
- Konfrontation
- Stimulierung
- Erweiterung des Verhaltensrepertoires
- Begrenzung sensorischer, sozialer und motorischer Aktivitäten
- Verantwortung

Eine *Veränderung des Verhaltens* wird meistens notwendig, wenn störendes, auffälliges Verhalten die soziale Funktionsfähigkeit der Person und damit die soziale Interaktion und Kommunikation beeinträchtigt. Unter *Affektivität* wird hier eine positive emotionale Zuwendung des Behandlers zum Klienten verstanden[39]. Diese Affektivität muss den Bedürfnissen und Verarbeitungsmöglichkeiten des Klienten entsprechend dosiert werden. Sie muss auf das Ziel der Behandlung abgestimmt werden. Mit dem *individuellen Ansatz* ist die direkte und persönliche Interaktion mit dem Betroffenen gemeint (1:1-Betreuung). *Nähe* bezeichnet hier den körperlichen Abstand zwischen dem Klienten und seinem Behandler (mit/ohne Körperkontakt). Eine *Konfrontation* mit dem eigenen Verhalten ist erst möglich und sinnvoll, wenn der Klient selbst eingesehen hat, sich anders zu verhalten und motiviert ist, dies zu tun. *Stimulierung* (Förderung) heißt Reize anzubieten, um ein höheres Funktionsniveau zu erreichen, um beispielsweise aus einem regressiven Zustand herauszukommen oder die weitere emotionale und Persönlichkeitsentwicklung zu unterstützen. *Erweiterung des Verhaltensrepertoires* bedeutet zu lernen, andere, neue oder auch bestehende Verhaltensmuster in der Interaktion mit dem Behandler und der Umgebung zu nutzen. Eine *Begrenzung sensorischer, sozialer und motorischer Aktivitäten* ist notwendig, wenn die Person Sinnesreize nicht oder nur unter Schwierigkeiten verarbeiten kann oder Mühe hat, ihre sozialen und motorischen Aktivitäten auszurichten und zu kontrollieren. Die Forderung nach *Verantwortung* für das eigene Verhalten und deren Konsequenzen ist erst dann sinnvoll, wenn der Klient sich auf einem Niveau der Persönlichkeitsentwicklung befindet, bei dem moralische Werte und Gewissenaspekte eine Rolle spielen.

Die Richtlinien für den Umgang mit Personen mit einem bestimmten Hilfebedarf sind in Tabelle 8 aufgelistet.

---

39 Gemäß dieser speziellen Definition darf der hier gebrauchte Begriff von Affektivität nicht mit dem gebräuchlichen psychopathologischen Terminus Affektivität verwechselt werden (Anm. d. dt. Hrsg).

Tabelle 8: Handlungsempfehlungen nach Entwicklungsniveau (Hilfebedarf)

Entwicklungsstufe (Hilfebedarf)	Veränderung des Verhaltens durch	Schwerpunkte der Intervention			
		wenig	**gelegentlich**	**regelmäßig**	**häufig**
psychophysiologische Homöostase vs. Dysregulation	Medikation und Anpassung der Umgebung	• Affektivität • Stimulierung • Erweiterung des Verhaltensrepertoires • Konfrontation • Verantwortung		• Nähe	• individueller Ansatz • Begrenzung sensorischer, sozialer und motorischer Aktivität
Vertrauen vs. Misstrauen	Medikation und Anpassung der Umgebung	• Stimulierung • Erweiterung des Verhaltensrepertoires • Konfrontation • Verantwortung	• Affektivität		• individueller Ansatz • Begrenzung sensorischer, sozialer und motorischer Aktivität
Autonomie vs. Abhängigkeit	pädagogische Unterstützung, Training oder Verhaltenstherapie	• Affektivität	• Stimulierung • Erweiterung des Verhaltensrepertoires • Verantwortung	• individueller Ansatz • Begrenzung sensorischer sozialer und motorischer Aktivität • Konfrontation	

Tabelle 8: Fortsetzung

Entwicklungsstufe (Hilfebedarf)	Veränderung des Verhaltens durch	Schwerpunkte der Intervention			
		wenig	**gelegentlich**	**regelmäßig**	**häufig**
Initiative vs. Gehemmtheit	soziales Belohnungssystem oder Psychotherapie	• Individueller Ansatz • Begrenzung sensorischer, sozialer und motorischer Aktivität • Konfrontation	• Erweiterung des Verhaltensrepertoires • Stimulierung • Affektivität • Verantwortung		
Selbstvertrauen vs. Minderwertigkeit	Psychotherapie oder kognitives Training	• individueller Ansatz • Begrenzung sensorischer, sozialer und motorischer Aktivität	• Erweiterung des Verhaltensrepertoires • Konfrontation	• Affektivität	• Stimulierung • Verantwortung

Während in einem entwicklungspsychiatrischen Ansatz die interaktionellen Aspekte im Zusammenhang mit der Stufe der Persönlichkeitsentwicklung und mit dem Hilfebedarf gesehen werden, werden aus heilpädagogischer Perspektive diese Aspekte an die Bedingungen der Umgebung sowie an die spezifischen Verhaltensmerkmale der betroffenen Person angepasst (vgl. Kapitel 7.3). Eine Kombination beider Ansätze zur gegenseitigen Ergänzung kann nützlich sein. Im Folgenden werden die bereits bekannten Fallbeispiele (vgl. Kapitel 6) unter dieser Behandlungsperspektive diskutiert.

Bei Martha ergab sich der Hilfebedarf auf der Ebene Vertrauen versus Misstrauen. Unter der Annahme, dass sich die junge Frau auf einer kognitiven und sozialen Entwicklungsstufe von ca. 2 Jahren befand, wäre für sie der optimale psychosoziale Zustand der Persönlichkeitsentwicklung auf der Ebene des beginnenden Bindungsprozesses und der basalen Sicherheit erreicht. Die Behandlungsstrategie musste also auf die Anpassung der Umgebungsbedingungen und auf die Abstimmung der Interaktionen auf die basalen Bedürfnisse der jungen Frau ausgerichtet werden, damit sie eine Chance hatte, ihr auffälliges Verhalten zu reduzieren. In diesem Fall sprechen wir von einer heilpädagogischen Behandlung und Begleitung. Das bedeutet, dass der Schwerpunkt darauf liegen musste, soziale Interaktionen zu modifizieren. Dabei ging es u. a. um:

- viel individuelle Behandlung, Kontakt und Nähe (1:1-Betreuung),
- Begrenzung des sensorischen Inputs (Auswahl und Dosierung sensorischer Reize und Abschirmung gegen zu starke emotionale Reize) und Kontrolle des verhaltensmäßigen Outputs (Mitwirkung an der Ausführung bestimmter Aufgaben und an bestimmten Zielen),
- gemäßigtes affektives Angebot (konstante positive Zuwendung ohne starke Schwankungen),
- wenig im Hinblick auf die anderen Aspekte.

Im Fall von Martin war davon auszugehen, dass sein emotionaler Entwicklungsstand unterhalb seines kognitiven Niveaus lag. Dies wurde als Regression infolge belastender Erfahrungen sowie im Kontext seiner psychischen Störung gesehen. Der Hilfebedarf bestand darin, das psychophysische Gleichgewicht (Homöostase) wieder herzustellen, den Bindungsprozess einzuleiten und ein basales Vertrauen herzustellen. Dazu wurden folgende interaktionelle Prozesse empfohlen:

- Regulation der physiologischen Bedürfnisse (Schlaf, Essen usw.),
- individuelle Behandlung (Festlegung eines verantwortlichen, festen Betreuers),
- Begrenzung (Auswahl und Dosierung sensorischer Reize, Herbeiführung einer emotional neutralen Situation, Kontrolle der motorischen Aktivitäten und des Verhaltens),
- körperliche Nähe entsprechend den aktuellen Bedürfnissen des Kindes (z. B. kurzer und wiederholter körperlicher Kontakt in bestimmten Situationen).

Nach dem Erreichen der Homöostase sollten sich die Interaktionen darauf richten, eine sichere Bindung zu unterstützen. Danach muss bei diesem Kind an der Veränderung seines Verhaltens gearbeitet werden. Die Behandlungsstrategie folgt dem Konzept der integrativen Behandlung entsprechend dem psychopathologischen Störungsbild (vgl. Kapitel 7.1.2).

Diese beiden Beispiele sollen zeigen, wie aus dem festgestellten Hilfebedarf die sozialen Interaktionen entsprechend dem Stand der jeweiligen Persönlichkeitsentwicklung abgeleitet werden können. Psychopathologische Prozesse, z. B. ein psychotischer Zustand, bedürfen zumeist spezieller Behandlungsstrategien.

7.1.2 Integrative Behandlung der Störung

Die integrative Diagnose bestimmt die Indikation für die Behandlung der psychopathologischen Prozesse. Es wird ein Behandlungsplan aufgestellt, der die speziellen Behandlungsmethoden und die Dauer der Behandlung angibt. Das Konzept der integrativen Behandlung arbeitet mit einem vierdimensionalen Modell, nämlich der biologischen, der sozialen, der psychologischen und der Entwicklungsdimension. Grundsätzlich können Auffälligkeiten in allen vier Dimensionen für eine Behandlung in Betracht kommen. Auf welcher Ebene der Schwerpunkt der Behandlung liegt, ergibt sich aus der Art der Störung und aus den Kontextbedingungen. Die Priorität wird in folgender Weise ausgedrückt: Therapie der ersten Wahl, Therapie der zweiten Wahl, Therapie der dritten Wahl, Therapie der vierten Wahl. Dabei sind sowohl die Position in der Rangfolge als auch die prozesshafte Abfolge der Behandlungsschritte gemeint[40]. In Tabelle 9 werden Schemata der integrativen Behandlung einiger Störungen vorgestellt:

Tabelle 9: Integrative Behandlung – Behandlungsprioritäten einiger Störungsbilder

Verhaltensprobleme	• Therapie der ersten Wahl auf der *Entwicklungsebene:* Begegnung der Person auf dem Niveau ihrer basalen Bedürfnisse, Emotionen und Motivationen (heilpädagogische Begleitung) • Therapie der zweiten Wahl auf der *sozialen Ebene:* Anpassung der sozialen Umgebung (z. B. passende Bedingungen schaffen) • Therapie der dritten Wahl auf der *psychologischen Ebene:* Förderung, Training, Therapie • Therapie der vierten Wahl auf der *biologischen Ebene:* evtl. Psychopharmaka

40 Došen benutzt das niederländische Wort *lijn* (wörtlich *Linie* in der Bedeutung *Stelle* oder *Schritt*) und drückt die Prioriät aus mit *erster, zweiter, dritter und vierter Linie*, wobei die Behandlung auf der ersten Linie als die am dringendsten und auf der vierten Linie als die am wenigsten dringend verstanden wird. Gemeint ist sowohl die Position (Stelle) in der Rangfolge als auch die prozesshafte Abfolge der Behandlungsschritte. Der Begriff Linie wurde in Anlehnung an die internationale Terminologie (vgl. auch Day & Došen, 2001) aus dem englischen line übernommen. *First-Line-Therapie* wird synonym verwendet für den Terminus *Mittel der ersten Wahl* und meint die Behandlungsform, die am besten zur Behandlung einer Erkrankung geeignet ist. Obwohl dies nicht völlig exakt das Verständnis von Došen trifft, weil es den Prozesscharakter nicht unmittelbar ausdrückt, haben die Herausgeber sich für die im deutschen Sprachraum geläufige Ausdrucksweise entschieden (Anm. d. dt. Hrsg.).

Tabelle 9: Fortsetzung

Psychose	• Therapie der ersten Wahl auf der *biologischen Ebene:* Psychopharmaka • Therapie der zweiten Wahl auf der *sozialen Ebene:* Anpassung der Umgebung • Therapie der dritten Wahl auf der *Entwicklungsebene:* Begegnung auf dem Entwicklungsniveau • Therapie der vierten Wahl auf der *psychologischen Ebene:* Förderung, Training, Therapie
Dysthyme Störung (neurotische Depression)	• Therapie der ersten Wahl auf der *psychologischen Ebene:* Psychotherapie, kognitive oder andere Therapien • Therapie der zweiten Wahl auf der *Entwicklungsebene:* den basalen Bedürfnissen, Emotionen, Motivationen und Interaktionen begegnen • Therapie der dritten Wahl auf der *sozialen Ebene:* Anpassung der sozialen Umgebung an die Bedürfnisse der Person • Therapie der vierten Wahl auf der *biologischen Ebene:* evtl. Psychopharmaka

Bei Martha wurde keine psychische Störung gefunden, sodass keine integrative Behandlung indiziert war. Im Vordergrund stand das Ziel, die Umgebungsbedingungen an die Bedürfnisse der jungen Frau anzupassen, und zwar auf ihrer Entwicklungsdimension. Vor allem mussten ihre basalen Bedürfnisse, Emotionen und Motivationen berücksichtigt werden und entsprechend abgestimmte soziale Interaktionen erfolgen. Es war also eine primär heilpädagogische Unterstützung und Begleitung angezeigt (vgl. Kapitel 7.3).

Bei Martin dagegen mussten Behandlungsprioritäten gesetzt werden. In ähnlichen Fällen wird häufig zuallererst mit Medikamenten behandelt, die die physiologische Dysregulation (vegetative Funktionen, psychisches Erregungsniveau, Aggressivität und motorische Unruhe) beeinflussen können. Wir sind jedoch von der Annahme ausgegangen, dass bei diesem Kind die belastenden Erfahrungen durch Veränderungen der Umgebung die wesentliche Rolle beim Entstehen seines psychotischen Zustandes spielten. Deshalb räumten wir der Beeinflussung der sozialen Dimensionen die erste Priorität ein. Mit einer heilpädagogischen Behandlung konnten die Bedingungen der Umgebung so wiederhergestellt werden, wie sie vor dem Entstehen der Erkrankung waren. Diese Maßnahme hatte schon innerhalb von zwei Wochen eine positive Wirkung. Auf der Entwicklungsdimension (d.h. Arbeiten mit dem Kind durch Strukturierung von Ort, Zeit und Person, durch die Dosierung des sensorischen Inputs und durch die Regulation von Aktivität und Inaktivität) und auf der psychologischen Ebene (Entwickeln einer sinnvollen Kommunikation für eine günstige Interaktion) hat sich insgesamt eine positive Entwicklung des Kindes ergeben. Nach acht Wochen Behandlung war der psychische Zustand des Jungen wieder völlig hergestellt.

7.2 Behandlungsmethoden

7.2.1 Förderung und Training

Intellektuelle Beeinträchtigung ist kein unveränderlicher Zustand, sondern ein Entwicklungsphänomen, das in verschiedener Weise von Umweltbedingungen abhängig ist. Eine optimale professionelle Versorgung von Menschen mit einer intellektuellen Beeinträchtigung bezieht sich sowohl auf die Förderung der Entwicklung des Kindes als auf die Unterstützung und Begleitung seiner Familie und der weiteren Umgebung des Kindes. Die Förderung des Kindes ist ohne aktive Mitwirkung seiner Familie nicht denkbar. Die Motivation der Familie zur Mitarbeit ist allerdings nicht selbstverständlich. Die beiden am häufigsten vorkommenden Probleme liegen in der Schwierigkeit der Eltern zu akzeptieren, ein intellektuell beeinträchtigtes Kind zu haben, sowie in ihren oftmals begrenzten Fähigkeiten, die notwendige, auf die Bedürfnisse des Kindes abgestimmte Hilfe zu leisten. Das Akzeptanzproblem bei Eltern eines Kindes mit einer intellektuellen Beeinträchtigung wurde in der Fachliteratur ausführlich beschrieben (Menolascino, 1977; Szymanski, 1977). Solche Probleme beeinflussen die Eltern-Kind-Beziehung erheblich und müssen daher in die Beratung einbezogen werden, um eine förderliche Atmosphäre in der Familie zu schaffen. Den Eltern fällt es zudem oftmals sehr schwer, ihre Erziehungspraxis an die Probleme des Kindes anzupassen, und zwar unabhängig vom Akzeptanzproblem. Hierzu fehlen spezifische Kenntnisse für den Umgang mit einem intellektuell beeinträchtigten Kind. In der Beratung bieten wir den Eltern dazu ein einfaches Erklärungsmodell an, wie Eltern überhaupt zu pädagogischem Wissen kommen. Unsere Erfahrung zeigt, dass damit oft die Gefühle von Ohnmacht und Unvermögen reduziert werden konnten.

Erziehung und Erziehungsfähigkeit werden teils unbewusst, teils bewusst gesteuert. Den unbewussten Teil bekommen die Eltern über die Erziehung durch ihre eigenen Eltern vermittelt. Diese Erfahrungen werden im Gedächtnis gespeichert und in dem Moment aktiviert, wenn sie selber zu Eltern werden. Auf diese Weise werden Erziehungserfahrungen von Generation zu Generation weitergegeben. Es sind in der Regel Erfahrungen, die mit nicht beeinträchtigten Kindern gemacht wurden. So ist es nicht verwunderlich, dass Eltern in der Erziehung eines beeinträchtigten Kindes von vornherein Probleme haben und dass sie deshalb viel mehr zusätzliche „bewusste" Kenntnisse über Erziehung erwerben müssen als Eltern nicht beeinträchtigter Kinder. Daher bedürfen sie fachkundiger Erziehungsberatung bzw. heilpädagogischer Begleitung.

Die Bereitschaft der Eltern und anderer Familienmitglieder, mit Fachleuten zu kooperieren, ist der erste Schritt in der Organisation der Förderung. Dazu ist es notwendig, dass die Fachleute die Fragen der Eltern zur Diagnose und Prognose der Störung sicher und verständlich beantworten können. Ebenso wichtig sind Erklärungen zur Methodik der Förderung und welche Erwartungen daran geknüpft werden können.

Im letzten Jahrzehnt erschienen in der Fachliteratur einige Publikationen über die Erfolge der Frühintervention oder Frühförderung bei Kindern mit einer intellektuellen Beeinträchtigung (Arendt et al., 1988; Guralnick, 1997; Guralnick & Bricker, 1987; Odom & Karnes, 1988; Ramey et al., 1999). Frühförderung meint die Förderung von Kindern mit Entwicklungsstörungen bis zu einem Alter von 5 Jahren unter Einbeziehung ihrer Eltern.

Die Wirkung der Frühförderung kann sowohl physiologisch als auch psychologisch erklärt werden. Aus physiologischer Sicht wird angenommen, dass Wachstum und funktionelle Entwicklung des Gehirns nach der Geburt stark abhängig vom Input sensorischer Umweltreize sind. Es kommt zu einem schnellen Wachstum von Nervenzellen und Nervenzellverbindungen (Synapsen). Ein Teil davon wird nach dem ersten Lebensjahr verschwinden. Nur Zellen und Synapsen, die aktiviert und funktionell in Anspruch genommen werden, bleiben übrig (Coulter, 1988; Huttenlocher, 1984). Auch die Harmonisierung von Neurotransmitteraktivitäten und die Geschwindigkeit der Reifung von Nervenzellen (Myelinisierung) scheinen abhängig vom sensorischen Input zu sein (Todd et al., 1995). Unter *sensiblen Phasen* versteht man eben diese Zeiträume des schnellen Wachstums bestimmter Hirnregionen, in denen die Empfänglichkeit für Sinnesreize besonders ausgeprägt ist, wodurch sich diese Gebiete für ihre spezifischen Funktionen differenzieren und spezialisieren. Beispielsweise liegt die sensible Phase für die Entwicklung des Sehvermögens in den ersten sechs Monaten nach der Geburt. Wenn eine angeborene Linsentrübung (Grauer Star oder Katarakt) bei einem Kind innerhalb der ersten sechs Monate operativ korrigiert wird, bleiben keine nachteiligen Folgen für das Sehvermögen. Wenn die Linsentrübung aber länger als sechs Monate bestehen bleibt, wird das Sehvermögen irreversibel geschädigt. Kinder mit andauernden Ohrentzündungen während der ersten beiden Lebensjahre können später erhebliche Hörprobleme bekommen. Auch werden Kinder, die in ihren ersten Lebensjahren zu wenig in verbale Kommunikation einbezogen worden sind, in ihrer Sprachentwicklung beeinträchtigt. Die angemessene Stimulation von außen ist also in bestimmten Lebensperioden (sensible Phasen) sehr wichtig für die Entwicklung der Gehirnfunktionen.

Diese Erkenntnisse sind für die Förderung von Kindern mit einer intellektuellen Beeinträchtigung sehr wichtig. In einer Übersicht von 25 Untersuchungen zur Frühförderung berichten Guralnick und Bricker (1987) über sehr unterschiedliche Ergebnisse. Die Zielsetzungen der Förderungen waren sehr weit gespannt; sie reichten von der Entwicklung der Motorik, der Kognition und der Sprache bis hin zur Förderung der sozialen Entwicklung oder der Entwicklung der Persönlichkeit.

Das Lebensalter der Kinder lag zwischen 0 und 10 Jahren, der Schweregrad der intellektuellen Beeinträchtigung variierte zwischen schwer und leicht. Die Trainingsprogramme waren meist gut strukturiert und arbeiteten mit lerntheoretisch begründeten Techniken. Die Eltern waren meistens mit einbezogen. Die Förderung vollzog sich in verschiedenen Settings, nämlich zu Hause, in einer Tagesgruppe oder in der Schule, manchmal auch an allen drei Orten. Bei Kindern unter 3 Jahren wurde die Förderung vornehmlich im häuslichen Milieu von den Eltern durchgeführt. Sie wurden dabei von professionellen Betreuern begleitet. Aufgrund der unterschiedlichen Untersuchungsmethoden und der ungenügenden Methodik der Studien konnten kaum allgemeingültige Aussagen über die Wirksamkeit von Frühförderung getroffen werden. Es zeigte sich jedoch bei genauerer statistischer Analyse einiger Untersuchungen, dass das kognitive Niveau bei den geförderten Kindern durchschnittlich um eine halbe bis ganze Standardabweichung auf der IQ-Skala (d.h. um 7 bis 15 IQ-Punkte) angestiegen war. Bei Kindern mit Down-Syndrom hatte sich der Rückstand in den ersten 5 Jahren um eine halbe bis dreiviertel Standardabweichung (d.h. um 7 bis 10 Punkte) vermindert (Guralnick, 1998). Auch typische postpubertäre Probleme der sozialen Anpassung blieben aus (Dykens et al., 2000). Je ausgeprägter die intellektuelle Beeinträchtigung, desto weniger konnten Funktionsverbesserungen durch Förderung erzielt werden. Die Fortschritte von mittelgradig und leicht intellektuell beeinträchtigten Kindern waren deutlich größer als von schwer und sehr schwer beeinträchtigten Kindern. Kinder aus schlechteren Umgebungsbedingungen zeigten mehr Fortschritte als Kinder aus einer emotional, erzieherisch und sozial guten Umgebung. Jüngere Kinder konnten von der Förderung mehr profitieren als ältere Kinder. Die Frage nach der Stabilität der erreichten Resultate beantworteten die meisten Untersucher positiv. Es zeigte sich, dass eine einmal erreichte Verbesserung ohne weitere Förderung stabil bleiben konnte. Der positive Effekt von Frühförderung hängt auch mit den emotionalen und sozialen Veränderungen in der Familie zusammen. Durch den strukturierten und zielgerichteten Umgang können die Eltern in ihren positiven Erwartungen und Einstellungen gegenüber dem Kind und damit in ihren sozialen Interaktionen bestärkt werden. Das fördert zweifellos die soziale und emotionale Entwicklung des Kindes. Insgesamt werden erhebliche Verbesserungen im motorischen und sprachlichen Bereich, in der emotionalen Stabilität des Kindes und im sozialen Verhalten sowie Verbesserungen der Mutter-Kind-Beziehung und der gesamten Familiensituation berichtet.

Neben der Frühförderung des Kindes und der Unterstützung der Familien wurden auch biomedizinische Maßnahmen oder spezielle Techniken eingesetzt, um die Entwicklung günstig zu beeinflussen. So wird mit sehr hohen Dosierungen von Vitaminen, Mineralien und sogar mit Hormonen experimentiert, allerdings ohne signifikante Ergebnisse. Auch konnte kein positiver Einfluss von Diäten, die bestimmte Inhaltsstoffe (z.B. künstliche Farbstoffe und chemische Zusätze oder Kuhmilch, Eier und Schokolade) ausschließen, nachgewiesen werden. Der Einsatz von

Psychopharmaka blieb ebenso erfolglos. Schließlich führte auch die Technik des sogenannten *Patterning*[41] (d.h. die Verbesserung der Hirnentwicklung durch intensives Training spezieller Körperhaltungen und -bewegungen) zu keinem Erfolg.

Die Möglichkeiten, die emotionale Entwicklung zu fördern, werden immer mehr beachtet. Das Interesse von Praktikern an der Thematik hat stark zugenommen, verstärkt fragen auch Eltern nach der Förderung der emotionalen Entwicklung ihrer Kinder, besonders dort, wo die emotionale Entwicklung hinter der kognitiven Entwicklung zurückbleibt. Mehrere Publikationen (Vonk & Hosmar, 2009; Claes et al., 2012; Vignero, 2011) befassen sich auf der Basis des emotionalen Entwicklungsniveaus (bestimmt anhand des SEO) mit Strategie und Technik der emotionalen Entwicklungsförderung. Die Förderung geht vom emotionalen Entwicklungsniveau und den basalen emotionalen Bedürfnissen des Kindes aus und entwirft ein Behandlungskonzept für jede Entwicklungsphase. Eine Einbeziehung der Eltern ist unumgänglich. Die Förderung der emotionalen Entwicklung bedeutet sicher eine wichtige Unterstützung bei der gesamten psychosozialen Entwicklung und kann insofern als eine Art Prävention von Interaktionsproblemen verstanden werden. Bisher gibt es zur Wirksamkeit noch keine Publikationen. Allerdings sind solche wegen der Wichtigkeit dieses Themas in Kürze zu erwarten.

Versuche, unerwünschtes Verhalten von Personen mit intellektueller Beeinträchtigung zu verändern, haben zur Entwicklung der Methoden der *Applied Behavior Analysis (ABA)* und *Positive Behavior Supports (PBS)* geführt. Diese basieren auf lerntheoretischen Prinzipien und zielen hauptsächlich auf die Veränderung von Faktoren in der Umgebung ab, die unerwünschtes Verhalten verstärken. Es wird davon ausgegangen, dass ein positiver Umgang sowie die Verstärkung erwünschten Verhaltens zu positiven Interaktionen und Verhaltensweisen führen. Gute Ergebnisse mit diesen Methoden werden von spezialisierten Verhaltenstherapie-Teams berichtet (Hassiotis et al., 2009), obwohl Hassiotis et al. (2012) in einer weiteren Studie keine besseren Ergebnisse bei ABA im Vergleich zur gewöhnlichen Betreuung (standard care) finden konnten.[42] Diese kurze Übersicht macht deutlich, dass Frühförderung zwar durchaus hilfreich sein kann, aber die Ergebnisse doch kritisch bewertet werden sollten und die Erwartungen bei Weitem nicht erfüllt werden können. All diese Versuche beruhen eher auf Intuition, Vermutungen oder zufälliger Erfahrung und nicht so sehr auf genauer diagnostischer Ein-

---

41 Dieses Konzept wurde von G. Doman und C. Delacato evolutionstheoretisch begründet. Es wird seit Langem als wissenschaftlich nicht haltbar kritisiert und für die damit behandelten Kinder als schädlich abgelehnt (Anm. d. dt. Hrsg.).

42 Im deutschsprachigen Raum hat vor allem G. Theunissen versucht, die aus den USA stammende Konzeption des *Positive Behavior Support* zu verbreiten. Seine Darstellung der Methoden zeichnet eine wesentlich komplexere, auch interdisziplinäre Herangehensweise, die allerdings auch – wie hier angedeutet – hoch elaborierte Diagnose- und Behandlungsteams zur Voraussetzung hat (vgl. Theunissen, 2008).

schätzung des Entwicklungsstandes und dem daraus folgenden Förderbedarf. Neurophysiologische, neuropsychologische und psychosoziale Erkenntnisse werden daher nicht integrativ, sondern isoliert in die Interventionen einbezogen. Das hat zur Folge, dass diese sich nur mit Teilbereichen des Problems befassen. Infolge solcher methodischer Mängel ist es schwierig, derzeit allgemeingültige Ergebnisse abzuleiten. Aufgrund der zunehmenden Kenntnisse über die Hirnentwicklung kann man perspektivisch jedoch erwarten, dass mehr spezifische Förderungstechniken entwickelt werden. Im Augenblick gilt es, der Frühförderung den ihr gebührenden Platz als wichtigen Teil der Versorgung von Menschen mit einer intellektuellen Beeinträchtigung einzuräumen.

7.2.2 Therapie

Voraussetzungen für eine Therapie sind

- die Diagnose einer Störung,
- die Festlegung der Therapieziele und -methoden sowie
- die voraussichtliche Dauer der Therapie, in der die Ziele erreicht werden sollen.

Bei einer Therapie geht es vornehmlich darum, Veränderungen im *Fühlen, Denken, Wollen* und *Handeln* zu bewirken, um den Klienten zu einem bewussteren Umgang mit sich selbst und mit der Wirklichkeit zu befähigen. Das führt zur Verbesserung der psychosozialen Funktionsfähigkeit und des Verhaltens.

Es gibt zahlreiche Therapieformen, und fast alle können auch bei Menschen mit intellektueller Beeinrächtigung angewendet werden, wenn sie dem intellektuellen Entwicklungsniveau und den Bedürfnissen angepasst werden. In der Praxis wird der Begriff Therapie häufig für Interventionen verwendet, ohne dass eine Diagnose einer psychischen Störung oder die Zielsetzung der Behandlung bekannt sind. In solchen Fällen ist der Begriff unangebracht. Auch werden die therapeutische und die heilpädagogische Arbeitsweise oftmals durcheinandergebracht. Daher müssen die Unterschiede beider Vorgehensweisen klar herausgearbeitet werden.

In der Alltagspädagogik regt der Erzieher durch sein eigenes positives Beispiel Lernprozesse an mit dem Ziel, die gesamte Persönlichkeitsentwicklung zu unterstützen. Im heilpädagogischen Ansatz versucht der professionelle Helfer entsprechend den individuellen Erziehungsbedürfnissen der betroffenen Person spezielle Schwerpunkte zu fördern. Dabei wird – je nach Intensität und Ziel der Förderung – ein Unterschied zwischen Begleitung und Behandlung gemacht (vgl. Kapitel 7.3). Für eine Person mit erheblichen Verhaltensauffälligkeiten bzw. Problemverhalten oder einer psychischen Störung reichen diese pädagogischen Herangehensweisen meist nicht aus. In solchen Fällen muss die Person mit therapeutischer Unterstützung in die Lage versetzt werden, ein alltagspädagogisches oder ein heilpädagogisches Programm für sich zu nutzen. Therapie und (Heil-)Pädagogik zu kombinieren, kommt im Rahmen des integrativen Behandlungskonzeptes häufig vor.

Psychotherapie

Unterschiedliche Formen der Psychotherapie führen zu unterschiedlichen strukturellen Veränderungen im Gehirn (Veränderungen der Genexpression), genauso wie dies andere Lernformen tun.

(Kandel, 2005)

Das obige Zitat geht von der Annahme aus, dass Psychotherapie grundsätzlich ein Lernprozess ist (LeDoux, 2002), durch den biologische Veränderungen (Formung neuer Synapsen und neuronaler Schaltkreise) stattfinden. Die biologische Wirkung von Psychotherapie kann mit der Wirkung von Medikamenten auf die synaptischen Übertragungsmechanismen verglichen werden (vgl. Kapitel 3.1.2).

In der Fachliteratur besteht weitgehend Einigkeit darüber, dass Psychotherapie bei Menschen mit einer intellektuellen Beeinträchtigung und zusätzlichen psychischen Störungen nützlich sein kann (Reid, 1982; Rubin, 1983). Insbesondere bei Menschen mit leichter Beeinträchtigung erzielt Psychotherapie recht gute Resultate. Für schwerer beeinträchtigte Menschen eignen sich eher unterstützende, erklärende und ermutigende Gespräche oder verhaltensmodifizierende Techniken. Nach einigen Autoren (Monfils & Menolascino, 1984; Szymanski & Tanguay, 1980) entscheidet das kognitive Niveau aber nicht darüber, ob eine Indikation zur Psychotherapie besteht. Ihnen zufolge sei im Prinzip jeder psychotherapiefähig, der eine warme, unterstützende Beziehung annehmen kann und eine gewisse Motivation hat, sein Handeln zu verändern. Kandel (2006) betont, dass „jede effektive Psychotherapie emotionale Systeme (abhängig vom Entwicklungsniveau) aktiviert, die im Dienste des Überlebens angemessen und notwendig sind“ (Übers. d. dt. Hrsg.).

Der Entwicklungsansatz (Došen, 1990a; Gaedt, 2001) geht davon aus, dass weder das kognitive Niveau noch die Motivation der Person über die Indikation von Psychotherapie bestimmen. Entscheidend sind hingegen die Entwicklungsbedürfnisse der Person. Da Menschen mit intellektueller Beeinträchtigung die gleichen psychischen Störungen wie nicht beeinträchtigte Menschen entwickeln können, müssen sie auch die gleiche Therapie bekommen. Dabei gilt es jedoch, die spezifischen Entwicklungsfaktoren zu berücksichtigen, beispielsweise in der Frage der Auswahl der speziellen therapeutischen Methoden und Techniken, die dem Entwicklungsniveau der Person und ihren Kommunikationsmöglichkeiten entsprechen müssen. Mangelhafte verbale Kommunikation bildet dabei kein grundsätzliches Hindernis. In solchen Fällen müssen andere sensorische Kommunikationskanäle (Tastsinn, Gesichtssinn, Hörsinn und Geruchssinn sowie die Propriozeptoren, die die muskuläre Spannung und Körperhaltung wahrnehmen) genutzt werden. Für die Therapie ist es wesentlich, dass die Kommunikation zu einer sinnvollen sozialen Interaktion führt. Kandel zufolge ist „eine vertrauenvolle Beziehung zwischen Klient und Therapeut die Basis einer erfolgreichen Therapie" (Übers. d. dt. Hrsg.). Psychoanalytische Psychotherapeuten haben keine Vorbehalte mehr gegenüber Patienten mit intellektuteller Beeinträchtigung und betrachten ihre Probleme als Herausforderung. Die Anzahl der Publikationen zu diesem Thema nimmt zu (vgl. De Groef & Heinemann, 1999; Ruth, 2001). Auch Sheila Hollins (2001) betont, dass Menschen mit intellektueller Beeinträchtigung durchaus für eine psychoanalytische Psychotherapie in Betracht kommen: „Alles, was notwendig ist, um eine Therapie durchzuführen, ist emotionaler Kontakt und die Überzeugung, dass der Patient fähig ist, – wenn auch nur begrenzte – Objektbeziehungen einzugehen" (Übers. d. dt. Hrsg.). In den letzten Jahren wächst das Interesse unter Psychotherapeuten, sich neuen Konzepten zuzuwenden (Des Noyers-Hurley et al., 1998; zur Orientierung vgl. Došen & Day, 2001). Neben psychodynamischen, gesprächspsychotherapeutischen und verhaltenstherapeutischen Therapien wurden Methoden der kognitiven Verhaltenstherapie (Cognitive Behavior Therapy, CBT) entwickelt, die sich besonders für leicht intellektuell beeinträchtigte Menschen mit Verhaltensproblemen eignen (vgl. Benson & Valenti-Hein, 2001; Schneider, 2001). Kognitive Verhaltenstherapie wird derzeit bei unterschiedlichen psychischen Störungen in der Allgemeinbevökerung eingesetzt. Bei Menschen mit intellektueller Beeinträchtigung besteht kognitive Verhaltenstherapie hauptsächlich darin, die ersten Anzeichen eigener Anspannung zu erkennen und rechtzeitig eine Handlung auszuführen, die die Spannung (Arousal) unter Kontrolle bringen soll. Positive Ergebnisse finden sich in erster Linie bei affektiv gesteuerter und impulsiver Aggression. Ein vergleichbarer Ansatz ist die Dialektisch-Behaviorale Therapie (DBT), die in erster Linie zur Behandlung der Borderline-Persönlichkeitsstörung entwickelt wurde, die aber auch bei anderen Problemen und Störungen der sozialen und emotionalen Entwicklung eingesetzt werden kann. Bei dieser Therapie lernt die Person, sich ihrer eigenen Art zu reagieren, zu denken und zu fühlen bewusst zu werden, und wie sie darauf reagieren soll. Diese Therapie scheint für Menschen mit einer leichten intellektuellen Beeinträchtigung gut anwendbar zu sein.

Es gibt einige grundsätzliche Überlegungen zur Psychotherapie bei Menschen mit einer intellektuellen Beeinträchtigung:

- Die Therapie passt sich dem kognitiven Niveau des Klienten an.
- Der Therapeut berücksichtigt das Niveau der emotionalen Entwicklung sowie die basalen emotionalen Bedürfnisse und Motivationen des Klienten.
- Der Therapeut gibt Strukturen vor und setzt Grenzen.
- Der Therapeut arbeitet im „Hier und Jetzt".
- Der Therapeut akzeptiert die Person des Klienten vorbehaltlos – was nicht bedeutet, alle Verhaltensweisen zu akzeptieren.
- Der Therapeut ist direktiv, erziehend und ausdrucksfördernd tätig.

- Die Interaktionen zwischen Klient und Therapeut laufen über die dem Klienten verfügbaren Kommunikationskanäle.
- Die Therapie berücksichtigt die verminderte psychische Belastbarkeit des intellektuell beeinträchtigten Klienten (z. B. kürzere Sitzungsdauern).
- Die Frequenz der Sitzungen ist aufgrund der langsameren Lernfortschritte höher als bei nicht beeinträchtigten Klienten.

Als Beispiel, wie die Psychotherapie auch an Menschen auf sehr niedrigem Entwicklungsniveau angepasst werden kann, mag die *entwicklungsdynamische Beziehungstherapie* dienen (vgl. auch Došen, 2001).

Entwicklungsdynamische Beziehungstherapie

Gelernte Sicherheit erhöht nicht nur Gefühle von Sicherheit und Geborgenheit, sondern reduziert auch Ängste durch Hemmung der Amygdala.

(Kandel, 2006)

Die Grundlage dieser Behandlungsform ist – wie schon ihr Name sagt – eine positive affektive Beziehung zwischen Therapeut und Klient. Eine solche Beziehung ist zwar die Grundlage jeder Psychotherapie, aber in der Beziehungstherapie ist sie nicht nur Mittel, sondern auch Ziel der Behandlung.

Diese therapeutische Methode wurde anhand von Behandlungserfahrungen bei Kindern mit intellektueller Beeinträchtigung entwickelt (Došen, 1983a, 1984a, 1990a). Später stellte sich heraus, dass diese Methode auch der Behandlung Erwachsener, insbesondere mit schwerer intellektueller Beeinträchtigung, dienen kann. Im Unterschied zur psychoanalytischen Behandlung bearbeitet der Therapeut in der Beziehungstherapie nicht die frühen emotionalen Konflikte mit dem Klienten, sondern knüpft an den aktuellen Lebenserfahrungen des Klienten im Hier und Jetzt an. Im Gegensatz zu anderen Therapiekonzepten (Hellendoorn et al., 1981) soll der Klient mithilfe des Therapeuten nicht selbst seine eigenen Probleme erklären und lösen, was eine Distanz zwischen Klient und Therapeut schafft. Im Gegenteil, der Therapeut bleibt in der vertrauensvollen Beziehung zum Klienten, um mit ihm gemeinsam die wichtigen Probleme zu lösen. Dabei erfährt der Klient Förderung und Unterstützung seiner emotionalen und sozialen Entwicklung. Indem er sich seiner kognitiven Voraussetzungen sicherer wird, kann er sich stabilisieren. Also folgt die Beziehungstherapie dem Verlauf einer normalen psychosozialen Entwicklung (vgl. Kapitel 4). Spezifische Aspekte der Persönlichkeitsentwicklung intellektuell beeinträchtigter Menschen (z. B. Abhängigkeit, Anpassungsprobleme, soziale und emotionale Unreife) werden bei dieser Methode besonders berücksichtigt. Davon können vor allem Menschen mit niedrigerem Entwicklungsniveau profitieren.

Die Behandlung findet in einer für den Klienten vertrauten Umgebung statt und verläuft in drei Phasen.

In der *ersten Phase* wird der Klient mit der Umgebung und dem Therapeuten vertraut gemacht. Es wird angestrebt, ihn mit seinen Verhaltensweisen zu akzeptieren. Verhaltensauffälligkeiten werden nicht bekämpft, sondern als Teil seines gesamten Seins verstanden. Ziel ist es, den Klienten zu beruhigen, ihn mit dem Therapeuten vertraut zu machen und herauszufinden, wie er in eine angenehme Kommunikation zu bringen ist.

In der *zweite Phase* soll eine affektiv positive Beziehung zwischen dem Therapeuten und dem Klienten aufgebaut werden. Damit kann der Klient selbst die Initiative in der Kommunikation ergreifen und seine Wünsche äußern.

In der *dritten Phase* wird der Therapeut etwas aktiver. Er versucht auf der Grundlage einer positiven und vertrauensvollen Beziehung das auffällige Verhalten aufzulösen und neue, sozial akzeptierte Verhaltensweisen zu vermitteln. In dieser Phase wird eine pädagogische Struktur mit sozialen Verhaltensregeln in die Klient-Therapeut-Beziehung eingebracht. In dieser Struktur erfährt der Klient soziale Bestätigung, die ihn zum weiteren Erlernen angemessener Verhaltenweisen und zur Kreativität im sozialen Umgang anregen soll.

Die Behandlung folgt drei Prinzipien:
1. *Das Prinzip von Struktur von Raum, Person und Zeit:* Therapeutische Aktivitäten müssen in einer für den Klienten vertrauten Umgebung stattfinden, der Therapeut darf nicht gewechselt werden, die therapeutischen Aktivitäten müssen innerhalb eines geplanten Tagesprogramms stattfinden.
2. *Das Prinzip der Optimierung von Intensität und Frequenz der Behandlung:* Die therapeutischen Aktivitäten wechseln nach einem festen Schema und in einem festen Rhythmus. Der Wechsel erfolgt nach Ausmaß der psychischen Belastbarkeit des Klienten, welches auch die Intensität und Methodik bestimmen sollte.
3. *Das Prinzip der allmählichen Entwicklung* wird wirksam, wenn Kommunikation und vertrauensvolle Beziehung zustande gekommen sind. Der Therapeut beginnt, die je nach Entwicklungsniveau des Klienten anstehenden Entwicklungsschritte anzuregen.

Die Ergebnisse dieser Behandlungsmethode sind ermutigend (Došen, 2001). Die Behandlung von Kindern mit Kontaktstörungen, psychotischen und depressiven Zuständen und Verhaltensproblemen dauert im Schnitt sechs Monate. Die Eltern können gut in diese Therapie einbezogen werden. In Kapitel 12 wird am Beispiel der Behandlung von Kontaktstörungen das Vorgehen veranschaulicht.

Auf der Basis der Prinzipien der entwicklungsdynamischen Beziehungstherapie hat Sterkenburg (2008) die sogenannte *Integrative Therapie für Bindung und Verhalten* entwickelt. Bei dieser Therapie wird die Beziehungstherapie mit einer Verhaltenstherapie kombiniert. Die Resultate dieser Methode bei sehbeeinträchtigten Kindern mit einer schweren intellektuellen Beeinträchtigung und erheblichen Verhaltensauffälligkeiten sind vielversprechend.

Weitere psychodynamisch orientierte Therapien

Greenspan und Wieder (1998) entwickelten die *Floor-time-Therapie* auf der Grundlage des Entwicklungsmodells. In dieser Therapie können die Eltern, begleitet von Fachpersonen, eine wichtige Rolle spielen. Sie versuchen, in dem Spiel „Auf dem Boden ... 20-bis 30-Minuten-Zeitraum" mit dem Kind über ein Spiel eine positive affektive Beziehung aufzubauen, um das Kind auf diese Weise zu sozial positivem Verhalten zu motivieren. Auf diese Art kann die psychosoziale Entwicklung des Kindes gefördert werden.

Eine ähnliche Therapie ist die *Emerging-body-language-Therapie*. Diese therapeutische Methode basiert auf Entwicklungsmodellen von Bowlby und Stern und ist in Zusammenarbeit von Verhaltenswissenschaftlern des Instituts De La Salle und der Radboud Universität Nijmegen entstanden (Van Veen-Graafstal et al., 2012). Diese Therapie scheint sich vor allem für Jugendliche mit einer leichten intellektuellen Beeinträchtigung und Problemverhalten zu eignen.

Die *mentalisierungsbasierte Behandlung* wurde von Bateman und Fonagy (2012) entwickelt und basiert auf dem psychodynamischen Konzept und der Bindungstheorie. Die Therapie richtete sich ursprünglich an Personen mit Borderline-Störung, aufgrund der methodischen Grundlage ist es jedoch denkbar, dass sie mit entsprechenden Anpassungen auch für die Behandlung von Bindungs- und Individuationsproblematik bei Menschen mit einer leichten intellektuellen Beeinträchtigung geeignet ist. Ebenfalls käme eine Anwendung bei Menschen mit einer leichten Autismus-Spektrum-Störung in Frage.

Die *Heijkoop-Methode* (Heijkoop, 1991) wird bei Menschen mit einer schweren intellektuellen Beeinträchtigung und aggressivem oder selbstverletzendem Verhalten angewendet. Heijkoop betrachtet solches Verhalten als festgefahrende Interaktion zwischen der Person und ihrer Umgebung und geht den Prozessen, die zu dieser Interaktion geführt haben, nach. Ein anderer Blick auf das Problem, wodurch Vertrauen in die Interaktion entsteht, verändert festgefahrenes negatives Verhalten.

Verhaltenstherapien

Die Verhaltenstherapie wurde lange Zeit neben der Pharmakotherapie als wichtigste Behandlungsmethode von Verhaltensauffälligkeiten bei Menschen mit intellektueller Beeinträchtigung angesehen. Das Ziel der Behandlung war meist eine isolierte Verhaltensproblematik wie z. B. Aggressivität, unangepasstes oder selbstverletzendes Verhalten (Duker et al., 1992). Reiss und Havercamp (1997) stellten fest, dass der größte Nachteil des verhaltensmodifizierenden Ansatzes die lange Dauer der Therapie und die häufige Wiederkehr derselben Probleme sei. Sie erklärten dies mit der eingeschränkten Sicht der Therapeuten auf die Ursachen des Problemverhaltens. Die Gründe für Verhaltensauffälligkeiten liegen nicht nur im

Erlernen und Verstärken fehlangepassten Verhaltens, sondern hängen auch mit abweichenden Motivationen des Klienten zusammen. Unter abweichenden Motivationen versteht man einen starken Drang der betreffenden Person, ein bestimmtes Bedürfnis zu erfüllen oder ein bestimmtes Ziel zu erreichen. Solche Motivationen zu verändern ist nach Meinung der Autoren nicht das Ziel der Verhaltensmodifikation, woraus sich der unbefriedigende Effekt erklärt. Die Frage, wie abweichende Motivationen zustande kommen, kann teilweise durch die entwicklungspsychiatrischen und entwicklungspsychologischen Theorien beantwortet werden (vgl. Kapitel 4).

Statt einfacher verhaltensmodifizierender Techniken werden heute eher ganzheitliche verhaltenstherapeutische Methoden eingesetzt. Es geht dabei nicht allein darum, unerwünschtes Verhalten zu vermindern, sondern auch darum, soziale Verhaltensweisen, die an deren Stelle treten sollen, zu entwickeln. Der Therapeut berücksichtigt nicht allein das beobachtbare Verhalten des Klienten, sondern auch dessen biologische, psychosoziale und Umweltbedingungen. Ein gutes Beispiel für einen solchen Ansatz ist der *Multimodal Approach* (Gardner et al., 2001b). Im Rahmen der integrativen Behandlung lässt sich dieser Ansatz gut mit medikamentösen und psychotherapeutischen Methoden kombinieren.

Kognitiv-behaviorale Therapien

Diese Behandlungsmethoden wurden vornehmlich für Menschen mit einer leichten intellektuellen Beeinträchtigung entwickelt. Sie zielen darauf, („falsche") Meinungen und Überzeugungen von sich selbst sowie emotionale Zustände bewusst zu machen, um sie kontrollieren und verändern zu können. Diese Methoden wurden aus der *rational-emotitiven Verhaltenstherapie* (Schneider, 2001) und dem sogenannten *Wut-Management-Training* (anger management; Benson & Valenti-Hein, 2001) abgeleitet. Sie können sehr hilfreich für Menschen sein, die durch ihr inakzeptables Verhalten (impulsiv, verbal aggressiv, Rückzugsverhalten) immer wieder in Konflikte mit der Umgebung geraten.

Milieutherapie

Unter Milieu versteht man die Personen und die Bedingungen der familiären Lebenssituation sowie aller anderen Orte, an denen jemand lebt oder arbeitet. Die Interventionen beziehen sich einerseits auf die Information und Begleitung der Angehörigen oder Betreuungspersonen durch Beratung und Psychoedukation (z. B. über das Störungsbild des Betroffenen, seine speziellen Bedürfnisse, seine Art zu denken und zu reagieren) sowie auf mögliche Hilfeleistungen zur Unterstützung der weiteren Entwicklung. Solche Interventionen sollen die Umgebung besser auf die Bedürfnisse der betroffenen Person abstimmen. Milieutherapie im engeren Sinne benutzt systemtherapeutische Methoden. Sie ist dann angezeigt, wenn die Interaktionen innerhalb des Milieus eine fortwährende Quelle von Konflikten geworden sind und eine wichtige Rolle bei der Entstehung einer Störung spielen. Eine solche Hilfe kann nicht nur für die betroffene Person, sondern auch für alle anderen Mitglieder des sozialen Systems sehr nützlich sein (Hennicke, 1993; Rotthaus, 2001).

Medikamentöse Therapie

Im Laufe der letzten zwei Jahrzehnte hat ein Paradigmenwechsel stattgefunden in Bezug auf die Wirkung von Psychopharmaka im Zentralnervensystem. Während man früher dachte, Psychopharmaka veränderten die Neurotransmitteraktivität zwischen den Nervenzellen, ist man durch Ergebnisse der molekularen Neurowissenschaft zur Erkenntnis gelangt, dass durch die Einnahme von Psychopharmaka auch Veränderungen auf Zellebene entstehen: „Mentale Zustände werden nicht nur durch Moleküle repräsentiert ... Mentale Zustände werden komplizierten Mustern der Informationsverarbeitung innerhalb und zwischen synaptisch miteinander verbundenen neuralen Schaltkreisen zugeschrieben" (LeDoux, 2002; Übers. d. dt. Hrsg.). Durch Medikamenteneinfluss wird die Zelle in einen lernbereiteren Zustand versetzt. Das bedeutet, die Zelle kann bestimmte externe Reize so verarbeiten, dass eine neue *Genexpression* entsteht, bei der sich neue Synapsen und neuronale Schaltkreise formen. Diese führen zu neuen Erfahrungen, zu neuem Denken und Verhalten. LeDoux betont ebenfalls, dass psychischen Störungen synaptische Veränderungen, nicht jedoch Moleküle zugrunde liegen. Das Medikament kann die Zelle zwar auf das Lernen vorbereiten, bringt jedoch keinen Lerninhalt in die Zelle ein. Der Lerninhalt kommt auf anderen Wegen: durch Wahrnehmung neuer Reize, Begreifen neuer Situationen, Training oder verschiedene Formen von Psychotherapie. Diese neueren Entwicklungen in Bezug auf die Wirkung von Medikamenten können eine vertiefte Erklärung für die guten Ergebnisse der integrativen Behandlung liefern, bei der Medikamente und andere Behandlungsformen (z. B. Psychotherapie) kombiniert werden.

Psychopharmaka werden bei Menschen mit einer intellektuellen Beeinträchtigung zur Reduzierung ihrer Verhaltensauffälligkeiten und zur Behandlung von psychischen Störungen eingesetzt. Diese Zielsetzung ist also nicht anders als bei nicht beeinträchtigten Menschen. Dennoch gibt es wichtige Unterschiede, die Gaedt (1997a) folgendermaßen beschreibt:

- Die Diagnostik ist häufig unsicher und ungenau, was auf die andersartige Symptomatik psychiatrischer Störungsbilder zurückzuführen ist.
- Die Indikation für Psychopharmaka wird bei Menschen mit einer intellektuellen Beeinträchtigung oft aufgrund von Verhaltensproblemen gestellt und nicht aufgrund eines psychiatrischen Störungsbildes.
- Aufgrund der Unreife der psychischen Strukturen wirken manche Verhaltensweisen auffällig und unangepasst, sie werden dann fälschlicherweise mit Psychopharmaka behandelt.

- Der Anpassungsdruck an gegebene Umstände ist für Menschen mit intellektueller Beeinträchtigung oftmals erheblich. Die daraus entstehenden Probleme werden dann möglicherweise mit der Gabe von Psychopharmaka zwangsweise gegen den eigentlichen Willen des Betroffenen durchgesetzt.
- Menschen mit intellektueller Beeinträchtigung zeigen oftmals infolge hirnorganischer Veränderungen ungewöhnliche Reaktionen auf die Gabe von Psychopharmaka (z. B. erhöhte Empfindlichkeit und häufigere Nebenwirkungen).
- Der Einsatz von Psychopharmaka geschieht nicht selten im Interesse der Umgebung, die sich durch die Verhaltensprobleme belastet fühlt.

Psychopharmaka werden bei Menschen mit einer intellektuellen Beeinträchtigung viel häufiger als bei nicht beeinträchtigten Kindern und Erwachsenen, nämlich bei ca. 40 bis 60 % (King, 2007; Matson et al., 2000), eingesetzt. In den Niederlanden liegt die Psychopharmakaprävalenz bei Bewohnern von Einrichtungen für Menschen mit intellektueller Beeinträchtigung zwischen 30 und 40 % (Stolker et al., 2003; Van Schrojenstein Lantman-de Valk, 1995). Das ist ungefähr drei- bis viermal häufiger als bei nicht beeinträchtigten Menschen. Dieser spezifischen Patientengruppe werden sämtliche Wirkstoffgruppen verschrieben (vgl. auch Reiss & Aman, 1998). In einer Literaturübersicht wird festgestellt, dass diese Medikamente meist ohne eine spezifische Zielsetzung bei verschiedenen Verhaltensauffälligkeiten und psychischen Störungen verschrieben werden: „Die meisten Medikamente wurden gegeben, um eine Vielzahl von abweichenden Verhaltensweisen zu unterdrücken und somit die betreffenden Personen auf chemische Art einzuschränken" (Matson et al., 2000, S. 263; Übers. d. dt. Hrsg.). Diese Einschätzung wird von King (2007) bestätigt, und zwar in 40 bis 60 % der Fälle. Darüber hinaus werden wegen der mangelhaften Indikationsstellung sowie der mangelhaften Beobachtung der Wirkungen und Nebenwirkungen, der ungenügenden Kontrolle der Dosierung und der Dauer des Gebrauchs häufiger Nebenwirkungen beschrieben. Selbstverständlich schadet eine solche Praxis dem Ansehen der Psychopharmakotherapie erheblich.

Psychopharmaka können folgende positive Einflüsse haben:
- Verminderung von Unruhe, Erregung und Angst (durch Sedativa),
- Verminderung von psychotischen Symptomen wie Halluzinationen, Wahn, bizarre Verhaltensweisen und Realitätsverlust (durch Neuroleptika),
- Stabilisierung der Stimmung (durch Antidepressiva und Stimmungsstabilisatoren),
- Verminderung bestimmter Verhaltensstörungen (durch verschiedene Psychopharmaka),
- Verminderung von Aufmerksamkeitsdefiziten und motorischer Unruhe (durch Psychostimulanzien).

Bei sicherer Indikation können diese Medikamente helfen, die auffälligsten Symptome der Störung zu lindern und das psychische Leiden der Person zu reduzieren. Es ist natürlich nicht zu erwarten, dass Medikamente eine wirkliche Lösung der Problematik oder gar eine vollständige Genesung herbeiführen können – allein schon, weil Verhaltensprobleme und psychische Störungen nicht nur durch biologische Faktoren, sondern durch das Zusammenwirken verschiedener psychosozialer Faktoren verursacht werden. In der Regel müssen zur Behandlung zusätzliche psychologische und soziale Methoden angewandt werden. Das Ziel der Psychopharmakotherapie ist daher die Reduzierung der Symptomatik und nicht die Lösung der Probleme. Häufig kann ein Klient erst durch diese Reduzierung von anderen Therapien profitieren. So kann die Gabe eines Neuroleptikums (z. B. Haloperidol oder Zuclopenthixol) bei einem psychotischen Patienten mit Störungen physiologischer Funktionen wie Schlafen und Essen mit ausgeprägter motorischer Unruhe und mit lebhaften Halluzinationen und Wahnvorstellungen, die möglicherweise gefährliche Verhaltensweisen für sich selbst und andere zur Folge haben können, zur Beruhigung führen, ohne dass der Patient von der eigentlichen Störung genesen wird. Dies könnte dann erst durch weitere Hilfen erreicht werden. An dieser Stelle soll nochmals betont werden, dass Psychopharmaka die Zelle auf einen *Lernprozess* vorbereiten können, aber keinen Lerninhalt einbringen. Dies geschieht durch andere Therapien.

In ähnlicher Weise können Psychopharmaka auch zur Behandlung von Verhaltensauffälligkeiten genutzt werden. Aggressive und autoaggressive Verhaltensweisen sind wahrscheinlich die häufigsten Gründe für den Einsatz von Psychopharmaka bei Menschen mit einer intellektuellen Beeinträchtigung. Bis jetzt gibt es kein Medikament, das spezifisch gegen Aggressionen wirkt. Allerdings beeinflussen Psychopharmaka spezielle Aspekte psychischer Aktivität wie z. B. das Erregungsniveau des Gehirns, Ängste, Schmerzen und Reizbarkeit. Auf diesem Weg können aggressive Durchbrüche günstig beeinflusst werden. Um also das richtige Medikament bei aggressivem Verhalten zu finden, müssen die unterschiedlichen Bedingungen von Aggressivität bekannt sein. Auch hierbei hilft die Medikation nur, das aggressive Verhalten zu reduzieren und kontrollierbar zu machen; die Medikation bringt kein erwünschtes Verhalten hervor. Dafür ist eine andere spezielle Behandlung notwendig (vgl. Kapitel 17). Psychopharmaka beeinflussen nicht die gesamte psychische Funktionsfähigkeit oder das Verhalten als Ganzes, sondern nur Teilbereiche (World Psychiatric Association: Section on Psychiatry of Intellectual Diasability, 2008). Dies nennt man auch Indikation nach *Zielsymptomen*. Auch hier ist eine gründliche multidisziplinäre Diagnostik und eine valide psychiatrische Diagnose notwendige Voraussetzung. Zusammengefasst lautet die Indikation für Psychopharmaka:

- Starke Indikation: ausgeprägte Psychopathologie (meistens in Kombination mit anderen therapeutischen Methoden).
- Schwache Indikation: Problemverhalten und erhebliche Verhaltensauffälligkeiten.
- Keine Indikation: Entwicklungsstörungen wie intellektuelle Beeinträchtigung und Autismus-Spektrum-Störung ohne psychische und Verhaltensprobleme.

Psychopharmaka haben ein breites Spektrum von Nebenwirkungen oder unerwünschten Wirkungen. Das Nebenwirkungsrisiko hängt von den biologischen Voraussetzungen der Person ab, von ihrem Alter sowie von der Art und Dosis des Medikaments. Menschen mit genetischen und organischen Abweichungen des Zentralnervensystems reagieren schon auf niedrige Dosierungen von Psychopharmaka empfindlicher mit Nebenwirkungen als nicht beeinträchtigte Menschen. Jede Wirkstoffgruppe hat ihr typisches Nebenwirkungsspektrum.

Neuroleptika (auch als *Antipsychotika* bezeichnet). Neuroleptika beeinflussen die dopaminergen und die serotonergen Neurotransmittersysteme im Zentralnervensystem[43]. Sie haben einen antipsychotischen Effekt, d.h. sie wirken auf psychotische Symptome (z.B. Wahnvorstellungen, Halluzinationen, Denkstörungen). Außerdem wirken sie antriebsmindernd, angsthemmend und aggressionsreduzierend. Unerwünscht ist die damit einhergehende emotionale Indifferenz und intentionale Verarmung. Die Einteilung der Neuroleptika geschieht nach ihrer antipsychotischen Wirksamkeit *(neuroleptische Potenz)*. Dabei werden hochpotente, mittelpotente und niedrigpotente Wirkstoffe unterschieden. Die hochpotenten Neuroleptika haben eine geringe sedierende, die niedrigpotenten eine ausgeprägte sedierende Wirkung. Die mittelpotenten Wirkstoffe haben sowohl eine antipsychotische als auch eine sedierende Wirkung *(Breitbandneuroleptika)*. Ein Beispiel für ein hochpotentes Neuroleptikum ist Haloperidol, ein Beispiel für einen mittelpotenten Wirkstoff Zuclopenthixol und ein Beispiel für niedrigpotente Neuroleptika Promethazin. Seit einigen Jahren werden die sogenannten *atypischen Neuroleptika* mit hauptsächlich antipsychotischer Wirkung in der Therapie eingesetzt (z.B. die Wirkstoffe Risperidon, Clozapin, Olanzapin, Quetiapin und Aripiprazol). Diese Substanzen haben weniger Nebenwirkungen als die *klassischen Neuroleptika*. Sie haben auch gute Effekte auf die sogenannten *Negativsymptome* der Schizophrenie (vgl. Tyrer, 2001 und Kapitel 18).

Neuroleptika werden bei Menschen mit intellektueller Beeinträchtigung sehr oft verschrieben, und zwar häufig bei Problemverhalten bzw. erheblichen expansiv-aggressiven Verhaltensauffälligkeiten. Eine Studie niederländischer Ärzte für intellektuelle Beeinträchtigung (De Kuijper et al., 2010) stellte fest, dass 32% der Bewohner von Einrichtungen für Menschen mit intellektueller Beeinträchtigung Neuroleptika einnehmen. Sie werden gegen eine Vielzahl von Problemen verschrieben: in 58% der Fälle bei Verhaltensproblemen, in 22,5% bei psychotischen Zuständen und in 18,5% ohne bekannten Grund. Die Dauer der Einnahme beträgt in 78% der Fälle mehr als zehn Jahre. Dies ist umso besorgniserregender da sowohl typische als auch atypische Neuroleptika (Haldol und Risperidon) keinen größeren Effekt auf aggressives Verhalten bei Menschen mit intellektueller Beeinträch-

43 Die Neuroleptika, insbesondere die atypischen Neuroleptika, wirken jedoch noch auf eine Reihe anderer Transmittersysteme, worauf ihre Differenzialindikation beruht. Zur weiterführenden Literatur sei Gründer (2008) empfohlen (Anm. d. dt. Hrsg.).

tigung hatten als ein Placebo. Von den zahlreichen Nebenwirkungen der klassischen Neuroleptika sollen hier vor allem die sogenannten *extrapyramidal-motorischen Nebenwirkungen (EPS)* vorgestellt werden. Sie treten vor allem bei den hochpotenten Wirkstoffen auf: Am Anfang der Behandlung können *akute Dystonien* (Bewegungsstörungen und Krämpfe der Gesichts- und Halsmuskulatur; sog. *Frühdyskinesien*), die Parkinson-ähnlichen Bewegungsstörungen (sog. *Parkinsonoid*, u. a. mit Veränderungen der Feinmotorik, der Haltung, des Gangbildes und der Mimik) sowie die *Akathisie* (quälende, subjektiv kaum zu beeinflussende Unmöglichkeit ruhig sitzen oder stehen zu bleiben) auftreten. Diese Nebenwirkungen bewirken eine erhöhte psychische Anspannung, Angst und Reizbarkeit. In solchen Fällen muss eine Verminderung der Dosis oder gar das Absetzen des Medikaments erwogen werden. Frühdyskinesien und Parkinsonoid können gut mit anticholinergen Substanzen (Biperiden) beseitigt werden.

Nach monate- oder jahrelangem Gebrauch der Neuroleptika können sich die sogenannten *tardiven Dyskinesien* oder *Spätdyskinesien* entwickeln: Dies sind unwillkürliche Muskelbewegungen in Gesicht, Schlund, Hals, Schultern, Armen und Händen. Sie sind oftmals mit psychischen Veränderungen (sog. Negativsymptomatik mit Apathie, kognitiven Einbußen, Rückzug ähnlich einem Demenzprozess, Interessens- und Motivationsverlust) verbunden. Die kognitiven Einbußen stehen nach De Haan (2002) im Zusammenhang mit Wahrnehmungsproblemen (Ausnahme und Verarbeitung). Es kann auch eine sogenannte tardive Akathisie mit Schlafstörungen, Unruhe und Ängsten auftreten.

Die ursprüngliche Hoffnung, atypische Neuroleptika würden keine solchen Nebenwirkungen haben, hat sich als falsch erwiesen. Auch wenn diese Nebenwirkungen weniger häufig und schwächer auftreten, sind sie nicht ganz ausgeschlossen. Es hat sich zudem gezeigt, dass atypische Neuroleptika Stoffwechselstörungen hervorrufen können, wie Gewichtszunahme und sogar Zuckerkrankheit und kardiovaskuläre Komplikationen (Herz- und Gefäßerkrankungen) durch eine Erhöhung von Lipiden. Für alle Neuroleptika gilt, dass „zu starke Hemmung der Dopaminübertragung in einem verringerten Wohlbefinden resultiert und in einer schlechteren subjektiven Einschätzung der kognitiven Funktionsfähigkeit“ (De Haan, 2002).

Spätdyskinesien entwickeln sich bei ungefähr 25 % der Menschen, die über einen langen Zeitraum hochpotente Neuroleptika erhalten (Gaedt, 1997a). Während die Symptome der Spätdyskinesie in den Betreuungseinrichtungen meistens bekannt sind, werden tardive Akathisien wegen ihrer eher unspezifischen Symptomatik oft übersehen und selten diagnostiziert. Dies hat negative Folgen für die Betroffenen. Generell ist die Behandlung von Spätfolgen der Neuroleptika schwierig. Meistens wird die Dosis vermindert oder das Medikament ganz abgesetzt. Es können auch Behandlungsversuche mit Benzodiazepinen oder Betablockern vorgenommen werden (vgl. Reiss & Aman, 1998). Untersuchungen über die Prävalenz von Spätdyskinesien bei Menschen mit einer intellektuellen Beeinträchtigung sind selten (Van Zonnefeld & Došen, 1998).

Einigkeit besteht darüber, dass mit der niedrigsten wirksamen Dosis eines Psychopharmakons behandelt werden sollte. Darüber hinaus sollte möglichst nur ein Wirkstoff eingesetzt werden (Monopharmazie) und nicht mehrere Mittel gleichzeitig (Polypharmazie). Die Wirkung der Behandlung muss regelmäßig beobachtet, dokumentiert und ausgewertet werden (Evaluation der Behandlung). Bei der Behandlung mit Neuroleptika sollte ca. sechs Monate bis ein Jahr nach Besserung der Symptomatik die Medikamentendosis allmählich vermindert und später möglichst abgesetzt werden. Bei einigen Patienten mit schweren psychischen Störungen ist die Medikation jedoch jahrelang oder sogar lebenslang beizubehalten. Dies ist insbesondere bei schweren psychotischen Störungen wie Schizophrenie der Fall. Die psychiatrische Abteilung des Radboud-Krankenhauses in Nijmegen empfiehlt bei einer initialen Psychose zwei Jahre lang Neuroleptika einzunehmen, bei einer zweiten Psychose fünf Jahre und bei mehr als zwei psychotischen Episoden lebenslang. Zur Psychopharmakotherapie bei Menschen mit einer intellektuellen Beeinträchtigung vgl. Reiss und Aman (1998), die *Guidelines WPA Section on Psychiatry in Intellectual Disability* (2008) und die Richtlinien der Nederlandse vereniging van artsen voor verstandelijk gehandicapten (2007).

Antidepressiva. Antidepressiva werden in die klassischen Trizyklika (z. B. Amitriptylin, Imipramin, Clomipramin) und in neue Selektive Serotonin-Wiederaufnahme-Hemmer (selective serotonin reuptake inhibitors, SSRI; z. B. Fluoxetin, Fluvoxamin, Paroxetin) eingeteilt. Diese Medikamente wirken auf serotonerge und adrenerge Neurotransmittersysteme ein. Die SSRI haben weniger Nebenwirkungen als die klassischen Antidepressiva, die sogenannten Trizyklika. Die erwünschten Wirkungen der Antidepressiva werden von individuellen Faktoren beeinflusst (Reiss & Aman, 1998). Bei einer depressiven Episode wird empfohlen, nach einer Besserung das Antidepressivum weitere sechs Monate einzunehmen. Bei rezidivierenden depressiven Episoden wird eine lebenslange Medikation empfohlen. Unerwünschte Nebenwirkungen von Antidepressiva umfassen Mundtrockenheit, Obstipation, Verwirrtheit, Benommenheit, Gewichtszunahme, Schlaflosigkeit, Übelkeit, Durchfall, Ruhelosigkeit, Agitation, Tremor, Kopfschmerzen, Unruhe, Aggression, somatische Beschwerden und bei Kindern und Jugendliche eine Zunahme von Suizidalität.

Sedativa. Sedativa sind Wirkstoffe mit sedierenden (beruhigenden) und anxiolytischen (angstlösenden oder -vermindernden) Effekten (Tyrer, 2001). Die am häufigsten gebrauchte Stoffgruppe sind die Benzodiazepine (z. B. Oxazepam, Diazepam, Clonazepam). Sie werden bei Menschen mit einer intellektuellen Beeinträchtigung sehr oft und zwar mit unterschiedlichen und unsicheren Indikationen (motorische Unruhe, psychische Spannung, Schlafprobleme und diverse Verhaltensstörungen) eingesetzt. Die Verabreichung dieser Medikamente in der Behindertenhilfe wird oft schlecht kontrolliert. Sie werden häufig zu lange und zu hoch dosiert. Gerade bei Kindern und bei Menschen auf niedrigem Entwicklungsniveau können paradoxe Reaktionen mit Unruhe, Schlafstörungen und Zunahme von unangepasstem Verhalten auftreten. Bei längerem Gebrauch können depressionsähnliche Störungen (Freudlosigkeit, geringe Motivation und Leistungsbereitschaft; King, 2007) sowie – als gefährlichste Komplikation – Gewöhnungserscheinungen (bei einer Einnahme von mehr als zwei bis drei Monaten) mit manifester Abhängigkeit auftreten (vgl. Kapitel 20). Entzugserscheinungen sind Schlaflosigkeit, Angst, Irritation, Unruhe, Tremor, Muskelzuckungen, Herzklopfen, Kopfschmerzen, Schwindel, Reizüberempfindlichkeit, Durchfall und epileptische Anfälle.

Stimmungsstabilisierende Mittel. Hierzu zählen Lithium und verschiedene Antiepileptika wie Carbamazepin und Valproinsäure. Diese Mittel sind vor allem indiziert bei periodischen Stimmungsschwankungen, z. B. sogenannten bipolaren Störungen oder manisch-depressiven Störungen mit wochen- oder monatelangen Stimmungsveränderungen oder auch bei den *Rapid-cycling-Störungen* mit sehr raschen Stimmungswechseln innerhalb weniger Tage (vgl. Kapitel 19). Das Risiko für Nebenwirkungen ist erheblich (vgl. Tyrer, 2001).

Psychostimulanzien. Der bekannteste Wirkstoff dieser Gruppe ist das Methylphenidat. Methylphenidat wird bei Kindern und Jugendlichen mit Aufmerksamkeitsdefizit-/Hyperaktivitätsstörung (ADHS) eingesetzt (vgl. Kapitel 21). Auch hier treten unerwünschte Nebenwirkungen auf.

Dosierung von Psychopharmaka. Psychopharmaka sollten bei Menschen mit einer intellektuellen Beeinträchtigung vorsichtig und langsam aufdosiert werden. Zudem sollte – aufgrund ihrer hohen Empfindlichkeit für diese Medikamente – mit einer niedrigeren Dosis als üblich begonnen werden *(start slow, go slow)*. Generell sind bei dieser Patientengruppe niedrigere Dosierungen als bei nicht beeinträchtigten Patienten notwendig. Verhaltensänderungen zu Beginn der Behandlung sind meistens vorläufiger Natur. Solche sind das Resultat von Veränderungen des Gleichgewichts innerhalb der biochemischen Reizübertragung (Neurotransmission) im Zentralnervensystem. Daher kann es Tage bis Wochen dauern, bis ein neues biochemisches Gleichgewicht entstanden ist. Außerdem braucht der Patient Zeit, sich an das veränderte Erleben der Außenwelt anzupassen und sein Verhalten danach auszurichten. Es kann einige Wochen dauern, bis sich der Zustand stabilisiert hat. Das Wissen über die Wirkung von Psychopharmaka ist noch hinsichtlich vieler Aspekte sehr lückenhaft. Es ist nicht bekannt, welchen Einfluss ein sehr lang andauernder Gebrauch von Psychopharmaka auf die gesunden, intakten Bereiche psychischen Lebens hat. Vor allem sind die Langzeitwirkungen auf das sich noch in der Entwicklung befindliche kindliche Gehirn unbekannt.

Antiepileptika. Antiepileptika werden bei Menschen mit einer intellektuellen Beeinträchtigung häufig verabreicht. Etwa 30 % dieser Menschen leiden an Epilepsie. Es ist schon lange bekannt, dass diese Medikamente sowohl günstige als auch ungünstige Einflüsse auf das Verhalten haben können. Ungünstige Nebenwirkungen sind Sedierung oder auch (selten) psychotische Reaktionen. Bei Dosisminderung oder beim Absetzen können bestehende Inaktivität, Reizbarkeit, Unruhe und schlechte Lernleistung durchaus vermindert werden oder ganz verschwinden. Dies hängt mehr vom Wirkstoff des Antiepileptikums als von der Dosierung ab. Die Besserung der Epilepsie durch das Medikament kann auch die psychischen Funktionen verbessern und zu positiven Verhaltensänderungen beitragen. Der seit vielen Jahren bekannte stimmungsstabilisierende Effekt einiger Antiepileptika ist bereits im Zusammenhang mit den stimmungsstabilisierenden Mitteln beschrieben worden.

Antiadrenerge Stoffe. Seit den 1980er Jahren werden vor allem in den USA antiadrenerge Wirkstoffe wie Betablocker und Alpha-2-adrenerge Agonisten gegen verschiedene Verhaltensprobleme und psychische Störungen bei Menschen mit intellektueller Beeinträchtigung eingesetzt. Diese Medikamente haben den Vorteil, keine Nebenwirkungen, wie sie für Neuroleptika oder Benzodiazepine typisch sind, aufzuweisen und die Aufmerksamkeit und somit das Lernen nicht zu beeinträchtigen. Diese Wirkstoffe sollen bei aggressivem und autoaggressivem Verhalten sowie bei Angst- und Panikstörungen wirksam sein (insbesondere Propranolol). Der Alpha-2-adrenerge Agonist Clonidin kann bei ADHS und beim Gilles-de-la-Tourette-Syndrom versucht werden. Natürlich haben auch diese Stoffe deutliche Nebenwirkungsrisiken hinsichtlich des Herz-Kreislauf-Systems (Senkung des Blutdrucks, AV-Block). Selten kommen Atemprobleme (z. B. Bronchospasmus), Albträume, Ataxie und depressive Zustände vor.

7.3 Heilpädagogische Behandlung

A. van Gennep

Einleitung

Auch die Erziehung durchschnittlich intelligenter Kindern verläuft im Allgemeinen nicht ohne Probleme. Probleme gehören zur Erziehung; meistens sind sie vorübergehender Art. Ein erfahrener Erzieher weiß in der Regel damit umzugehen. Die Erziehung wird jedoch komplizierter, wenn es um ein Kind mit einer intellektuellen Beeinträchtigung geht. Meistens haben weder Eltern noch Familie, Freunde, Nachbarn und Bekannte Erfahrung mit der Erziehung eines beeinträchtigten Kindes; in ihrem Bekanntenkreis können die Eltern sich also keinen Rat holen. Sie sind daher auf die Unterstützung von Fachleuten angewiesen. Die Erziehung intellektuell beeinträchtigter Kinder beruht im Wesentlichen auf einer Akzentuierung der üblichen Erziehungspraktiken: bestimmte Aspekte werden besonders betont. Dies nennen wir *heilpädagogische Begleitung.* Die Erziehung eines Kindes mit einer intellektuellen Beeinträchtigung *und* psychosozialen Verhaltensproblemen ist besonders kompliziert. Hier müssen die übliche Erziehung und die heilpädagogische Begleitung in besonderer Weise praktiziert werden. Wir nennen das *heilpädagogische Behandlung.*

7.3.1 Erziehung und Begleitung

Die Erziehung von nicht beeinträchtigten Kindern und Jugendlichen findet innerhalb ihrer alltäglichen Umwelt statt und wird wesentlich durch diese bestimmt. Man kann die materielle Umwelt, die personale Umwelt und die sozio-kulturelle Umwelt voneinander abgrenzen (Van der Ploeg, 1990).

1. In der *physischen Umwelt* werden drei Ebenen unterschieden (Luckasson et al., 2002): Das Mikrosystem (Haus, Wohnung, Bungalow, Bauernhof), das Mesosystem (Nachbarschaft, Stadt, Dorf) und das Makrosystem (Gesellschaft, Staat). Die Mikro- und Mesosysteme sind für Kinder und Jugendliche die Wichtigsten, nämlich Wohnen und Lebensort. Als solche müssen sie einige Anforderungen erfüllen (Felce, 1993):
   - *Dauerhaftigkeit:* Wohnen ist etwas eher Dauerhaftes, Langfristiges. Kinder und Jugendliche mit einer intellektuellen Beeinträchtigung sollten mindestens bis zum 18. Lebensjahr bei ihren Eltern wohnen können, sofern die Eltern sich das wünschen und leisten können.
   - *Ein Ort, um man selbst zu sein,* Entscheidungen zu treffen und Kontrolle über das eigene Leben zu haben. In der Wohnung ist man „zu Hause".
   - *Ein sicherer Ort in der Gesellschaft* und ein Ort, um Besuch zu empfangen.
   - *Möglichkeiten, Erfahrungen zu sammeln* und Fertigkeiten zu entwickeln, nicht nur in der häuslichen Umgebung, sondern auch in der Nachbarschaft, der Stadt oder dem Dorf.
   - *Möglichkeiten, ein soziales Netzwerk aufzubauen,* Beziehungen zu Nachbarskindern, Freunden und anderen Menschen knüpfen.
   - *Zugang zu gemeinschaftlichen Aktivitäten:* Zur Schule gehen, in einen Verein, in ein Einkaufszentrum, in ein Schwimmbad usw.
2. Die *personale Umwelt* umfasst alle Personen, die in der Umgebung leben: Familienmitglieder und Angehörige, Nachbarn, Freunde und Bekannte. Möglichkeiten, am Familienleben und am Leben in der Nachbarschaft, im Dorf oder in der Stadt teilzunehmen, sind wichtig.
3. Die *soziokulturelle Umwelt* wird durch das Zusammenleben mit den Personen der personalen Umwelt bestimmt und durch den Einfluss, den diese Personen absichtlich oder unabsichtlich auf das Kind oder den Jugendlichen ausüben. In diesen Prozessen findet Erziehung statt.
   - *Zusammenleben:* Erziehen ist ein funktionelles Geschehen im Zusammenleben junger und erwachsener Menschen. Dieses Zusammenleben nennen wir

Umgang. Die Beziehungen zwischen den Personen sind der Kern des Erziehungsgeschehens. Der junge Mensch entwickelt sich dabei selbst zur Erziehungsperson. Eine gute Atmosphäre und eine Bewältigung von Situationen tragen zur Konkretisierung einer Beziehung bei. Dabei geht es darum, Möglichkeiten zu eröffnen, Angebote zu schaffen, Herausforderungen zu gestalten, die in die gewünschte Entwicklung führen, und damit gleichzeitig Grenzen zu setzen. Die Begriffe *Kommunikation* und *Lebensbereich* haben in dieser funktionellen Erziehung besondere Bedeutung. Kommunikation zielt auf gegenseitiges Verständnis und Einvernehmen im Umgang zwischen Erziehern und jungen Menschen. Kommunikation und Umgang schaffen eine Welt, die als *Lebenswelt* umschrieben wird, in der ein besonderer Wert auf persönliche Beziehungen gelegt wird, in denen sich Menschen einander als einzigartige Personen sehen und die durch gegenseitiges Verständnis und Einvernehmen geprägt sind.

- *Zusammen handeln:* Erziehen ist hier absichtsvolles Handeln des Erziehers, das sich auf die Entwicklung des Handelns des jungen Menschen richtet. Das nennen wir *Entwicklung*. Die zielgerichtete Beeinflussung des Handelns sowie die Vermittlung von Einstellungen (Normen und Werte) sind der Kern erzieherischen Handelns. Sie haben das Ziel, den jungen Menschen dabei zu unterstützen, in der Zukunft etwas zu erreichen und eine Grundlage für das eigene Leben in der Gemeinschaft, wie es sich die Erwachsenen vorstellen, zu schaffen. Strategisch-instrumentelles Handeln zielt auf Wirksamkeit und Erfolg des Handelns, um ein bestimmtes Ziel (Intention) zu erreichen, und zwar innerhalb des sozialen Systems, in dem die handelnden Personen sich auf der Basis sachlicher Beziehungen einander als Nachfragender nach und Anbieter von Entwicklung sehen.

Erziehen ist also die Gesamtheit von funktionellem Umgang und absichtlicher Entwicklung. Die materielle, die personale und die sozio-kulturelle Umwelt formen zusammen die normalen Erziehungsbedingungen bzw. die normale Erziehung.

Wie bereits beschrieben, betont die heilpädagogische Begleitung von jungen Menschen mit einer intellektuellen Beeinträchtigung spezielle Aspekte im Rahmen der üblichen Erziehung. Dabei müssen sowohl die normalen Bedürfnisse, die jeder junge Mensch hat, als auch die beeinträchtigungsspezifischen Bedürfnisse berücksichtigt werden.

1. *Die physische Umwelt:* Sicher sind ein niedriger Lebensstandard (z. B. eine schlechte Wohnqualität) oder eine mangelhaft ausgestattete Wohnung nachteilig für das angestrebte Ziel, nämlich eine *Lebenswelt* zu erreichen. Der Lebensort sollte eine normale Wohnung in unmittelbarer Umgebung einer entwickelten Infrastruktur sein (z. B. Läden, Bushaltestelle). Bei Menschen mit motorischen Beeinträchtigungen müssen Lage und Ausstattung der Wohnung deren speziellen Bedürfnissen angepasst werden (z. B. rollstuhlgerecht, Schlafzimmer im Erdgeschoss, angepasste sanitäre Einrichtungen).

2. *Die personale Umwelt:* Wenn Menschen außerhalb ihrer Familie leben müssen, sollte die Betreuungssituation so gestaltet sein, dass die Gruppengröße die Größe üblicher Familien nicht überschreitet (d.h. Zusammenwohnen mit zwei oder drei anderen Personen mit einer intellektuellen Beeinträchtigung und mit einer ausreichenden Anzahl von Betreuern). Nur so wäre das angestrebte Ziel, eine *Lebenswelt* zu erschaffen, zu erreichen. Insbesondere sollte darauf geachtet werden, Möglichkeiten zur persönlichen Beziehungspflege zu schaffen (Freundschaften, soziales Netzwerk) und die Teilhabe an Aktivitäten innerhalb der Wohnung und im Zusammenleben zu gewährleisten. Soziale Netzwerke sind nicht nur ein wichtiges Mittel für soziale Unterstützung, sondern auch selbst ein wichtiges Ziel, nämlich zu einer Gemeinschaft zu gehören.
3. *Die sozio-kulturelle Umwelt:*
   - *Umgang:* Er wird wesentlich von der Atmosphäre bestimmt, die in der Wohnung und unmittelbaren Umgebung herrscht. Sie muss gesellig, bestätigend und anregend sein.
   - *Entwicklung:* Die Entwicklungsbedingungen hängen wesentlich von den Regeln in der Wohnung und in der Umgebung ab. Die Strukturierung von Raum und Zeit sowie die Regulierung des sozialen Verhaltens untereinander sind sehr wichtige Voraussetzungen.

Zwei Faktoren müssen bei der konkreten Umsetzung beachtet werden (Felce, 1996): Die Betreuungssituation sollte sich zunächst daran orientieren, dass die Bewohner häufig genug an alltäglichen Aktivitäten innerhalb und außerhalb der Wohnung teilnehmen können und dabei ausreichend durch die Betreuer unterstützt werden. Diese wiederum brauchen die Unterstützung ihrer Leitung. Ein zweiter wichtiger Faktor ist die Arbeitsweise der Mitarbeiter.

Die Rolle der Betreuer. Die umfassende Versorgung der Bewohner im dem Sinne, dass – wie im Hotel – alles für sie getan wird und sie nichts selber machen müssen, gehört der Vergangenheit an. Die Betreuer sollten nur dann Aktivitäten der Bewohner übernehmen, wenn es wirklich notwendig ist. Ziel sollte es sein, die Selbstständigkeit der Bewohner durch Teilnahme an alltäglichen Aktivitäten zu entwickeln.

Die *Aufgaben der Betreuer* liegen in der Motivierung und Unterstützung der Bewohner durch Erklären, wenn nötig durch Vormachen oder durch körperliche Hilfe. Sie müssen die Bewohner für ihre Aktivitäten loben. Sie sollten deshalb keine entsprechenden Aktivitäten ausführen, wenn der Bewohner nicht anwesend ist. Dazu bedarf es eines ausgefeilten Stundenplans für hauswirtschaftliche, soziale und individuelle Aktivitäten.

Die *heilpädagogische Behandlung* von jungen Menschen mit einer intellektuellen Beeinträchtigung und psychosozialen Verhaltensproblemen betont – wie in der Einleitung angemerkt – weitere spezielle Aspekte der heilpädagogischen Begleitung. Davon handelt der nächste Abschnitt.

7.3.2 Heilpädagogische Behandlung

Bei jungen Menschen mit einer intellektuellen Beeinträchtigung und zusätzlichen schweren psychosozialen Verhaltensproblemen muss über die heilpädagogische Begleitung hinaus eine heilpädagogische Behandlung erfolgen. Sie zielt auf die Wiederherstellung einer befriedigenden Lebensqualität und auf die allmähliche Rückkehr zu einer heilpädagogischen Begleitung. Heilpädagogische Behandlungen können meistens wegen der Schwere der Probleme nur im Rahmen einer Unterbringung in einer speziellen Wohngruppe einer Einrichtung der Behindertenhilfe durchgeführt werden. Im Folgenden werden die für die heilpädagogische Behandlung wichtigen Umweltaspekte diskutiert:

1. *Die physische Umwelt:* Die Bedingungen müssen den besonderen Problemen der Bewohner angepasst werden. Der Ort der Unterbringung sollte so normal wie möglich sein, wobei Gebäude und Gelände genügend Raum bieten müssen. Es kann eine einzelne Wohnung, ein Bungalow, ein Bauernhof sein. Die Wohnung soll eine kontrollierbare Offenheit zur Umgebung haben. Sie soll nicht mehr als nötig von der Umgebung abgeschieden sein. Falls nötig, kommt Wohnen auf dem Gelände einer Einrichtung in Betracht. Für jeden Bewohner muss ausreichend Platz in der und um die Wohnung herum sein. Jeder Bewohner sollte über einen eigenen Wohn- und Schlafraum verfügen können, in dem er alleine sein kann und nichts mit anderen teilen muss. In der Wohnung selbst müssen mindestens vorhanden sein: Eine Küche, ein Wohnraum, unterteilt in Ess- und Wohnzimmer, ein getrenntes Spielzimmer, ein Aufenthaltsraum, ausreichende sanitäre Ausstattung, möglichst für jeden Wohn-Schlaf-Raum ein Badezimmer mit Bad oder Dusche und Toilette. Darauf warten müssen, bis ein Badezimmer zugänglich ist, kann zu Frustrationen und Problemverhalten führen. Die Farben von Wänden, Türen und Decken sollten beruhigen und sehr strapazierfähig sein. Das Mobiliar sollte weder Aggressionen oder Destruktionen begünstigen, noch zu Selbstverletzungen benutzt werden können. Die Beleuchtung soll ausreichend, aber nicht zu intensiv sein. Die Wände sollten geräuschdämmend sein, die Raumtemperatur angenehm und nicht zu warm.
2. *Die personale Umwelt:*
   - *Die Wohngruppe:* Menschen mit intellektueller Beeinträchtigung können schnell ein Gefühl der Überfüllung *(overcrowding)* entwickeln, also eine belastende Belegungsdichte empfinden. Die Wohngruppen sollten daher klein – also ca. vier Bewohner – sein, vergleichbar mit der Größe einer durchschnittlichen Familie. Trotzdem können sich die Bewohner dabei allzu sehr „auf die Pelle rücken“, was ebenfalls zu Stressreaktionen führen kann. Die optimale Größe sollte daher nach der Zusammensetzung der Gruppe bestimmt werden. In einer großen Gruppe mit überwiegend aggressiven Bewohnern kann man mit Aggressionen nur schwer umgehen, vor allem, wenn zusätzlich kaum befriedigende Aktivitäten angeboten werden. So entsteht Langeweile, Spannungen stauen sich auf. Geringste Auslöser (z. B. ein Wort, eine

Geste, eine Berührung) können in solchen Situationen schnell aggressives Verhalten eskalieren lassen. Eine kleine inhomogene Wohngruppe mit nur wenigen aggressiven Bewohnern wäre daher günstiger. Homogene Gruppen eignen sich allerdings besser zur Durchführung spezieller Behandlungsstrategien. Die Anzahl der Bewohner muss natürlich auch im Zusammenhang mit der Anzahl der Betreuer bestimmt werden. In einer heilpädagogischen Behandlungsgruppe sollte aus Sicherheitsgründen ein Betreuer nie alleine für eine Gruppe zuständig sein. Mehr als zwei Betreuer gleichzeitig für eine Gruppe sind allerdings auch nicht immer effektiv.

- *Das soziale Netzwerk:* Menschen mit schweren psychosozialen Problemen sind oftmals sehr isoliert und vereinsamt. Ihr soziales Leben ist verkümmert. Es müssen also soziale Netzwerke mit Interaktionen geschaffen werden, aus denen der Klient Unterstützung beziehen kann. Ein solches Netzwerk ist ein dynamisches Geflecht von sozialen Beziehungen, die für das tägliche Leben wichtig sind, indem sie die Belastungen des Alltags mildern. Zur Behandlung gehört daher der Wiederaufbau eines sozialen Netzwerkes sowohl innerhalb und vor allem außerhalb der Wohngruppe. Dazu muss der Bewohner tagsüber in die Schule oder in eine Werkstatt gehen. Der Kontakt zur Familie sollte gepflegt werden. Das Gefühl, wieder in einem Netzwerk von Beziehungen aufgenommen zu sein und hierdurch emotionale Unterstützung zu bekommen, kann positiv zur Behandlung beitragen. Natürlich können Verluste von Personen aus solchen Netzwerken (z. B. durch Krankheiten, Unfälle oder Tod von wichtigen Bezugspersonen, aber auch Personalwechsel) zu schweren Krisen führen.

3. *Die sozio-kulturelle Umwelt:*
   - *Die Beziehungen:* Manchmal bedürfen intellektuell beeinträchtigte Menschen mit psychosozialen Verhaltensproblemen häufiger und intensiver Beziehungsangebote, wenn sie beispielsweise ein eher ängstlich zurückgezogenes oder depressives Verhalten zeigen. Sie müssen ihre Gefühle (z. B. Angst) äußern können, und der Behandler sollte positiv darauf reagieren. Der Klient fühlt sich akzeptiert und reagiert seinerseits mit positiven Beziehungsangeboten. Bei Menschen mit aggressivem oder destruktivem Verhalten oder autistischen Störungen sollten die Beziehungsangebote eher zurückhaltend und sachlich sein, weil die Klienten sich sonst zu sehr unter Druck gesetzt fühlen und ihre Kontaktstörungen deutlich werden würden. Dies könnte bereits bestehende Widerstände verstärken.
   - *Die Atmosphäre:* Auch in der heilpädagogischen Behandlung kann eine gesellige, bestätigende und anregende Atmosphäre insbesondere für Menschen mit ängstlich zurückgezogenem Verhalten und möglicherweise auch bei Personen mit einer autistischen Störung hilfreich sein. Klienten mit aggressivem und destruktivem Verhalten oder mit Aufmerksamkeitsstörungen (z. B. ADHS) profitieren eher von Grenzsetzungen. So können sie allmählich eine bessere Selbstkontrolle ihres impulsiven Verhaltens erlangen. Klienten mit

selbstverletzendem Verhalten (u. U. Selbstverstümmelung) brauchen viel Bestätigung und Anregung mit deutlichen Grenzsetzungen bezüglich ihres selbstverletzenden Verhaltens.

4. *Die Regeln:* Regeln schaffen kognitive Strukturen. Beispielsweise können Menschen mit Aufmerksamkeitsdefiziten wenig Struktur hinsichtlich Raum und Zeit entwickeln. Dementsprechend müssen durch Regeln die Strukturen klargestellt und verdeutlicht werden. Menschen mit einer autistischen Störung dagegen haben das Bedürfnis nach einer festen Struktur und Gleichförmigkeit. In diesem Fall könnte die Umgebung von Zeit zu Zeit variiert werden, um Abwechslung zu schaffen und Flexibilität zu fördern. Regeln zielen direkt auf das Verhalten ab. Bei ängstlich zurückgezogenen Personen wird der Schwerpunkt mehr auf der Akzeptanz des Verhaltens liegen, die Grenzen zulässigen Verhaltens werden eher weiter gefasst. Der Klient sollte dadurch mehr Raum bekommen, er selbst zu werden. Bei Personen mit aggressivem und destruktivem Verhalten dagegen sollte der Schwerpunkt darauf liegen, das Verhalten zu regulieren. Die Klienten sollen erfahren, dass sie zwar als Person akzeptiert werden, aber bestimmte Verhaltensweisen eben nicht. Sie lernen allmählich, ihr Verhalten nach den geltenden Regeln zu richten.

Heilpädagogische Übungsbehandlungen (Funktionelle Therapien)

Die funktionellen Therapien zielen darauf, spezifische, umschriebene Defizite in verschiedenen Bereichen zu beeinflussen.

Behandlung der Person-Umwelt-Interaktion. Zunächst werden die Umgebungsbedingungen verändert, die für Entstehung oder Aufrechterhaltung von Problemen bedeutsam sind. Dann soll der Klient lernen, mit den veränderten Bedingungen umzugehen. Hierfür werden unterschiedliche Methoden und Techniken (insbesondere aus den kognitiv-behavioralen Therapiekonzepten, z. B. Selbstinstruktionen und *modeling*, Training der sozialen Kompetenzen, Selbstsicherheitstraining, Wut-Management-Training) eingesetzt (Benson & Valenti-Hein, 2001).

Verhaltenstherapeutische Interventionen. Gemeint sind hierbei die klassischen verhaltenstherapeutischen Techniken und Methoden zur Modifikation auffälligen Verhaltens, z. B. Stimuluskontrolle, Verstärkerprogramme, Shaping (allmähliches Formgeben) und *Löschung* spezifischer Verhaltensweisen (z. B. durch differenzielle Verstärkung erwünschten Verhaltens). Die Behandlung kann in der Alltagsbetreuung in der Wohngruppe fortgeführt werden.

Behandlung emotionaler Probleme. Die wichtigste Methode bei Kindern ist die Spieltherapie (Hellendoorn & Van Berckelaer-Onnes, 1991), in der das Kind seine emotionalen Probleme durch das Spiel ausdrücken kann. Der Therapeut versucht, die Ausdrucksfähigkeit des Kindes zu fördern, zu verstärken und zu differenzieren, um das Erleben für das Kind besser erfahrbar und verstehbar zu machen. Das Kind kann so seine gesamte Problematik verarbeiten.

7.3.3 Evaluation der Behandlung

Zu einem zuvor festgelegten Zeitpunkt muss die Behandlung ausgewertet werden, um festzustellen, ob die Ergebnisse zufriedenstellend ausfallen. Dabei sind die folgenden Punkte wichtig:

1. *Festlegung der Beobachtungs- und Messmethoden:* Es müssen explizit die Kriterien für das zu beobachtende Verhalten sowie die Methodik der Beobachtung und Dokumentation festgelegt werden.
2. *Die Auswertung des Prozesses:* Der Behandlungsplan, die Koordination der Behandlung, die Begleitung des Behandlungsverlaufs, die gesellschaftliche und ethische Akzeptanz der Behandlung.
3. *Die Auswertung der Ergebnisse:* Gibt es Veränderungen in der allgemeinen Funktionsfähigkeit, z. B. eine Verbesserung der Lebensqualität, eine Verbesserung der gesellschaftlichen Teilhabe? Gibt es Veränderungen in den spezifischen Problemen, z. B. Reduzierung des aggressiven oder selbstverletzenden Verhaltens?

Kommt es nicht zur Verbesserung oder Reduzierung der Symptomatik, kann die Behandlung entweder fortgesetzt werden oder sie muss gänzlich oder teilweise beendet werden. Bei positivem Verlauf kann die Behandlung allmählich beendet werden.

Die Beendigung der Behandlung. Zur Beendigung einer Behandlung sollte langsam wieder auf die einfache heilpädagogische Begleitung oder die übliche Erziehungssituation zurückgegangen werden. Der Ablauf hierzu ist folgender:

1. Erst werden die funktionellen Teilbehandlungen beendet.
2. Danach wird die besondere Betonung spezieller sozio-kultureller Bedingungen aufgehoben.
3. Zum Schluss wird das Kind oder der Jugendliche – je nach Behandlungsverlauf – wieder zurück nach Hause oder in die ursprüngliche Wohngruppe oder in eine andere Gruppe verlegt.

Fazit

Heilpädagogische Behandlung ist mehr als bloße heilpädagogische Begleitung. Ihr Ziel ist es, die psychosozialen Verhaltensprobleme zu beseitigen oder zu lindern und damit wieder eine zufriedenstellende Lebensqualität für die betroffene Person herzustellen. Die Behandlung zielt in erster Linie auf die Veränderung der Umweltbedingungen und erst in zweiter Linie auf die spezifischen psychosozialen Verhaltensprobleme ab. Denn der ausschließliche Blick auf die individuellen Verhaltensprobleme, ohne die Probleme der Umwelt zu berücksichtigen, führt dazu, die Probleme allzu schnell der betroffenen Person selbst anzulasten. Schließlich soll nicht einfach Problemverhalten reduziert, sondern es soll die seelische Gesundheit der betroffenen Person gestärkt werden. Diese ist ein wichtiger Teil der Lebensqualität, um die es letztlich geht.

Teil III

Psychische Störungen und Dysfunktionen bestimmter Regionen des Zentralnervensystems

8 Funktionsstörungen als Grundlage von Verhaltensauffälligkeiten und psychischen Störungen

Funktionsstörungen der Hemisphären, Störungen der rechten Hemisphäre, nonverbal learning disorder (NLD), Störungen des Corpus callosum, sensorische Funktionsstörungen (Blindheit, Taubheit), Schlafstörungen, Sprech- und Sprachstörungen, Landau-Kleffner Syndrom, fetales Alkoholsyndrom

Einleitung

Bei Menschen mit einer intellektuellen Beeinträchtigung und zusätzlichen psychischen Störungen finden sich oftmals Funktionsbeeinträchtigungen in verschiedenen Bereichen (biologisch, psychologisch, sozial) und selten nur in einem isolierten Bereich. Es geht um die Wechselwirkungen der verschiedenen Funktionsstörungen. Veränderungen in einem Bereich führen zu Beeinträchtigungen in anderen Bereichen.

Funktionsbeeinträchtigungen durch hirnorganische Veränderungen wurden seit jeher besonders beachtet. So ging Luria (1973) davon aus, dass die Ursache kognitiver Beeinträchtigungen bei manchen Menschen mit intellektueller Beeinträchtigung in Funktionsstörungen tertiärer Hirngebiete (präfrontaler Kortex) liegt und die Folge gestörter intrauteriner Entwicklung oder späterer Schädigung sind. Logdberg und Brun (1993) fanden histologische und morphologische Veränderungen im präfrontalen Kortex (kleinere Hirnwindungen, Migrationsstörungen und geringere Anzahl von Nervenzellen) bei Menschen mit einer ätiologisch nicht geklärten intellektuellen Beeinträchtigung. Solche Veränderungen können nicht nur einen Rückstand in der kognitiven Entwicklung, sondern außerdem eine Reihe anderer Funktionsstörungen wie Aufmerksamkeitsstörungen und Impulskontrollstörungen mit der Folge häufigerer psychosozialer Probleme und psychopathologischer Auffälligkeiten bedingen.

Schematisch können Funktionsstörungen auf drei hierarchisch aufgebauten Ebenen auftreten (vgl. Abb. 1 auf S. 5):

1. *erste Ebene:* Morphologische und physiologische Störungen (z. B. Schlafstörung),
2. *zweite Ebene:* Störungen psychosozialer Funktionen (z. B. Sprachstörung),
3. *dritte Ebene:* Störungen auf Verhaltensebene (z. B. Störung der Impulskontrolle).

So kann eine Unterentwicklung der linken Hemisphäre (basale Ebene) zu einer Sprachentwicklungsstörung (mittlere Ebene) führen. Diese kann wiederum soziale Konflikte und Copingprobleme zur Folge haben (höhere Ebene), woraus letztendlich eine psychiatrische Störung (z. B. eine depressive Störung) entstehen kann. In der Diagnostik müssen die drei Ebenen berücksichtigt werden, um den Entwicklungsprozess einer psychischen Störung begreifen zu können. In diesem Kapitel werden die häufigsten Hirnfunktionsstörungen besprochen, die bei Menschen mit einer intellektuellen Beeinträchtigung zu Verhaltensproblemen und psychischen Störungen führen können.

8.1 Funktionsstörungen der Großhirnhemisphären

Eine Störung des Zusammenwirkens zwischen beiden Hirnhälften kommt bei Menschen mit einer intellektuellen Beeinträchtigung nach unseren Erfahrungen recht oft vor. Diese Diskrepanz kann verschiedene psychosoziale Funktionsabweichungen nach sich ziehen. Diese Funktionsabweichungen können ihrerseits Verhaltensprobleme und psychische Störungen bewirken. Die Aufdeckung einer derartigen Funktionsstörung kann sowohl für die Diagnose als auch für die Hilfeleistungen von großer Bedeutung sein.

Den beiden Hemisphären des Gehirns werden jeweils unterschiedliche Aufgaben zugeschrieben. Es wird angenommen, dass die rechte Hemisphäre (untergeordnete Hemisphäre bei rechtshändigen Menschen) unter anderem die Integration sensorischer Wahrnehmungen, die räumliche Orientierung und den emotionalen Ausdruck übernimmt. Insgesamt soll sie eher für das synthetische Denken zuständig sein, d.h. für die Beachtung von Zusammenhängen. Der linken Hemisphäre (dominante Hemisphäre bei rechtshändigen Menschen) wird das analytische Denken (Beachtung von Details) durch eine sequenzielle Herangehensweise in logisch-rationalen Schritten zugeschrieben. Sie soll demnach eher analysieren, kategorisieren und die sinnlichen Erfahrungen benennen. Die rechte Hirnhälfte führt diese Erfahrungen zusammen und bestimmt deren Bedeutungen im größeren Kontext; sie spielt auch eine wichtige Rolle in den sozialen Interaktionen durch das Erkennen von Gesichtsausdrücken und deren kommunikativer Bedeutung.

Auf eine weiter vertiefende Darstellung muss hier verzichtet werden. Der Hinweis auf einige häufiger vorkommende Funktionsstörungen, die mit Verhaltensauffälligkeiten und psychischen Störungen einhergehen, soll genügen. Eine breitere Übersicht bietet das Handbuch von Njiokiktjien (2004)[44].

8.1.1 Störungen der rechten Hemisphäre

Bei einer Dysfunktion der rechten Hirnhemisphäre kann eine Reihe psychischer und sozialer Funktionsstörungen auftreten, wie linksseitige motorische und sensorische Auffälligkeiten (Hemisyndrom), visuell-räumliche Störungen (räumliche Desorientierung, konstruktive Dyspraxie und Dysgraphie), Dyskalkulie, Aufmerksamkeitsstörungen bis hin zu ADHS. Auch finden sich häufig Hinweise auf Autismus-Spektrum-Störungen (z. B. Kontaktstörungen), Probleme im Verstehen und Ausdruck von Emotionen sowie depressive Störungen.

Diagnostisch finden sich neben EEG-Veränderungen und Auffälligkeiten im cranialen Computertomogramm (CCT) oder Magnetresonanztomogramm (MRT) neurologische Symptome wie etwa linksseitige spastische Paresen, wenig entwickelte Arm- und Beinfunktionen, weiterhin auf der linken Seite motorische Ungeschicklichkeit, Hemi-Anopsie sowie ein asymmetrisches Gesicht und linksseitiger Neglect.

In testpsychologischen Untersuchungen lässt sich häufig eine auffallende Diskrepanz zwischen einem niedrigeren Wert für den Handlungsteil und einem höheren Wert im Verbalteil des IQ feststellen. Spezielle neuropsychologische Untersuchungen sind indiziert. Weitere Diagnostik der psychosozialen Umstände kann oftmals die Bedingungen feststellen, die zu den sekundären Verhaltensauffälligkeiten und psychischen Problemen geführt haben. In der integrativen Diagnose sollte dies berücksichtigt werden. Differenzialdiagnostisch kommen meistens ADHS, Autismus-Spektrum-Störungen und Störungen der Impulskontrolle in Betracht.

Aus den neurologischen und neuropsychologischen Befunden ist eine Diagnose meist leicht zu stellen. Die differenzialdiagnostische Abgrenzung zur nonverbalen Lernstörung und einer Störung des Corpus callosum ist schwierig. Diese beiden Störungsformen werden im Folgenden besprochen.

44 Dem deutschen Leser sei zur vertiefenden Lektüre beispielsweise Hartje und Poeck (2006) empfohlen (Anm. d. dt. Hrsg.).

8.1.2 Nonverbale Lernstörungen

Die *nonverbale Lernstörung* (nonverbal learning disorder, NLD) ist keine psychiatrische, sondern eine neuropsychologische Diagnose. Mit dieser Diagnose werden verschiedene Funktionsstörungen der rechten Hemisphäre zusammengefasst: Visuelle und taktile Wahrnehmungsstörungen mit Problemen bei der räumlichen Organisation, Defizite der Konzeptbildungs- und Problemlösefähigkeiten, motorische Koordinationsstörungen, Probleme mit dem Zeitbewusstsein, konstruktive Dyspraxie und Probleme beim Lernen (Dysgraphie und Dyskalkulie). Verschiedene Verhaltensprobleme wie reduzierte Aufmerksamkeit, Probleme der sozialen Interaktionen, Ängste und Depression können bei diesen Kindern auffallen. Die Anpassung des Kindes an neue Umstände kann erschwert sein; daraus resultieren unangemessene Verhaltensweisen, emotionale Ausbrüche und Perseverationen. Auch eine falsche Einschätzung sozialer Situationen kann negative Folgen haben. Die verbalen technisch-mechanischen Fertigkeiten sind meistens recht gut ausgeprägt, aber mit abweichender Semantik (Wortbedeutung) und Pragmatik (situationsgerechter Sprachgebrauch). Diese Kinder sprechen viel mit wenig Inhalt.

Die nonverbale Lernstörung ist zwar eine Störung der rechten Hemisphäre, sie entsteht und entwickelt sich aber anders als das in Kapitel 8.1.1 beschriebene Bild. Sie ist vermutlich angeboren, während eine Störung der rechten Hemisphäre vor allem durch Hirnverletzungen verursacht wird. Sie fällt erst in der Schulzeit auf, wenn das Kind mit dem schulischen Lernen und der Entwicklung von Denkkonzepten beginnt. Entscheidend sollen hierbei Defizite der sensorischen Wahrnehmungsverarbeitung sein. Im Alter zwischen 10 und 14 Jahren kommt es meist zu Problemen beim Lernen und auffälligem Sozialverhalten. Bei Störungen der rechten Hemisphäre fallen die typischen Symptome meistens schon im Kleinkindalter auf.

Für die Diagnose einer nonverbalen Lernstörung sind die neuropsychologischen Befunde entscheidend (vgl. Graauwmans et al., 2001). Zur Entwicklungsanamnese berichten die Eltern meistens, dass ihr Kind schon in der Kleinkindzeit hyperaktiv und motorisch ungeschickt gewesen sei. Deshalb denkt man schnell an ADHS und verschreibt das Medikament Methylphenidat, meist ohne positiven Effekt. In der Schulzeit kann es zu einer Verlangsamung mit Lernproblemen und Verhaltensauffälligkeiten kommen.

Die Differenzialdiagnose zum Asperger-Syndrom kann schwierig sein. Hier können sich ebenso große Unterschiede zwischen dem Handlungs- und dem Verbal-IQ zeigen sowie einige Merkmale einer Störung der rechten Hemisphäre. Es finden sich jedoch die typischen sozialen und emotionalen Probleme, während es bei der nonverbalen Lernstörung vor allem um Störungen im kognitiven Bereich geht. Klein und Volkmar (1997) betonen, dass Personen mit einem Asperger-Syndrom viele Merkmale einer nonverbalen Lernstörung aufweisen, während umgekehrt Kinder mit einer nonverbalen Lernstörung keine autismusähnlichen Symptome zeigen. Die nonverbale Lernstörung wurde bisher nur bei Kindern ohne intellektuelle Beeinträchtigung beschrieben. Es ist davon auszugehen, dass dieses Syndrom auch bei intellektuell beeinträchtigten Kindern vorkommen kann. Sollte bei ihnen eine signifikante Differenz zwischen Handlungs-IQ und Verbalteil-IQ festgestellt werden, kann eine nonverbale Lernstörung oder eine andere rechtshemisphärische Funktionsstörung infrage kommen.

Die Behandlung beginnt mit einer umfassenden Psychoedukation von Eltern und Schule. Eine heilpädagogische Förderung mit Training der sozialen Kompetenzen, eine sensorische Integrationstherapie (Ergotherapie) sowie Unterstützung basaler emotionaler Bedürfnisse können sich hilfreich auf das schulische Lernen sowie die soziale Anpassung des Kindes auswirken. Bei Verhaltensauffälligkeiten und psychischen Störungen sollte der Schwerpunkt der Behandlung auf diese Probleme gerichtet werden.

8.1.3 Störungen des Corpus callosum

Das Corpus callosum oder der Balken ist eine Hirnstruktur aus weißer Substanz (markhaltige Nervenfasern), die rechte und linke Gehirnhälfte miteinander verbindet. Der Balken dient dem Austausch aller sensorischen und motorischen Informationen zwischen den beiden Hemisphären des Gehirns sowie sich gegenseitig hemmender Einflüsse zur Koordination der rezeptiven und der expressiven Funktionen beider Hirnhälften. Fehlbildungen des Corpus callosum (Balkenagenesie) führen zur Dominanz der spezifischen Funktionen einer Hirnhälfte. So dominiert bei visuellen Stimuli die linke Hemisphäre, während bei der *Gestaltfunktion* die rechte Hemisphäre dominiert. In neurologischen und neuropsychologischen Untersuchungen fallen folgende Symptome auf:

- verzögerte motorische Entwicklung mit Fehlen von Lateralisation (Rechts-Linkshändigkeit), Nichterkennen der Fingerlokalisation, Abweichungen in beidhändiger Motorik, konstruktive Dyspraxie, Dysgraphie, Strabismus und Fehlen von Stereoperzeption,
- verzögerte Sprachentwicklung mit Problemen bei der Integration von formalen und semantisch-pragmatischen Funktionen,
- gestörte räumliche Orientierung.

Eine Übersicht zu weiteren Störungen und Syndromen mit Corpus-callosum-Agenesie gibt Njiokiktjien (2004). Der MRT-Befund ist für die Diagnose ausschlaggebend.

Es finden sich zahlreiche Verhaltensauffälligkeiten und psychische Störungen bei Corpus-callosum-Agenesie. Möglicherweise bestehen Zusammenhänge u. a. mit der Ätiologie von Schizophrenie, ADHS, Zwangsstörung, Lese-Rechtschreib-Störung; Nachweise sind jedoch nicht erbracht. Die Probleme, mit denen Kinder mit einer Corpus-callosum-Agenesie belastet sind, nehmen mit dem Älterwerden ab.

Bei Menschen mit einer intellektuellen Beeinträchtigung (vor allem bei schwerer Ausprägung) kommt eine Corpus-callosum-Agenesie verhältnismäßig oft vor. Manche Autoren schätzen die Prävalenz auf ca. 50 % (Njiokiktjien, 2004). Die kognitiven Beeinträchtigungen und Verhaltensweisen bei Kindern mit einer leichten oder mäßigen intellektuellen Beeinträchtigung können auf diesem Hintergrund erklärt werden. Dies könnte für Erzieher, Lehrer und Eltern im Hinblick auf eine spezielle heilpädagogische Betreuung und Förderung der Kinder hilfreich sein.

8.2 Sensorische Störungen, Verhaltensauffälligkeiten und psychische Störungen

Menschen mit einer intellektuellen Beeinträchtigung und zusätzlichen sensorischen Störungen tragen ein besonders hohes Risiko, Verhaltensauffälligkeiten und psychische Störungen zu entwickeln. Untersuchungen auf diesem Gebiet sind jedoch selten. In letzter Zeit erfahren sensorische Integrationsstörungen zunehmend Beachtung.

8.2.1 Sehstörungen

Kinder mit einer Sehstörung sind von Beginn an sozial beeinträchtigt, weil sie den Gesichtsausdruck der Mutter nicht wahrnehmen und nicht nach Objekten greifen können. Die Entwicklung sozialer Interaktionen sowie die Exploration der Umgebung werden dadurch verzögert. Fraiberg (1977) konnte zeigen, dass eine Selbst-Objekt-Differenzierung, die bei normalen Kindern mit ungefähr 2 Jahren entsteht, sich bei blinden Kindern erst mit 5 Jahren entwickelt. Ebenso sind blinde Kinder erst viel später zu Fantasiespielen in der Lage. Sensorische Deprivation und mögliche soziale Deprivation führen oft zu Selbststimulation, u. a. in Form von motorischen Stereotypien, Perseverationen, sich auf die Augäpfel zu drücken oder mit den Fingern gegen das Licht zu spielen (sog. „Blindisme"). Diese Verhaltensauffälligkeiten können auch als autismusähnliches Verhalten verstanden werden, das im Verlauf verschwinden oder zeitlebens bestehen bleiben kann (Brown et al., 1997). Blindisme wird als Anpassungsverhalten von blinden Kindern an fehlende adäquate sensorische und soziale Stimuli verstanden (Cass et al., 1994). Neben autistischen Zügen finden sich bei blinden Kindern aber oft echte autistische Störungen. Das trifft meistens zu bei schwerwiegenden Hirnschädigungen und schwerer intellektuelle Beeinträchtigung (z.B. Rötelnembryopathie), einigen genetischen Syndromen und sonstigen schweren Hirnschädigungen (Chess et al., 1971). Es zeigt sich, dass Autismus bei blinden Menschen weniger mit der Blindheit als mit den organischen Veränderungen des Zentralnervensystems zu tun hat.

Autismusähnliche Verhaltensweisen blinder Kinder sind wahrscheinlich vor allem durch frühe Bindungsprobleme bedingt und insofern unter einer Entwicklungsperspektive zu verstehen (vgl. Kapitel 12). In der Folge können Verhaltensauffälligkeiten wie Zurückgezogenheit, aggressives und autoaggressives Verhalten, Trennungsängste und depressive Zustände entstehen. Darüber hinaus sind Probleme im Verlauf der ersten Individuationsphase (18. bis 36. Lebensmonat) zu erwarten, wenn die Kinder sich mit ihren Unsicherheiten, Ängsten und Ambivalenzen von den Bezugspersonen ablösen wollen.

Welche Verhaltensauffälligkeiten und psychischen Störungen auftreten, ist weitgehend vom kognitiven und emotionalen Entwicklungsniveau der Person abhängig. Bei Erwachsenen findet sich oft aggressives und schweres selbstverletzendes Verhalten. Auch depressive und psychotische Bilder kommen relativ oft vor. Möglicherweise spielen auch hier Bindungsprobleme eine wichtige Rolle (Lindner-Middendorp, 1994). Dabei nimmt man an, dass bindungsgestörte Menschen schon auf geringe Stressfaktoren besonders empfindlich mit unangepasstem Verhalten oder mit einer psychischen Störung reagieren können (Janssen et al., 2002).

Schuengel et al. (2003) und Sterkenburg (2008) haben sich mit der Behandlung sehbeeinträchtigter Kinder mit intellektueller Beeinträchtigung und Bindungsproblemen befasst. Sie verwendeten eine Kombination aus entwicklungsdynamischer Beziehungstherapie als Grundlage (Došen, 2001; vgl. auch Kapitel 7 und 12) und Verhaltenstherapie zur Veränderung unerwünschter Verhaltensmuster und zur Generalisierung von positivem Verhalten. Die vorläufigen Ergebnisse sind positiv und vielversprechend für dieses spezielle Klientel.

8.2.2 Hörstörungen

Nach Carvill (2001) sind Hörstörungen bei Menschen mit einer intellektuellen Beeinträchtigung sehr häufig. Zudem spielen Hörstörungen bei der Entwicklung spezieller auffälliger Persönlichkeitszüge wie emotionale Unreife, Mangel an Empathie, labile Emotionalität und Explosivität eine wesentliche Rolle. Verhaltensauffälligkeiten und psychische Störungen sollen bei diesen Menschen mindestens dreimal so häufig vorkommen wie bei Menschen ohne Hörstörung. Der Entstehungszusammenhang ist unklar. Die Auffälligkeiten könnten die Folge inadäquater Interaktionsformen mit der Umgebung sein. Die Hörstörung kann aber auch den Entwicklungsprozess der Persönlichkeit des Individuums beeinträchtigen und so zu einer höheren Empfänglichkeit des Individuums für psychische Störungen und Verhaltensprobleme führen. Bei Kindern mit einer Hörstörung zeigen sich mehr externalisierte als internalisierte Verhaltensprobleme, die vor allem mit der erschwerten Kommunikation dieser Kinder mit ihrer Umwelt zusammenhängen. Dabei zeigen taube Kinder von tauben Eltern weniger Verhaltensprobleme in ihrer frühen Entwicklung als taube Kinder von nicht tauben Eltern (Hindley, 2000). Offensichtlich kommunizieren taube Kinder problemloser mit ihren tauben Eltern.

Autismusähnliche Verhaltensweisen, wie sie bei blinden Kindern vorkommen, werden bei Kindern mit Hörstörungen nicht beschrieben. Offensichtlich haben diese Kinder weniger Probleme in der ersten Sozialisationsphase (Bindungsphase). Dies hängt damit zusammen, dass das Sehen in der zwischenmenschlichen Interaktion (Bindungsverhalten) wohl eine wichtigere Funktion als das Hören hat und dass die visuellen Hirnrindengebiete früher reifen als die Hirngebiete, die für das Hören verantwortlich sind. Dennoch kommen autistische Störungen auch bei tauben Menschen häufiger vor – vermutlich als Folge hirnorganischer Veränderungen, die gleichzeitig die Taubheit bedingen.

In der Individuationsphase (18 bis 36 Monate) kann es aufgrund der zunehmenden räumlichen Distanz zwischen dem Kind und seinen primären Bezugspersonen zu Kommunikationsproblemen kommen, die durch die Sprachentwicklungsverzögerung des hörgestörten Kindes noch verstärkt wird. Durch das Fehlen einer adäquaten Kommunikation können basale emotionale Bedürfnisse nach Sicherheit nicht befriedigt werden. So kann es zu Problemen während der Phase der Individuations- und Autonomieentwicklung kommen. Die daraus resultierenden Verhaltensprobleme können sich bei diesen Kindern als oppositionell-aggressives Verhalten zeigen, wodurch wiederum die weitere emotionale Entwicklung beeinträchtigt werden kann.

Bei Erwachsenen mit intellektueller Beeinträchtigung und Hörstörung finden sich häufiger psychische Störungen als bei nicht hörbeeinträchtigten Menschen. Depressionen werden vor Zwangsstörungen und ritualisiertem Verhalten am häufigsten beobachtet (Carvill, 2001). Psychotische Störungen, insbesondere Schizophrenien, kommen dagegen nicht häufiger vor. Nach eigenen klinischen Erfahrungen sind paranoide Zustände bei diesen Menschen relativ häufig.

In der Diagnostik von Menschen mit Hörbeeinträchtigungen und intellektueller Beeinträchtigung müssen vor allem die möglichen hirnorganischen Ursachen untersucht werden. Manchmal kann für beide Störungen dieselbe Ursache gefunden werden, z. B. beim Down-Syndrom oder dem fetalen Alkoholsyndrom. Die Diagnostik sollte die relative Bedeutung der Hörstörung auf die gesamte psychosoziale und insbesondere die emotionale Entwicklung der betroffenen Person klären können. Belastende Erfahrungen, unangemessene Interaktionen mit der Umgebung und maladaptives Verhalten müssen im Kontext dieser Befunde gesehen werden. Der Hörstörung wird oft zu Unrecht eine große Rolle in der Entstehung der psychischen Störung zuerkannt. Häufig werden Menschen mit einer intellektuellen Beeinträchtigung und einer Hörstörung als schwerer intellektuell beeinträchtigt eingeschätzt als sie in Wirklichkeit sind.

In der Behandlung steht die Verbesserung der Kommunikation, der Abbau verfestigter unangepasster Verhaltensmuster sowie die Entwicklung angemessener Interaktionsformen, die die basalen emotionalen Bedürfnisse und Motivationen des Klienten berücksichtigen, im Vordergrund. Bei manifesten psychischen Störungen sollten diese zuerst behandelt werden.

8.2.3 Kombination von Seh- und Hörstörungen (Taubblindheit)

Die Kombination von Blindheit und Gehörlosigkeit kommt bei sehr schweren Hirnschädigungen, bei bestimmten genetischen Syndromen (z. B. Usher-Syndrom) oder bei Rötelnembryopathie vor. Meistens findet sich auch noch eine intellektuelle Beeinträchtigung. Die Entwicklungsprobleme solcher Kinder sind erheblich. Die für die Entwicklung unentbehrliche Interaktion mit der Umwelt ist gravierend eingeschränkt. Daraus resultieren eine sensorische und damit auch eine soziale Deprivation. Gerade auch die Unwissenheit der Eltern, wie sie mit solch einem Kind umgehen sollten, spielt dabei eine wichtige Rolle. Es müssen andere sensorische und kommunikative Kanäle genutzt werden, wie Tastsinn, muskuläre Propriozeptoren, Geruchs- und Geschmackssinn, um das Fehlen der Kommunikation über Sehen und Hören zu kompensieren.

Hindley und Brown (1994) zeigten, dass taubblinde Kinder bei Unterstimulation passiv und uninteressiert bleiben, während sie bei Überstimulation hyperaktiv werden können. Chess et al. (1971) sahen in vielen Fällen von Taubblindheit eine autistische Störung, die dann meistens als Folge der zugrunde liegenden organischen Störung zu verstehen ist (z. B. Rötelnembryopathie).

Aus der Entwicklungsperspektive können diese Beeinträchtigungen der Kommunikation und Interaktion mit der Umwelt schwerwiegende Folgen für die emotionale Entwicklung der Kinder in den ersten drei Lebensjahren haben. Auch das Bindungsverhalten ist betroffen. Das Kind verharrt lange in der ersten Adaptionsphase, und es folgen daraus Auffälligkeiten der Regulation der frühen psychophysiologischen Bedürfnisse (Adaptationphase und psychophysiologische Homöostase; vgl. Kapitel 4). Solche Verhaltensweisen können als feste Kommunikations- oder Reaktionsmuster auf ungünstige Reize bis in das Erwachsenenalter hinein bestehen bleiben (aggressives oder selbstschädigendes Verhalten). Wenn die emotionale Entwicklung vorangeschritten ist, befinden sich diese Menschen oftmals in einem labilen emotionalen Zustand, in dem die Person bereits bei kleinen belastenden Erfahrungen in ein niedrigeres Entwicklungsniveau zurückfällt (Regression) und dabei maladaptive Verhaltensweisen oder gar psychische Störungen zeigt. Diese hohe Empfindlichkeit könnte den relativ hohen Prozentsatz psychotischer Störungen bei diesen Menschen erklären (in etwa 20 % der Fälle; Carvill, 2001).

In Betreuungssituationen sollte auf die Nutzung anderer sensorischer Kanäle geachtet werden. Die Interaktion selbst muss dem Niveau psychosozialer Bedürfnisse der betroffenen Person angepasst werden. Dies könnte der Entwicklung von Problemverhalten und psychischen Störungen entgegenwirken.

8.2.4 Sensorische Integrationsstörungen

Probleme bei der Verarbeitung unterschiedlicher sensorischer Reize kommen bei Menschen mit Entwicklungsstörungen relativ häufig vor. Personen mit niedrigem kognitivem Entwicklungsniveau und Personen mit einer Autismus-Spektrum-Störung können bestimmte Reize, sehr starke oder gleichzeitig auftretende Reize nur mit Mühe verarbeiten. Eine besondere Form der sensorischen Integrationsstörung ist die *sensorische Überempfindlichkeit*, bei der eine übermäßige oder verlängerte Reaktion auf sensorische Reize auftritt. Nach Carter et al. (2011) kommt diese Störung relativ häufig bei normalen Vorschul- und Schulkindern vor (etwa bei 20 %) und besonders häufig bei Kindern mit Autismus-Spektrum-Störung und ADHS. Bei etwa 25 % der Kinder mit sensorischer Überempfindlichkeit finden sich psychische Auffälligkeiten wie Angststörungen sowie impulsive und aggressive Verhaltensweisen. Darüber hinaus bestehen durch die Überempfindlichkeit und die starken Reaktionen auf sensorische Reize anhaltende Probleme mit der Umgebung, worunter die gesamte Familie leiden kann. Die Diagnose kann u. a. durch Messinstrumente bestätigt werden, wie den Sensorischen Integrationstest (SIT), das Sensory Over-responsivity Inventory, das Diagnostic Interview Schedule for Children und die Family Life Impairment Scale. Für die Behandlung kommen die sensorische Integrationstherapie und Beschäftigungstherapie infrage. Eine angemessene Begleitung der Familie ist unumgänglich.

8.3 Schlafstörungen

Menschen mit einer intellektuellen Beeinträchtigung leiden häufiger als nicht beeinträchtigte Menschen unter Schlafstörungen (ICD-10: F51)[45]. Die Prävalenz liegt zwischen 13 und 86 %. Schlafprobleme können in unterschiedlichen Altersstufen beginnen. Wenn sie bereits innerhalb der ersten vier Lebensjahre beginnen, besteht eine Wahrscheinlichkeit von etwa 50 bis 75 %, dass die Störung bis in die

45 Die Kategorie F51 der ICD-10 umfasst die Gruppe der *nicht organischen Schlafstörungen*, strenggenommen also nur einen Teil der hier diskutierten Formen (Anm. d. dt. Hrsg.).

Adoleszenz oder noch länger anhält (Gregory & O'Connor, 2002; Quine, 1991). Bei Schlafstörungen können Einschlafprobleme, Durchschlafprobleme, zu wenig oder zu viel Schlaf (Dyssomnie) unterschieden werden. Auch Auffälligkeiten während des Schlafens – z.B. Albträume, Kopfschlagen, Zähneknirschen und Schlafwandeln (Parasomnie) – zählt man zu den Schlafstörungen. Schwer beeinträchtigte Kinder haben öfter Schlafprobleme als leicht beeinträchtigte (Quine, 1991). Es gibt Hinweise auf Unterschiede im Schlafmuster bei Menschen mit und ohne intellektuelle Beeinträchtigung. Nach Espie et al. (1998) haben Menschen mit einer intellektuellen Beeinträchtigung einen kürzeren REM-Schlaf[46] und einen schwächer ausgeprägten Non-REM-Schlaf.

Menschen mit intellektueller Beeinträchtigung liegen oftmals lange im Bett, dennoch kann die Qualität ihres Schlafes schlecht sein. Sie schlafen im Durchschnitt weniger, berichten öfter von Albträumen und zeigen häufiger andere ungewöhnliche Verhaltensweisen.

Auch Kinder mit autistischen Störungen haben oft Schlafprobleme. Sie werden nachts oft wach und schlafen im Durchschnitt kürzer als nicht beeinträchtigte Kinder. Menschen mit Prader-Willi-Syndrom hingegen haben ein verstärktes Schlafbedürfnis. Auch von Kindern mit chromosomalen Abweichungen (Down-Syndrom, Angelman-Syndrom, San-Fillipo-Syndrom) werden Schlafprobleme berichtet.

Als Grund für die speziellen Schlafmuster bei Menschen mit einer intellektuellen Beeinträchtigung nimmt man vor allem biologische Faktoren (organische Schäden, genetische Abweichungen) an. Umgebungsfaktoren sind bisher noch recht wenig untersucht. Möglicherweise spielen das Ausmaß des sensorischen Inputs, stressinduzierende Erfahrungen und sonstige spezielle Lebensumstände eine Rolle.

8.3.1 Diagnostik von Schlafstörungen

Zunächst ist eine genaue Anamnese (Selbst- und Fremdanamnese) wichtig: Welche Schlafprobleme bestehen seit wann und mit welchem Verlauf? Die direkte Beobachtung des Verhaltens sowie weiterer Parameter während des Schlafes kann notwendig werden – und zwar mithilfe akustischer oder visueller Beobachtungssysteme (Polysomnographie, evtl. mit Ableitung von EEG, EKG und Atemtätigkeit, mit Messung des Muskeltonus, der Armbewegungen und des Luftstroms durch Nase und Mund).

46 REM = Abkürzung für *rapid eye movements* (schnelle Augenbewegungen) in Schlafphasen, die mit lebhaftem, komplexen Träumen einhergehen. Im Non-REM-Schlaf wird allerdings auch geträumt, angeblich nicht so komplex. Die Funktion der REM ist noch nicht vollständig aufgeklärt (Anm. d. dt. Hrsg.).

Kinder mit Schlafstörungen neigen zu aggressivem und hyperaktivem Verhalten (Chervin et al., 2003). Zudem werden depressive Störungen, Angststörungen und Aufmerksamkeitsprobleme berichtet (Gregory & O'Connor, 2002). Solche Auffälligkeiten sind Ausdruck einer übermäßigen Reizbarkeit sowie von Problemen der Aggressionskontrolle und der Affektregulation infolge chronischer Müdigkeit mangels ausreichenden Schlafes. Aufgrund des reduzierten Erregungsniveaus des Gehirns (Arousal) kann es zu einem sogenannten *Novelty-seeking-Verhalten* (Suchen nach Neuem) kommen; die Kinder begeben sich gezielt in riskante und gefährliche Situationen.

Auch selbstverletzendes Verhalten bei Kindern mit einer schweren intellektuellen Beeinträchtigung wird mit Schlafstörungen in Verbindung gebracht (Carr & Neumann, 1999), ebenso hyperaktives Verhalten, Schreien, Aggressivität und stereotypes Verhalten. O'Reilly und Lancioni (2000) zeigten in einer Kasuistik, dass aggressives Verhalten einer schwer intellektuell beeinträchtigten Klientin zunahm, wenn sie in ihrem Schlaf gestört wurde und sie weniger als fünf Stunden pro Nacht schlief.

Der Zusammenhang zwischen Schlafproblemen und psychischen Störungen bei Menschen mit intellektueller Beeinträchtigung ist bislang kaum untersucht. In der klinischen Praxis fällt auf, dass das Schlafmuster offenbar einen wesentlichen Einfluss auf Verhaltensauffälligkeiten und psychische Problemen haben kann. Doch ist nicht klar, ob die Schlafstörungen Ursache oder Folge dieser Probleme sind. Schlafstörungen sind oft ein Symptom schwerer psychischer Störungen (z. B. Psychose und Depression). Als sekundäre Schlafstörungen könnten solche bezeichnet werden, die mit Konflikten mit der Umwelt zusammenhängen.

Die Auswirkungen einer Schlafstörung auf die Persönlichkeitsentwicklung sind unklar. Man darf jedoch annehmen, dass ein Kind mit einer Schlafstörung in seiner kognitiven Entwicklung (einschließlich Lernverhalten) und in seiner sozialen und emotionalen Entwicklung beeinträchtigt wird, was sich wiederum negativ auf das Verhalten und auf die psychische Gesundheit auswirkt.

Diagnostisch muss zwischen einer *primären* und einer *sekundären* Schlafstörung unterschieden werden. Bei der primären Form muss die Entstehungsgeschichte der Störung geklärt werden. Hierbei können u. a. hirnorganische Schädigungen, genetische Abweichungen, familiäre Ursachen, ungünstige Umgebungsbedingungen oder Erziehungsprobleme eine Rolle spielen. Bei den symptomatischen oder sekundären Schlafstörungen müssen die zugrunde liegende psychische Störung oder der aktuelle Konflikt geklärt und behandelt werden.

In der integrativen Diagnose werden neben der DSM- oder ICD-Diagnose auch die Diagnose der Funktionsstörungen und die entwicklungspsychiatrische Diagnose aufgeführt. Sowohl bei den Diagnosen nach DSM als auch bei den Diagnosen der Funktionsstörungen führt man ausschließlich eine primäre Schlafstörung auf. Bei der entwicklungspsychiatrischen Diagnose wird ein Zusammenhang zwischen Schlafstörung und seelischer Problematik hergestellt. Hinsichtlich des Entstehungsmechanismus werden alle Faktoren erwähnt, die sowohl mit der Schlafstörung als auch mit den psychiatrischen Störungen zusammenhängen. Bei komorbiden Verhaltens- oder psychiatrischen Störungen, neben einer primären Schlafstörung muss sich die Behandlung zuerst auf die Regulation der Schlafstörung konzentrieren und danach auf die Verhaltensprobleme oder auf die psychische Störung. Bei einer sekundären Schlafstörung ist die Behandlung zuerst auf die psychiatrische Störung zu richten und anschließend auf die Regulation der Schlafstörung.

8.3.2 Behandlung von Schlafstörungen

Bei den gegenwärtigen Behandlungsmethoden können pädagogische, medizinische und verhaltensorientierte Strategien unterschieden werden.

Pädagogische Strategien

Im Vordergrund steht eine umfassende Information der Umwelt über die grundlegenden physiologischen Bedürfnisse des Kindes. Die Eltern müssen wissen, dass für Kinder mit einer intellektuellen Beeinträchtigung das Erreichen einer physiologischen Homöostase während der frühen Adaptationsphase viel schwieriger sein kann als bei nicht intellektuell beeinträchtigten Kindern. Die Eltern müssen lernen, wie sie dem Kind zu einem normalen Schlaf-Wach-Rhythmus verhelfen können. Dabei sollten sie sich unbedingt professionell beraten lassen. Eine stabile Regelmäßigkeit von Aktivität und Inaktivität des Kindes sowie die Strukturierung der Umweltbedingungen in Bezug auf die räumliche Gestaltung sowie auf den sensorischen Input sind wichtig. Wenn die Umgebung selbst wegen innerer und äußerer Probleme (z. B. psychische Probleme der Eltern, ungünstige soziale Umgebung) kaum in der Lage ist, dem Kind die nötige Struktur zu geben, muss das gesamten Milieu in die Behandlung einbezogen werden.

Medizinische Strategien und Pharmakotherapie

Zu den medizinischen Strategien gehören die Behandlung verschiedener somatischer Probleme (wie z. B. Tonsillektomie bei Beeinträchtigung der Atemwege) und die Pharmakotherapie.

Die klassischen Schlafmittel werden bei Menschen mit intellektueller Beeinträchtigung nicht empfohlen (Quine, 1991), denn sie unterdrücken den REM-Schlaf, der ohnehin durch hirnorganische und andere Gründe beeinträchtigt ist. Manchmal kann eine kurzfristige Schlafverbesserung erzielt werden. Bei längerem Gebrauch verschwindet dieser positive Effekt meistens und es überwiegen die Nebenwirkungen.

Gegenwärtig werden Sedativa (vor allem Benzodiazepine), Neuroleptika, Antidepressiva und Melatonin eingesetzt:

- *Benzodiazepine* werden bei Schlafstörungen derzeit am häufigsten eingesetzt. Sie haben sowohl einen sedierenden (beruhigend, dämpfend) und hypnotischen (schlafanstoßend, schlaffördernd) als auch einen anxiolytischen (angstlösend) Effekt. Ihre günstige Wirkung liegt in der Erniedrigung der Einschlafschwelle und in der Erhöhung der Weckschwelle. Dadurch wird ein ungestörter, zusammenhängender Schlaf ermöglicht. Negative Folgen sind die Unterdrückung des REM-Schlafes, die Ausbildung von Gewöhnung und Toleranz[47], damit mögliche Abhängigkeit und Sucht, die Minderung von kognitiven Funktionen (besonders Verminderung des Lernens) sowie die Entstehung von Schlaf- und Angststörungen durch Rebound-Effekte[48]. Auch paradoxe Reaktionen mit Unruhe, Erregung und Angst sind gerade bei Menschen mit einer intellektuellen Beeinträchtigung möglich. Ein kurz andauernder Einsatz bei Schlafstörungen kann hilfreich sein. Für eine längere Behandlung sind Benzodiazepine nicht geeignet.
- Die sogenannten niedrigpotenten *Neuroleptika* eignen sich wegen ihrer sedierenden Wirkung gut zur Behandlung von Schlafstörungen. Sie werden recht häufig bei Menschen mit einer intellektuellen Beeinträchtigung eingesetzt. Der Wirkstoff Pipamperon beispielsweise hat zugleich eine positive Wirkung auf spezielle Symptome psychischer Störungen wie Ängste, motorische Unruhe, Halluzinationen und Wahnvorstellungen.
- *Antidepressiva* sollen besonders in den Fällen, in denen der REM-Schlaf gestört ist, hilfreich sein (Arends et al., 1990) Clomipramin in niedriger Dosierung von 10 bis 50 mg/Tag bringt gute Resultate, ebenso Trazodon und Amitriptylin.
- Das Hormon *Melatonin* hat zur Behandlung von Schlafstörungen im letzten Jahrzehnt zunehmende Bedeutung erlangt. Einige Untersuchungen belegen, dass das Mittel bei einer Störung des Schlaf-Wach-Rhythmus sowie bei Ein- und Durchschlafstörungen in einer Dosierung von 2,5 bis 5 mg/Tag hilfreich sein soll. Andere Untersucher stellten fest, dass das Mittel jedoch nicht bei allen Kindern mit intellektueller Beeinträchtigung wirkt. Offensichtlich ist die Wirkung abhängig von der Pathogenese der Schlafstörung. Weitere Untersuchungen sind erforderlich.

Verhaltensorientierte Strategien

Die gängigsten verhaltensorientierten Strategien sind Löschung (Extinktion), systematische Desensibilisierung, Chronotherapie, Schlafentzug und Lichttherapie.

- Unter Löschung *(Extinktion)* wird verhaltenstherapeutisch die Entkopplung von Reiz und Reaktion verstanden, also das Negieren des unerwünschten Schlaf-

47 Toleranzentwicklung heißt, dass bei einer konstanten Dosis des Benzodiazepins die Wirkung langsam nachlässt (Anm. d. dt. Hrsg.).

48 Unter Rebound-Effekt wird eine überschießende (der Wirkung entgegengesetzten) Reaktion bei plötzlichem Absetzen eines Medikaments (hier: Benzodiazepin) verstanden, die mit Unruhe, Angst und Schlaflosigkeit einhergeht, die nach wenigen Tagen abklingt (Anm. d. dt. Hrsg.).

verhaltens. Wie auch bei der systematischen Desensibilisierung müssen dabei mittels Verhaltensanalyse diejenigen Reaktionen der Umgebung, die das unerwünschte Schlafverhalten aufrechterhalten, identifiziert werden.
- *Chronotherapie* bedeutet, den natürlichen Schlaf-Wach-Rhythmus eines Menschen dem realen Tagesablauf anzupassen.
- *Schlafentzug* wird dann angewandt, wenn die Person zu lange im Bett bleibt.
- Mit *Lichttherapie* wird versucht, die interne biologische Uhr der Person zu beeinflussen, um einen natürlichen Schlaf-Wach-Rhythmus zu erreichen.

Alle diese Methoden werden ausführlich erörtert in den Arbeiten von Didden und Sigafoos (2001), Didden et al. (2004) und Lancioni et al. (1999).

Erfahrungen aus der Praxis

In unserer Praxis betrachten wir Schlafstörungen im Kontext der gesamten psychosozialen Situation der Person. Obwohl Schlafprobleme häufig mit biologischen Bedingungen zusammenhängen, spielen Umweltfaktoren immer eine mehr oder weniger große Rolle. Eine integrative Diagnose ist bei Schlafstörungen unverzichtbar.

Bei Kindern mit schwerer intellektueller Beeeinträchtigung finden wir neben dem Schlafproblem oft Hinweise auf eine gestörte psychophysiologische Homöostase. Häufig werden Trennungsängste beobachtet. Kinder mit einer oppositionell-aufsässigen Störung des Sozialverhaltens leiden oft unter Schlafproblemen, die wir als Symptom einer tiefergehenden emotionalen Störung sehen. Der Hilfebedarf bemisst sich nach der gesamten Problematik des Klienten. Bei Problemen der Homöostase ist die Strukturierung von Zeit, Ort, Aktivitäten und Personen von großer Bedeutung. Dies kann durch eine medikamentöse Schlafregulation des Schlafens unterstützt werden. Bei Kindern mit Trennungsangst muss sich die Behandlung auf die Bedingungen richten, die diese Angst aufrechterhalten. Vermindert sich die Trennungsangst, reduzieren sich die Schlafprobleme. Auch hier können Medikamente zur Unterstützung eingesetzt werden.

Die medikamentöse Behandlung von Schlafstörungen bei Kindern mit einer intellektuellen Beeinträchtigung ist immer noch wenig empirisch abgesichert. Wie schon erwähnt, sind die klassischen Schlafmittel und Sedativa bei Kindern unter 3 Jahren nicht geeignet. Bei Kindern ab dem Vorschulalter kann eine niedrige Dosis von Pipamperon hilfreich sein. Bei älteren Kindern kann das Antiepileptikum Valproinsäure, über den Tag verteilt, in der therapeutischen Dosierung für Epilepsie versucht werden. Bei Jugendlichen und Erwachsenen mit Schlafproblemen und mit Verhaltensproblemen kann sowohl Pipamperon als auch Valproinsäure je nach klinischem Bild zur Sedierung über den Tag verteilt eingesetzt werden. Melatonin kann bei älteren Kindern und Erwachsenen mit einer biologisch begründbaren Schlafstörung angewendet werden.

8.4 Sprech- und Sprachstörungen, Verhaltensprobleme und psychische Störungen

Eine beeinträchtigte Sprachentwicklung ist ein Merkmal einer intellektuellen Beeinträchtigung. Entweder entwickelt sich überhaupt keine Sprache oder sie bleibt unterentwickelt oder die Entwicklung ist zeitlich verzögert. Störungen des Sprechens oder der Sprache sind daher Teil der intellektuellen Beeinträchtigung (niedriger verbaler IQ-Wert). Sie werden daher oft nicht gesondert erwähnt. Der Begriff der Sprech- oder Sprachstörungen wird erst dann verwendet, wenn eine signifikante Abweichung zwischen Handlungs- und Verbal-IQ auftritt. Der Unterschied ist signifikant, wenn der Testwert im Verbalteil mindestens 15 Punkte (d. h. eine Standardabweichung) niedriger ist als der im Handlungsteil.

In den meisten Fällen liegt eine gemischte rezeptiv-expressive Sprachstörung vor. Die Ursachen liegen u. a. in einer Schädigung des Zentralnervensystems, einer Hörstörung, in anderen sensorischen Defiziten, in einer schweren Verwahrlosung oder einer genetischen Abweichung. Sie können auch mit autistischen Syndromen verbunden sein. Eine ausführliche Übersicht findet sich in dem Lehrbuch von Njiokiktjien (2004).

Bei Kindern mit einer intellektuellen Beeinträchtigung, die eine signifikante Abweichung des Verbal-IQ gegenüber dem Handlungs-IQ haben, ist eine spezielle Schädigung bestimmter Hirnregionen zu vermuten, die weitere neurologische, neuropsychologische, psychiatrische und andere spezielle Untersuchungen erfordert. Bei expressiven Sprachstörungen findet man Veränderungen in den präfrontalen Hirnrindenarealen für Sprach- und Sprechfunktionen, und bei rezeptiven Störungen in den temporo-parietalen Hirnrindenarealen. Solche Veränderungen lassen sich jedoch häufig weder in der klinisch-neurologischen Untersuchung noch im EEG oder im MRT nachweisen. Diese Methoden sind dafür zu unspezifisch (Njiokiktjien, 2004). Vermutlich liegt keine strukturelle Schädigung des Hirngewebes vor, sondern eine Funktionsstörung in den entsprechenden Hirngebieten, z. B. in der Entwicklung der Hemisphärendominanz oder in der funktionellen Verbindung zwischen den Hemisphären.

Genetische wie auch familiäre Ursachen werden vermutet (vor allem bei diskrepanten IQ-Befunden im Verhaltens- und im Verbalteil).

Die logopädischen und neuropsychologischen Untersuchungen ergeben bei Kindern mit Sprech- oder Sprachstörungen typische Symptome, häufig auch Hinweise auf Aufmerksamkeitsstörungen und Störungen des verbalen Gedächtnisses. Ideomotorische[49] Dyspraxie und andere Merkmale einer Dysfunktion bestimmter Hirngebiete werden ebenfalls oft festgestellt.

49 Ideomotorische Aktivitäten sind Handlungen ohne Objekt (z. B. Imitation von Gesten) (Anm. d. dt. Hrsg.).

Bei Kindern mit einer intellektuellen Beeinträchtigung findet sich regelmäßig eine Störung der Sprachentwicklung. Das kann mit einer verlangsamten Reifung der betreffenden Hirngebiete zusammenhängen, aber auch mit einer ganzen Reihe anderer Faktoren. Kraijer (2000) fand in einer Untersuchung von 1.300 Personen mit einer intellektuellen Beeinträchtigung, dass die Schwere der intellektuellen Beeinträchtigung meist das Alter, in dem das Kind zu sprechen anfängt, bestimmt. Leicht intellektuell beeinträchtigte Kinder beginnen vor ihrem vierten Lebensjahr zu sprechen. Mittelgradig und schwer beeinträchtigte Kinder beginnen zwischen dem vierten und sechsten Lebensjahr, wenn überhaupt, zu sprechen. Bei Kindern mit einer autistischen Störung und einer intellektuellen Beeinträchtigung verzögert sich der Beginn des Sprechens noch mehr. Neben dem Entwicklungsniveau ist das Lebensalter ein wichtiger Faktor in der Sprachentwicklung. Offenbar muss das Zentralnervensystem einen gewissen Reifestand erreicht haben, bevor die Sprachentwicklung überhaupt möglich ist.

Zur optimalen Förderung dieser Kinder sind genaue Kenntnisse über den Verlauf der Sprachentwicklung notwendig. Eine Störung der Sprachentwicklung bei durchschnittlichem Handlungs-IQ führt häufig zu Problemen in der gesamten psychosozialen Entwicklung des Kindes mit sozialen Ängsten, unangepasstem Verhalten, autismusähnlichen Verhaltensweisen und Depressionen. Bei nicht intellektuell beeinträchtigten Kindern unter 3 Jahren mit einer verzögerten Sprachentwicklung konnten Irwin et al. (2002) zeigen, dass diese Kinder auch in ihrer emotionalen Entwicklung zurückgeblieben waren und mehr Verhaltensprobleme zeigten (Rückzug, Depression, wenig sozialer Kontakt) als nicht sprachentwicklungsverzögerte Kinder. Erklärt wurde das damit, dass diese Kinder durch die geringeren expressiven Ausdrucksmöglichkeiten weniger dazu in der Lage sind, ihr Verhalten zu regulieren und sozial zu gestalten sowie ihre Wünsche, Bedürfnisse und Emotionen zu äußern. Probleme der Sprachentwicklung beeinflussen immer das schulische Lernen und die Kontaktgestaltung mit anderen Kindern negativ.

Mit gleichartigen Problemen muss man auch bei Kindern mit einer intellektuellen Beeinträchtigung und einer Sprachentwicklungsstörung rechnen, was in der Praxis häufig übersehen wird. Meist bekommen die Kinder nur eine logopädische Behandlung, ohne dass die schwierigen Verhaltens- und Interaktionsmuster in diesem Kontext wahrgenommen werden. Sprachbeeinträchtigte Kinder werden häufig überfordert, sie reagieren mit Frustration und unangepasstem Verhalten.

Durch spezielle Förderung der Kommunikationsfähigkeit sollen die Kinder lernen, ihre Bedürfnisse besser und mit angemessenen Verhaltensweisen auszudrücken. Die frühe Förderung der Sprachentwicklung ist eine wichtige Maßnahme zur Prävention von Verhaltensauffälligkeiten und psychischen Störungen.

8.4.1 Rezeptive Sprachstörungen, psychische Störungen und Verhaltensprobleme

Eine isolierte rezeptive Sprachstörung kommt bei Menschen mit einer Entwicklungsstörung selten vor. Eine rezeptive Sprachstörung zeigt sich in Problemen, Worte und einfache Sätze, also verbale Botschaften, zu verstehen, während die Sprachproduktion deutlich besser ist. Meistens treten aber auch expressive Probleme auf (z. B. bei der Satzgestaltung).

Sprachstörungen kommen bei Kindern ohne intellektuelle Beeinträchtigung relativ oft vor, bei Schulkindern zwischen 1 bis 13 % (Cantwell & Baker, 1991). Bei etwa der Hälfte der Kinder werden zudem psychische und Verhaltensprobleme gefunden (Beitchman et al., 1998). Aufmerksamkeitsstörungen und Hyperaktivität, Angststörungen und beeinträchtigte soziale Interaktion kommen am häufigsten vor, weiterhin Schulprobleme durch Hänseleien oder Mobbing, geringe Schulleistungen, Schulverweigerung, somatische Beschwerden sowie oppositionelles und aggressives Verhalten.

Expressive Sprachstörungen haben eine bessere Prognose als die gemischten rezeptiv-expressiven Störungen. 50 % der Kinder mit vorwiegend expressiver Störung holen den Rückstand im Laufe der Zeit langsam auf. Bei rezeptiven Störungen ist die Prognose viel schlechter; zudem treten hier mehr sekundäre psychische Probleme auf. Häufig werden die sprachrezeptiven Probleme nicht als solche erkannt. Die Aufmerksamkeit richtet sich vielmehr auf die Leistungs- und Verhaltensprobleme, ohne die zugrunde liegende Sprachproblematik zu bemerken. Solche Fälle kommen bei intellektuell beeinträchtigen Kindern wahrscheinlich häufiger vor, weil die Sprachproblematik der intellektuellen Beeinträchtigung zugeschrieben wird. Zudem fällt auf, dass in der klinischen Praxis dem testpsychologischen Befund einer Diskrepanz zwischen Verbal- und Handlungs-IQ zu wenig Bedeutung beigemessen wird.

> Ein 15-jähriger, leicht intellektuell beeinträchtigter Junge wurde uns wegen Verhaltensproblemen, die vor allem im häuslichen Rahmen auftraten, überwiesen. Er war das zweite von drei Kindern einer sozial unauffälligen Familie. Seine Entwicklung verlief etwas verzögert. Die ersten Worte sprach er erst im Alter von 3 Jahren. In der Kindertagesstätte ebenso wie auf der Sonderschule wollte er nicht sprechen (selektiver Mutismus). Eine Zeit lang bekam er eine logopädische Behandlung.
>
> Er ließ sich von anderen Kindern bestimmen und wurde viel gehänselt. Zu Hause wollte er dagegen über seine Schwester bestimmen. Er war häufig missgelaunt und nörgelig. Mit 10 Jahren wurde sein Verhalten immer schwieriger. Er hatte dauernd Konflikte mit seiner älteren Schwester, wurde aggressiv und destruktiv. Eine pädagogische Familienhilfe wurde eingeschaltet, es kam jedoch nicht zu einer wesentlichen Verbesserung. Im Alter von 12 Jahren bekam er sensomotorische Therapie mit anfänglichem Erfolg. Nach und nach wurde sein Verhalten für alle Familienmitglieder immer schwieriger, sodass die Eltern an eine außerhäusliche Unterbringung dachten. In der Schule blieb er jedoch weitgehend unauffällig.

Die körperlichen Untersuchungen ergaben keine relevanten Befunde. Testpsychologisch erreichte er einen Handlungs-IQ von 68 und einen Verbal-IQ von 50. Die Untersuchung der emotionalen Entwicklung ergab einen überwiegenden Entwicklungsstand in der ersten Individuationsphase (18 bis 36 Monate) und zu einem kleinen Teil in der Identifikationsphase (3 bis 7 Jahre). Projektive Untersuchungsverfahren konnten nicht durchgeführt werden. Im Familienbeziehungstest bildeten sich keine oder nur sehr schwache Beziehungen zu den Eltern ab, eine negative Beziehung zur Schwester und eine gute Beziehung zum Ergotherapeuten. Im Depressionsfragebogen erreichte er einen hohen Depressionswert.

Er berichtete, dass seine Eltern ihn in ein Heim geben wollen, aber er wolle zu Hause bleiben. Seiner Meinung nach müsste seine Schwester ins Heim kommen.

Im Gespräch fiel auf, dass er seine Gedanken einigermaßen gut formulieren konnte, er wirkte aber in seinem verbalen Verständnis sehr verlangsamt. Kompliziertere Sätze konnte er häufig nicht verstehen. Es zeigte sich, dass er große Schwierigkeiten hatte zu begreifen, was andere von ihm wollten. In solchen Situationen versuchte er, sich mit stereotypen Antworten zu helfen, die allerdings oft den Sinn verfehlten.

Aus der Vorgeschichte wurde deutlich, dass die gesamte Entwicklung des Jungen problematisch verlaufen war. Er hatte spät zu sprechen begonnen, war über lange Zeit selektiv mutistisch, in der Schule zudem ängstlich, passiv und zurückgezogen. Später zeigte er zu Hause oppositionell-aufsässiges Verhalten und deutliche Hinweise auf eine depressive Verstimmung. Er hatte einen Rückstand in seiner emotionalen Entwicklung, der vermutlich durch die Sprachentwicklungsstörung bedingt war, und der ihn besonders verletzlich für die Entstehung psychischer Probleme machte.

Die Diagnosen bei diesem Jungen waren:
- Achse I des DSM-IV: gemischte rezeptiv-expressive Sprachstörung, chronische depressive Störung (Dysthymie)
- Funktionsstörungsdiagnose: vornehmlich rezeptive Sprachstörung
- Entwicklungspsychiatrische Diagnose: Störung der emotionalen und Persönlichkeitsentwicklung mit Verhaltensauffälligkeiten und einer Entwicklungsdepression
- Entstehungsmechanismus: die verzögerte Sprachentwicklung mit überwiegend rezeptiver Sprachstörung führten zu einer Beeinträchtigung der emotionalen Entwicklung, zu andauernden Konfliktsituationen mit seiner Umwelt und schließlich zu Verhaltensauffälligkeiten und emotionalen Störungen
- Hilfebedarf: Unterstützung der Individuation und Arbeit an der Identitätsentwicklung (Ich-Bildung) des Jungen

Die integrative Behandlung erfolgte:
1. Auf der sozialen Ebene: Information der Eltern und der Schule über die zugrunde liegende Ursache für die gestörte Entwicklung und das problematische Verhalten des Jungen. Dies führte bereits dazu, dass die Eltern ihren Umgang mit dem Kind positiv verändern konnten.
2. Auf der Entwicklungsebene: Unterstützung der Selbst- und Fremddifferenzierung (Individuation) und der Autonomieentwicklung (Ich-Bildung) des Jungen.
3. Auf der psychologischen Ebene: Üben, passende Fragen zu stellen, und sich seiner Bedürfnisse sicherer zu werden.
4. Auf der biologischen Ebene (medikamentöse Behandlung): Es ergab sich dafür keine Indikation.

Das Ergebnis der Behandlung war positiv.

Eine Sprachentwicklungsstörung muss differenzialdiagnostisch abgegrenzt werden von einer autistischen Störung, von einer Hörstörung, einer durch eine Hirnschädigung erworbenen Sprechstörung und von einer Epilepsie. Die typische Entwicklung sowie auch die Untersuchungsbefunde erlauben meistens eine sichere Diagnose.

8.4.2 Landau-Kleffner-Syndrom (erworbene Aphasie mit Epilepsie)[50]

Nach einer ungestörten Sprachentwicklung verschlechtern sich im Alter zwischen 3 und 8 Jahren mehr oder weniger plötzlich die Sprachfertigkeiten im zeitlich sehr variablen Zusammenhang mit einer Epilepsie (überwiegend mit nächtlichen Anfällen). Anfänglich wirkt das Kind schwerhörig, Gehörtes wird schlecht verstanden (rezeptive Sprachstörung), das Sprechen wird undeutlich, die Sprache wird langsamer, manchmal verstummt das Kind gänzlich. Es können sich Verhaltensauffälligkeiten wie motorische Unruhe, Ängste und manchmal psychotisch anmutende Zustände entwickeln.

Bei ungünstiger Entwicklung kann es zum Rückschritt der sozialen und kognitiven Fähigkeiten kommen. Eine optimale Behandlung der Epilepsie kann diese Entwicklung aufhalten. Auch können die psychosozialen Einbußen bis zu einem gewissem Grade rückgängig gemacht werden. Häufig allerdings persistiert der Verlust des rezeptiven Sprachverständnisses.

Die Ätiologie der Epilepsie ist noch nicht bekannt; es wird ein Defekt im Temporallappen als Ursache angenommen. Im EEG können sich lokale parietale und temporale Veränderungen zeigen. Trotz dieser Auffälligkeiten treten manchmal keine klinisch beobachtbaren epileptischen Anfälle auf. Das erschwert die Diagnosestellung zusätzlich zum atypischen Beginn der Störung.

Differenzialdiagnostisch müssen eine Desintegrationsstörung, eine sich spät manifestierende tiefgreifende Entwicklungsstörung, psychotische Zuständen sowie die seltenen demenziellen Entwicklungen im Kindesalter ausgeschlossen werden. Der Schwerpunkt der Behandlung liegt in der medikamentösen Einstellung der Epilepsie. Darüber hinaus sind Übungsbehandlungen zur Kompensation der Funktionsausfälle angezeigt.

Das Landau-Kleffner-Syndrom wird in der Fachliteratur nur bei Kindern ohne intellektuelle Beeinträchtigung beschrieben. Es besteht aber kein Grund zur Annahme, dass es bei intellektuell beeinträchtigten Kindern nicht vorkommt. Allerdings ist es bei ihnen schwieriger, ein Landau-Kleffen-Syndrom zu erkennen. Der Rückgang der Sprachfähigkeiten fällt kaum auf, weil die Sprache oftmals ohnehin

50 ICD-10: F80.3 (Anm. d. dt. Hrsg.).

wenig entwickelt ist. Die Verhaltensauffälligkeiten können derart atypisch sein, dass sie als Symptome einer Epilepsie wahrgenommen werden. Ein wichtiger diagnostischer Hinweis auf das Vorliegen eines Landau-Kleffner-Syndroms ist ein Entwicklungsknick im Vorschulalter oder im Schulalter.

8.5 Fetales Alkoholsyndrom

Das fetale Alkoholsyndrom (FAS) wird neben dem Down-Syndrom als die häufigste Ursache einer intellektuellen Beeinträchtigung angesehen. Die Prävalenz des FAS liegt ungefähr bei 0,1 % der Neugeborenen. Die Häufigkeit wird aufgrund kulturell bedingter Vorbehalte eher unterschätzt. Minns (1997) geht davon aus, dass bei 2 bis 8 % der Kinder mit einer leichten und mäßigen intellektuellen Beeinträchtigung ein FAS besteht. Die Diagnose gründet sich auf anamnestische Angaben sowie auf spezifische körperliche und psychologische Befunde. Die Mütter dieser Kinder haben vor allem in den ersten vier bis fünf Monaten der Schwangerschaft exzessiv oder andauernd Alkohol zu sich genommen. Die toxische Wirkung des Alkohols schädigt schon in den ersten Wochen der Schwangerschaft das kindliche Zentralnervensystem mit gravierenden Folgen für die weitere Hirnentwicklung: Desorganisation des Hirngewebes, Zerstörung von Nervenzellen, Störungen in der Synapsenbildung, oftmals Corpus-callosum-Agenesie, Fehlbildungen von Hirnwindungen und Mikrozephalie. Die symptomatischen Folgen dieser beeinträchtigten Gehirnentwicklung zeigen sich in einer typischen Trias von

- charakteristischen Fehlbildungen (Dysmorphien) des Gesichtes,
- prä- und postnataler Wachstumsstörung und
- Hirnfunktionsstörungen mit resultierender Beeinträchtigung der psychosozialen Entwicklung.

Charakteristische Fehlbildungen des Gesichtes sind ein kleiner Kopf (Mikrozephalie), kurze Augenspalte, Epikanthusfalten (Hautfalten am inneren Augenwinkel), tiefstehende Augen, abgeflachtes Mittelgesicht, kurze platte Nase, tiefstehende Ohren, schmale Oberlippe und fliehender Unterkiefer.

Die *prä- und postnatale Wachstumsstörung* zeigt sich in einem niedrigen Geburtsgewicht mit schlechtem Gedeihen in den ersten Monaten, verzögertem Wachstum, Untergewicht, geringer Körpergröße und kleinem Schädelumfang. Im Erwachsenenalter kann sich bei geringer Körpergröße eine Neigung zu Übergewicht durchsetzen. Auffällig bleibt der kleine Kopf. Ausdruck der *Hirnfunktionsstörung* sind leichte bis mittelgradige Intelligenzminderung, Epilepsie, ADHS-Symptome, Störung der Koordination und muskuläre Hypotonie. Darüber hinaus kann eine Reihe von Schädigungen anderer Organe wie Hörbeeinträchtigung, Visuseinschränkungen, kardiovaskuläre Schädigungen, Nierenveränderungen, Hautauffälligkeiten und Atemprobleme vorliegen.

Vom derartig beschriebenen vollständigen FAS wird die partielle Form des Syndroms unterschieden, der sogenannte fetale Alkoholeffekt (FAE), der mindestens zwei Symptome der Trias umfasst[51].

Kinder mit einem FAS können verschiedene Verhaltensprobleme zeigen: Hyperaktivität, Aufmerksamkeitsstörung, schlechte Koordination, Ungeschicklichkeit, Kopfschlagen, stereotypes Verhalten, Wutanfälle, Hörbeeinträchtigungen, schwieriger Umgang mit Altersgenossen, spätere Entwicklung von Suchtproblemen. Menschen mit einem FAS sollen überempfindlich auf Stress reagieren (Störungen der funtionellen Hypothalamus-Hypophysen-Nebennierenrinden-Achse; Minns, 1997). Famy et al. (1998) fanden bei 60 % der Erwachsenen mit einem IQ über 70 und einem FAS oder FAE übermäßigen Alkohol- und Drogengebrauch, bei 44 % depressive Störungen und bei 40 % psychotische Symptome. Untersuchungen zu den psychiatrischen Problemen bei Erwachsenen mit intellektueller Beeinträchtigung und FAS fehlen. Wahrscheinlich besteht jedoch ein wesentlich höheres Risiko für die Entwicklung psychischer Störungen bei diesem Personenkreis. Intellektuell beeinträchtigte Kindern mit FAS zeigen häufig Verhaltensauffälligkeiten und oft hyperkinetisches Verhalten mit Aufmerksamkeitsstörungen.

Im Verdachtsfall sollte verstärkt auf die typische Symptomatik geachtet werden. In der Behandlung spielt die Aufklärung der Bezugspersonen über die Funktionsstörungen und den Entwicklungsrückstand des Kindes eine wichtige Rolle. Die notwendige, längerfristige heilpädagogische Förderung des Kindes und professionelle Begleitung der Bezugspersonen wirken der Entwicklung von Verhaltensproblemen und psychischen Störungen entgegen. In Fällen mit ausgesprochenen Verhaltensproblemen wie motorischer Unruhe, Übererregbarkeit und impulsiven Reaktionen kann versucht werden, mit Valproinsäure zu helfen.

51 In den S3-Leitlinien von Landgraf und Heinen (2013) wird auch der Begriff Fetale-Alkoholspektrumstörungen (FASD) benutzt, um auszudrücken, dass es sich um ein sehr vielgestaltiges Störungsbild handelt (Anm. d. dt. Hrsg).

9 Regulationsstörungen

Einleitung

Eine Störung der Regulation physiologischer und psychosozialer Funktionen ist keine psychiatrische Diagnose, aber ein Zustand, der den Hintergrund für verschiedene psychische Störungen und Verhaltensprobleme bilden kann. Regulationsstörungen sind nicht als qualitative Beeinträchtigungen oder Ausfälle zu verstehen, sondern als Veränderungen in der Intensität des Erregungszustandes (Arousal) der Hirnrinde, wodurch eine Reihe von Hirnfunktionen beeinflusst wird. Einige Autoren sprechen von Affektregulation, andere von Emotionsregulation und wieder andere von Erregungsregulation. Allgemein kann Emotionsregulation (Erregungsregulation) definiert werden als eine automatische oder absichtliche Modifikation des emotionalen Zustandes der Person, mit dem Ziel der Anpassung an die Umstände, wodurch ein zielgerichtetes Verhalten zustande kommt. Emotionsregulation beeinflusst auch die Aufmerksamkeit und die Motivation. Bei einer Regulationsstörung können verschiedene Probleme wie unangepasstes Verhalten, Störung des psychosozialen Funktionsniveaus und psychische Auffälligkeiten entstehen.

Auf der Suche nach einer psychophysiologischen Erklärung von Regulationsstörungen geht man von einer gestörten Verbindung zwischen Amygdala und präfrontalen Kortexgebieten *(PFC/Amygdala-Konnektivität)* aus, derzufolge der Kortex keine Kontrolle über die Amygdala bekommen kann. Die Amygdala übernimmt sozusagen die Regie vom Kortex und verfolgt eine eigene Strategie bei der Reaktion auf die Reize. Es resultiert ein zu hohes Arousal (starker emotionaler Zustand), der zu den genannten Verhaltensweisen und psychischen Problemen führen kann.

Eine Störung der Regulation des zerebralen Erregungsniveaus (Arousal) kann eine heftige Reaktion der betroffenen Person (z.B. aggressive Ausbrüche) zur Folge haben, wodurch wiederum andere psychische Prozesse wie Angst, Schuldgefühl, Scham, Schlaf- und Essstörungen angestoßen werden.

Auf jedem Entwicklungsniveau werden Emotionen durch einen anderen Mechanismus reguliert. In der „Babyphase“ (emotionale Entwicklung unter 6 Monaten; Entwicklungsalter unter 6 Monaten) äußert sich ein akuter Erregungsanstieg in gesteigerter motorischer Aktivität (Unruhe, Weinen und Schreien). Bei anhaltend hohem Arousal resultieren Störungen der physiologischen Funktionen wie Essen, Schlagen, Verdauung, Stuhlgang, auch stereotype Bewegungen, selbstverletzendes Verhalten und Apathie. Die Affektregulation findet durch äußere Intervention statt (z.B. durch Füttern oder körperliche Versorgung) oder durch eigene, selbststimulierende Aktivitäten des Säuglings wie Saugen, Wiegen, Schaukeln, Wedeln mit den Armen. Über körperlichen Kontakt mit der Versorgungsperson und durch kinästhetische Reize kann der Säugling sein Erregungsniveau kontrollieren.

In der Bindungsphase (Entwicklungsalter 6 bis 18 Monate) findet die Erregungsregulation über die Interaktion mit wichtigen Bezugspersonen statt. Hohes Arousal äußert sich durch Schreien, Hyperaktivität, Schlagen, Werfen von Gegenständen, Aggressivität gegenüber der Bindungsperson, sowie Schlaf- und Essprobleme. Die Regulation gelingt, wenn die Stressursache beseitigt wird oder man sich dem Kind tröstend zuwendet. Ablenkung, angenehme Aktivitäten und eine eindeutige Struktur können ebenfalls zur Regulation beitragen.

In der Individuationsphase (Entwicklungsalter 18 bis 36 Monate) manifestiert sich gesteigerte Erregung in oppositionellem Verhalten, Trotz, motorischer Unruhe und Wutausbrüchen. Es wirkt regulierend, wenn die Frustration durch angenehme gemeinsame Aktivitäten gelindert wird, oder das Kind lernt, seine Frustrationen verbal zu äußern und sich in seiner Autonomieentwicklung gestärkt zu fühlen.

Bei einer Dysregulation des Arousals in der Identifikationsphase (Entwicklungsalter 3 bis 7 Jahre) können folgende Verhaltensprobleme auftreten: Wut, verbaler Protest, motorische Unruhe, Aggressivität und Destruktivität in Bezug auf die Frustrationsquelle, aber auch Rückzug und Inaktivität. Eine Erregungsregulation kann durch eigene verbale Äußerungen erreicht werden, um sich selbst zu bestärken oder von Bezugspersonen (Identifikationsfigur) bestärkt zu werden und aus früheren Erfahrungen zu lernen.

In der „Realitätsphase" (Enwicklungsalter 7 bis 12 Jahre) zeigt sich die Dysregulation in Form von anklagenden oder beschuldigenden Äußerungen, somatischen Beschwerden, Wut, Weglaufen, Aggressivität und Destruktivität. Die Regulation findet statt, indem Gefühle in Worte gefasst und dargelegt werden, Bedürfnisse verbal geäußert werden, selbst Lösungen gesucht werden, Unterstützung in der Gruppe gesucht wird und Entschuldigungen angeboten werden.

Die Emotionsregulation bei Menschen mit intellektueller Beeinträchtung ist in erster Linie vom emotionalen, aber auch vom kognitiven Entwicklungsniveau abhängig. Daher ist für die Behandlungsplanung das Wissen über das emotionale Entwicklungsniveau der betroffenen Person (wie die Regulation stattfindet, welcher Hilfe die Person bedarf, um sich zu regulieren) sehr wichtig.

Die Regulation der physiologischen und psychischen Aktivitäten spielt eine wichtige Rolle für eine gesunde psychische Entwicklung. Rümke (1969) unterscheidet drei Formen regulierender Aktivität: „Die erste ist die konservierende Form, deren Ziel es ist, das Gleichgewicht unter natürlichen Lebensverhältnissen zu bewahren. Die zweite ist die restituierende oder reparierende Aktivität. Hierbei geschieht die Wiederherstellung des Gleichgewichts über ungewöhnliche Wege. Die dritte ist diejenige, die das Ganze außerdem in eine bestimmte Richtung weiterentwickelt" (S. 155; Übers. der dt. Hrsg.).

Regulation wird heute als eine angeborene Eigenschaft gesehen, die für ein physiologisches Gleichgewicht (Homöostase) sorgt und die Anpassung an die Umwelt ermöglicht. Dies gilt hauptsächlich für Neugeborene ohne Störungen des Zentralnervensystems (ZNS). Bei Säuglingen mit Schädigungen des ZNS kann die psychophysiologische Homöostase nur schwer erreicht werden. Das kann nachteilige Folgen für die Entwicklung anderer psychosozialer Aspekte, etwa der Bindung, nach sich ziehen. LeDoux (1996) hat auf die Rolle des limbischen Systems in der Regulation des Erregungsniveaus hingewiesen. Störungen des Arousals können bei Angststörungen eine Rolle spielen.

Auch Störungen in Neurotransmittersystemen können zu einer Störung des Arousals führen[52]. Eine Dysregulation dienzephaler[53] Funktionen durch biologische oder psychologische Faktoren beeinflusst den biologischen Rhythmus, das vegetative Aktivitätsniveau sowie das sexuelle Verlangen, wodurch das klinische Bild eines depressiven Zustandes entsteht (Akiskal, 1995). Nach Van Praag (1993a) müssen Regulationsstörungen von Angst, Aggressivität und vitalen (vegetativen) Funktionen überhaupt als die primären Störungen bei Depressionen angesehen werden. Die Stimmungsveränderung bei Depressionen ist demgemäß ein sekundäres Symptom. Nach Bradley (2000) ist die Regulationsstörung des Affekts ein wesentlicher Faktor bei allen Störungen der seelischen Gesundheit. Menschen mit solchen Regulationsproblemen sind stressempfindlicher und zeigen emotionale Reaktionen, die zwar auch als Bewältigungsversuch und vorübergehend als hilfreich angesehen werden können (z.B. Kampf- oder Fluchtverhalten), aber auf Dauer unzweckmäßig und nachteilig für die Funktionsfähigkeit des Individuums sind. Hieraus können sich verschiedene psychische Störungen entwickeln, z.B. Psychosen, Depression oder aggressive Verhaltensweisen.

Affektregulationsstörungen bei Menschen mit einer Hirnschädigung und bei Menschen mit einer intellektuellen Beeinträchtigung werden auch als ein Faktor bei der Entwicklung verschiedener psychischer Störungen gesehen. Verhoeven (2000)

52 Beispielsweise kann eine Störung der Noradrenalinaktivität zu einer Dysregulation von Hirngebieten führen, die den sensorischen Input regulieren, während eine Störung der Dopaminaktivität eine Dysregulation des motorischen Inputs zur Folge haben kann.

53 Im Dienzephalon (Zwischenhirn) werden wichtige vegetative Funktionen des Organismus reguliert (Anm. d. dt. Hrsg.).

spricht von *unstable mood disorder* bei Menschen mit geschädigten tieferen Hirnstrukturen. Bei Menschen mit schwerer intellektueller Beeinträchtigung zeigt sich hier ein klinisches Bild, das mit einer bipolaren oder mit einer *Rapid-cycling-Störung* vergleichbar ist (vgl. auch Kapitel 19).

Sovner und Lowry (2001) haben ein Schema für den Zusammenhang der Regulationsstörungen des Affekt und der Aggression bei intellektuell beeinträchtigten Menschen entwickelt (vgl. Kapitel 17). Sie unterscheiden vier basale Regulationsstörungen: Irritation, Hyperarousal, Erregung und Wut. Jeder dieser Zustände steht im Zusammenhang mit Dysfunktionen spezifischer Hirngebiete und Neurotransmittersysteme.

Regulationsstörungen basaler physiologischer und psychischer Funktionen bei Menschen mit intellektueller Beeinträchtigung können zu Entwicklungsproblemen und Funktionsstörungen auf einem höheren Niveau der Persönlichkeitsentwicklung führen, die sich dann in Verhaltensauffälligkeiten und psychischen Störungen äußern können.

Für die Diagnostik erlaubt das Konzept der Regulationsstörungen, die den Symptomen zugrunde liegende Störung erkennen zu können. Dies fand jedoch bisher wenig professionelle und wissenschaftliche Aufmerksamkeit.

9.1 Regulationsstörungen und Verhaltensauffälligkeiten

Regulationsstörungen kommen bei Menschen mit einer intellektuellen Beeinträchtigung häufig vor. Es können Probleme der Regulation vegetativer Funktionen (wie Schlafen oder Essen), der Reizverarbeitung, emotionaler Erfahrungen oder motorischer Aktivität bestehen. Alle Regulationsstörungen haben einen direkten oder indirekten Einfluss auf das Verhalten der betroffenen Person.

Kognitive Einschränkungen haben ohne Zweifel große Bedeutung für die Regulation des Verhaltens. Der emotionale Entwicklungsstand ist bei der Regulation von emotionalem Input und Verhaltens-Output entscheidend. Greenspan und Wieder (1998) sehen bei Menschen mit Entwicklungsstörungen vor allem die Kopplung zwischen *intent* (Motivation nach Došen) und *component-skills* (exekutive Funktionen nach Došen) als problematisch an. *Intent* oder Motivation ist emotional bestimmt und bringt das Kind zur Aktivität. *Component-skills* oder exekutive Funktionen umfassen die motorische Planung und die Abfolge von Aktivitäten *(sequenzing)*, die Verarbeitung und das Verstehen auditiver Reize, die Sprache, die visuell-räumliche Wahrnehmung sowie die Regulation anderer sensorischer Reize und schließlich die Affektregulation. Um das erwünschte Ziel (Motivation) zu erreichen, muss ein passender Anschluss an die exekutiven Funktionen gefunden werden. Greenspan spricht von einer Art *Orchestrierung*[54] der verschiedenen Funktionen; die Motivation übernimmt dabei die Rolle des Dirigenten. In der normalen Entwicklung werden in jeder Entwicklungsphase die Motivationen mit bestimmten exekutiven Funktionen verknüpft. Bei einem Kind von 18 Monaten liegt eine Verknüpfung zwischen der Motivation und drei Arten exekutiver Funktionen vor: geplante (sequenzielle) Motorik, Verarbeitung auditiver Reize und visuell-räumliche Funktionen. In späteren Entwicklungsphasen wird die Motivation gekoppelt mit komplexeren und höher entwickelten exekutiven Funktionen wie Sprechen, komplexer Motorik usw. Bei Kindern mit Entwicklungsstörungen können Probleme im Sinne der beschriebenen Orchestrierung entstehen, indem bestimmte Funktionen fehlen („nicht besetzt sind"), die Kopplung zwischen der Motivation und der Funktion beeinträchtigt ist oder die Motivation nicht ausreichend entwickelt ist. In diesen Fällen liegt also eine Regulationsstörung vor, in deren Folge sich auffällige Verhaltensweisen entwickeln können.

Nach Greenspan besteht bei autistischen Kindern ein Problem der Kopplung zwischen Motivation und exekutiven Funktionen. Die exekutiven Funktionen können bei diesen Kindern gut entwickelt sein (z. B. Motorik, visuell-räumliche Funktionen, Gedächtnis), aber die richtige Motivation (der „Dirigent") kann fehlen. Deshalb kann kein sinnvolles Ziel erreicht werden, so kommt etwa eine soziale Interaktion nicht zustande. Bei Kindern mit motorischen Störungen und Ausfällen (z. B. zerebrale Lähmung) kann die Motivation durch den Ausfall exekutiver Funktionen nicht zum Ziel führen. Daraus kann ein zurückgezogenes, stereotypes oder selbststimulierendes Verhalten resultieren. Kinder mit genetischen Abweichungen, mit einem fetalen Alkoholsyndrom oder mit sensorischen Besonderheiten können Probleme mit der Verarbeitung sensorischer Stimuli, mit der Planung der motorischen und der sequenziellen Ausführung haben. In jedem Fall können sich maladaptive Verhaltensweisen entwickeln. Es ist nicht auszuschließen, dass Verhaltensstörungen und herausforderndes Verhalten *(challenging behavior)* bei intellektuell beeinträchtigten Menschen mit Regulationsstörungen zusammenhängen. Solche grundlegenden Probleme zu erkennen, erlaubt ein besseres Verständnis und eine angemessene Hilfe.

In letzter Zeit widmet man der Emotionsregulation von Menschen mit Autismus-Spektrum-Störung verstärkte Aufmerksamkeit. Das Problem der Emotionsregulation scheint dem autistischen Syndrom innezuwohnen (Mazefsky et al., 2013). Das erklärt bestimmte, bei dieser Störung häufige Verhaltenseigenschaften wie desorganisierte Emotionen und unzweckmäßiges und desorganisiertes Verhalten (vgl. Kapitel 11).

---

54 Orchestrierung meint die Aufteilung der Stimmen einer Komposition auf die verschiedenen Instrumente (Anm. d. dt. Hrsg.).

9.2 Regulationsstörungen und psychische Störungen

Bradley (2000) nimmt an, dass ein andauernd hohes Erregungsniveau des Gehirns von der betroffenen Person nur schwer zu regulieren ist und dass sich daraus Angst- und Affektstörungen und sogar psychotische Zustände entwickeln können. Ursachen können Misshandlung, Missbrauch, traumatische Erfahrungen und Verlusterlebnisse (z.B. einer geliebten Person) sein. Daneben können auch hirnorganische Gründe eine Rolle spielen.

Bei Menschen mit einer intellektuellen Beeinträchtigung spielen biologische Aspekte, Funktionsabweichungen des Zentralnervensystems sowie psychogene Probleme eine große Rolle, sodass Regulationsstörungen sehr wahrscheinlich für die Entstehung von psychischen Störungen mit verantwortlich sind. Neben Regulationsstörungen des Erregungsniveaus des Gehirns und des Affekts fanden wir bei diesen Menschen oft eine Regulationsstörung der Aggression, des sensorischen Inputs, des motorischen Outputs und der emotionalen Verarbeitung. Wenn es sich um ein Zusammenwirken von organisch bedingten und psychologischen Regulationsstörungen sowie von Symptomen einer psychischen Störung handelt, kann die Diagnostik sehr schwierig werden. Das zeigt das folgende Beispiel.

> Ein 38-jähriger Mann mit einer leichten Intelligenzminderung wurde wegen seines enthemmten sexuellen und aggressiven Verhaltens in unsere Klinik überwiesen. Bei der Aufnahme entstand der Eindruck eines manischen Zustandes mit motorischer Hyperaktivität, Ideenflucht, schnellem und nicht kohärentem Sprechen, erhöhter Reizbarkeit und sexuellen Tendenzen. Zwei Wochen später veränderte sich sein Zustand in motorische Getriebenheit, Verlust von Interesse und auffällige Angst. Er wirkte völlig desorientiert, war inkontinent geworden und schmierte mit Kot. Dieser Zustand dauerte eine Woche an. Danach war der Patient ruhiger und an der Realität orientiert. Kurz andauernde manische und depressive Episoden kamen während der stationären Behandlung noch einige Male vor.
>
> Anamnestisch war bekannt, dass dieser Mann schon immer überempfindlich auf Reize von außen reagieren konnte. Perioden mit problematischem Verhalten waren bereits länger bekannt. In den letzten Jahren war es jedoch zunehmend zu Verhaltensproblemen und psychischen Veränderungen gekommen. Auf der Station fiel auf, dass er überempfindlich auf akustische und visuelle Reize reagierte. Bei Trubel geriet er in Aufregung und lief dann in sein Zimmer. Er hatte große Probleme mit seiner Affektkontrolle. Durch die Aufregungen während seiner Geburtstagsfeier entwickelte sich ein manischer Zustand. Insgesamt schienen die krankhaften Phasen durch zu viele sensorische Reize ausgelöst zu werden.
>
> In der neurologischen Untersuchung, ergänzt durch EEG und CCT, ergaben sich Hinweise auf Schädigungen tieferer Hirnstrukturen. Neuropsychologisch zeigten sich Probleme beim Verstehen von komplexen Situationen, eine geringe verbale Ausdrucksfähigkeit sowie eine schwache räumliche Orientierung. Im Intelligenztest erreichte der Patient einen Gesamt-IQ von 60. Der emotionale Entwicklungsstand war ungleichmäßig verteilt über die zweite, dritte und vierte Phase (Sozialisations-, Individuations- und Identifikationsphase; vgl. hierzu Kap. 4.2).

Bei diesem Patienten wurde eine Rapid-cycling-Störung (F31.8) diagnostiziert[55] auf dem Hintergrund einer Dysregulation der Verarbeitung sensorischer und emotionaler Reize bzw. einer Affektregulationsstörung. Die Verhaltensprobleme wurden als Symptome seiner affektiven Störung erklärt. Der Mann sprach gut auf eine kombinierte Medikation von Lithium und Carbamazepin an. Seinen Betreuern wurde empfohlen, ihm eine angemessene, reizarme und sichere Umgebung zu schaffen.

Regulationsstörungen finden sich häufig bei Menschen mit einer autistischen Störung. Die Verarbeitung von sensorischen Reizen ist oft sehr eingeschränkt. Das kann die Entwicklung der psychophysiologischen Homöostase und die weitere emotionale Entwicklung erschweren. Ein weiteres Problem bei autistischen Menschen ist ihre Unfähigkeit (gestörte Regulation) zu sozialen Interaktionen. Das führt zu Rückzug, stereotypem Verhalten und schließlich zur Abwehr sozialer Kontakte überhaupt. Die emotionale Entwicklung wird dadurch schwer beeinträchtigt; es resultieren zusätzliche Verhaltensprobleme und psychische Störungen (vgl. Kapitel 11).

9.3 Gilles-de-la-Tourette-Syndrom

Das Tourette-Syndrom (ICD-10: F95.2) beruht wahrscheinlich auf einer gestörten Funktion der Basalganglien[56] und bestimmter Hirnrindenareale. Dadurch entstehen multiple motorische Tics in Kombination mit einer gestörten Regulation bestimmter psychischer Funktionen. Unter Tics versteht man die Kontraktion verschiedener Muskelgruppen des Gesichtes, der Halsmuskeln, des Rumpfes, der Arme und Beine. Außerdem produzieren diese Menschen unwillkürliche Geräusche oder Worte (oft emotional geladen). Die Störung beginnt im Kindesalter und dauert lebenslang an. Man nimmt an, dass diese Störung bei Menschen mit einer intellektuellen Beeinträchtigung häufiger vorkommt als bei nicht beeinträchtigten Menschen, sie wird allerdings bei ihnen wesentlich seltener diagnostiziert. Die typische Symptomatik wird nicht als solche wahrgenommen, sondern als Ausdruck der Verhaltensauffälligkeiten missverstanden.

Neben den Tics können Zwangsgedanken und -handlungen sowie Hyperaktivität auftreten. In der Praxis wird bei Kindern mit dieser Störung häufig ein ADHS diagnostiziert. Die Klienten wirken in ihrer Persönlichkeit ambivalent mit einer paranoiden Haltung gegenüber der Umwelt. Ebenso werden depressive und psy-

55 Die psychischen Auffälligkeiten könnten auch zum *unstable mood disorder* nach Verhoeven (2000) passen.

56 Die Basalganglien sind ein funktionelles Kerngebiet im Mittelhirn und bestehen im Wesentlichen aus dem Nucleus caudatus und dem Nucleus lentiformis (mit seinen Teilen Putamen und Pallidum zusammengefasst als Striatum). Sie haben eine wichtige Steuer- und Filterfunktion für die Verarbeitung motorischer und sensorischer Reize (Anm. d. dt. Hrsg.).

chotische Zustände beschrieben (Došen, 1990a). Die multiplen Tics und Vokalisationen können periodisch intensiver werden. Bei psychischer Spannung und Aufregung nimmt die Intensität zu. Meistens haben diese Menschen selbst keine Probleme mit den Tics. Die Belastung entsteht meistens durch die Reaktion der Umgebung. Die Diagnose anhand der typischen Symptomatik ist in der Regel nicht schwer.

Unter der Annahme einer Dysregulation dopaminerger Aktivitäten in den Kerngebieten des Mittelhirns können antidopaminerge Neuroleptika wie Haloperidol oder Pimozid versucht werden. Auch Clonidin (ein Alpha-Rezeptoren-Blocker mit symphatikolytischer Wirkung) kommt in Betracht. Diese Wirkstoffe können die Intensität und Frequenz der Tics vermindern, aber sie können den Zustand nicht heilen. Insofern besteht keine zwingende Indikation, sondern nur für den Fall, dass die betroffenen Personen durch ihre Tics oder ihre typischen Persönlichkeitszüge sehr belastet sind. Eine verständnisvolle Begleitung und Unterstützung durch die Bezugspersonen ist notwendig und hilfreich. Nach den Prinzipien der integrativen Behandlung kommen auch andere Behandlungsansätze infrage. Bei einer ausgeprägten Zwangssymptomatik können auch selektive Serotonin-Wiederaufnahme-Hemmer (SSRI) eingesetzt werden. Bei Kindern mit ADHS und Tourette-Syndrom können Stimulanzien (wie Methylphenidat) die Tics verschlimmern. In solchen Fällen ist eher Clonidin indiziert.

9.4 Untersuchung, Diagnose und Behandlung von Regulationsstörungen

Die Einführung des Konzepts der Regulationsstörung in die Diskussion psychischer Störungen bei Menschen mit einer intellektuellen Beeinträchtigung erscheint aus folgenden Gründen sinnvoll:

- Bei Menschen mit intellektueller Beeinträchtigung kommen biologische Veränderungen und Funktionsstörungen des Zentralnervensystems häufig vor, sodass Dysregulationen verschiedener grundlegender psychischer und physiologischer Funktionen wahrscheinlich sind. Dadurch kann eine Reihe psychosozialer Funktionen auf einem höheren Niveau der Persönlichkeitsentwicklung beeinträchtigt werden, was wiederum verschiedene Verhaltensprobleme und psychische Störungen bedingen kann.
- Die kognitiven und emotionalen Einschränkungen können die Regulation der Verarbeitung von Informationen und emotionaler Einflüsse sowie die Regulation motorischer Aktivitäten und Verhaltensäußerungen stören.
- Mit dem Konzept der Regulationsstörung können spezifische Auffälligkeiten und psychische Probleme erklärt und passende Interventionen abgeleitet werden.

Die Diagnostik folgt dem üblichen Untersuchungsschema (vgl. Kapitel 5) mit besonderem Augenmerk auf den Funktionsstörungen. Eine erweiterte neurologische und neuropsychologische Untersuchung kann darüber hinaus nützlich sein. Die genaue Entwicklungsanamnese, das Einholen fremdanamnestischer Informationen sowie die Beobachtung des Verhaltens in verschiedenen Situationen sind notwendig. Die Untersuchung des emotionalen Entwicklungsniveaus ist in diesen Fällen notwendig. Im SEO-R wurde die Emotionsregulation als einer der Bereiche der emotionalen Entwicklung aufgenommen.

Regulationsstörungen sind in den diagnostischen Kategorien der Klassifikationssysteme schwer unterzubringen. Die zugrunde liegende Störung wird in der integrativen Diagnose als Funktionsstörung eingeordnet. Die entwicklungspsychiatrische Diagnose bietet eine Erklärung für die sekundären Verhaltensprobleme und das klinisch-psychiatrische Störungsbild. Der ätiologische Prozess der psychischen Störung wird als Entstehungsmechanismus beschrieben.

Die Planung der Behandlung folgt aus den diagnostischen Befunden. Findet sich eine Dysfunktion, zielt die Behandlung auf die Kompensation der Defizite und auf die Unterstützung der Stärken des Klienten. Beispielsweise sollte bei Patienten mit Tourette-Syndrom eine Verminderung der dopaminergen Aktivität im Gehirn berücksichtigt werden. Bei autistischen Kindern sollte die Kopplung zwischen Motivation und exekutiven Funktionen (nach Greenspan) genutzt werden, indem die Motivation des Kindes verstärkt wird. Dazu müssen die basalen emotionalen Bedürfnisse des Kindes erkannt werden, um darauf Bezug nehmen zu können, wenn bestimmte Aktivitäten angeregt werden sollen. Die Prinzipien der ganzheitlichen Unterstützung und integrativen Behandlung gelten hierbei besonders. Die Behandlung hat das Ziel, das gesamte psychosoziale Funktionsniveau zu verbessern, indem einzelne Funktionen besser reguliert werden können.

Das beschriebene Entwicklungsmodell der Emotionsregulation kann bei der Auswahl der Behandlungsstrategie eine wichtige Rolle spielen. Die Psychoedukation der Eltern umfasst die Aufklärung über die basalen Bedürfnisse des Kindes und darüber, wie dem Kind geholfen werden kann, seine Emotionen selbst zu kontrollieren. Auch ein kognitives Training des Kindes zur besseren Selbstkontrolle kann hilfreich sein. In der Praxis werden verschiedene Psychopharmaka verschrieben, häufig sind es Neuroleptika (z. B. Risperidon bei Kindern) und Sedativa (meistens Benzodiazepine bei Erwachsenen); teilweise werden auch SSRI und Antiepileptika eingesetzt. Die Ergebnisse medikamentöser Interventionen sind sehr unterschiedlich. Vergleichbare Wirsamkeitsnachweise liegen nicht vor. Offenbar hängt die Wirkung von einer Reihe zusätzlicher Faktoren ab. Eine medikamentöse Behandlung allein reicht offenbar nicht aus. In solchen Fällen bietet eine integrative Behandlung mehr Erfolgsaussichten.

10 Epilepsie und psychische Störungen bei Menschen mit einer intellektuellen Beeinträchtigung

Problemverhalten, psychiatrische Störungen, Diagnostik, Behandlung

Einleitung

Epilepsien treten bei Menschen mit intellektueller Beeinträchtigung sehr häufig auf. Bei leichter intellektueller Beeinträchtigung liegt die Prävalenz bei ca. 8 %, bei schwerer intellektueller Beeinträchtigung kann sie bis zu 70 % betragen (Berney, 2001). In der Normalbevölkerung liegt die Prävalenz etwa bei 1 %. Bei Menschen mit Down-Syndrom deutet das Auftreten einer Epilepsie im höheren Alter auf eine beginnende Demenz hin. Bei Menschen mit einem Fragilen-X-Syndrom kommt Epilepsie in etwa 26 % der Fälle vor. Personen mit einer tuberösen Hirnsklerose weisen Epilepsie als obligates Symptom auf. Bei autistischen Störungen tritt sie oftmals in der Adoleszenz auf, insgesamt bei 40 % der Personen mit Autismus und Epilepsie zum ersten Mal während dieser Phase.

Anfälle, die im Kindesalter entstehen, können im Erwachsenenalter verschwinden (Berney, 2001). Eine Epilepsie bei Menschen mit intellektueller Beeinträchtigung zu erkennen, kann manchmal wegen der Kommunikationsprobleme und der häufigen motorischen Auffälligkeiten schwierig sein. Plötzliche unkontrollierte Bewegungen, Aufmerksamkeitsschwankungen und Stimmungswechsel können bei intellektuell beeinträchtigten Menschen mit und ohne Epilepsie auftreten. Erschwerend kommt die geringe Aussagekraft einer einfachen EEG-Untersuchung hinzu. In 50 % der Fälle ergeben sich keine Hinweise im einfachen EEG (Berney, 2001). Ein Schlaf- oder ein Provokations-EEG erhöht die Wahrscheinlichkeit auf 80 bis 90 %, eine Epilepsie zu erkennen; mit ziemlicher Sicherheit kann sie jedoch durch eine Langzeitableitung mithilfe telemetrischer Verfahren oder durch tragbare EEG-Geräte nachgewiesen werden. Bei generalisierten tonisch-klonischen Anfällen (Grand-Mal-Epilepsie) oder bei Absenzen können die typischen Veränderungen im EEG leicht festgestellt werden, während bei den einfach-partiellen Anfallstypen die epileptische Aktivität in der

Hirnstromkurve manchmal schwer festzustellen ist. In Fällen, in denen der Verdacht auf Epilepsie besteht, kann eine Videobeobachtung der Person sehr hilfreich sein. Überhaupt haben wir in unserer Praxis bei Videobeobachtungen öfters Verhaltensweisen festgestellt, die an epileptische Anfälle erinnerten und meistens in weitergehenden Untersuchungen bestätigt wurden. Bei diesen Kindern war vorher keine Epilepsie bekannt gewesen. Die Diagnosestellung und die anschließende medikamentöse Behandlung einschließlich der Begleitung des Kindes und seiner Bezugspersonen verbesserten die Funktionsfähigkeit und das Verhalten.

Nach den Anfallsformen können Epilepsien eingeteilt werden in:

- *Generalisierte Epilepsien benigner Art:* Große tonisch-klonische motorische Anfälle mit Bewusstseinstrübung und typische Absencenepilepsie mit kurz andauerndem Bewusstseinsverlust, Unterbrechung der aktuellen Aktivität und manchmal klonischen Bewegungsabläufen.
- *Generalisierte Epilepsien maligner Art:* West-Syndrom, Lennox-Gastaut-Syndrom bei Säuglingen und Kleinkindern mit einer Hirnschädigung. Diese Epilepsieformen haben eine schlechte Prognose (insbesondere das Lennox-Gastaut-Syndrom mit der Folge einer intellektuellen Beeinträchtigung, Sprachstörungen und autismusähnlichen Auffälligkeiten).
- *Fokale oder partielle Epilepsien mit Herden im temporalen, frontalen und selten im Okzipitallappen:* Diese Form zeigt sich in isolierten motorischen oder sensorischen Aktivitäten (einfach-fokale Anfälle) oder in komplex-fokalen Anfällen mit unterschiedlichen, auch komplexen motorischen Aktivitäten und Bewusstseinsstörung. Letztgenannte Epilepsieform wird auch psychomotorische Epilepsie genannt.

Neben Veränderungen des Verhaltens während des Anfalls kann die Epilepsie auch Ursache von andauernden Funktionsstörungen und spezifischen Verhaltensmerkmalen sein. Beim Laundau-Kleffner-Syndrom (vgl. Kapitel 8) kommt es zu einer auffälligen Rückentwicklung der Sprech- und Sprachfunktionen. Verschiedene Verhaltensprobleme, die sogenannte *epileptische Persönlichkeit* oder *Wesensveränderung* sowie das häufige Auftreten von psychischen Störungen bei Menschen mit Epilepsie, sind seit jeher Thema in der wissenschaftlichen und Laiendiskussion. Aggressives, destruktives und autoaggressives Verhalten werden dabei besonders problematisiert. Verschiedene Untersucher konnten zeigen, dass solche Verhaltensprobleme nicht allein auf das Anfallsleiden zurückzuführen sind, sondern durch verschiedene andere Faktoren mitbedingt werden. Die Epilepsie ist nicht die direkte Ursache der Aggressivität, steht aber damit sicherlich im Zusammenhang.

In diesem Kapitel sollen die speziellen psychischen Probleme und Verhaltensauffälligkeiten bei Menschen mit einer Epilepsie unter verschiedenen Aspekten besprochen werden.

10.1 Verhaltensprobleme bei Menschen mit einer intellektuellen Beeinträchtigung und Epilepsie

Zunächst können die speziellen Verhaltensprobleme von Menschen mit Epilepsie eingeteilt werden in primäre Probleme, die unmittelbar mit den epileptischen Aktivitäten zu tun haben, und in sekundäre Probleme, die mit den Lebensumständen des epilepsiekranken Menschen im Zusammenhang stehen.

Primäre Probleme finden sich meistens bei Menschen mit einer lokalisierten (komplex-fokalen) Epilepsie. Diese häufige Epilepsieform vom Typ der Temporallappen-Epilepsie ist meist Folge einer Hirnschädigung. Sie lokalisiert sich im Temporallappen (Temporallappen-Epilepsie). Während der Anfälle ist das Bewusstsein gestört. Es können verschiedene Erlebens- und Verhaltensweisen wie Verwirrtheit, Angst, Aggressivität, Weglaufen und Dämmerzustände auftreten. Diese Auffälligkeiten können vor oder nach dem Anfall (prä- oder postiktal) oder während des Anfalls (iktal) auftreten. Zwischen den Anfällen (interiktal) treten verschiedene negative emotionale Zustände wie depressive Verstimmung, paranoide Zustände, Gereiztheit und Hyperaktivität auf.

Eine ähnliche Symptomatik findet man auch bei Menschen mit einer im Frontallappen lokalisierten Epilepsie. Interiktal werden soziale Distanzstörungen, Verwahrlosung, sexuelle Enthemmung sowie verbale und körperliche Aggressivität beobachtet. Bei schwer intellektuell beeinträchtigten Personen mit Frontallappen-Epilepsie wurde während des Anfalls selbstverletzendes Verhalten mit Kopfschlagen und Sich-Beißen beschrieben.

Die *sekundären Verhaltensprobleme* sind Auswirkungen der Epilepsie auf verschiedene körperliche, psychische und soziale Bereiche der betroffenen Person. So können die alltäglichen Aktivitäten der Person wie schulisches Lernen und Arbeiten durch die Anfälle erheblich beeinträchtigt werden. Die Anpassung an die Gegebenheiten der Umwelt kann erschwert werden. Die betroffene Person fühlt sich sozialem Druck ausgesetzt und verteidigt sich durch negatives oder aggressives Verhalten. Daraus folgt eine Kette negativer Interaktionen, begleitet von Frustration, Angst und verstärkter Anfallsbereitschaft. Ebenso können regressive Verhaltensweisen beobachtet werden, die dann als Abbau kognitiver Fähigkeiten oder als eine psychische Erkrankung missdeutet werden. Häufig hängt dies mit einer unzulänglichen medizinischen Versorgung zusammen.

Sekundäre Verhaltensprobleme können auch durch Zerstörung von Nervenzellen, eine Schädigung von Hirngewebe oder eine hirnorganische Grunderkrankung wie tuberöse Hirnsklerose sowie durch das Anfallsleiden selbst bedingt werden. Die Unterscheidung zwischen primären und sekundären Verhaltensproblemen kann dann schwierig sein.

In der älteren Literatur findet man noch den Begriff der *epileptischen Persönlichkeit* oder der *epileptischen Wesensveränderung*, für welche Aggressivität und ein „klebriges“ (umständlich haftendes) Verhalten charakteristisch sein sollen. Beschrieben wird auch das sogenannte Geschwind-Syndrom, das durch unkontrollierte verbale Äußerungen, Veränderungen in der Sexualität sowie intensive und unkontrollierte emotionale Reaktionen gekennzeichnet ist. Deb und Hunter (1991) konnten allerdings das Bild einer *epileptischen Persönlichkeit* bei Menschen mit intellektueller Beeinträchtigung nicht bestätigen. Sie stellten fest, dass nicht so sehr die Epilepsie an sich, sondern eher die psychosozialen Umstände eines Menschen mit einer Epilepsie für die Entstehung der auffälligen Verhaltensweisen verantwortlich sind.

Bei Menschen mit einer intellektuellen Beeinträchtigung können mehrere Bedingungen zu einer Entwicklung problematischer Verhaltensweisen beitragen. Zunächst kann eine hirnorganische Schädigung die gemeinsame Ursache der intellektuellen Beeinträchtigung und der Epilepsie sein. Sie spielt oft die Hauptrolle in der Entstehung von Verhaltensproblemen. Kognitive Defizite, sozialer und emotionaler Entwicklungsrückstand können ebenso dazu beitragen. Alle diese Aspekte zusammen können ständige Konflikte mit der Umwelt bewirken, die schließlich zu einer psychischen Störung führen.

> Das folgende Beispiel beschreibt einen 30-jährigen Mann mit einer grenzwertig normalen Intelligenz und Epilepsie. Er lebt schon seit 15 Jahren in einer auf Anfallskranke spezialisierten Einrichtung der Behindertenhilfe aufgrund seines medikamentös schwer einstellbaren Anfallsleidens, schwerer Verhaltensauffälligkeiten und niedriger Intelligenz. Die Epilepsie besteht bereits seit dem Vorschulalter; die Ursache ist unbekannt. Die Diagnose lautet: Komplex-partielle Epilepsie mit Fokus im Frontallappen.
>
> In der Grundschule war der Junge motorisch unruhig, wurde schnell böse und ungeduldig. Er wurde viel von den anderen Kindern geärgert. Körperlich war er stark und lernte schnell, sich durch aggressives Verhalten lästige Kinder vom Leib zu halten und sich zu behaupten. Nach der Pubertät wurde sein aggressives Verhalten für die Umgebung immer belastender, da es bereits bei kleinsten Anlässen hervorgerufen werden konnte. Er selbst litt unter seinen aggressiven Explosionen. Schließlich wurde er im Alter von 15 Jahren in der Einrichtung untergebracht.
>
> Trotz hoher Dosierung der antiepileptischen Medikamente hatte er wöchentlich Anfälle, vor allem nachts. Er neigte zu gefährlichen aggressiven Ausbrüchen, die meistens durch kleine Anlässe in seiner Umgebung ausgelöst wurden. In einem Gespräch äußerte er, dass er seinen Aufenthalt in der Einrichtung als sehr negativ und ohne Perspektive ansähe. Er fühlte sich sehr eingeschränkt durch seine Epilepsie und hatte ein schwaches Selbstbild. Seine Stimmung war im Durchschnitt bedrückt, und er fühlte sich gespannt und reizbar. Ein kleiner Vorfall wie Lärm oder Hektik in der Gruppe reichte aus, um bei ihm einem Wutanfall auszulösen. Die Mitarbeiter der Wohngruppe beschrieben ihn als einen Bewohner, der viel Aufmerksamkeit braucht und eifersüchtig werden kann, wenn andere mehr bekommen als er. In der Gruppe wollte er „den Boss spielen“. Er versuchte sich wichtig zu machen, wollte ständig von den Betreuern bestätigt und anerkannt werden. Wenn ihm das nicht gelang, konnte er verbal und körperlich aggressiv werden. Das Verstehen und Verarbeiten von

komplexen Situationen bereitete ihm Schwierigkeiten, was ihn frustrierte. Plötzliche, laute akustische Reize, Erinnerungen an frühere unangenehme Erfahrungen, plötzliche Konfrontation mit einem Problem und eine hohe emotionale Belastung machten ihn zuweilen gespannt, wütend und explosiv.

In der psychologischen Testuntersuchung erzielte er einen IQ von 80. Seine emotionale Entwicklung war deutlich niedriger und eher auf dem Niveau der Identifikationsphase (4 bis 7 Jahre) anzusiedeln. Eine weitere neuropsychologische Untersuchung wurde geplant.

Der Patient war mit Carbamazepin und Topiramat antiepileptisch eingestellt worden. Aufgrund seines aggressiven Verhaltens bekam er Pipamperon, Risperidon und Fluvoxamin in hoher Dosierung.

Die integrative Diagnose lautete:

- DSM-IV-Diagnose Achse I: Impulskontrollstörung, dysthyme Störung
- DSM-IV-Diagnose Achse III: komplex-partielle Epilepsie mit Fokus links frontal
- Entwicklungspsychiatrische Diagnose: Impulskontrollstörung bei Epilepsie und einer dysthymen Störung als Folge des Zusammenwirkens einiger ungünstiger Faktoren: Funktionsstörung der frontalen Hirnrinde, Rückstand der emotionalen Entwicklung und chronischer Stress durch ungünstige Lebensbedingungen und negative Interaktionen mit der Umwelt
- Funktionsstörungsdiagnose: noch offen; es wurden verschiedene neurologische und neuropsychologische Untersuchungen geplant

Entstehungsmechanismus: Das impulsive Verhalten war vermutlich aufgrund der Dysfunktion des Stirnlappens (Epilepsie) und der andauernden emotionalen Anspannung als Folge ständiger belastender Erfahrungen in seiner Umgebung entstanden. Der Rückstand seiner emotionalen Entwicklung wurde von den Betreuungspersonen nicht erkannt, sodass keine angemessene Befriedigung seiner basalen emotionalen Bedürfnisse erfolgen konnte und er stattdessen in eine ständige Konfliktsituation mit seiner Umgebung geraten war (im Sinne von Gardner; vgl. Kapitel 17). Die Probleme verschärften sich durch seine als aussichtslos wahrgenommene Zukunftsperspektive und führten schließlich zum Entstehen einer chronischen Depression (Dysthymie). Diese wies kognitive Anzeichen nach Beck (vgl. Kapitel 19) mit einer ausgesprochen negativen Art des Denkens (Selbstbild, Lebensverhältnisse und Zukunft) auf. Die aggressiven Verhaltensweisen bei diesem Mann konnten als eine vornehmlich affektiv-impulsive Aggressivität verstanden werden, die für sein emotionales Entwicklungsniveau typisch sind (gemischt affektive, zielgerichtete und unkontrollierte Aggression; vgl. Kapitel 17).

Die Behandlung des Patienten folgte dem Hilfebedarf entsprechend dem Niveau seiner emotionalen Entwicklung. Dieser bestand in der Förderung und Unterstützung von sozial positiven Interaktionen mit der Umgebung und in der Stärkung von Selbstwertgefühl und Selbstvertrauen (Initiative vs. Gehemmtheit). Ein Gruppenmitarbeiter bekam den Auftrag, die Rolle der Identifikationsfigur für den Patienten zu übernehmen. Durch dieses Vorbild sollte sich eine bessere Beziehung zur Umgebung mit mehr positiven, lobenden Interaktionen entwickeln. Im integrativen Behandlungskonzept wurden folgende therapeutische Strategien festgelegt:

1. Entwicklungsebene: Entwicklung eines Konzeptes für einen seinem emotionalen Entwicklungsniveau angemessenen Umgang.
2. Soziale Ebene: Anpassung der Umgebung an seine physiologischen und sozialen Voraussetzungen und Bedürfnisse (z.B. bessere Geräuschisolation seines Zimmers, kreative Aktivitäten), Arbeit an seiner Zukunftsperspektive.

3. Physiologische Ebene: Durchführung eines Trainingsprogramms zur besseren Kontrolle über seine Wut.
4. Biologische Ebene: Anpassung (Minimieren oder Ausschleichen) der neuroleptischen Medikation, Optimierung der antiepileptischen Medikation.

Dieses Fallbeispiel macht deutlich, dass nicht die Krankheit Epilepsie an sich, sondern die Verhältnisse um die Epilepsie herum zu den Verhaltensproblemen und schließlich zur psychischen Störung geführt haben. Dabei sollte der Einfluss der Antiepileptika und der Psychopharmaka auf die problematische Entwicklung nicht übersehen werden. Zudem werden Versorgungsmängel deutlich. Der Patient gehört aufgrund seiner grenzwertigen Intelligenz nicht zur Gruppe der Menschen mit intellektueller Beeinträchtigung. Dennoch lebte er aufgrund seiner beeinträchtigten praktischen und sozialen Fertigkeiten, und weil er sein kognitives Potenzial nicht praktisch nutzen konnte, in einer Einrichtung der Behindertenhilfe. Nach der Feststellung einer Epilepsie im Vorschulalter war die Behandlung ausschließlich auf die medizinische Beeinflussung seiner Epilepsie gerichtet. Die anderen Probleme dieses Kindes (seine Entwicklung und Verhaltensprobleme) und seiner Umgebung (Familie und Schule) wurden schlicht übersehen. In der Folge (vor allem in der Pubertät) entwickelten sich derart schwierige Verhaltensprobleme, sodass eine Fremdunterbringung für notwendig gehalten wurde. Diese führte zu einer weiteren Verschlechterung. Die Lebensqualität des jungen Mannes wurde durch diesen Verlauf stark beeinträchtigt.

10.2 Psychische Störungen bei Menschen mit einer intellektuellen Beeinträchtigung und Epilepsie

Bei nicht beeeinträchtigten Kindern und Erwachsenen mit Epilepsie findet sich eine höhere psychiatrische Komorbidität als bei Menschen ohne Epilepsie, vor allem Angststörungen, Depressionen und schizophrenieähnliche psychotische Zustände. Besonders häufig kommen diese Störungen bei Menschen mit einer Temporallappen-Epilepsie vor. Auch schizophrenieartige Zustände wurden beschrieben (Bredkjaer et al., 1998; Getz et al., 2002; Sachdev, 1998). Folgende Entstehungsmechanismen für psychiatrische Störungen werden diskutiert:

- Die epileptische Aktivität im Temporallappen beeinflusst die Funktion der ganzen Hirnregion und des limbischen Systems, wodurch psychotische Erscheinungen entstehen können.
- Durch die epileptische Aktivität soll es zu einer Störung der Homöostase (Gleichgewicht) der Neurotransmittersysteme (Dopamin, Gamma-Amino-Buttersäure, Glutaminsäure, Endorphine usw.) kommen, wodurch psychotische Zuständen ausgelöst werden können.

- Die psychischen Störungen entwickeln sich als Folge der Unterdrückung der epileptischen Aktivität (sog. *forcierte Normalisierung*).
- Die antiepileptischen Wirkstoffe können psychotische Zustände induzieren.
- Epilepsie bedingt eine Prädisposition für psychiatrische Störungen.

Psychiatrische Symptome können nach einer Serie komplex-partieller Anfälle mit oder ohne sekundär-generalisierte Anfälle auftreten. Der psychotische Zustand (iktal oder postiktal) dauert meist nur kurz und bleibt ohne dauerhafte Folgen, kann sich jedoch wiederholen. Auch Zustände verminderter kognitiver Funktionen werden beschrieben (Getz et al., 2002). Es wurden Veränderungen bei Patienten gefunden, die der sogenannten Negativsymptomatik bei Schizophrenie ähneln: abgeflachter Affekt, Motivations- und Interessensverlust, Aufmerksamkeitsmangel, visuelle Perzeptionsstörungen, Verschlechterung der nonverbalen Intelligenz und Gedächtnisstörungen. Man vermutet, dass die Antiepileptika einen negativen Effekt auf die kongnitiven Funktionen haben.

Chronische schizophrenieähnliche psychotische Zustände (interiktale Psychosen) mit Halluzinationen, wahnartigen Erlebnissen, paranoiden Wahrnehmungen und bizarrem Verhalten wurden in letzter Zeit verstärkt beachtet (Blumer et al., 2000; Sachdev, 1998; Van der Feltz-Cornelis, 2002). Die schizophrenieähnlichen Psychosen, charakterisiert durch Trugwahrnehmungen, Wahnvorstellungen, Paranoia und bizarre Verhaltensweisen, entwickeln sich nach einer jahrelang medikamentös behandelten Temporallappen-Epilepsie (im Durchschnitt 10 Jahre).

Als interiktal dysphorische Störungen werden depressive und manische Bilder beschrieben. Symptome wie depressive Verstimmung, Passivität, Ängste, atypische Schmerzen, Anspannung, Euphorie, Schlafstörungen und Gereiztheit wurden beobachtet (Blumer et al., 2000; Van der Feltz-Cornelis, 2002).

Es gibt nur sehr wenige Untersuchungen über die psychiatrische Komorbidität bei Menschen mit einer intellektuellen Beeinträchtigung und Epilepsie. Man kann davon ausgehen, dass psychische Störungen bei Menschen mit intellektueller Beeinträchtigung nicht wesentlich anders sind als bei nicht beeinträchtigten Menschen. Die Entstehung der Störungen hängt wahrscheinlich mit biologischen Veränderungen und Funktionsstörungen zusammen, die wiederum durch die epileptische Aktivität und psychosoziale Faktoren entstehen. Die Psychopathologie kann variieren; psychotische Zustände, Angststörungen, Zwangsstörungen und leichte Formen von Depressionen wurden beschrieben.

Ein 36-jähriger, leicht intellektuell beeinträchtigter Mann leidet seit dem Vorschulalter an komplex-partiellen Anfällen mit gelegentlicher Generalisierung. Epileptische Herde finden sich linkstemporal und frontal, wahrscheinlich als Folge einer Toxoplasmose. In der Vorgeschichte werden während der Schulzeit Hyperaktivität, Aufmerksamkeitsstörungen und Verhaltensprobleme beschrieben. In der Adoleszenz wurde er in einer Einrichtung untergebracht. Zu dieser Zeit hatte er einen psychotischen Zusammenbruch mit Halluzinationen, paranoiden Ideen und aggressivem Verhalten. Diese Zustände dauerten einige Monate und wiederholten sich mehrmals. Er bekam neben einer antiepileptischen Medikation hoch dosiert verschiedene Neuroleptika. Zwischen den psychotischen Episoden litt er oft unter Zwangsgedanken und Ängsten. Er befürchtete, er könnte anderen Menschen gegenüber aggressiv werden. Manchmal fühlte er sich, als ob seine Gedanken durch Dritte gesteuert würden. Er bekam Befehle, Dinge zu tun, die er nicht tun wollte. Er konnte sich dieser Gedanken kaum erwehren. Die Gruppenmitarbeiter beschrieben ihn als eifersüchtig, misstrauisch, passiv, mit niedriger Frustrationstoleranz und manchmal als explosiv-aggressiv. Wichtig für ihn waren Klarheit, Vorhersehbarkeit und Struktur in seiner Umgebung. Er entwickelte wenig Eigeninitiative und Aktivität. Er begab sich gerne in Abhängigkeit zu wichtigen anderen Personen.

In der psychologischen Untersuchung erreichte er mit einem Handlungs-IQ von 80 und einem Verbal-IQ von 60 sehr diskrepante Werte. Seine emotionale Entwicklung war verzögert, sein Entwicklungsstand befand sich zwischen den Phasen der Individuation und Identifikation (d.h. zwischen 1½ und 7 Jahren).

Es wurde die Diagnose *psychoorganische Störung* gestellt. Nach dem DSM-IV würde die Diagnose *psychotische Störung aufgrund einer somatischen Erkrankung* lauten. Es liegen wahrscheinlich Funktionsstörungen des Temporal- und Frontallappens vor. Zur genaueren Abklärung wären zusätzliche neurologische und neuropsychologische Untersuchungen erforderlich gewesen. In der entwicklungspsychiatrischen Diagnose wurde ein rezidivierender psychotischer Zustand auf der Basis einer diskrepanten psychosozialen Entwicklung und auf der Grundlage von Funktionsstörungen in den temporalen und frontalen Hirnregionen festgestellt. Als Entstehungsmechanismus wurde Folgendes angenommen: Die Funktionsstörungen des linken Temporal- und Frontallappens waren der Grund sowohl für die Epilepsie als auch für die Störung der Sprachentwicklung, für Probleme mit dem Erregungsniveau des Gehirns, für die Regulationsstörung der Aggression und der exekutiven Funktionen. Diese komplexen Funktionsprobleme führten zu einem Rückstand in der emotionalen Entwicklung. Diese sowie die epileptische Aktivität sorgten für andauernde Anpassungsprobleme an die Umwelt. Die Folge hiervon waren häufig wiederkehrende konfliktreiche Situationen, in denen der Patient zeitweilig mit einer psychotischen Dekompensation reagierte.

In den therapeutischen Interventionen müssen die Funktionsstörungen, die Epilepsie, die basalen emotionalen Bedürfnisse und die gering ausgeprägten Anpassungsmöglichkeiten in Form einer sorgfältig geplanten integrativen Behandlung auf der biologischen, psychologischen, sozialen und Entwicklungsebene berücksichtigt werden.

In der Praxis sehen wir oft, dass in ähnlichen Fällen die Behandlung überwiegend oder ausschließlich in der Verabreichung von unterschiedlichen Medikamenten besteht. Der beschriebene Klient bekam beispielsweise neben Antiepileptika zwei Neuroleptika sowie Sedativa, Antidepressiva und Betablocker. Die Komplexität des Problems ist jedoch derart groß, dass eine einzige Therapieform nicht ausreicht. Neben Medikamenten müssen Interventionen erfolgen, die die Lebensprobleme auf sozialer und psychischer Ebene vermindern oder auflösen helfen.

Angesichts des häufigen Vorkommens von Epilepsien bei Menschen mit einer intellektuellen Beeinträchtigung sollte man erwarten, dass chronische schizophreniforme oder interiktale Psychosen bei ihnen häufiger auftreten als bei nicht beeinträchtigten Menschen. In der Fachliteratur finden wir hierauf jedoch sehr selten entsprechende Hinweise. In der Praxis werden psychotische Störungen bei Epilepsie oft nicht erkannt. Die meisten dieser Menschen wohnen in Einrichtungen für Menschen mit intellektuellen Beeinträchtigungen und wurden jahrelang unter der Diagnose Schizophrenie behandelt.

Ein 26-jähriger Mann mit einer leichten intellektuellen Beeinträchtigung und Epilepsie wurde zur stationären Aufnahme vorgestellt. Er wohnte seit seinem 20. Lebensjahr in einer Einrichtung der Behindertenhilfe. Die Behandlung war wegen seiner periodischen psychotischen Zustände und zur Abklärung des Rückschritts in seiner psychosozialen Funktionsfähigkeit gewünscht. Das psychotische Verhalten zeigte sich in zunehmender Zurückgezogenheit, Depersonalisierung, bizarren Ideen, akustischen Halluzinationen, paranoiden Wahnvorstellungen und gelegentlicher Verweigerung von Essen und Trinken. Zusätzlich neigte er zu schweren aggressiven Ausbrüchen. Es waren bereits mehrere psychiatrische Behandlungsversuche mit verschiedenen Medikamenten durchgeführt worden, aber ohne befriedigendes Ergebnis.

Aus seiner Vorgeschichte war bekannt, dass er im ersten Lebensjahr eine Meningitis hatte. Wegen des sich danach entwickelnden Hydrozephalus wurde eine ventrikulokardiale Drainage angelegt. Ab seinem achten Lebensjahr traten komplex-partielle und generalisierte Anfälle auf. Im EEG fand sich ein epileptischer Herd rechts temporal. Trotz antiepileptischer Medikation nahm die Anfallshäufigkeit zu. Im Alter von 20 Jahren wurde erstmalig ein psychotischer Zustand beobachtet und die Diagnose Schizophrenie gestellt. Nach Veränderung der antiepileptischen Medikation waren im EEG keine epileptischen Aktivitäten mehr zu sehen. Sein psychotischer Zustand dauerte jedoch an. Er wurde in einer Einrichtung für Menschen mit einer intellektuellen Beeinträchtigung untergebracht. Die medikamentöse Behandlung wurde unverändert fortgeführt. Es wurde berichtet, dass Anfälle nur sporadisch vorkamen. Weiterhin wurde beobachtet, dass die psychotischen Symptome vor den Anfällen zunahmen, danach aber deutlich vermindert waren. Seine kognitiven und sozialen Fähigkeiten bildeten sich mit der Zeit zurück. Er benötigte eine antiepileptische Dauermedikation und bekam zusätzlich verschiedene Neuroleptika und Sedativa in hoher Dosierung.

Aufgrund der charakteristischen Vorgeschichte und des Verlaufs wurde die Diagnose einer interiktalen Psychose gestellt.

Die Besonderheit dieses Fallbeispiels ist die Verschlimmerung des psychotischen Zustandes nach der medikamentösen Unterdrückung der Anfälle. Unklar ist, ob dies mit der verringerten Anfallsfrequenz zu tun hat (im Sinne der forcierten Normalisierung und durch Hemmung bestimmter psychophysiologischer Prozesse) oder ob es auf die Wirkung der Antiepileptika auf andere biochemische Prozesse im Gehirn zurückzuführen ist. Die erste Vermutung ist bisher wissenschaftlich kaum untersucht. Hinsichtlich der Medikamente ist bekannt, dass Antiepileptika wie Barbiturate und Phenytoin zu kognitiven Einbußen und Verhaltensproblemen führen können. Auch die neuen Antiepileptika wie Topiramat, Vigabatrin und Tiagabin stehen im Verdacht, psychoseähnliche Zustände auslösen zu können (Trimble, 1998).

10.3 Diagnostik

Die Diagnostik einer psychischen Störung bei einem Menschen mit intellektueller Beeinträchtigung und Epilepsie kann schwierig sein. Die biologischen Abweichungen, die intellektuelle Beeinträchtigung sowie das epileptische Geschehen selbst können zu Verhaltensauffälligkeiten führen, die nicht ohne Weiteres von Symptomen einer psychischen Störung abgegrenzt werden können. Die Verhaltensauffälligkeiten müssen also nicht unbedingt eine psychopathologische Bedeutung haben. Umgekehrt muss nicht jeder psychopathologische Zustand mit Auffälligkeiten im Verhalten verbunden sein. Es sind also Untersuchungen aus verschiedenen Perspektiven unter Einbeziehung verschiedener Fachdisziplinen notwendig (vgl. Kasten 4 in Kapitel 5). Neben der epilepsiebezogenen Diagnostik müssen mithilfe neuropsychologischer Verfahren auch die möglichen hirnorganischen Funktionsstörungen untersucht werden. Die psychologische Diagnostik sollte einen Einblick in den kognitiven, sozialen und emotionalen Entwicklungstand, in die basalen emotionalen Bedürfnisse und Motivationen ermöglichen. Diese Entwicklungsaspekte sind nicht nur wichtig für das Verständnis der Verhaltensprobleme, sondern auch, um Hinweise auf anfallsauslösende Faktoren und mögliche Ursachen für die Zunahme der Funktionsstörungen zu bekommen. Der Einfluss von Umweltbedingungen muss geklärt werden. Die psychiatrische Untersuchung ermöglicht auf dem Hintergrund all dieser Befunde, der Interpretation der Verhaltensauffälligkeiten und des inneren Erlebens des Klienten eine diagnostische Einordnung.

Die integrative Diagnose sollte wie immer die DSM- bzw. ICD-Kategorie, die entwicklungspsychiatrische Diagnose und die Diagnose der Funktionsstörungen umfassen. Zusätzlich sind Überlegungen zum Entstehungsprozess wichtig. Dazu müssen Antworten auf folgende Fragen gegeben werden:

- Ist das Verhalten (der Zustand) unter den gegebenen Umständen normal oder abnormal (pathologisch)?
- Welcher Zusammenhang besteht mit der Epilepsie?
- Liegt eine Funktionsstörung bestimmter Hirngebiete vor?
- Welche basalen emotionalen Bedürfnisse und Motivationen hat die Person?
- Wie geht die Umgebung mit diesen Bedürfnissen und Motivationen um?
- Wie ist der Einfluss der Medikation auf den psychischen Zustand des Betroffenen?

Als psychiatrischer Konsiliarius in verschiedenen Einrichtungen der Behindertenhilfe und in spezialisierten Einrichtungen für Menschen mit einer intellektuellen Beeinträchtigung und Epilepsie habe ich die Erfahrung gemacht, dass in der Regel das notwendige fachliche Wissen vorhanden war, aber es fehlte daran, die Sichtweisen verschiedener Berufsgruppen zu einem ganzheitlichen Bild zusammenzuführen. Oft waren die unmittelbar auffälligen Phänomene wie Epilepsie, Verhaltensstörungen oder kognitive Mängel bestimmend für die Art des Umgangs mit der betroffenen Person. Weniger auffällige, aber dennoch wichtige Aspekte (z. B. die emotionalen Bedürfnisse der Person und die festgefahrenen und ungünstigen Verhaltensmuster) wurden oft nicht berücksichtigt. Ein signifikanter Mangel in der heutigen Diagnostik besteht in der geringen Beachtung hirnorganischer Funktionsstörungen und der damit zusammenhängenden Probleme in der psychosozialen Entwicklung der Person. Kaum berücksichtigt wird auch die mögliche Interaktion bei einer Kombinationsbehandlung mit Antiepileptika und Psychopharmaka hinsichtlich des psychischen Zustandes der betroffenen Person. Diese Mängel sollten durch multidisziplinäre Teamarbeit und eine ganzheitliche Sichtweise auf den hilfsbedürftigen Menschen vermindert werden.

10.4 Behandlung

Die Behandlung von Menschen mit Epilepsie geschieht in erster Linie mit Medikamenten. Gegenwärtig sind verschiedene Antiepileptika in Gebrauch, die unter anderem nach Anfallsform, Epilepsieform und individueller Verträglichkeit verschrieben werden (Berney, 2001). Die optimale Wirkung eines Antiepileptikums liegt nicht so sehr im Sistieren der Anfälle, sondern in der Minimierung der Anfälle sowie der Nebenwirkungen der Medikation. Die bestmögliche psychosoziale Funktionsfähigkeit des Patienten ist ein wesentliches Ziel der Behandlung. Antiepileptische Medikamente wirken auf die psychische Funktionsfähigkeit und andere Funktionen des Zentralnervensystems. Insbesondere Menschen mit intellektueller Beeinträchtigung können überempfindlich reagieren, z. B. mit zu starker Sedierung, mit Störungen der Motorik oder mit Verhaltensproblemen. Die Serumspiegel der Medikamente (Konzentration des Wirkstoffs im Blut) sind manchmal hinsichtlich des therapeutischen Effekts wenig aussagekräftig. Eine gute Beobachtung des Verhaltens kann dann oft wertvollere Informationen liefern. Die Kombination mit anderen Medikamenten, insbesondere mit Psychopharmaka, kann unerwünschte Effekte provozieren. Manche Antidepressiva und Neuroleptika sowie Psychostimulanzien können die epileptische Aktivität steigern und damit Anfälle zur Folge haben. Benzodiazepine können zu unerwünschter Sedierung führen. Das bedeutet, dass bei Kombinationsbehandlungen die beteiligten Fachärzte gut miteinander kooperieren müssen. Eine sorgfältige Kontrolle der Wirkungen und Nebenwirkungen ist zwingend. Trotz dieser Risiken können unter der Voraussetzung einer richtigen Indikation und einer angemessenen Dosierung die Psychopharmaka einen wichtigen Beitrag zur Behandlung psychiatrischer Störungen liefern.

Beim Vorliegen von Verhaltensproblemen (z. B. motorische Unruhe, plötzliche aggressive Impulsdurchbrüche, Spannung oder Angst), denen keine psychiatrische Störung zugrunde liegt, sollten Psychopharmaka nicht eingesetzt werden bzw. erst als Intervention der vierten Wahl zur Unterstützung anderer Therapieangebote gewählt werden. Im Falle psychiatrischer Störungen kommen Psychopharmaka in erster Linie in Betracht. Bei einer sogenannten interiktalen dysphorischen Störung (einschließlich depressiver Störung) und Angststörungen empfiehlt es sich, zunächst die antiepileptische Medikation zu optimieren und dabei Carbamazepin oder Valproinsäure den Vorzug zu geben. Daneben kommen trizyklische Antidepressiva in einer niedrigen Dosierung oder SSRI in Betracht. In manchen Fällen können trizyklische Antidepressiva und SSRI nebeneinander eingesetzt werden (Van der Feltz-Cornelis, 2002). Bei einer manischen Episode und einer kurz andauernden Psychose sind Neuroleptika eventuell in Kombination mit Sedativa die Mittel der ersten Wahl.

Bei lange anhaltenden interiktalen Psychosen kommen Neuroleptika neben Antiepileptika in Betracht. In diesen Fällen hat es sich oft gezeigt, dass Neuroleptika einen ungenügenden Effekt haben. Vor allem bei gleichzeitigem Auftreten psychotischer und affektiver Symptome wird zur Kombination von Neuroleptika und Antidepressiva geraten. Hier könnte sogar in hartnäckigen Fälle eine Kombination aus trizyklischen Antidepressiva, Selektiven Serotonin-Wiederaufnahmehemmer und Neuroleptika versucht werden (Blumer et al., 2000). Einige Neuroleptika wie Clozapin sollten wegen der Senkung der Krampfschwelle bei Menschen mit Epilepsie nicht eingesetzt werden (Van der Feltz-Cornelis, 2002).

Weitere Behandlungsoptionen sollen sich auf weitere Dimensionen beziehen, die in der Entstehung der psychischen Störung eine Rolle spielen. Die Entwicklungsdimension ist immer bedeutsam bei der Ausbildung psychischer Störungen bei Menschen mit intellektueller Beeinträchtigung. Die angemessene Berücksichtigung der emotionalen und psychosozialen Bedürfnisse ist die Grundvoraussetzung für die Behandlung der psychischen Störungen und Verhaltensauffälligkeiten (vgl. Kapitel 7.2.2). Die Person muss in ihren seelischen Problemen begleitet werden. Sie soll mit therapeutischer Unterstützung lernen, ihr Verhalten unter Kontrolle zu bringen.

Von großer Bedeutung ist die Erarbeitung einer realistischen Zukunftsperspektive. Dabei können kognitives Training oder gruppenpsychotherapeutische Hilfen angebracht sein. Schließlich sollten die Personen der Umwelt der betroffenen Person ein ausreichendes psychoedukatives Angebot bekommen.

11 Psychische Störungen und Verhaltensauffälligkeiten bei Menschen mit Autismus-Spektrum-Störung und anderen tiefgreifenden Entwicklungsstörungen

Autismus-Spektrum-Störung, tiefgreifende Entwicklungsstörungen, psychische Störungen und Problemverhalten bei Menschen mit einer autistischen Störung, andere tiefgreifende Entwicklungsstörungen, Multiple Complex Developmental Disorder (MCDD)

Einleitung

Menschen mit einer Autismus-Spektrum-Störung (ASS), früher (DSM-IV) tiefgreifende Entwicklungsstörung (pervasive developmental disorder) genannt, bilden eine heterogene Gruppe, die an Störungen der Entwicklung bestimmter Persönlichkeitsaspekte leidet. Im DSM-5 werden folgende psychosoziale Funktionsstörungen bei ASS aufgeführt: Defizite in der sozialen Kommunikation und sozialen Interaktion, repetitive Verhaltensmuster und klinisch bedeutsame Beeinträchtigung in der sozialen oder beruflichen Funktionsfähigkeit. Im Vergleich von DSM-IV und DSM-5 gibt es einige Unterschiede. Im DSM-5 wurde die Störung in der diagnostischen Kategorie der *Störungen der neuronalen und mentalen Entwicklung* eingeordnet. Es fällt auf, dass im DSM-5 der Begriff *sozial-emotionale Gegenseitigkeit* verwendet wird, während im DSM-IV nur von *sozialer Interaktion* gesprochen wurde, ohne die Ergänzung um den Begriff *emotional.* Indem so explizit auf eine Störung der Emotionen, neben anderen Störungen der psychosozialen Entwicklung, für die Definition des Störungsbildes hingewiesen wird, wird die Sichtweise auf die ASS erweitert und vertieft. So erfahren die emotionale Entwicklung und die Persönlichkeitsentwicklung von Menschen mit einer ASS wissenschaftliche und diagnostische Aufmerksamkeit, wofür ich schon seit Jahren plädiere. Bisher wurde dieser Aspekt in der Versorgung dieser Menschen und ihrer Umgebung übersehen. Weitere Besonderheiten im DSM-5 sind, dass das Asperger-Syndrom, die nicht näher bezeichnete tiefgreifende Entwicklungsstörung und die Desintegrative Störung im Kindesalter nicht mehr als gesonderte diagnostische Kategorien aufgeführt werden. Für Fälle, in denen Probleme der sozialen Kommunikation bestehen, aber andere Kriterien der ASS nicht erfüllt sind, wurde die neue diagnostische Kategorie der Sozialen (Pragmatischen) Kommunikationsstörung geschaffen.

Es muss angemerkt werden, dass die Diagnose einer autistischen Störung in den letzten zwei Jahrzehnten zunehmend häufiger gestellt wurde (nach DSM-IV in 2 bis 5 von 10.000 Fällen, nach DSM-5 in 1 von 100 Fällen). Die Frage ist, ob dies gerechtfertigt ist. Einige Fachleute sprechen hier von einer *Epidemie der ASS*. Frances (2013) nennt zwei mögliche Ursachen für diese besorgniserregende Zunahme von ASS-Diagnosen: eine größere Aufmerksamkeit der Praktiker für dieses Erscheinungsbild sowie eine Modeerscheinung als Folge einer diagnostischen Inflation von ASS. Jedenfalls erfordert diese Zunahme von ASS-Diagnosen einen genauen Blick der Diagnostiker auf den Kern des Problems der betroffenen Person, wobei neben den diagnostischen Kriterien eine ganzheitliche Untersuchung der Person und ihrer Umgebung notwendig ist.

Die Ätiologie dieser Störungsbilder wie auch ihr Verlauf und ihr Ausprägungsgrad von ASS können sehr unterschiedlich sein. Eine Annahme ist, dass eine gestörte Entwicklung basaler Hirnfunktionen, wahrscheinlich in der sehr frühen ontogenetischen Entwicklung, die Störung verursacht. Hierfür kommen unterschiedliche Ursachen infrage: genetische Ursachen, frühe pränatale Entwicklungsstörungen des Zentralnervensystems und spätere Schädigungen des Kleinhirns. In Bezug auf die genetischen Ursachen sind sich die Forscher darüber einig, dass verschiedene Gene an der Entstehung von ASS beteiligt sind. Daneben sind epigenetische Faktoren seit einiger Zeit in den Fokus der Wissenschaft geraten. Epigenetische Phänomene entstehen, wenn Umgebungsfaktoren Veränderungen im genetischen Material verursachen. Es handelt sich dabei um leichte Veränderungen in der DNA (z. B. durch Methylisation oder Acetylisation), die Einfluss auf die Genexpression haben, ohne dass die primäre Aufgabe der DNA verändert wird. Neueren Untersuchungen zufolge (Grafodatskaya et al., 2010) ist es wahrscheinlich, dass bei Kindern mit ASS ein Einfluss von Umgebungsfaktoren auf das genetische Material stattfindet (sowohl vor als auch nach der Geburt), was in der Versorgung berücksichtigt werden muss.

In der Regel findet sich bei diesen Menschen eine Kombination körperlicher, kognitiver und sozio-emotionaler Symptome. Einigen Autoren zufolge liegt die Hauptursache der autistischen Störung in einer gestörten oder weniger effektiven Informationsverarbeitung; vor allem die Verarbeitung sozialer Informationen soll problematisch sein (Van der Gaag, 2003). Baron-Cohen (1991) hat spezifische Abweichungen im sozialen und kommunikativen Bereich gefunden, nämlich das Fehlen einer *Theory of Mind* (ToM). Unter der *Theory of Mind* wird die Fähigkeit einer Person verstanden, sich vorzustellen, dass ein anderer Mensch seine eigenen Gedanken und Gefühlen hat und welcher Art sie sind (vgl. Kapitel 16.2). Anderen Autoren zufolge führen die Veränderungen neuropsychologischer Funktionen – so haben autistische Menschen Probleme im Vorausplanen und Organisieren von Verhalten (exekutive Funktionen) – dazu, dass sie sich schlecht auf wechselnde Situationen einstellen können (Liss et al., 2001; Ozonoff et al., 1991). Ein weiteres neuropsychologisches Problem ist die Schwierigkeit, wahrgenommene Reize zu einem sinnvollen Ganzen zusammenzufügen (zentrale Kohärenz). Die Welt wird nur in unverbundenen Details wahrgenommen (Van Berckelaer-Onnes, 1996).

11.1 Autismus-Spektrum-Störung als Störung der neuronalen Entwicklung

Aktuell stehen Störungen der neuronalen Entwicklung bei Menschen mit ASS im wissenschaftlichen Fokus. Neuropathologische Studien weisen auf Veränderungen in der neuronalen Hirnorganisation hin, auf Störungen der kortikalen Verbindungen und auf Neurotransmitterdefekte. Bei sehr jungen Kindern mit ASS wurde in verschiedenen Studien ein größeres Hirnvolumen gefunden als bei Kindern ohne ASS. Untersuchungen mit funktioneller Bildgebung (fMRI) ergaben Hinweise auf Deformationen der Basalganglien (Corpus striatum; Qiu et al., 2010), die mit Störungen der Motorik und sozialen und kommunikativen Fertigkeiten in Verbindung gebracht wurden. Die Ursache wird in einer gestörten Verbindung zwischen den Basalganglien und dem präfrontalen Kortex gesehen (Anomalien innerhalb frontal-subkortikaler Schaltkreise). Die Amygdala und der Hippocampus sollen größer als bei normalen Kindern sein, was eine der Ursachen für die ungewöhnlichen emotionalen Zustände und die Emotionsregulationsstörung sein soll (Groen et al., 2010). Eine erhöhte Aktivität der Amygdala führt zu einer Zunahme von Angst, zu Vermeidung von Augenkontakt und sozialen Kontakten, zu einem Überwiegen von negativen Emotionen und erhöhter Anfälligkeit für Stress (Mazefsky et al., 2013). Folgen sind eine zu geringe Motivation und zu wenige zielgerichtete Aktivität. Ein größeres Hippocampusvolumen wird als Reaktion auf Stresserfahrungen, die durch die Aktivität der Amygdala initiiert werden, erklärt. Interessant ist, dass bei Erwachsenen mit ASS das Volumen von Amygdala und Hippocampus kleiner wird. Im jüngeren Erwachsenenalter fällt auf, dass typische autistische Symptome weniger auftreten als im Kindesalter (Howlin et al., 2013). Einige Untersuchungsbefunde hinsichtlich einer Deformation des Striatums (Basalganglien) werden damit in Verbindung gebracht, dass Betroffene eine verminderte Möglichkeit haben, positive Emotionen zu erleben, wodurch die Aktivität der Amygdala mit negativen Emotionen Überhand nehmen kann. Probleme im sozialen Verhalten bei Kindern mit ASS werden von einigen Autoren (Hollander, 2013) in Verbindung mit einem Oxytocinmangel („Sozialhormon“) gebracht. Diese

Vermutung basiert auf Befunden eines niedrigen Oxytocinlevels bei Kindern von Müttern, die an einer lang anhaltenden postpartalen Depression litten. Aufgrund der mütterlichen Depression würde das Kind in seiner frühen Entwicklung sozial unterstimuliert, wodurch eine niedrige Oxytocinproduktion beim Kind entsteht, deren Folgen das Ausbleiben von Bindungsverhalten, soziale Zurückgezogenheit und ein autistisches Verhalten seien (vgl. auch Kapitel 4.3.1). Eine Störung der Oxytocinproduktion bei Kindern mit einer ASS kann allerdings verschiedene biologische Ursachen haben und verdient zu Recht wissenschaftliches Interesse. Die Behandlungsmöglichkeiten von ASS durch die Gabe von Neuropeptiden und hier vor allem Oxytocin ist ein herausforderndes Thema für die zukünftige Forschung. Mögliche nachteilige Effekte durch eine Verabreichung von synthetischem Oxytocin bei anderen Indikationen sprechen vorläufig dafür, einer Behandlung von ASS mit diesem Mittel gegenüber zurückhaltend zu sein (Harris & Carter, 2013).

11.2 Emotionale Entwicklung und Autismus-Spektrum-Störung

Die Erkenntnis, dass eine Störung der Emotionen eine wichtige Komponente bei Menschen mit ASS darstellt, kann für zukünftige Forschungen und die praktische Versorgung der Betroffenen wichtige Konsequenzen haben. Forscher auf diesem Gebiet befassen sich hauptsächlich mit biologischen, sensorischen und kognitiven Aspekten und beachten die emotionale Entwicklung bis jetzt kaum. In der praktischen Versorgung Tätige wissen, dass die Betroffenen auch in emotionaler Hinsicht eine seltsame Entwicklung durchleben, was sie in Bezug auf ihre basalen emotionalen Bedürfnisse und ihr Sozialverhalten für ihre Umgebung schwer verständlich macht. Folgen hiervon können Interaktionsprobleme, Problemverhalten und psychische Störungen sein. In neuerer Zeit erfährt die emotionale Entwicklung von Menschen mit ASS jedoch mehr wissenschaftliches Interesse. Boucher (2012) spricht von *defektiver Emotionsverarbeitung* bei Kindern mit ASS, wodurch bereits in der frühen Entwicklung (in der zweiten Hälfte des ersten und im Laufe des zweiten Entwicklungsjahres) eine Störung der *dyadischen Interaktion* zwischen Kind und Mutter entsteht (vgl. Kapitel 4.2.2). Bei dyadischen Interaktionen übernimmt das Kind die Bewegungen der Mutter, ahmt ihren Gesichtsausdruck nach, und ihr Copingverhalten bei Stress und ihre Erregungskontrolle bekommen Vorbildcharakter für das Kind. In dieser Phase entwickelt das Kind eine Repräsentation des Selbst und eine Repräsentation von anderen, wodurch allmählich die Entwicklung von Empathie und das Verständnis für Emotionen anderer entstehen. Boucher zufolge stellt dieses Entwicklungsstadium eine Vorphase und eine Voraussetzung für die Entwicklung der Theory of Mind und der Mentalisierung dar. Kernberg (2012) betont die Rolle der Mentalisierung für das Entstehen von Sozialverhalten bei Kindern mit ASS.

Aus der Entwicklungsperspektive wird davon ausgegangen, dass das emotionale System ein primär adaptives System im Dienste des Überlebens der Person ist (vgl. Kapitel 4). Emotionen spielen bei der Entstehung von grundlegenden Motivationen und einem *Protoverhalten* (Urverhalten; vgl. Kapitel 4.2 und 4.5) eine wesentliche Rolle. Das Sozialverhalten ist gemäß dieser Vorstellung als Produkt von Prozessen entstanden, die sich zwischen emotionalen Aspekten und der kognitiven Entwicklung abspielen. Eine Störung des sozialen Verhaltens bei ASS wäre dann ursprünglich auf eine Störung des biologischen emotionalen Systems zurückzuführen. Die Folgen dieser Störung zeigen sich in unterschiedlichen Entwicklungsphasen. In der ersten Entwicklungsphase können Schwierigkeiten beim Erreichen einer psychophysiologischen Homöostase auftreten. Das emotionale System bei einem betroffenen Kind ist nicht dazu in der Lage, das autonome Nervensystem an die neue Situation (die Umstände nach der Geburt) anzupassen. Die Folge ist, dass kein Bindungsverhalten beim Kind entsteht. In den späteren Entwicklungsphasen fallen die Probleme in der Kommunikation und sozialen Entwicklung zunehmend auf. Bei diesen Kindern kann ein phasenspezifisches unangepasstes Verhalten entstehen: Probleme mit der dyadischen Interaktion, fehlendes Imitations- und Simulationsverhalten, fehlende soziale Orientierung, Probleme mit dem Timing und Probleme, den eigenen mentalen Zustand zu repräsentieren (mangelndes objektives Selbst, *absent self*) (Boucher, 2012). Ein „Versagen des intersubjektiven Selbst" („failure of intersubjective self"), mangelnde Mentalisierung und ein Überwiegen von negativen Emotionen können ebenfalls auftreten.

Aus dieser Sichtweise heraus wird eine autistische Störung primär als eine Störung der emotionalen Entwicklung betrachtet. In unserer Praxis haben wir das emotionale Entwicklungsniveau (mittels des SEO) und den IQ bei Kindern mit einer ASS erhoben und sehr häufig auffallende Diskrepanzen zwischen dem emotionalen und dem kognitiven Entwicklungsalter festgestellt. Bei einer schweren Form von Autismus wurde emotionale Entwicklung auf dem Niveau der ersten Phase (unter 6 Monaten) festgestellt, unabhängig vom Alter und der kognitiven Entwicklung. Das größte Problem bei diesen Personen war eine Störung der psychophysiologischen Homöostase und das Ausbleiben von Bindungsverhalten. Bei etwas leichteren Formen von ASS wurde die emotionale Entwicklung auf dem Niveau der zweiten Phase (6 bis 18 Monate) festgestellt. Das auffallendste Problem bei den Betroffenen war Unverträglichkeit von Umgebungsveränderungen. Bei einer leichten Form der ASS wurde die emotionale Entwicklung auf dem Niveau der dritten Phase festgestellt (18 bis 36 Monate); auffallende Symptome waren Probleme mit der Selbstdifferenzierung und symbolischen Repräsentation. Bei den meisten Kindern mit ASS lag das emotionale Entwicklungsniveau unter 36 Monaten, unabhängig vom kognitiven Entwicklungsniveau. Diese Befunde stimmen mit der Auffassung überein, dass Personen mit einer ASS keine Theory of Mind entwickeln können (Baron-Cohen, 1991), die bei Kindern mit einer normalen Entwicklung im Alter von etwa 4 Jahren entsteht. Vergleichbare Befunde zum Rückstand der emotionalen Entwicklung im Vergleich zur kognitiven Entwicklung wurden von Sappok et al. (2013) berichtet.

Diese diskrepante Persönlichkeitsentwicklung lässt sich erklären durch die bereits erwähnten Befunde, dass die emotionalen und kognitiven Systeme biologisch und funktionell zwei getrennte Systeme sind, die sich durch verschiedene Einflussfaktoren bis zu einem bestimmten Grad auseinanderentwickeln können (vgl. Kapitel 4.2). Offenbar ist bei Menschen mit ASS das emotionale System schwerer betroffen als das kognitive System, wodurch diese Diskrepanz zustande kommt.

Untersuchungen von Sappok et al. (2013) zeigen, dass die emotionale Entwicklung (das emotionale Niveau wurde mithilfe des SEO bestimmt) bei Menschen mit ASS und intellektueller Beeinträchtigung einen auffälligen Rückstand im Vergleich zur emotionalen Entwicklung von Menschen mit intellektueller Beeinträchtigung ohne ASS zeigt. Dieser Befund wurde als alternatives Kriterium für die Diagnose einer ASS vorgeschlagen.

Unter Berücksichtigung all dieser Aspekte kann bei Menschen mit ASS von einer *spezifischen Störung der Persönlichkeitsentwicklung* gesprochen werden.

11.3 Autismus-Spektrum-Störung und intellektuelle Beeinträchtigung

Die kognitive Entwicklung bei Menschen mit einer autismusähnlichen Störung ist in etwa 70 % der Fälle verlangsamt und kann unterschiedliche Ausprägungsgrade von intellektueller Beeinträchtigung zur Folge haben.

Untersuchungen bei Menschen mit intellektueller Beeinträchtigung zeigen, dass bei denjenigen mit einem IQ unter 70 eine autismusähnliche Störung in etwa 15 % der Fälle vorkommt. Deb und Prasad (1994) stellten bei 14,3 % eine tiefgreifende Entwicklungsstörung fest, De Bildt (2003) bei 16,7 %. Bei Menschen mit einem niedrigen Entwicklungsniveau kommt eine autismusähnliche Störung viel häufiger vor. So hatten in der Studie von De Bildt 26 % der Kinder mit einem IQ von unter 50 eine autismusähnliche Störung; in der Studie von Deb und Prasad waren es 38 % der Personen mit einer schweren oder schwersten intellektuellen Beeinträchtigung. Andere Forscher (Vivanti et al., 2013) gehen auf Basis ihrer Längsschnittstudien davon aus, dass ASS und intellektuelle Beeinträchtigung gemeinsame biologische Ursachen haben und dass eine intellektuelle Beeinträchtigung bei einer schweren autistischen Störung teilweise durch einen Mangel an stimulativem Input aus der Umgebung entsteht, was die Gehirnentwicklung beeinflusst. Dieser Stimulationsmangel ist Folge einer inhärenten sozialen und kommunikativen Schwäche von Menschen mit ASS, wodurch die Interaktion und der Input aus der Umgebung ungünstig verarbeitet werden und zu einer sekundären Störung führen. Die Autoren gehen davon aus, dass eine intellektuelle Beeinträchtigung kein komorbider Zustand ist, sondern zur ASS gehört. Diese Hypothese sollte aufgrund möglicher wichtiger Konsequenzen für die Versorgung in zukünftigen Forschungsarbeiten berücksichtigt werden.

Seit einiger Zeit ist der Begriff der *Multiple Complex Developmental Disorder* (MCDD) eingeführt. Damit werden Auffälligkeiten von Kindern beschrieben, die hinsichtlich der Symptomausprägung nicht sicher unter die Kategorie der ASS fallen, sondern die einer Borderline-Persönlichkeitsstörung oder einer atypischen ASS nahe kommen. In den Niederlanden hat Van der Gaag (1993) solche Kinder untersucht. Er schlussfolgerte, dass bei ihnen ebenfalls eine schwere Entwicklungsproblematik besteht. Auch wenn diese Befunde bei Kindern ohne intellektuelle Beeinträchtigung erhoben wurden, können sie auch auf Kinder mit intellektueller Beeinträchtigung übertragen werden.

11.4 Verhaltensmerkmale von Menschen mit Autismus-Spektrum-Störung

Eine autistische Störung zeigt sich meist schon innerhalb der ersten drei Lebensjahre, manchmal bereits von Geburt an, manchmal jedoch erst nach einem anfänglich normalen Entwicklungsverlauf.

Aus Sicht der Eltern wird als auffälligstes Symptom die fehlende Entwicklung einer warmen, affektiven Interaktion und eines entsprechenden Körperkontaktes zwischen Kind und Mutter berichtet. In Kapitel 12 wird hier zwischen einer primären und einer sekundären Kontaktstörung unterschieden. Bei autistischen Kindern können sich beide Formen entwickeln. Offenbar handelt es sich bei Kindern mit einer primären Kontaktstörung um eine schwerere Form des Autismus (häufig auch um eine schwerere intellektuelle Beeinträchtigung) als bei Kindern mit einer sekundären Kontaktstörung. Jedoch muss eine Kontaktstörung nicht immer als Leitsymptom vorhanden sein. Wing und Gould (1979) unterscheiden drei Typen von Autismus: (1) den *Aloof-Typ* (ausgesprochene Abwehr gegen körperlichen Kontakt, unterentwickelte Sprache, abweichende Reaktionen auf sensorische Reize), (2) den *passiven Typ* (körperlicher Kontakt wird zugelassen, allerdings nur auf Initiative anderer; die kommunikativen Funktionen sind etwas weniger gestört) und (3) den *Active-but-odd-Typ* (spontane Kontaktaufnahme, jedoch auf aufdringliche, ungewöhnliche und manchmal sozial inakzeptable Art).

Leichte Formen der autistischen Störung (autismusähnliche Störung) werden oft erst im Kleinkindalter oder noch später erkannt. Das heißt jedoch nicht, dass die Störung erst in diesem Alter begonnen hat. Meist kann bei genauer Anamnese die

Symptomatik schon viel früher nachgewiesen werden, nur war sie im Umgang mit dem Kind nicht so auffällig und störend.

Laut einer Studie wurde bei Kindern mit ASS diese Störung im Alter von durchschnittlich 5,7 Jahren diagnostiziert (Maenner et al., 2013). Howlin et al. (2013) berichteten von einem späteren mittleren Alter bei Diagnosestellung (6 Jahre, 9 Monate). Dies wird als ungünstig angesehen, da eine spätere Diagnose bedeutet, dass dem Kind eine spezifische Versorgung im jüngeren Alter fehlt. Die Nützlichkeit einer frühen Diagnose ist durchaus diskutierbar. Die Erfahrung aus der Praxis ist, dass bei sehr jungen Kindern eine Diagnosestellung aufgrund undeutlicher Symptome schwierig ist (mögliche Alternativen sind z. B. Kontaktstörungen aufgrund anderer Ursachen, Verhalten bei Kindern mit sehr schwerer intellektueller Beeinträchtigung; vgl. Kapitel 12). Eine falsche Diagnose kann eine Reihe von Problemen für das betroffene Kind und seine Eltern nach sich ziehen (z. B. Etikettierung, unkorrekte Prognose, falsche Behandlung). Eine Lösung hierfür wäre, dass bei Feststellung einer problematischen Entwicklung das Kind weiterhin beobachtet wird, die Eltern begleitet werden, die Entwicklung gefördert wird und die Diagnose erst dann gestellt wird, wenn die Symptome deutlicher hervortreten. In der Praxis geschieht dies meistens in einem Alter von 5 bis 6 Jahren.

Die Kinder mit ASS zeigen oft ein eigenartiges, von der Umwelt häufig als störend erlebtes Verhalten. Ihre Neigung zu repetitivem Verhalten (Wiederholungsdrang) fällt besonders auf. Sie können sich intensiv mit Gegenständen beschäftigen, haben einen schwer zu beeinflussenden Affekt, sie sind häufig überaktiv, zeigen nicht nachvollziehbare Ängste und wenig Interesse an sozialen Interaktionen. Auf Veränderungen von zeitlichen Abläufen oder im räumlichen Arrangement von Gegenständen können sie mit Angst und Wut reagieren. Bei Anforderungen und Aufträgen der Umwelt können sie häufig unruhig und aggressiv gegenüber anderen oder gegen sich selbst werden; sie erleben sie als Störung ihrer Routinen und als Eindringen in ihre innere Welt. Autistische Kinder haben offensichtlich große Schwierigkeiten, sich Veränderungen anzupassen. Derartige Probleme können bei Veränderungen der Umgebung entstehen (z. B. dadurch, dass bestimmte Gegenstände an einen anderen Platz gestellt werden), durch plötzliche akustische Reize (vor allem laute Geräusche), durch Unterbrechung ihrer Aktivitäten oder durch Veränderungen der Reihenfolge, der Zeiten oder des Rhythmus bestimmter Aktivitäten. Sie brauchen mehr Zeit, um sich auf Veränderungen vorzubereiten und um Veränderungen zu verarbeiten. Eine bessere Vorbereitung auf anstehende Veränderungen durch eine vorbereitende Mitteilung kann dabei hilfreich sein.

Obwohl oft ein Aufmerksamkeitsdefizit festgestellt wird, können sich die betroffenen Personen mit bestimmten Gegenständen über lange Zeit konzentriert beschäftigen. Schlafprobleme sind häufig (Durchschlafprobleme, aber auch ein erhöhtes Schlafbedürfnis). Die motorischen Fähigkeiten sind manchmal sehr gut entwickelt, manchmal sind die Kinder jedoch motorisch ausgesprochen ungeschickt.

Die Verarbeitung sensorischer Reize ist bei diesen Kindern ein generelles Problem. Manchmal reagieren sie überempfindlich auf Geräusche, während sie in anderen Situationen wie taub wirken. Visuelle Reize scheinen sie häufig zu faszinieren. Überhaupt sind ihre visuellen Möglichkeiten besser entwickelt als die akustischen. Das Schmerzgefühl ist sehr unterschiedlich ausgeprägt, von unempfindlich, indolent bis hin zu höchster Empfindlichkeit. Der Tastsinn unterscheidet sich von dem anderer Kinder. Oft lehnen sie Berührung oder Körperkontakt ab. In anderen Situationen scheinen sie geradezu im körperlichen Kontakt „hängen zu bleiben". Der Blickkontakt ist meist kürzer als bei normalen Kindern. Häufig lecken und riechen sie an allen Gegenständen oder zeigen eine ausgesprochene Vorliebe für eine bestimmte Geruchs- oder Geschmacksqualität.

All diese Verhaltensmerkmale können die Interaktion autistischer Kinder mit ihrer Umwelt ungünstig beeinflussen und zur Entstehung unangepasster Verhaltensmuster führen, die einerseits durch das Kind initiiert, andererseits durch die Umgebung akzeptiert und verstärkt werden. So können in bestimmten Situationen bestimmte Verhaltensweisen auftreten, in anderen Situationen wiederum andere Verhaltensweisen. Diese Eigenschaft wird Situationsbezogenheit genannt. Bei normalen Kindern entsteht meistens in erster Linie ein Bezug zu Personen und erst in zweiter Linie zu bestimmten Räumen und zu anderen situationsbedingten Erfahrungen. Autistische Kinder beziehen sich auf die Gesamtsituation (einschließlich der dazugehörigen Personen), und das bestimmt ihr Verhalten. Zudem wird das Verhalten in einer bestimmten Situation nicht verallgemeinert und an andere Situationen angepasst. Dies fällt besonders auf, wenn in einem bestimmten Raum ohne auffällige Reize regelmäßig das störende Verhalten auftritt, während es in einem anderen Raum nicht vorkommt. Es konnte gezeigt werden, dass bestimmte Situationen – in diesem Fall bestimmte Räume – mit früheren frustrierenden Erfahrungen in diesen Situationen (Räumen) verbunden waren. Überhaupt scheint das Zeitgefühl im Vergleich zu anderen Menschen verändert zu sein. Erinnerungen an vergangene Geschehnisse können als Realität im Hier und Jetzt erlebt werden, sodass die Reaktionen manchmal völlig unverständlich erscheinen, weil sie mit Vergangenem assoziiert sind.

Ein besonderes Problem autistischer Kinder ist ihre fehlende oder mangelhafte Sprachentwicklung. Die Sprache selbst kann in typischer Weise verändert sein (zur näheren Beschreibung vgl. Kraijer, 1998).

Mit zunehmendem Alter verändern sich mit den erworbenen Fähigkeiten auch die damit zusammenhängenden Verhaltensweisen. Mit der Entwicklung der Sprache verbessern sich beispielsweise die soziale Interaktion und die soziale Anpassung. Die Eltern berichten, dass mit zunehmendem Alter auch die Bereitschaft zum körperlichen Kontakt größer geworden ist. Dies gilt vor allem für Kinder mit einer leichten Form von ASS. In einer Längsschnittstudie (Smith et al., 2012) konnte festgestellt werden, dass die sozialen Fertigkeiten und die Funktionsfähigkeit im Alltag bei Menschen mit ASS sich mit dem Alter verbessern. Ab einem Alter von Ende 20 hört diese Entwicklung jedoch auf. Howlin et al. (2013) fanden in einer anderen Längsschnittstudie, dass die ASS-Symptome mit zunehmendem Alter schwächer werden. Im Jugendalter wird die verbale Kommunikation verbessert, aber im mittleren Erwachsenenalter entwickeln sich die sozialen Fertigkeiten und Beziehungen zurück, was den Unterstützungsbedarf der Umgebung erhöht.

Sigman et al. (1986) gehen davon aus, dass auch Kinder mit einer autistischen Störung die üblichen Stadien der emotionalen Entwicklung durchlaufen. Entgegen früherer Annahmen spricht dies dafür, dass solche Kinder durchaus sichere Bindungen entwickeln können. Nur zeigen sie das entsprechende Bindungsverhalten später und in anderer Form als nicht betroffene Kinder. Das Interaktionsmuster zwischen einem autistischen Kind und seiner Mutter ist daher anders, kann aber im Ergebnis doch zu einer sicheren Bindung führen. Andere Untersucher wie Volkmar et al. (1993) wiesen nachdrücklich darauf hin, dass sich diese Kinder an bestimmte Objekte binden können; insofern wirkt ihre Bindung ungewöhnlich und fremd.

Die Affektdifferenzierung verläuft ebenfalls in ungewöhnlicher Form. Die Kinder haben keine Freude am körperlichen Kontakt mit der Mutter, sie reagieren kaum auf die Gefühlslagen anderer Menschen. Eigene Emotionen drücken sie nicht aus oder in einer für andere Menschen unverständlichen Weise. Auf Konflikte mit der Umwelt und auf unangenehme Erfahrungen reagieren sie mit aggressivem und autoaggressivem Verhalten. Autoaggressives Verhalten findet sich häufiger bei Kindern auf sehr niedrigem Entwicklungsniveau (vgl. Kapitel 12).

11.5 Psychische Störungen und Verhaltensauffälligkeiten bei Menschen mit Autismus-Spektrum-Störung

Unter Fachleuten herrscht überwiegend die Auffassung, dass ASS keine psychopathologische Erscheinung, sondern eine Entwicklungsstörung ist. Eine Psychopathologie kann bei Menschen mit ASS jedoch sekundär entstehen.

Mit der Zeit können sich autistische Verhaltensweisen vor allem bei weniger schwer intellektuell beeinträchtigten Kindern beträchtlich verändern, meistens in Richtung auf eine Verbesserung. In der Pubertät und Adoleszenz können nach Gillberg und Coleman (1996) eine Reihe spezieller Probleme auftreten:

- ein erhöhtes Risiko für Epilepsie,
- Probleme mit unerwünschtem und grenzüberschreitendem sexuellen Verhalten,

- Zunahme von selbstverletzendem und aggressivem Verhalten,
- erhöhte Wahrscheinlichkeit für depressive Verstimmungszustände und depressive Störungen.

Wegen ihrer kindlichen, naiven und für Altersgenossen fremdartigen Verhaltensweisen haben Kinder mit einer autismusähnlichen Störung bestimmte Probleme, sich Gleichaltrigen anzuschließen; sie ziehen sich zurück und bleiben isoliert. Als Folge der sozialen Deprivation entwickeln sie Verhaltensauffälligkeiten mit Aggressivität, Destruktivität, aber auch depressive Zustände. Diese Probleme können sich mit der Zeit bessern oder ins Erwachsenenalter fortsetzen. Verschlechterungen sind meistens mit dem Auftreten psychiatrischer Störungen verbunden (affektive Störungen, psychotische Störungen).

Man geht davon aus, dass der Ausprägungsgrad der autistischen Symptomatik mit der Schwere der intellektuellen Beeinträchtigung zunimmt. Die Differenzialdiagnostik zwischen den Symptomen der intellektuellen Beeinträchtigung und der autistischen Störung wird mit zunehmendem Schweregrad der Beeinträchtigung immer schwieriger. Manchmal ist die Unterscheidung erst mittels einer Probebehandlung möglich (vgl. Kapitel 12). Verhaltensauffälligkeiten und psychische Störungen erschweren zudem die Differenzialdiagnostik.

Verschiedene psychiatrische Störungen kommen bei Menschen mit Autismus und autismusähnlichen Störungen häufig vor. Die Forscher auf diesem Gebiet sprechen davon, dass Schizophrenie häufiger sei als bei anderen Menschen sei. Auch Zwangsstörungen kommen häufig vor[57].

Das Erkennen psychiatrischer Störungen und die Differenzialdiagnostik können schwierig sein. Verstimmungen und Depressionen können bei diesen Personen als aggressives oder autoaggressives Verhalten in Erscheinung treten und werden nicht als Depression erkannt. Psychotische Zustände werden wegen der auffällig bizarren Verhaltensweisen als Schizophrenie angesehen. Rituale und Stereotypien können manchmal als Zwangsstörung gesehen werden. Angststörungen und Phobien werden oft als Ausdruck der autistischen Störung fehlgedeutet.

Zur Häufigkeit psychischer Störungen bei Menschen mit ASS berichten Simonoff et al. (2008):

- allgemeine Prävalenz von Verhaltensauffälligkeiten und psychiatrischen Störungen: 70 %,
- Angststörungen: 29 %,
- ADHS: 28 %,
- Störung mit oppositionellem Trotzverhalten: 28 %,
- schwere Depression: 2 %,
- Affektive Störungen bei Erwachsenen: 38 bis 53 %.

57 Im DSM-5 wird ausdrücklich darauf verwiesen, dass man die zwangsähnlichen Symptome bei ASS besser als Stereotypien bezeichnet (Anm. dt. Hrsg.).

Im Folgenden werden einige Beispiele aus der Praxis geschildert.

Ein 20-jähriger junger Mann mit einer mittelgradigen intellektuellen Beeinträchtigung wurde wegen eines lang anhaltenden psychotischen Zustandes und schwerer Verhaltensprobleme vorgestellt. Aus der Vorgeschichte war bekannt, dass sein erstes Lebensjahr ohne nennenswerte Probleme verlaufen war. Die motorische und sprachliche Entwicklung vollzogen sich verzögert. Im zweiten Lebensjahr kam es nach Angaben der Eltern zu einem Entwicklungsstillstand und sogar zum Rückschritt. Er wurde motorisch unruhig, chaotisch, zeigte eigenartige Beschäftigungen und Ängste, wurde häufig wütend und aggressiv. Er lernte zwar sprechen, seine Sprachentwicklung blieb aber unzulänglich. In der Kindertagesstätte wurde er als mittel bis schwer beeinträchtigt mit autistischen Zügen eingeschätzt.

Mit der Pubertät wurde sein Verhalten zunehmend problematischer. Er wurde deshalb in einer Behinderteneinrichtung untergebracht. Dort spitzte sich seine Verhaltensproblematik zu. Er zeigte vermehrt aggressive Ausbrüche und sonderte sich zunehmend ab. Schließlich weigerte er sich zu essen, schlief schlecht und fing an, sich selbst zu verletzen. Dies führte zur Aufnahme in eine psychiatrische Klinik. Es wurde die Diagnose *Psychose im Rahmen eine Debilität* gestellt. Er wurde mit Neuroleptika behandelt. Nach sechs Wochen war sein psychotischer Zustand so weit verbessert, dass er wieder in die Einrichtung entlassen werden konnte. Nach drei Monaten kam es wieder zu einem psychotischen Zustand, dieses Mal mit vornehmlich zwanghaftem Verhalten und akustischen Halluzinationen. Er wurde in seiner Einrichtung weiter medikamentös behandelt. Sein Zustand verschlechterte sich, er hatte wahnhafte Erlebnisse, war impulsiv, manchmal stark autoaggressiv, verweigerte zeitweise die Nahrung, war unsauber und verhielt sich auf bizarre Weise. Es wurde die Diagnose einer Schizophrenie gestellt. Er bekam hohe Dosen verschiedener Psychopharmaka im Rahmen eines hoch strukturierenden Behandlungskonzeptes. Er lebte isoliert in seinem Zimmer und musste wegen seines selbstverletzenden Verhaltens von Zeit zu Zeit am Bett fixiert werden.

In unserer Klinik zeigten sich eine deutliche Regression sowie ein Verfall kognitiver Funktionen. Er sprach nur noch wenige Worte, gebrauchte das Wort „Ich" nicht mehr, war hauptsächlich mit seiner inneren Welt beschäftigt und sehr schwer zu einer Interaktion mit der Außenwelt zu bewegen. Ein psychotischer Zustand war evident. Die Form der Psychose war jedoch schwer zu bestimmen.

Die Behandlung bestand darin, dem jungen Mann in seinen basalen emotionalen Bedürfnissen zu begegnen, die für ihn angenehmen Momente zu vermehren, ihm eine sinnvolle Beschäftigung anzubieten und ihm Frustrationen zu ersparen. Die Medikation wurde auf ein Neuroleptikum in mittlerer Dosierung reduziert. Nach sechs Monaten war eine Verbesserung im sozialen Verhalten und in kognitiven Funktionen erreicht. Aufgrund dieses Verlaufs wurde die Diagnose Schizophrenie durch die Diagnose *Psychotische Störung, nicht näher bezeichnet* ersetzt, die vermutlich als Folge ungünstiger Umstände und problematischer Interaktionen mit der Umwelt entstanden war. Die Diagnose *unspezifischer psychotischer Zustand* bei einer Person mit einer autistischen Störung ist prognostisch günstiger als die Diagnose einer Schizophrenie.

Eine ähnliche Problemlage sahen wir bei einem 39-jährigen Mann im Rahmen eines psychiatrischen Konsils in einer Behinderteneinrichtung. Als Probleme wurden psychotisches Verhalten und der Verdacht auf eine Schizophrenie genannt.

Aus der Anamnese war bekannt, dass der Bewohner bis zu seinem zweiten Lebensjahr keine besonderen Entwicklungsprobleme hatte. In seinem dritten Lebensjahr begannen merkwürdige Ängste und merkwürdige Beschäftigungen aufzufallen. Die Ängste zogen sich durch seine ganze Kindheit. Ab dem zehnten Lebensjahr fiel er besonders durch sein zurückgezogenes Verhalten auf. Seine Lebensgeschichte war gekennzeichnet durch Scheitern und Versagen. Nach Problemen in der Grundschule kam er auf eine Sonderschule. Seine Tätigkeit im Cateringbereich musste er aufgeben. Er kam in eine Werkstatt für behinderte Menschen. Nachdem er sich anfänglich selbstständig gemacht hatte, wurde er in einer Einrichtung untergebracht. Die eigene Wohnung musste er wegen seiner ersten psychotischen Episode im 18. Lebensjahr aufgeben. Nach der Behandlung in einem psychiatrischen Krankenhaus wurde er mit der Diagnose Schizophrenie in einer Einrichtung untergebracht. Seitdem erhielt er in hohen Dosen Neuroleptika und Sedativa. Immer wieder kam es zu psychotischen Episoden. Im psychosozialen Funktionsniveau wurde er zunehmend beeinträchtigt.

Bei unserer Untersuchung wurde seine kognitive Entwicklung auf einen Entwicklungsstand von 10 Jahren, seine soziale Entwicklung auf 9 Jahre und seine emotionale Entwicklung auf einen Stand von unter 3 Jahren eingeschätzt. Es fanden sich typische Symptome einer autismusähnlichen Störung: Alles wortwörtlich nehmen, sich auf das Konkrete beschränken, Hinweise auf Überforderung durch zu viele Reize, körperlicher Ausdruck der seelischen Befindlichkeit, Unfähigkeit, die Gefühle in Worte zu fassen. Der Patient erkannte einfache kausale Verbindungen, war aber bei komplexeren Sachverhalten überfordert. Er verhielt sich sehr abhängig von seinen Begleitern. Zu seinen Eltern bestand eine starke Bindung. Die Interaktion mit den anderen Wohngruppenmitgliedern war sehr gering. Er hatte Probleme mit lauten Geräuschen; unvorhersehbare Ereignisse überforderten ihn.

Nach unserer diagnostischen Einschätzung handelte es sich um einen Mann mit einer autismusähnlichen Störung, der konstant durch seine Umgebung überfordert war und dies schließlich auf eine psychotische Art dekompensierte. Die falsche Behandlung und eine zu hohe Dosierung der Medikation haben diesen deprivierten und von Zeit zu Zeit psychotischen Zustand aufrechterhalten. Diese Einschätzung wurde dadurch bestätigt, dass sich sein Zustand durch den Einsatz angemessener psychosozialer Interventionen und nach Reduktion seiner Medikation deutlich besserte.

Problemverhalten tritt bei Menschen mit ASS häufig auf: Wutausbrüche, Aggression, selbstverletzendes Verhalten, oppositionelles Trotzverhalten, zwanghaftes Verhalten, motorische Unruhe und Stereotypien. In einer großen Stichprobe Erwachsener mit ASS und intellektueller Beeinträchtigung, die auch Problemverhalten zeigten, fanden Sappok et al. (2014), dass das emotionale Entwicklungsniveau (gemessen mit dem SEO) in Bezug auf die Schwere und Art des Problemverhaltens vorhersagbar sein kann. Die Kenntnis des emotionalen Entwicklungsniveaus kann, so die Autoren, der angemessenen Diagnose und Versorgungsstrategie dienen.

Bei Verhaltensproblematik besteht eine wichtige Aufgabe darin, sich ein Bild zu machen, bei dem zwischen normalem Verhalten, Problemverhalten und psychiatrischer Störung unterschieden wird (vgl. Kapitel 6.1.1). Dabei muss man sich vergegenwärtigen, dass eine Person mit ASS (typische autistische) Verhaltensweisen zeigen kann, die für das Umfeld schwierig akzeptierbar sein können, die aber als „normales“ Verhalten einer Person mit ASS angesehen werden können. Ungünstige Umstände können das bereits bestehende Verhalten problematischer werden lassen. Meistens kommt es zu quantitativen Veränderungen schon bestehender Verhaltensweisen, Steigerung der Intensität, Häufigkeit und Dauer eines bestimmten Verhaltensaspekts, was sowohl für die Person als auch für ihre Umgebung störend ist. Bei einer psychiatrischen Störung können neben quantitativen auch qualitative Veränderungen des Verhaltens auftreten (vgl. Kapitel 11.6).

11.6 Untersuchung und Diagnose

Für die Diagnose ist die Entwicklungsanamnese von großer Bedeutung. Alle Entwicklungsphasen des Kindes müssen mit den Eltern sorgfältig erörtert werden. Auf belastende Ereignisse (z. B. Krankheiten des Kindes, Veränderungen der Betreuungssituation, Umzüge) muss dabei besonders geachtet werden. Die Eltern berichten hinsichtlich solcher Ereignisse oft von Rückschritten in der Entwicklung oder von Zuspitzungen auffälliger Verhaltensweisen. Eine genetische Untersuchung ist wünschenswert. Eine allgemein-körperliche und spezielle neurologische Untersuchungen sind notwendig. Das Kind in seiner natürlichen Umgebung zu beobachten ist unverzichtbar. Videoaufnahmen können dabei sehr hilfreich sein.

Die Untersuchung verschiedener Entwicklungsaspekte ist für die Diagnose essenziell. Häufig findet sich eine Diskrepanz zwischen praktischen und verbalen Kompetenzen. Dabei liegen die Letztgenannten meistens deutlich zurück. Das soziale Entwicklungsniveau liegt oftmals weit unterhalb des kognitiven. Das Auffallendste ist die Diskrepanz zwischen kognitiver und emotionaler Entwicklung. Bei Kindern mit einer Handlungskompetenz entsprechend dem Niveau einer mittelgradigen oder sogar leichten intellektuellen Beeinträchtigung kann deren emotionale Entwicklung auf dem Niveau der ersten Phase (Adaptationsphase) und zweiten Entwicklungsphase (Sozialisationsphase) stehenbleiben. Auch die Sprachentwicklung ist bei ihnen erheblich beeinträchtigt.

Bei Kindern mit einer leichten autistischen (autismusähnlichen) Störung kann der emotionale Entwicklungsstand höher sein, oftmals jedoch mit einem disharmonischen Profil, in dem die einzelnen emotionalen Bereiche sehr unterschiedlich entwickelt sind. Dies zeigt sich auch aus Untersuchungen von Sappok et al. (2013). Sowohl die zurückgebliebene als auch die ungleichmäßige emotionale Entwicklung spielen eine wichtige Rolle für die Entwicklung fehlangepassten Verhaltens und psychiatrischer Störungen.

Zur Diagnostik autistischer Störungen liegen zahlreiche standardisierte Untersuchungsverfahren vor (Übersicht vgl. Kraijer & Plas, 2002)[58]. Diese Verfahren können für die Diagnostik hilfreich sein, *nachdem* alle vorgenannten Untersuchungen durchgeführt wurden. Ebenso wie andere Fragebögen dienen sie dazu, die durch andere diagnostische Untersuchungen gebildete Meinung zu festigen.

---

58 Für den deutschsprachigen Raum vgl. Bölte und Poustka, 2006, 2007; Bölte et al., 2006; Rühl et al., 2004 (Anm. d. dt. Hrsg.).

Nach der Diagnose der autistischen oder autismusähnlichen Störung muss geklärt werden, ob diese Diagnose allein vorliegt oder ob daneben noch sekundäre Störungen wie Problemverhalten oder psychiatrische Störungen bestehen. Man muss unterscheiden zwischen denjenigen Verhaltensweisen, die mit der autistischen Störung zusammenhängen („typische autistische Verhaltensweisen"), und denen, die zu einer psychiatrischen Störung gehören. Dies kann sehr schwierig sein, besonders bei Personen mit schwerer intellektueller Beeinträchtigung und ausgeprägter autistischer Störung. Hinweise auf sekundäre Störungen sind quantitative und qualitative Verhaltensänderungen und Intensitätsveränderungen bestimmter Verhaltensweisen, die die Sicherheit, die Gesundheit, das Funktionsniveau und die Lebensqualität der Person und ihrer Umgebung beeinträchtigen.

Aggressives oder selbstverletzendes Verhalten kann bei einem autistischen Kind als „normale" Reaktion auf Frustrationen in bestimmten Situationen entstehen. Wenn dieses Verhalten nun zu lange andauert und zu massiv auftritt, sodass alle anderen psychosozialen Funktionen des Kindes beeinträchtigt werden, kann dies als eine *Störung* aufgefasst werden, deren Ursachen und Bedeutung untersucht werden müssen (vgl. Kapitel 6). Eine psychiatrische Störung kann man erkennen an auffälligen Verhaltensänderung im Vergleich zu früherem Verhalten oder an Veränderungen im Funktionsniveau, worin sich bestimmte Symptome einer psychiatrischen Störung ausdrücken (vgl. Kapitel 6.1.1). Die Unterscheidung zwischen „autistischem Verhalten" und einer sekundären Störung ist bedeutsam für eine adäquate Behandlung.

Aus der Entwicklungsperspektive liegen die Gründe für das häufige Vorkommen von Verhaltensauffälligkeiten und psychischen Störungen bei autistischen Menschen in deren instabiler Persönlichkeitsstruktur. Die erheblichen Diskrepanzen zwischen kognitivem, sozialem und emotionalem Entwicklungsniveau erschweren die Entwicklung angepassten Verhaltens. Auf diesem Hintergrund entsteht eine große Vulnerabilität für Verhaltensauffälligkeiten und psychiatrische Störungen.

Ein Hilfsmittel für die Diagnose ist es, sich ein Bild zu machen von der Person, von ihrer Umgebung und ihrer Interaktion (vgl. Kapitel 6.1.1).

Bei der *integrativen Diagnose* werden die DSM-5-Diagnose ASS, danach der Schweregrad der autistischen Störung, eine eventuelle intellektuelle Beeinträchtigung, eine Störung der verbalen Kommunikation, Epilepsie, andere organische Abweichungen und eventuell eine psychiatrische Störung eingetragen. Die entwicklungspsychiatrische Diagnose verlangt, neben der Feststellung der autistischen oder autismusähnlichen Störung, die Entstehungsmechanismen des Problemverhaltens und der psychiatrischen Störung zu beschreiben (z. B. für das selbstverletzende Verhalten eines Kindes eine Dysregulation der psycho-physiologischen Homöostase).

Bei den Entstehungsmechanismen muss neben dem biopsychosozialen Entwicklungsstand erklärt werden, wie die Störung entstanden ist. Beispielsweise ist bei einem sechsjährigen Kind mit mittelgradiger intellektueller Beeinträchtigung und einer autistischen Störung ein emotionales Entwicklungsniveau der Adaptationsphase (0 bis 6 Monate) festgestellt worden. Sein selbstverletzendes Verhalten ist entstanden durch Frustrationen im Zusammenhang mit einer lang andauernden Überforderung und wiederholtem Wechsel in seiner Umwelt. All das hat sich kumulativ auf das Kind ausgewirkt (vgl. auch Kapitel 6.1.1).

11.7 Behandlung

Allgemein kann festgehalten werden, dass behavioristische und edukative Ansätze bis jetzt die besten Ergebnisse bei Kindern mit ASS erzielen.

Kinder mit einer autistischen Störung und besonders ihre Eltern brauchen eine frühestmögliche Hilfe. Für die Eltern ist eine fachlich qualifizierte Auskunft über die Beeinträchtigung ihres Kindes wichtig, eine angemessene Förderung des Kindes ist hilfreich. In den Niederlanden gibt es spezialisierte Dienste für die Diagnostik, Hilfe und Begleitung von autistischen Kindern. Der Schwerpunkt liegt derzeit auf einem heilpädagogischen Ansatz. Das Kind soll hierbei im Rahmen eines gut strukturierten Settings schrittweise grundlegende Fertigkeiten erlernen. Besonderes beachtet werden dabei die Entwicklung der Motivation zum Lernen und die Generalisierung erlernter Fertigkeiten. Die Einbeziehung der Eltern ist von großer Bedeutung. Die Förderung bezieht sich insbesondere auf die Kommunikation und die sozialen Aktivitäten. Positive Ergebnisse wurden bei der Anwendung der *positive multimodal applied behavior analysis* berichtet (Coleman & Gillberg, 2012). Bei bestimmten Verhaltens- und Interaktionsproblemen mit Auswirkungen auf den Lernprozess wie Überempfindlichkeit, Hyperaktivität und Ängsten, die besonders den weiteren Lernprozess beeinträchtigen, werden häufig Medikamente eingesetzt (Neuroleptika, Antidepressiva, Anxiolytika und Stimmungsstabilisierer). Relativ häufig wird Kindern mit ASS Risperidon verordnet; allerdings ist nicht immer nachvollziehbar, mit welchem Ziel dies geschieht. Das Erscheinungsbild der ASS wird durch dieses Medikament nicht verbessert. Es kann zwar Auswirkungen auf verschiedene Verhaltensaspekte haben, die sich jedoch von Kind zu Kind unterscheiden können. Risperidon kann ungünstige Folgen auf den Stoffwechsel wie eine starke Gewichtszunahme mit der Gefahr der Entstehung von Diabetes mellitus haben. Medikamente beeinflussen nicht das autistische Störungsbild, sie können jedoch beeinträchtigende oder störende Verhaltensweisen und Interaktionen reduzieren. Die Kontrolle der Nebenwirkungen der Medikamente ist selbstverständlich (vgl. Kapitel 7), ebenso die sorgfältige Abwägung der Risiken gegenüber dem Nutzen für das Kind, aber auch für die Umgebung ist wichtig. Die Sedierung eines Kindes wird beispielsweise durch die Umgebung positiv eingeschätzt, beeinträchtigt aber das Kind in seinen Lern- und Entwicklungsprozessen (vgl. Berney & Corbett, 2001).

Verschiedene Versuche mit alternativen Behandlungsmethoden waren eher enttäuschend. Versuche mit Tanztherapie, pferdegestützter Therapie, Delfin-, Holding-, Kunsttherapie und auditorische Integrationstherapie haben Coleman und Gillberg (2012) zufolge keinen nennenswerten Wert für die Behandlung von autistischen Kindern. Das bedeutet nicht, dass sie überhaupt keinen positiven Effekt hätten. Für die Behandlung der grundlegenden Abweichungen werden sie jedoch nicht empfohlen.

Die sekundären Verhaltensauffälligkeiten und psychiatrischen Störungen werden im Wesentlichen in der gleichen Art und Weise behandelt wie bei anderen Menschen mit intellektueller Beeinträchtigung. Der emotionale Entwicklungsstand autistischer Menschen muss dabei hinsichtlich der Art der Hilfen besonders berücksichtigt werden.

Die integrative Behandlung der Verhaltensprobleme und psychischen Störungen erfolgt je nach Art und Schweregrad der Auffälligkeiten auf den vier Ebenen. Bei sehr ausgeprägter Psychopathologie, wie etwa psychotischen und depressiven Zuständen, sollten an erster Stelle Medikamente eingesetzt werden mit dem Ziel, eine bessere Regulation vegetativer Funktionen, der Stimmung, des Erregungsniveaus des Gehirns und der Aggressivität zu erreichen. Es kommen verschiedene Medikamente in Betracht. Durch sie können die Interventionen auf den anderen Ebenen wirksamer werden. Nochmals sei auf die Notwendigkeit der Kontrolle der Nebenwirkungen hingewiesen. Darüber hinaus sollte der Einsatz von Medikamenten immer nur vorübergehend und mit nachweisbarem Effekt (regelmäßige Evaluation) erfolgen. Dem häufig lang andauernden und unnötigen Gebrauch von Psychopharmaka muss vorgebeugt werden. Es sei an dieser Stelle betont, dass die Behandlung mit Psychopharmaka bei Menschen mit intellektueller Beeinträchtigung häufig mit zu wenig Sorgfalt durchgeführt wird.

Auf der Entwicklungsebene geht es sowohl um die besonderen emotionalen Bedürfnisse je nach Entwicklungsniveau als auch um die spezifischen „autistischen Bedürfnisse“ (repetitives Verhalten, Konstanz von Raum und Zeit, kurz andauernder körperlicher Kontakt).

Dies alles sollte kreativ und ohne störenden Einfluss auf die sozialen Interaktionen im Einzelfall umgesetzt werden.

Auf der sozialen Ebene geht es vor allem um die fachlich qualifizierte Unterstützung und Begleitung der Erzieher und Förderer des Kindes. Eine kontinuierliche fachliche Begleitung ist für die Schaffung einer pädagogischen Struktur nötig, damit das Kind optimal gefördert werden kann.

Auf der psychologischen Ebene kommt zur Unterstützung der kognitiven Entwicklung bei Adoleszenten und Erwachsenen ein kognitives Training in Betracht, das möglicherweise hilfreicher ist als eine Psychotherapie (Berney & Corbett, 2001).

Ein gesondertes Problem in der Versorgung von Kindern mit ASS besteht darin, dass die Förderung der emotionalen Entwicklung nicht angemessen berücksichtigt wird. Geht man davon aus, dass diese Kinder einen enormen Rückstand in ihrer emotionalen Entwicklung aufweisen, sollte es selbstverständlich sein, neben den kognitiven, didaktischen und sozialen Aspekten auch die emotionale Entwicklung zu fördern. Der Grund für die Vernachlässigung durch die Professionellen liegt vermutlich darin, dass die theoretischen Konzepte über Autismus nur die kognitive und soziale Entwicklung betrachten. Entsprechend herrschen kognitive und lerntheoretische Behandlungs- und Fördermethoden vor. Für die praktische Versorgung aber ist es notwendig, diese um emotionale Aspekte und das Konzept einer spezifischen Persönlichkeitsentwicklung zu ergänzen.

Zusammenfassend kann festgehalten werden, dass ASS eine Entwicklungsstörung ist, bei der hauptsächlich emotionale und soziale Aspekte der Persönlichkeit betroffen sind. Die Störung der neuronalen Entwicklung ist gekennzeichnet durch typische (autistische) Verhaltensmerkmale, die zu einer schwierigen Interaktion mit der Umgebung führen können. Das wiederum kann eine Basis für die Entstehung verschiedener psychischer Störungen darstellen. Die Versorgung muss sich hier auf das Kernproblem, nämlich die Förderung verschiedener Entwicklungsaspekte mit besonderer Beachtung der emotionalen Entwicklung, konzentrieren.

11.8 Andere tiefgreifende Entwicklungsstörungen

Im DSM-IV war die autistische Störung in die Kategorie der tiefgreifenden Entwicklungsstörungen eingeordnet, gemeinsam mit dem Rett-Syndrom, der Desintegrationsstörung und dem Asperger-Syndrom. Im DSM-5 wurde diese diagnostische Kategorie durch die Autismus-Spektrum-Störung ersetzt, die die früheren Diagnosen der Desintegrationsstörung und des Asperger-Syndroms einschließt. Trotz dieser klassifikatorischen Veränderungen werden diese Störungsbilder aus praktischen Gründen im Folgenden beschrieben.

11.8.1 Rett-Syndrom

Unter dem Rett-Syndrom (ICD-10: F84.2) versteht man eine desintegrative Störung. Sie ist dadurch gekennzeichnet, dass nach einer anfänglich normalen Entwicklung ein teilweiser oder vollständiger Verlust vorhandener Fähigkeiten eintritt.

Die pränatale und die postnatale Entwicklung verlaufen bis etwa zum sechsten Monat unauffällig. Etwa um das vierte Lebensjahr herum entstehen die Merkmale der Störung: Rückschritte in der körperlichen und psychosozialen Entwicklung, auffällige Motorik, Koordinationsstörungen und stereotype Handbewegungen (z. B. Handwasch-Bewegungen) sowie eine Epilepsie. Es tritt meist eine schwere oder schwerste intellektuelle Beeinträchtigung ein. Auffallend ist das autismusähnliche Desinteresse an der Umgebung. Die Störung ist genetisch determiniert und kommt nur bei Mädchen vor. Das Syndrom wird ausführlicher in Kapitel 23 besprochen.

11.8.2 Desintegrationsstörung

Die Desintegrationsstörung (ICD-10: F84.3 Andere desintegrative Störung des Kindesalters) ist eine degenerative Erkrankung des Gehirns, mit einer anfänglich normalen Entwicklung bis zu einem Alter von 2 Jahren. Die Rückbildung zeigt sich vornehmlich in den kognitiven Funktionen, der Sprache, der sozialen Fertigkeiten und der Motorik. Die Symptomatik wird meistens deutlich im dritten oder vierten Lebensjahr. Diese Störung wurde in der älteren Literatur als Heller-Syndrom bezeichnet. Es finden sich autismusähnliche Verhaltensweisen wie stereotype Bewegungen, Widerstand gegen Veränderungen, Kommunikations- und Kontaktprobleme und inadäquate affektive Reaktionen. Problemverhalten wie aggressives und autoaggressives Verhalten können die Situation erschweren.

Die Differenzialdiagnose gegenüber einer kindlichen schizophrenen Psychose im frühen Kindesalter ist schwierig. Bei der Desintegrationsstörung wird ein dramatischer psychosozialer Verfall vor allem durch den Verlust der kognitiven Funktionen beobachtet, während bei der kindlichen Psychose hauptsächlich eine Störung des Denkens mit bizarrem Verhalten vorliegt, wobei die kognitiven Funktionen und das soziale Verhalten auch beeinträchtigt sein können. Auch sind die Kinder beim Auftreten einer kindlichen Psychose meistens älter. Auch die retrospektive Beschreibung eines prodromalen Zustandes kann für die Differenzierung hilfreich sein (vgl. Kapitel 17).

11.8.3 Asperger-Syndrom

Die Streichung des Asperger-Syndroms im DSM-5 wird von verschiedenen Praktikern als Verlust angesehen. Die Erkennung dieser Störung innerhalb des autistischen Spektrums ist wichtig, da sie andere Symptome aufweist und eine andere Prognose in Bezug auf die psychosoziale Entwicklung und die soziale Funktionsfähigkeit und andere psychopathologische Erscheinungen hat. Die Versorgung von Personen mit dieser Störung kann sich von der von Personen mit anderen Formen einer ASS unterscheiden.

Menschen mit Asperger-Syndrom (ICD-10: F84.5) haben meistens eine normale oder grenzwertig normale Intelligenz. Ihre verbale Leistungsfähigkeit ist meistens deutlich besser als die visuell-handlungsbezogenen Fähigkeiten (Handlungs-IQ). Ihre Motorik kann ungeschickt und grob sein. Sie zeigen ein autismusähnliches Verhalten, wie Mangel an Einfühlung in die Gedanken anderer Menschen (Theory of Mind), eine naive und konkretistische Art des Argumentierens, stereotype Beschäftigung mit bestimmten Gegenständen oder Tätigkeiten sowie Widerstand gegen Veränderungen. Das Syndrom wird an dieser Stelle besprochen, weil diese Menschen aufgrund ihrer Merkwürdigkeiten und ihres Lebensstils oft an die Versorgungssysteme für Menschen mit intellektueller Beeinträchtigung verwiesen werden. Sie finden dort keinen Anschluss zu Gleichaltrigen, führen oft ein isoliertes Leben und sind in ihren sozialen Verhaltensmöglichkeiten eingeschränkt. Zuweilen geraten sie wegen delinquenten Verhaltens in Konflikt mit Polizei und Justiz.

Das Asperger-Syndrom wird wegen der normalen Sprech- und Sprachentwicklung sowie der relativ guten kognitiven Fähigkeiten häufig später entdeckt als der Autismus. Die motorische und praktische Ungeschicklichkeit fallen dagegen früh auf. Die eigenartige, nicht altersgemäße Art der Betroffenen zu argumentieren und ihre Sonderinteressen werden spätestens im Schulalter augenfällig. In der Adoleszenz können sich Verhaltensauffälligkeiten verstärken und zu Konflikten mit der Umwelt führen.

> Ein 22-jähriger junger Mann wurde vom Gericht wegen der Vergewaltigung einer Frau in unsere, auf Menschen mit einer leichten intellektuellen Beeinträchtigung spezialisierte Klinik eingewiesen. Er wohnte noch bei seinen Eltern und arbeitete in einer Werkstatt für Behinderte. Aus seiner Vorgeschichte wurde berichtet, dass er wegen seines merkwürdigen Verhaltens und seiner Probleme mit anderen Kindern in eine spezielle Förderschule geschickt wurde. Sein merkwürdiges Verhalten wurde mit der Pubertät noch auffälliger. Er isolierte sich immer mehr und konnte auf Witze oder Bemerkungen von anderen aggressiv reagieren. Das Thema Sex interessierte ihn zunehmend.
>
> In psychologischen Untersuchungen wurden ein Verbal-IQ von 100 und ein Handlungs-IQ von 80 festgestellt. Sein emotionaler Entwicklungsstand war sehr ungleichmäßig über alle frühen Entwicklungsphasen verteilt. Er berichtete, dass Pornofilme für sein enthemmtes sexuelles Verhalten eine Rolle gespielt haben. Während seines Aufenthaltes in der Klinik gab es Konflikte mit anderen Patienten, wodurch offensichtlich ein paranoider psychotischer Zustand mit gefährlichem, aggressivem Verhalten ausgelöst wurde. Dieser konnte erfolgreich mit Neuroleptika sowie mit angemessenen psychosozialen Umgangsstrategien behandelt werden. Mithilfe eines kognitiven Trainings konnte sein unangepasstes sexuelles Verhalten beeinflusst werden.

In diesem Beispiel werden einige Kernprobleme von Menschen mit einem Asperger-Autismus deutlich. Sie können übliche soziale Regeln nur schwer verstehen und sich zu eigen machen. Die Unterscheidung zwischen Symbolik, Fantasie und Wirklichkeit gelingt ihnen kaum. Der junge Mann aus dem Fallbeispiel irrt sich ständig in der Einschätzung sozialer Situationen, er wird zunehmend misstrauisch und sogar unter Belastung paranoid psychotisch. Ein ernstes Problem für diese Menschen ist, dass sie trotz ihres guten kognitiven Potenzials in einer üblichen Umgebung nicht zurechtkommen. Demzufolge werden sie oftmals in Sonderschulen für intellektuell beeinträchtigte Kinder oder in Einrichtungen für Menschen mit intellektueller Beeinträchtigung untergebracht.

Depressive Störungen treten bei 41 % dieser Menschen auf. Angststörungen, Schizophrenie und andere psychotische Störungen werden sehr häufig gefunden (Toth & King, 2008).

Bei der Begleitung und Unterstützung dieser Menschen muss auf ihre spezielle Art, die Außenwelt zu verstehen, sowie auf ihre basalen emotionalen Bedürfnisse Rücksicht genommen werden. Die Behandlung mit Psychoedukation, kognitivem Training und kognitiver Therapie zur Verbesserung der sozialen Kompetenzen kann sehr hilfreich sein.

11.9 Multiple Complex Developmental Disorder (MCDD)

Wie bereits erwähnt, wird das Bild der *Multiple Complex Developmental Disorder* (MCDD) als eine Störung im Bereich zwischen Normalität und autismusähnlichen Störungen aufgefasst. Das Bild hat bisher keinen Eingang in die internationalen Klassifikationssysteme gefunden. MCDD wird in der neueren Literatur vor allem bei Kindern ohne intellektuelle Beeinträchtigung beschrieben. Das soll nicht heißen, dass es bei Kindern mit einer intellektuellen Beeinträchtigung nicht vorkommen kann.

Cohen et al. (1983) haben Kinder mit einem klinischen Bild beschrieben, das zwar wie eine tiefgreifende Entwicklungsstörung aussah, aber dennoch keine solche Störung war (vgl. Kapitel 21). Towbin et al. (1993) haben dafür folgende diagnostische Kriterien vorgeschlagen:

- Regulationsstörung des Affekts (Gereiztheit, generalisierte Angst, Phobien, Panik, regressives Verhalten, selbstverletzendes Verhalten, inadäquate Stimmung, schnelle Stimmungswechsel),
- problematisches Sozialverhalten (kein soziales Interesse, Zurückgezogenheit, keine Freunde, ambivalente Bindung, oppositionelles Verhalten, Liebe-Hass-Verhalten gegenüber wichtigen Personen, Mangel an Empathie),
- gestörte kognitive Verarbeitung von Informationen und gestörtes Denken (magisches Denken, bizarre Ideen, irrationales Denken, Vermengung von Realität und Fantasie, wahnartige Erlebnisse),
- fluktuierende psychosoziale Funktionsfähigkeit und Verhaltensweisen,
- Ausschluss einer tiefgreifenden Entwicklungsstörung.

Paris et al. (1999) verweisen auf neurologische *soft signs*[59] und neuropsychologische Abweichungen. Es sollen Funktionsstörungen des Frontallappens mit Störung der exekutiven Funktionen bestehen. Zelkowitz et al. (2001) leiten aus diesen Befunden ein höheres Risiko für MCDD-Symptome ab. Die Kinder seien weniger in der Lage, auf Belastungen mit angemessenen Bewältigungsmechanismen zu reagieren. So können gleichermaßen Umgebungs- und biologische Bedingungen beim Entstehen von MCDD eine wichtige Rolle spielen. Diese Annahme könnte für die Behandlung dieser Kinder wichtig sein.

Ad-Dab'bagh und Greenfield (2001) schlugen vor, dieses Störungsbild *Borderline-Syndrom im Kindesalter* zu nennen. Es finden sich Störungen in drei Bereichen: im emotionalen, im kognitiven und im sozialen Bereich. Im Erwachsenenalter entwickeln sich diesen Autoren zufolge daraus Persönlichkeitsstörungen (vgl. Kapitel 22).

Ein achtjähriges Mädchen wurde uns wegen eines Rückstandes in der sozialen Entwicklung, wegen sonderbaren, theatralischen Verhaltens, vieler Ängste, Wutausbrüchen und selbstverletzenden Verhaltens bei heftigen Frustrationen überwiesen. Sie konnte ihre Bedürfnisse nicht aufschieben, war trotzig, verlangte viel Aufmerksamkeit von wichtigen Erwachsenen. Sie hatte kein Interesse an ihren Altersgenossen. Sie hatte einen auffallenden Rückstand in der expressiven Sprachentwicklung und war motorisch ungeschickt und plump.

Aus ihrer Vorgeschichte war bekannt, dass Schwangerschaft und Geburt ohne Probleme verlaufen waren. Die Entwicklung war verzögert, vor allem was Motorik und Sprachentwicklung betrifft. Im Alter von 2 Jahren hatten ihre Verhaltensschwierigkeiten begonnen.

Somatische Untersuchungen lieferten keine Besonderheiten. Der Handlungs-IQ betrug 88 und der Verbal-IQ 60. Das soziale Verhalten war nicht altersentsprechend, der emotionale Entwicklungsstand wurde auf unter 3 Jahren eingeschätzt.

Bei einer Spielbeobachtung wurde ihr Verhalten wie folgt beschrieben: Sie hatte wenig Freude am Spielen, das „Als-ob-Spiel" (Rollenspiel) gelang ihr kaum, sie pendelte fortwährend zwischen Fantasie und Wirklichkeit, brauchte Reihenfolgen, Rituale und Strukturen. Sie zeigte keinen Erkundungsdrang und keine Kreativität. Ihre Mimik war wenig ausgeprägt. Sie zeigte wenig Gefühle, war zeitweise theatralisch, sprach monoton und altklug. Auf unerwartete Veränderungen reagierte sie aufbrausend und aggressiv.

Bei diesem Mädchen wurde die Diagnose MCDD gestellt. In therapeutischer Hinsicht wurde die Notwendigkeit des angemessenen Eingehens auf die sozialen und emotionalen Bedürfnisse des Kindes betont, um die weitere Entwicklung zu unterstützen und einer Fehlentwicklung sowie der Entwicklung von Verhaltensauffälligkeiten und psychischen Störungen vorzubeugen.

59 Neurologische *soft signs* („weiche Symptome") sind nur geringgradig auffällige (meist motorische) Befunde in der neurologischen Untersuchung, die keiner spezifischen neurologischen Störung zuzuordnen sind und den Patienten nicht unmittelbar funktionell beeinträchtigen (Anm. d. dt. Hrsg.).

Ob das klinische Konzept der MCDD bei Kindern mit einer mittleren und schweren intellektuellen Beeinträchtigung in der Praxis angewendet werden kann, ist fraglich. Sicher ist auch bei dieser Personengruppe eine solche Störung denkbar. Eine Differenzialdiagnose zwischen MCCD, tiefgreifender Entwicklungsstörung und anderen psychischen Störungen erscheint jedoch aufgrund der kognitiven, emotionalen und sozialen Beeinträchtigungen kaum leistbar. Hierzu müssen erst noch weitere Forschungsergebnisse vorgelegt werden.

Teil IV

Psychische Störungen und Verhaltensauffälligkeiten auf unterschiedlichem Entwicklungsniveau

12 Psychische Störungen und Verhaltensauffälligkeiten bei Personen mit schwerster intellektueller Beeinträchtigung

Störung der psychophysiologischen Homöostase, Kontaktstörungen, Autismus-Spektrum-Störungen, selbstverletzendes Verhalten, stereotypes Verhalten, Störung des Bindungsprozesses, psychotische Zustände, maladaptives Verhalten

Einleitung

Bei Menschen mit schwerster intellektueller Beeinträchtigung wird ein IQ-Wert unter 20 angenommen, der allerdings mit herkömmlichen Intelligenztests nicht zu messen ist. Das Entwicklungsalter ist niedriger als 2 Jahre.

Die Charakteristika der psychosozialen Entwicklung von Menschen mit schwerster intellektueller Beeinträchtigung sind in Tabelle 10 aufgeführt.

Psychische Störungen und Verhaltensauffälligkeiten kommen bei Menschen mit schweren und schwersten intellektuellen Beeinträchtigungen häufiger vor als bei Menschen auf einem höheren Niveau der Entwicklung. Nach Gillberg et al. (1986) liegt die Prävalenz bei 64 % der Adoleszenten mit mittelgradiger und schwerer intellektueller Beeinträchtigung (IQ<50), während sich in der Gruppe von Adoleszenten mit leichter intellektueller Beeinträchtigung nur bei 57 % psychische Störungen fanden. Göstason (1985) sah bei 33 % der Menschen mit einer leichten und bei 71 % der Menschen mit einer schweren intellektuellen Beeinträchtigung Verhaltens- und psychische Störungen. Andere Autoren gehen von einer Prävalenz von 40 % bei Menschen mit einem IQ unter 50 aus (Quine, 1986; Richardson et al., 1979; Wright, 1982). Einfeld und Tonge (1996) fanden bei 40,7 % der intellektuell beeinträchtigten Kinder zwischen 4 und 18 Jahren psychische Störungen – und zwar unabhängig vom Schweregrad der Beeinträchtigung –, bei sehr schwer beeinträchtigten sogar niedrigere Prozentsätze. Die unterschiedlichen Ergebnisse hängen mit den unterschiedlichen Untersuchungsinstrumenten, mit den jeweili-

Tabelle 10: Psychosoziale Entwicklung von Menschen mit schwerster intellektueller Beeinträchtigung (IQ 0 bis 20, Entwicklungsalter 0 bis 2 Jahre)

Kognitiv	• Handeln ist primär, Denken ist sekundär • Entwicklung von Erinnerung • Lernen durch Training
Sozial	• Suche nach Struktur von Zeit, Ort und Person • Bindungsverhalten
Emotional	• Probleme mit der Verarbeitung sensorischer Reize • Probleme mit Veränderungen • vor allem beschäftigt mit eigenem Körper oder dem Körper eines anderen • Emotionen: Erregung, Entspannung, Verstimmung, Wut, Lust, Unlust • Aggression ist auf sich selbst gerichtet (Autoaggression)
Persönlichkeitsentwicklung	• Probleme bei der Entwicklung der psychophysiologischen Homöostase • Probleme in der Entwicklung von Bindung

gen Definitionen der Störung und den Schweregradeinteilungen sowie den speziellen Untersuchungspopulationen (z. B. Heimbewohner oder zu Hause wohnende Personen) zusammen. Übereinstimmung herrscht über die Art der festgestellten Auffälligkeiten und Störungen: Selbstverletzendes Verhalten, Aggressivität, Unruhe, Hyperaktivität, Stereotypien, Zurückgezogenheit und Autismus-Spektrum-Störung. Die häufigsten psychiatrischen Diagnosen sind: psychotische Störungen, Angststörungen, ADHS, Impulskontrollstörung, depressive Störung, bipolare Störung, Demenz, delirante Zustände und Autismus (Gillberg et al., 1986; King et al., 1994; Szymanski et al., 1999).

Die Literstur zeigt: Bei Menschen mit schwerster intellektueller Beeinträchtigung kann die Unterscheidung zwischen Verhaltensproblemen und psychischen Störungen, zwischen normalem und auffälligem Verhalten sehr schwierig sein. Es stellt sich die Frage, wo die Grenze zwischen normalem und abnormem Verhalten liegt. Auch die Symptome einer psychischen Störung sind schwierig zu differenzieren. Solche Schwierigkeiten sind wahrscheinlich der Hauptgrund für große Unterschiede in den epidemiologischen Angaben. Nach unserer Erfahrung könnten viele dieser Probleme vermieden werden, wenn der Entwicklungsansatz in Untersuchung und Diagnostik genutzt werden würde. Bei der Frage der Differenzierung zwischen normalem (adaptivem) und abnormalem (maladaptivem) Verhalten sowie beim Erkennen von Symptomen einer psychopathologischen Störung kann die Feststellung des psychosozialen (kognitiven, sozialen und emotionalen) Entwicklungsniveaus hilfreich sein, weil dadurch die basalen Bedürfnisse und

Emotionen sowie die damit verbundenen Interaktionsmuster zwischen der jeweiligen Person und ihrer Umgebung definiert werden (vgl. Kapitel 6).

Zu jedem bestimmten Entwicklungsniveau gehört ein bestimmtes adaptives Verhalten und in ungünstigen Situationen ein bestimmtes maladaptives Verhalten (vgl. Kapitel 3). Wenn in einer Stresssituation die Person mit einem typischen, auffälligen Verhalten reagiert, kann das zunächst als eine normale Reaktion verstanden werden. Wenn das Verhalten aber unabhängig von den ursprünglichen auslösenden Reizen anhält, sich wiederholt und in den meisten Interaktionen zwischen der Person und der Umgebung auftritt, damit auch nicht mehr als sinnvoll verstanden werden kann, sprechen wir von abnormalem, gestörtem oder maladaptivem Verhalten. Bei psychischen Störungen kann maladaptives Verhalten (z. B. selbstverletzende Verhaltensweisen) als Symptom der Krankheit gesehen werden. Für die Diagnose einer psychischen Störung müssen aber darüber hinaus Auffälligkeiten in anderen psychosozialen und physiologischen Bereichen vorhanden sein (z. B. Störungen von Stimmung, sozialem Verhalten und vegetativen Funktionen; vgl. Kapitel 2.3.2).

Nach unserer Erfahrung können bei Menschen mit schwerer und schwerster intellektueller Beeinträchtigung nur wenige psychiatrische Störungsbilder unterschieden werden (Došen, 2005b). Das ist die Folge des geringen Entwicklungsniveaus und der dadurch bedingten eingeschränkten Differenzierung in verschiedenen psychosozialen Bereichen. So kann man bei ihnen das Fehlen von Empathie nicht als Störung ansehen, weil Empathie auf einem solchen Entwicklungsniveau noch nicht entwickelt ist. Ebenso können keine Schuldgefühle erwartet werden. Auf dieser niedrigen psychosozialen Entwicklungsstufe unterscheiden sich die Symptome psychischer Störungen nur wenig. Das erschwert die diagnostische Differenzierung erheblich (Charlot, 1998; Cummings et al., 2000; Glick, 1998). Ein weiterer Grund sind die Mängel der heutigen Untersuchungsmethoden, die die notwendigen Differenzierungen noch nicht zu leisten vermögen.

Neben dem entwicklungspsychiatrischen Ansatz sollte in der integrativen Diagnostik bei Menschen mit einem sehr niedrigen Entwicklungsniveau besonderes Augenmerk auf Funktionsstörungen gelegt werden. Die Diagnostik von Funktionsstörungen sollte über mögliche Störungen von Motorik oder Sensorik hinaus auch Schlafstörungen, Essprobleme, Epilepsie und andere organisch oder genetisch bestimmte Funktionsstörungen (vgl. Kapitel 8, 9 und 10) einbeziehen. All diese Abweichungen können eine wichtige Rolle bei der Entstehung maladaptiven Verhaltens und psychiatrischer Störungen spielen.

Folgende Störungsbilder und Symptome wurden bei Menschen mit schwerer und schwerster intellektueller Beeinträchtigung häufig beobachtet:

- Störungen der psychophysiologischen Homöostase:
  - Kontaktstörung,
  - Autismus-Spektrum-Störung,

    - selbstverletzendes Verhalten,
    - stereotypes Verhalten.
- Störungen des Bindungsprozesses:
    - atypischer psychotischer Zustand,
    - unangepasstes Verhalten.

12.1 Störungen der psychophysiologischen Homöostase

In den letzten Jahren hat das Interesse am Prozess der (emotionalen) Bindung zwischen dem Kind und den Bezugspersonen und deren Störung erheblich zugenommen. Wenig beachtet wurde dabei, dass der Prozess der psychophysiologischen Homöostase (Gleichgewicht) eine Voraussetzung für die Einleitung der Bindungsphase ist.

Unter *psychophysiologischer Homöostase* wird die Regulation von Atmung, Ernährung, Körpertemperatur, Verdauung, Schlaf-Wach-Rhythmus, Verarbeitung sensorischer Reize, adäquate Motorik und Integration sozialer Stimulation verstanden. Diese Funktionen können durch pränatale Hirnschädigungen (vor der Geburt), perinatale Hirnschädigungen (während der Geburt), durch eine zu frühe Geburt oder durch physiologische Unreife des Kindes verzögert oder gestört werden. Weitere Ursachen können extrem schwierige Umgebungsbedingungen oder auch postnatale Schädigungen des Zentralnervensytems sein.

Störungen der physiologischen Funktionen können ein Grund für lange und häufige Krankenhausaufenthalte sein, wodurch die normale Entwicklung des Kindes bereits von Beginn an beeinträchtigt werden kann. Schlafprobleme stehen sehr häufig im Vordergrund. Auffälligkeiten im Schlafverhalten (entweder zu viel oder zu wenig; vgl. Kapitel 8) fand Quine (1991) bei 83 % der Kinder mit schwerster intellektueller Beeinträchtigung. Schwierigkeiten mit dem Essen werden bei etwa einem Drittel der Kinder mit intellektueller Beeinträchtigung gefunden. Eine gestörte Verarbeitung von Sinnesreizen – entweder mit zu geringer Empfindlichkeit oder mit Überempfindlichkeit für bestimmte oder für alle sensorischen Reize – bewirkt erhebliche Probleme im Alltag. Das Kind reagiert entweder nur sehr schwach oder im Gegenteil überempfindlich auf Geräusche, Lichtreize oder Berührungen. Solche hyperaktiven („Schrei-Babys") oder passiven Säuglinge sind in ihrem Bindungsverhalten (Entspannung im körperlichen Kontakt mit der Mutter, Auslösen angenehmer Interaktionen, Lächeln) beeinträchtigt. Dies kann die Mutter-Kind-Interaktion erheblich erschweren. Bei Kindern, die in ihrer gesamten psychosozialen Entwicklung auf diesem niedrigen Niveau (von ca. sechs Monaten) stehen, müssen leichte Formen solcher Verhaltensweisen als eben zu diesem Entwicklungsniveau gehörig, sozusagen als normal, angesehen werden.

Unter ungünstigen Umständen können bestimmte Verhaltensweisen besonders verstärkt auftreten und die Interaktion zwischen Kind und Umgebung immer mehr erschweren. Die Anpassungsprozesse werden dadurch erheblich beeinträchtigt. Die Verhaltensweisen können somit als fehlangepasste (maladaptive) Verhaltensweisen bezeichnet werden (vgl. Kapitel 4). Die Auffälligkeiten können so ausgeprägt sein, dass sie alle anderen Verhaltensweisen überschatten. Sie bestimmen die Interaktion mit der Umgebung. Aus klinischer Sicht werden z. B. Kontaktstörungen oder selbstverletzendes Verhalten darunter gezählt und hier als psychiatrische Störungen angesehen.

12.1.1 Kontaktstörung und Autismus-Spektrum-Störung

Kontaktstörung und Autismus-Spektrum-Störung bei Kindern mit schwerster intellektueller Beeinträchtigung

Die meisten Untersuchungen der Störungen der psychosozialen Entwicklung bei sehr jungen Kindern oder bei Kindern mit einer sehr schweren intellektuellen Beeinträchtigung sahen die Beeinträchtigungen des sozialen Kontakts im Vordergrund. So wiesen Knobloch und Pasamanick (1974) auf die Unterscheidung zwischen kontaktgestörten und autistischen Kindern hin. Kontaktstörungen kommen bei jungen Kindern mit einer intellektuellen Beeinträchtigung oft vor. Im Verlauf der Entwicklung verlieren sie sich oder schwächen sich ab. Dieses Symptom ist meist ein Hinweis auf eine schwere intellektuelle Beeinträchtigung. Stone und Chesney (1978) sahen die Ursache der Auffälligkeit in einer gestörten Mutter-Kind-Interaktion. Das intellektuell beeinträchtigte Kind ist durch seine zentralnervös bedingten Einschränkungen nicht imstande, eine angemessene Reaktion auf die Bindungsangebote der Mutter zu zeigen. Dadurch komme die Mutter-Kind-Interaktion in eine negative Spirale. Blacher (1984) betonte, dass auch Kinder mit einer schweren intellektuellen Beeinträchtigung Bindungsverhalten signalisieren, diese Signale aber durch unerfahrene Bezugspersonen meist nicht empfangen werden. Folglich werden die wechselseitigen Interaktionen nicht angemessen und anregend gestaltet.

In der niederländischen Fachliteratur wird die Kontaktstörung von verschiedenen Autoren behandelt: Prick und Calon (1965) nennen sie *Verwahrlosungsautismus*, Hoejenbos und Kronenberg (1967) sprechen vom *Retraktions-Syndrom* und Došen (1983a) von *primärer Kontaktstörung*. Eine Kontaktstörung, die im homöostatischen Prozess entsteht, ist kein isoliertes Erscheinungsbild, sondern steht im Zusammenhang mit einer Reihe anderer Phänomene, die das klinische Bild einer gestörten psychophysiologischen Homöostase vervollständigen.

In der neueren Fachliteratur wird der Begriff *Kontaktstörung* kaum verwendet, stattdessen wird der Begriff *Bindungsstörung* (oder im DSM: reaktive Bindungsstörung) verwendet. In diesem Buch werden alle drei Termini verwendet, da es doch Unterschiede zwischen diesen Konzepten gibt, die für eine Erklärung des Hintergrundes und ein Verständnis der Störung wichtig sind. Die Merkmale der Kontaktstörung werden weiter unten aufgelistet. Diese Bezeichnung wird (neben Bindungsstörung und reaktiver Bindungsstörung) bei der entwicklungspsychiatrischen Diagnose als Teil der integrativen Diagnose verwendet.

Publikationen über Kinder aus Rumänien, die seit ihrer frühesten Kindheit in Heimen lebten, beschreiben die Folgen einer totalen sozialen und affektiven Verwahrlosung sowie die Möglichkeiten der Genesung (O'Connor & Rutter, 2000). Bei einem recht hohen Prozentsatz der Kinder wurden Symptome einer Bindungsstörung gefunden. Mit ihrer Ankunft in England bekamen diese Kinder eine übliche Behandlung. Nach zwei Jahren hatten sich die Symptome bei den meisten Kindern vermindert.

Vergleichbare Befunde berichtete Smyke et al. (2012) über rumänische Heimkinder, bei denen eine reaktive Bindungsstörung diagnostiziert worden war. Die Kinder mit einer „gehemmten" Bindungsstörung zeigten eine Verringerung oder ein Verschwinden der Symptome nach 30 Monaten in einer Pflegefamilie. Bei Kindern mit einem niedrigen kognitiven Niveau sowie bei Kindern mit einem „ungehemmten" Typ der Bindungsstörung wurden weniger deutliche Ergebnisse gefunden (vgl. Kapitel 16.1).

Häufige Verhaltensweisen bei Kontaktstörung sind:
- aktiver oder passiver Widerstand gegen körperlichen Kontakt,
- Zurückgezogenheit,
- motorische Unruhe oder Passivität.

Seltenere oder weniger auffällige Verhaltensweisen sind:
- stereotype Bewegungen,
- selbstverletzendes Verhalten bei Frustration,
- fehlendes Interesse für materielle Objekte,
- Wutausbrüche bei Veränderungen in der Umgebung,
- Überempfindlichkeit für (bestimmte) sensorische Reize,
- Störung von Schlafen und/oder Essen,
- Selbststimulation durch isolierte sensorische Reize,
- schnelle Stimmungswechsel.

Dies wird anhand eines Beipiels verdeutlicht.

> Ein 3½-jähriger Junge war ständig damit beschäftigt, im Wohnzimmer herumzuirren und harte Gegenstände anzutippen. Den dadurch entstehenden Geräuschen lauschte er aufmerksam. Er zeigte kein Interesse für Ereignisse oder Personen. Er protestierte heftig, wenn er durch die Betreuungsperson liebkost wurde, weinte und schlug mit beiden Händen um sich. Die Form der Gegenstände interessierte ihn nicht, und er wollte nichts mit seinen Händen festhalten. Bei Frustration schlug er sich selbst oder mit seinem Kopf an. Darüber

hinaus knirschte er mit seinen Zähnen und schaukelte stereotyp auf und ab. Aus der Anamnese war bekannt, dass er schlecht schlief, Probleme mit dem Essen hatte und bei Veränderungen in der Umgebung Wutanfälle zeigte.

Bei einer umfangreichen medizinischen Untersuchung waren keine nennenswerten Befunde zu erheben. Die Entwicklung des Jungen verlief verzögert: Sitzen mit 1 Jahr, Laufen mit 2½ Jahren, er sprach nicht und wurde nicht sauber. Die Ursache der verzögerten Entwicklung war unbekannt. In der psychologischen Untersuchung erreichte er ein kognitives Entwicklungsalter von 1½ Jahren, ein soziales Entwicklungsalter von einem Jahr und ein emotionales Entwicklungsalter unter sechs Monaten.

Die emotionalen Bedürfnisse und Motivationen dieses Kindes lagen unterhalb seiner kognitiven Entwicklung; das bedeutete, dass dieses Kind in seiner emotionalen Entwicklung blockiert war. Die beschriebenen Verhaltensweisen wurden als Symptome der Störung der psychophysiologischen Homöostase mit einer ausgeprägten Kontaktstörung gesehen. Die Diagnose *primäre Kontaktstörung* wurde gestellt. Die Behandlung hatte ein gutes Ergebnis. Das Kind holte den Rückstand seiner emotionalen Entwicklung im Vergleich zu seinem kognitiven Entwicklungsstand innerhalb eines Jahres auf. Das gesamte Entwicklungsniveau, das ein Jahr später bestimmt wurde, war das eines schwer intellektuell beeinträchtigten Kindes. Die Diagnostik verlief wie in Kapitel 5.2 und 6.1.1 angegeben:

Integrative Diagnose:
- DSM-IV-Diagnose: keine
- Entwicklungspsychiatrische Diagnose: primäre Kontaktstörung
- Funktionsstörungsdiagnose: die Kontaktstörung steht einer weiteren emotionalen Entwicklung im Wege. Sie führt dazu, dass andere maladaptive Verhaltensweisen aufrechterhalten werden

Behandlung: Stimulation des Homöostaseprozesses mit Betonung der Stimulation des sozialen Kontaktes

In einer klinischen Stichprobe von 730 Kindern (Diagnostikzentrum für Kinder mit Entwicklungsstörungen) wurde bei 16 % eine Kontaktstörung gefunden (Došen, 1985). Die Untersuchung an 20 dieser Kinder ergab: Die kognitive Entwicklung variierte von sehr schwerer intellektueller Beeinträchtigung bis zum Grenzbereich zur Normalintelligenz. 80 % der Kinder zeigten neurologische, genetische und/oder EEG-Abweichungen. Einige Eltern berichteten, dass die Ablehnung körperlichen Kontakts bereits von Beginn an bestand, bei anderen Kindern war diese erst später entstanden.

Nach der Entwicklungsphase, in der eine Kontaktstörung entsteht, und aufgrund von anderen typischen Verhaltensweisen, unterscheiden wir zwischen primärer und sekundärer Kontaktstörung.

Primäre Kontaktstörung bedeutet, dass ein Kind keine Bindungserfahrungen machen konnte. Es handelt sich also nicht um eine Bindungsstörung, sondern um eine Störung in der vorherigen Entwicklungsphase. Eine primäre Kontaktstörung kann beobachtet werden:

- bei einem Entwicklungsalter unter sechs Monaten,
- bei Kindern mit schweren und schwersten intellektuellen Beeinträchtigungen (in der Folge der Stagnation der emotionalen Entwicklung),
- bei Kindern mit einer Autismus-Spektrum-Störung.

Die Differenzierung zwischen Kindern aus dem Autismus-Spektrum und Kindern mit einer primären Kontaktstörung anderer Genese kann aufgrund der Ähnlichkeit der Symptomatik sehr schwierig sein. Manchmal ist es erst nach einer explorativen Behandlung der Kontaktstörung möglich zu differenzieren. Nicht autistische Kinder reagieren auf Interaktionsangebote anders als autistische Kinder. Im Verlauf fällt auf, dass nicht autistische Kinder in verschiedener Hinsicht Fortschritte machen können, während bei Kindern aus dem Autismus-Spektrum die autistischen Züge noch deutlicher zum Vorschein kommen. Die weitere psychosoziale Entwicklung kann bei beiden Gruppen von Kindern sehr unterschiedlich sein. Die Unterscheidung ist sehr wichtig, auch um auf die jeweiligen Bedürfnisse der Kinder gut abgestimmte Stimulationsangebote machen zu können[60]. Das Phänomen der Autismus-Spektrum-Störung wurde in Kapitel 11 behandelt.

Sekundäre Kontaktstörung bedeutet, dass das Kind zwar schon Bindungserfahrungen gemacht hat, aber es aufgrund verschiedener Ursachen Bindungsverhalten vermeidet. Das kann bei autistischen Kindern vorkommen, bei denen die autistischen Symptome später (um das 3. Lebensjahr) hervorgetreten sind, oder bei Kindern mit selbstverletzendem Verhalten, einer Psychose, einer Rückentwicklung seelischer Funktionen infolge einer Hirnerkrankung (z. B. fortschreitende Erkrankungen des Zentralnervensystems). Sekundäre Kontaktstörungen müssen sorgfältig differenzialdiagnostisch geklärt werden. Verschiedene psychosoziale Probleme wie etwa eine ausgeprägte affektive Verwahrlosung können eine sekundäre Kontaktstörung nach sich ziehen. Auch die DSM-Diagnose *reaktive Bindungsstörung* kommt bei diesen Kindern infrage. Eine genaue Entwicklungsanamnese und eine ausführliche neurologische, psychiatrische, psychologische und Umgebungsuntersuchung sind notwendig. Dabei können die Befunde vielfältig sein: Störungen vegetativer Funktionen, selbstverletzendes Verhalten, Rückbildung der Fähigkeit zur Selbsthilfe, der kongnitiven Funktionen usw. Die gute Differenzialdiagnostik hat Auswirkungen auf die Versorgung im Hinblick auf jede der zugrunde liegenden Ursachen. Vor allem intellektuell beeinträchtigte Kinder mit zusätzlichen Sinnesstörungen wie Blindheit oder Taubheit brauchen besondere Beachtung. Verschiedene Untersucher haben hervorgehoben, dass blinde Kinder mit intellektueller Beeinträchtigung eine ähnliche Symptomatik zeigen können (vgl. Kapitel 8): autismusähnliches Verhalten, Verweigerung von sozialem Kontakt, Zurückgezogenheit, Stereotypien und Autostimulation (vgl. Carvill, 2001; Cass et al., 1994; Chess et al., 1971; Fraiberg, 1977). Bei den meisten dieser Kinder verschwindet die Kontaktstörung im weite-

60 In den Niederlanden werden der AVZ-R von Kraijer (Kraijer, 1999) und der AUTI-R (van Berckelaer-Onnes & Hoekman, 1991) verwendet.

ren Verlauf spontan oder nach adäquater Förderung. Gehörlose Kinder haben vor allem in der Bindungsphase Probleme (Carvill, 2001). Offenkundig können sinnesbeeinträchtigte Kinder in den ersten Lebensjahren eine Art von primärer Kontaktstörungen aufweisen; sie durchlaufen grundsätzlich bestimmte Entwicklungsphasen langsamer und brauchen dabei mehr Unterstützung (vgl. Kapitel 8).

Behandlung von Kontaktstörungen

Strategie

Der Hilfebedarf zur Behandlung einer primären Kontaktstörung ergibt sich aus dem Verhältnis von Homöostase versus Dysregulation. Die Behandlung muss also auf die bestmögliche Regulation physiologischer und psychosozialer Funktionen fokussieren. Dies geschieht durch heilpädagogische Unterstützung und Begleitung. Maladaptive Verhaltensweisen, die einer gesunden Interaktion mit der Umgebung im Wege stehen, sollten vermindert oder beseitigt werden. Entsprechend den Prinzipien der integrativen Behandlung (vgl. Kapitel 7) müssen dabei die biologischen, die sozialen und die psychologischen Dimensionen sowie die Entwicklungsdimension berücksichtigt werden. Bei der Behandlung der primären Kontaktstörung ist folgende Rangfolge wichtig:

1. *Soziale Dimension:* Information und Anpassung der Umgebung an die Bedürfnisse des Kindes.
2. *Entwicklungsdimension:* Erfüllung basaler emotionaler Bedürfnisse und Motivationen des Kindes, um hierauf die passenden Interaktionen aufbauen zu können.
3. *Psychologische Dimension:* Eventuelle Einleitung einer Psychotherapie.
4. *Biologische Dimension:* Eventueller Einsatz von Psychopharmaka zur Unterstützung der Behandlung in den anderen Dimensionen.

Die Priorität der sozialen Dimension bedeutet, dass die Umgebung des Kindes über die Befunde, die Diagnose und deren Bedeutung informiert wird, um die notwendigen Anpassungen der Umgebung an die Bedürfnisse des Kindes einleiten zu können. Die Strukturen von Raum, Zeit, Reizen, Aktivitäten und Personen sollen auf die Bedürfnisse des Kindes abgestimmt werden. Der Lebensraum sollte verhältnismäßig überschaubar sein und nicht verändert werden. Die Sinnesreize werden entsprechend ausgewählt und dosiert, angepasst an das Verarbeitungsvermögen des Kindes. Aktivitäten und Ruhezeiten müssen regelmäßig in einem festen Rhythmus wechseln. Die Betreuungs- und Bezugspersonen sollten möglichst ständig verfügbar sein.

Hinsichtlich der Entwicklungsdimension geht es um die Befriedigung der basalen emotionalen Bedürfnisse des Kindes (vgl. Kapitel 4). Der pädagogische Mitarbeiter bietet dem Kind im engen Kontakt sehr viel individuelle Zuwendung (vgl. Kapitel 7).

Eine Psychotherapie kann als Behandlungsstrategie hilfreich sein (vgl. den folgenden Abschnitt). Bei heftiger Unruhe oder starker Abwehr kann ein Neuroleptikum in niedriger Dosierung gegeben werden. Gute Erfahrungen wurden mit Pimozid (0,05 mg/kg Körpergewicht pro Tag bei Kindern von 4 Jahren und älter) gemacht (Došen, 2001).

Therapeutische Methoden

Für die Behandlung kontaktgestörter Kinder wurde ein spezielles Therapiekonzept entwickelt, nämlich die sogenannte *Kontakttherapie* (Došen, 1983a, 1984a, 1990a); es handelt sich um eine Modifikation der entwicklungsdynamischen Beziehungstherapie (vgl. Kapitel 7).

Aus entwicklungspsychologischer Sicht entwickelt sich Bindung als Resultat von individueller Anlage einerseits und von sozialer Stimulation des Kindes durch die Umgebung andererseits. Die meisten Kinder mit sehr schwerer intellektueller Beeinträchtigung zeigen in ihren ersten Lebensmonaten ein weniger vitales Verhalten. Man kann sich vorstellen, dass bei ihnen die biologischen Anlagen der Beziehungsentwicklung schwächer ausgeprägt sind. Die Bezugspersonen berichten oft, dass diese Kinder „sehr brav" waren und wenig Aufmerksamkeit suchten. Deshalb erhielten sie auch weniger Aufmerksamkeit und wurden damit ungenügend angeregt. So entwickelt sich eine Kontaktstörung, die darüber hinaus durch Probleme der sensorischen Integration, durch Regulationsstörungen oder durch manifeste maladaptive Verhaltensweisen verstärkt werden kann. In solchen Fällen ist eine Kontakttherapie indiziert, um einen angemessenen Weg zur Stimulation sozialer Interaktionen zu eröffnen und das Bindungsverhalten zu verbessern. Folgende Therapieschritte könnten unterschieden werden:

Phase A:

- Strukturierung des Raumes,
- Reizreduktion,
- Strukturierung der Zeit,
- Reduzieren und Auswählen der Reize.

Phase B:

- Kontaktstimulation über den Tastsinn,
- Dosieren der Stimulation in Frequenz und Intensität.

Phase C:

- Stimulation der visuellen Wahrnehmung durch Interaktion im Spiel und Arbeiten mit Material,
- Stimulation der akustischen Wahrnehmung durch Geräusche und Sprache.

Zu *Phase A*. Der allererste Behandlungsschritt ist die Schaffung von Bedingungen, in denen das Kind mit seiner Umwelt zu einem Gleichgewicht (Homöostase) kommen kann. Das Kind lernt, sich in der Struktur eines bestimmten Raumes und dessen Reizen sicher zu fühlen. Intensive Reize wie Lärm oder Hektik können die psychische Belastbarkeit des Kindes überfordern. In solchen Situationen muss man die Reize reduzieren. Auch sollten die Reize angenehm für das Kind sein. Die Aktivitäten und Ruhezeiten müssen zu festen Zeiten stattfinden.

Zu *Phase B*. Hat das Kind „seinen Platz" im Raum gefunden, beginnt der Therapeut mit mehr spezifischen Behandlungen. Der Therapeut sucht zunächst nach einem „Berührungspunkt" mit dem Kind. Meistens finden diese Punkte sich in den Aktivitäten des Kindes selbst. Der Therapeut übernimmt dann die Aktivitäten des Kindes und bemüht sich, im richtigen Moment körperlichen Kontakt zu bekommen. Auf der Suche nach spezifischen Reizen zur Entwicklung von Bindungsverhalten geht man von der Hypothese aus, dass die Nahsinne (Tastsinn, Geruch, Geschmack) und Bewegung hierbei eine wichtige Rolle spielen (Prick & Calon, 1965; Spitz, 1946). Vorsichtig berührt der Therapeut das Kind, liebkost und streichelt es – erst seine Beine, Arme, Hände und erst nach und nach das Gesicht. Das Kind soll auf dem Schoß des Therapeuten sitzen und sich mit ihm zusammen rhythmisch bewegen. Bei jedem Kind muss aufs Neue geprüft werden, wie intensiv die Reize sein dürfen und wie lang sie dauern sollen. Bei Überforderung entstehen Frustration und Abwehr. Der Therapeut muss wissen, wann er aufhören muss, bevor das Kind irritiert wird. Die Dauer der therapeutischen Aktivität kann von einigen Minuten bis zu einer halben Stunde pro Behandlung variieren. Die Behandlungssitzungen müssen erfahrungsgemäß täglich mehrere Male wiederholt werden. Phase B ist beendet, wenn das Kind im körperlichen Kontakt mit dem Therapeuten zu Ruhe und Entspannung kommen kann.

Zu *Phase C*. Wenn das Kind mit dem körperlichen Kontakt vertraut ist, beginnt der Therapeut mit der Stimulation der sogenannten Fernsinne wie Sehen und Hören. Dazu werden zunehmend differenziertere Geräusche und anfänglich amorphe, dann strukturierte Materialen sowie Imitationsspiele angeboten. Langsam wird dazu gesprochene Sprache eingeführt. Dadurch wird das Kind befähigt, langsam wieder körperlichen Abstand zum Therapeuten zu gewinnen und ihn trotzdem als wichtige Kontaktperson zu erleben. Die Ablösung des Kindes vom Therapeuten fördert das Wachstum seiner eigenen Persönlichkeit.

Die Grundidee der Kontakttherapie besteht darin, dass einem Kind, das sich nicht aus eigener Kraft an die Umgebung anpassen und Bindungsverhalten entwickeln kann, ein besonderer Raum geschaffen wird, in dem Strukturierung und spezifische Stimulation der sozialen Entwicklung Platz finden. Dies bedarf professioneller Kenntnisse und Voraussetzungen, die den nicht fachkundigen Erziehern und den Eltern vermittelt werden müssen.

Anne ist ein 3½-jähriges Mädchen. Sie ist das zweite Kind eines gesunden und sozial gut situierten Elternpaares. Ihre Entwicklung verlief sehr verzögert: Sitzen mit einem halben Jahr, Laufen mit 3 Jahren, keine Sprachentwicklung. Für den Entwicklungsrückstand wird eine pränatale Ursache angenommen. Das Kind wurde in einem Diagnostikzentrum zur

Beobachtung und Behandlung aufgenommen. Sie hatte eine starke Abwehr gegen jeden körperlichen Kontakt, zeigte stereotype Bewegungen, schnelle Stimmungswechsel und häufige Wutausbrüche. Die körperliche Untersuchung lieferte keine auffälligen Ergebnisse. In der psychologischen Untersuchung wurde die kognitive Entwicklung auf ein Niveau von etwa 1½ Jahren eingeschätzt. Die soziale Entwicklung war niedriger als ein Jahr und der emotionale Entwicklungstand weniger als sechs Monate.

Bei diesem Mädchen wurde die Diagnose einer primären Kontaktstörung gestellt. Eine integrative Behandlung, unter anderem mit Kontakttherapie, wurde eingeleitet.

In der ersten Phase der Behandlung machte sich das Kind mit einem Raum des Lebensmilieus vertraut. Anne wählte eine Ecke im Wohnzimmer, wo sie sich auf den Boden legte oder setzte, stereotype Bewegungen mit ihren Körperteilen ausführte, masturbierte oder verschiedene Spielzeuge auf und ab bewegte. Die Therapeutin richtete ihre Aufmerksamkeit auf das Kind „in seiner Ecke", indem sie zusammen mit ihm Spielzeug auf und ab bewegte. Das ließ Anne zu. Nach und nach gab sie zu erkennen, dass sie diese Beschäftigung mit der Therapeutin als angenehm erlebte. Diese Kommunikationsperioden dauerten anfänglich nicht länger als wenige Minuten und wurden viertelstündlich wiederholt. Nach einiger Zeit probierte die Therapeutin Wasser, Sand und Kleie ins Spiel zu bringen, wobei sie die Hände von Anne berührte und zusammen mit ihren Händen etwas machte. Allmählich wurden die Kontaktspiele ausgeweitet, Anne wurde gestreichelt, liebkost und sogar auf den Arm genommen. In dieser Phase wurde die Mutter in die Therapie integriert. Anne akzeptierte das Spiel mit der Mutter. Die Mutter wurde angehalten, stets mehr Initiative zu übernehmen. Das Kuscheln fand Anne angenehm. Sie begann sich mehr im Raum zu bewegen und ging spontan auf die Therapeutin und die Mutter zu. Nach sechs Monaten der Behandlung machte das Mädchen in der Kommunikation mit der Umgebung beträchtliche Fortschritte. Ihre Stimmung war stabiler geworden, Wutausbrüche kamen nur noch sporadisch vor. Sie schenkte anderen Menschen und Dingen in ihrer Umgebung Aufmerksamkeit.

Die diagnostische Schlussfolgerung lautete: Ein Kind mit schwerster intellektueller Beeinträchtigung, das mit seiner emotionalen Entwicklung in der Bindungsphase angekommen war.

Eine Symptomatik wie im Fallbeispiel kann auch bei autistischen Kindern auftreten. Im Verlauf der Kontakttherapie zeigte sich, dass in diesem Fall keine autistische Störung bestand, sondern nur eine Störung im Prozess der psychophysiologischen Homöostase die Kontaktstörung verursacht hatte. Sterkenburg (2008) konnte eine gute Wirksamkeit der *Integrativen Therapie für Bindung und Verhalten* (ITGG[61]) bei sehbeeinträchtigten und kontaktgestörten Kindern mit massiven Verhaltensproblemen nachweisen.

Kontaktstörung und Autismus-Spektrum-Störung bei Erwachsenen

Bei Erwachsenen mit schwerster intellektueller Beeinträchtigung kommt eine primäre Kontaktstörung seltener vor als bei Kindern. Wie erwähnt, können Kontaktstörungen im Laufe der Entwicklung spontan verschwinden. Bleibt die Störung bis ins Erwachsenenalter bestehen, können diese Menschen als autistisch diag-

61 ITGG = Integratieve Therapie voor Gehechtheid en Gedrag.

nostiziert werden. Lund (1986) fand bei Menschen mit sehr schwerer intellektueller Beeinträchtigung in 36 % der Fälle Kontaktstörungen und fasste diese in der Kategorie *autistische Psychose* zusammen. Die Differenzialdiagnose zwischen primärer und sekundärer Kontaktstörung sowie Autismus ist auch im Erwachsenenalter sehr schwierig. Nach Reid (1982) weisen autistische Erwachsene auffällige Symptome auf, wie Widerstand gegen Veränderung, abnormer Umgang mit Material, Verweigerung von körperlichem Kontakt, ausgedehnte Rituale und Zwanghaftigkeit. Die Differenzierung zwischen Kontaktstörung und Autismus kann hierbei schwer sein. In der eigenen Praxis differenzieren wir auf der Grundlage des Ergebnisses einer explorativen Behandlung (Došen, 1988b). Diese explorative Behandlung beruht auf den Prinzipien der Kontakttherapie. Der Unterschied gegenüber der Behandlung von Kindern liegt darin, dass bei Erwachsenen bestimmte technische Modifikationen erfolgen, etwa nur partielle körperliche Kontaktaufnahme (z. B. nur über die Hände) oder nur in bestimmten Situationen (z. B. im Bett vor dem Schlafen, während des Schwimmens oder durch Körpermassage). Die Strukturierung von Raum und Zeit und das Dosieren der Sinnesreize, die Stimulation der Kommunikation über verschiedene Sinneskanäle sowie der Umgang mit der Umwelt mit entsprechend gestalteten Materialien sind wichtige Bestandteile der Therapie.

Bei günstigem Verlauf der Therapie werden Unruhe, Angst, Impulsivität und Aggressivität der betroffenen Person deutlich reduziert. Bei einigen autistischen Menschen kann der körperliche Kontakt verbessert werden, soziale Interaktionen (die entsprechend positiv emotional begleitet werden) bleiben allerdings aus.

12.1.2 Selbstverletzendes Verhalten

Selbstverletzendes Verhalten bei Kindern mit schwerster intellektueller Beeinträchtigung

Selbstverletzendes Verhalten kommt bei Kindern mit schwerster intellektueller Beeinträchtigung oft vor (vgl. auch Kapitel 17). Die Angaben zu den Prävalenzen liegen zwischen 8 und 17 % (Collacott et al., 1998; Farber, 1987; Oliver et al., 1987). Dieses Verhalten kann sehr früh im Kleinkind- oder Vorschulalter entstehen (Schneider et al., 1995), am häufigsten jedoch im Alter zwischen 15 und 20 Jahren (Oliver et al., 1987). Im DSM-Klassifikationssystem wird dieses Erscheinungsbild sehr wenig beachtet. Im DSM-5 wird selbstverletzendes Verhalten als Zusatzmerkmal (Specifier) bei der stereotypen Bewegungsstörung aufgeführt. Über die Ursachen ist bisher nicht viel bekannt. Es gibt darüber einige Theorien, die biologische wie auch psychogene Aspekte diskutieren. Selbstverletzendes Verhalten wird demnach aufgefasst als:

1. Folge von spezifischen organischen Schäden, genetischen Abweichungen oder Stoffwechselstörungen,
2. Folge von starker Selbststimulation,
3. Folge gestörter Interaktion mit der Umgebung (erlerntes Verhalten),
4. Symptom einer zugrunde liegenden psychiatrischen Erkrankung,
5. eine Form von Zwangsstörung oder
6. eine primitive Ausdrucksform von Aggression.

Ad 1. Zu den biologischen Hypothesen gehört die Annahme, dass bestimmte Hirnregionen geschädigt seien, woraus eine Dysregulation von bestimmten Neurotransmittern (Dopamin- und Serotonin-System) resultiere. Verhoeven und Tuinier (2001) diskutieren eine Störung im Endorphin-System des Gehirns. Bei bestimmten genetisch bedingten Syndromen (z. B. Smith-Magenis-Syndrom, Cornelia-de-Lange-Syndrom) gehören Selbstverletzungen zum Verhaltensphänotyp. Auch bei Menschen mit Phenylketonurie und insbesondere mit Lesch-Nyhan-Syndrom wird selbstverletzendes Verhalten oft beobachtet. Beim Lesch-Nyhan-Syndrom (einer an das X-Chromosom gebundenen Abweichung der Aktivität eines bestimmten Enzyms) können extreme Selbstverletzungen auftreten – bis hin zum Abbeißen der Lippen, Wangen und Finger (vgl. Kapitel 23).

Auf Grundlage dieser biologischen und organischen Zusammenhänge wurden medikamentöse Behandlungen versucht, jedoch überwiegend mit einem mäßigen Erfolg.

Ad 2. Bereits älter ist die Hypothese der Unterstimulation: Infolge einer Störung des sensorischen Apparates sollen Sinnesreize nur eingeschränkt wahrgenommen werden können. Die Betroffenen müssen sie sich somit durch selbstverletzendes Verhalten selbst zuführen. Spätere Annahmen gingen von davon aus, dass Unterstimulation aus einer mangelnden Interaktion der betreffenden Person mit der Umgebung resultiert. Dabei soll eine sensorische Überstimulation denselben Effekt haben wie eine Unterstimulation. In beiden Fällen kompensiert die Person durch Selbststimulation (Selbstverletzung) die eigenen sensorischen Mängel. Duker et al. (1989) fanden, dass bei Intensivierung der sozialen Interaktion (z. B. durch Kommunikationstraining) selbstverletzendes Verhalten deutlich abnehmen kann. Positive Resultate werden auch durch Behandlung mit Methoden der sogenannten *sensorischen Integration* (Bright et al., 1981) und mit verhaltenstherapeutischen Ansätzen berichtet (Matson & Keyes, 1990).

Ad 3. Andere Untersucher (Guess & Carr, 1991) verstehen selbstverletzendes Verhalten als ein erlerntes Verhalten, um mit der Umgebung zu interagieren. Entwicklungsstand und Funktion der Motorik spielen dabei eine wichtige Rolle. Bei Kindern in den ersten Lebensmonaten sind rhythmische Bewegungen eine normale Erscheinung; sie sind physiologisch bedingt und fördern die Reifung des Zentralnervensystems. Bei etwas älteren Babys regulieren diese rhythmischen Bewegungen, gemeinsam mit den sensorischen Reizen aus der Umgebung, das Erregungsniveau des

Gehirns (Arousal). Ein niedriges Arousal provoziert rhythmische Bewegungen, ein hohes Arousal wirkt hemmend. Bei zu niedrigem sensorischen Input – also niedrigem Arousal – bewirken stereotype Bewegungen dessen Erhöhung. Bei einem zu hohen Arousal z. B. infolge von Frustrationen, können rhythmische oder stereotype Bewegungen zunehmen, um die Frustrationen zu kompensieren. Liegt nun eine Schädigung des Zentralnervensystems vor, kann die Regulation von Arousal, rhythmischen Bewegungen und sensorischer Wahrnehmung erschwert sein. Stereotype Bewegungen können zu selbstverletzendem Verhalten führen, besonders dann, wenn diese Verhaltensweisen von der Umgebung verstärkt werden. Es können also zwei verschiedene Arten der Verstärkung festgestellt werden: einerseits Akzeptieren des selbstverletzenden Verhaltens durch die Umgebung als Kommunikationsmittel (ein Beispiel: Ein Kind erhält Beachtung, wenn es sich schlägt) und andererseits Einsatz des selbstverletzenden Verhaltens durch die Person selbst zur Kontrolle des eigenen Arousals im Kontext der Reduktion von Angst, Frustration und Stress aus der Umgebung. Auf diesen theoretischen Grundlagen wurden verschiedene Behandlungsmethoden entwickelt (lerntheoretische Methoden oder Methoden der sensorischen Integration; leider mit wechselndem Erfolg).

Ad 4. Bei Menschen mit schwerster, schwerer und mittelgradiger intellektueller Beeinträchtigung können selbstverletzende Verhaltensweisen auch als Symptom verschiedener psychiatrischer Störungen (z. B. Psychose, Depressionen und Panikstörungen) auftreten (Došen, 1993).

Ad 5. Nach King (1993) können selbstverletzende Verhaltensweisen als Zwangsstörung auf dem Boden einer Hirnschädigung (z. B. Veränderungen des Ventrikelsystems, Veränderungen basaler Kerngebiete) verstanden werden. Zu diesen Ansichten kam der Autor unter anderem anhand bestimmter typischer Verhalteneigenschaften, die man auch bei Menschen mit einer Zwangsstörung finden kann (z. B. Angst und Widerstand gegenüber selbstverletzendem Verhalten).

Ad 6. Aus der Entwicklungsperspektive kann man annehmen, dass selbstverletzendes Verhalten eine unangepasste Reaktion einer Person auf einem niedrigen Entwicklungsniveau auf Frustration, Stress oder Krankheit ist. Die Frustration kann entweder durch zu viele schädliche und ungünstige Reize oder durch zu wenig günstige und für die Entwicklung notwendige Reize entstehen. In all diesen Fällen entsteht ein Erregungszustand mit aggressiven Entladungen, der auf sehr niedrigem Niveau die Form von selbstverletzendem Verhalten annimmt. Bei den meisten Menschen mit selbstverletzendem Verhalten liegt das Niveau der emotionalen Entwicklung unter sechs Monaten (erste Phase: Adaptationsphase). Seltener findet man ein emotionales Entwicklungsniveau zwischen der ersten und zweiten Phase (erste Sozialisationsphase; insgesamt unter 18 Monaten). Die kognitive Entwicklung kann bei diesen Menschen deutlich höher liegen. Neben selbstverletzendem Verhalten finden sich bei diesen Personen zumeist noch andere unangepasste Verhaltensweisen, die charakteristisch für das Niveau der Homöostase oder der Bindung sind (Došen, 1993).

Nach einer neueren Publikation (Baghdadli et al., 2003) sind ein niedriges Entwicklungsniveau, eine geringe Fähigkeit zur Selbsthilfe sowie eine massive autistische Symptomatik die häufigsten Befunde bei Menschen mit selbstverletzendem Verhalten, während die kommunikative Entwicklung und die psychosoziale Sozialisation keine signifikanten Faktoren für das Entstehen von selbstverletzendem Verhalten darstellen.

In einer Publikation von Henderikse et al. (2011) werden einzelne theoretische Erklärungen von selbstverletzendem Verhalten behandelt: lerntheoretische Auffassungen (P. Duker) und Erklärungen durch unsichere Bindung – Stresshypothese (C. Janssen) werden mit einer gestörten Objektbeziehung (J. Heikoop) und entwicklungsdynamischen (A. Došen) Erklärungen des selbstverletzenden Verhaltens konfrontiert. Das Buch gibt den Stand der Dinge wider und stellt das Vorgehen einer guten Praxis in Bezug auf die heutige Diagnostik und Behandlung von selbstverletzendem Verhalten dar.

Diese verschiedenen theoretischen Annahmen, aber auch die klinische Praxis zeigen, dass es mehrere Erklärungen für dieses Verhalten gibt. Selbstverletzendes Verhalten sollte als ein Erscheinungsbild bei verschiedenen zugrunde liegenden Störungen mit unterschiedlicher Ätiologie betrachtet werden. Dass dieses Verhalten bei Menschen mit einem niedrigen kognitiven Entwicklungsniveau vorkommt, verweist auf den Zusammenhang zwischen diesem Phänomen und dem psychosozialen Entwicklungsniveau. Beim Entstehungsmechanismus (Pathogenese) sind neben dem Entwicklungsniveau verschiedene weitere Aspekte des psychosozialen Lebens der Person betroffen, wie emotionale Bedürfnisse, Motivationen, Erfahrungen und Copingmechanismen. Die äußeren Umstände und die Art der sozialen Interaktion zwischen dem Kind und den Eltern (Erziehern) stellen ohne Zweifel wichtige Komponenten beim Entstehen dieses Verhaltens dar.

> Ein sechsjähriger Junge mit sehr schwerer intellektueller Beeinträchtigung wurde zur Behandlung in unserem ambulanten kinderpsychiatrischen Team angemeldet. Der Grund für die Überweisung war stark selbstverletzendes Verhalten. Der Junge wohnte bei seinen Eltern und besuchte eine Kindertagesstätte. Wegen seines selbstverletzenden Verhaltens war er schon verschiedenen Therapeuten vorgestellt worden. Die Behandlung mit Psychopharmaka wie Pipamperon, Risperidon, Promethazin, Methylphenidat und Paroxetin blieb ohne positive Wirkung. Die Eltern beschlossen schließlich, die Medikamente abzusetzen. Zum Zeitpunkt der Untersuchung nahm der Junge seit einem halben Jahr keine Medikamente mehr. Das selbstverletzende Verhalten dauerte jedoch an.
>
> Die Ursache der intellektuellen Beeinträchtigung war unbekannt. Er war ein schwieriges Baby, sehr unruhig, weinte ständig, konnte nicht schlafen, und es gab Probleme mit dem Essen. Er zeigte kein Lächeln, keinen Augenkontakt. Durch Wiegen in den Armen der Mutter ließ er sich beruhigen. In den ersten anderthalb Lebensjahren musste er einige Male

wegen Austrocknungserscheinungen und einer Operation an den Harnleitern stationär im Krankenhaus aufgenommen werden.

Der Rückstand seiner Entwicklung wurde festgestellt, als er 6 Monate alt war. Er begann mit 27 Monaten zu laufen. Es gab keine Sprachentwicklung und keine Sauberkeitsentwicklung. Im zweiten Lebensjahr begann er mit dem Kopf gegen harte Gegenstände zu schlagen, mit zunehmender Tendenz im weiteren Verlauf. Ab dem vierten Lebensjahr schlug er sich mit seinen Händen gegen die Wangen. Dabei kreischte und weinte er. Der Kinderarzt verordnete Pipamperon, jedoch ohne sichtbaren Effekt. Mit 5 Jahren hatten seine selbstverletzenden Verhaltensweisen sehr stark zugenommen. Er wurde binnen weniger Monate mit den bereits genannten Psychopharmaka behandelt, ohne positive Wirkung.

In einer kinderpsychiatrischen Untersuchung wurden keine körperlichen, neurologischen und genetischen Auffälligkeiten festgestellt. Die psychologische Untersuchung ergab einen intellektuellen Entwicklungsstand entsprechend 2 Jahren, einen sozialen Entwicklungsstand entsprechend einem Jahr sowie einen emotionalen Entwicklungsstand entsprechend etwa 6 Monaten. Die Entwicklungsaspekte konnten zwischen der ersten und der zweiten Entwicklungsphase eingeordnet werden. Bei einer Beobachtung des Kindes im häuslichen Rahmen zeigte sich, dass sich ständig jemand mit ihm beschäftigen musste, da er sich sonst mit der Faust gegen die Jochbeine schlug. Auch wenn er etwas aufgeregter war, schlug er sich. Es gab allerdings auch entspannte, schöne Momente für ihn, z.B. die Faszination sich drehender Gegenstände (Kreisel, Drehen von Glöckchen), Musikhören, mit seinem Vater spazieren gehen oder mit Wasser spielen. Er aß gerne, aber beim Schlafen hatte er große Probleme. Der Vater musste bei ihm liegen, bis er eingeschlafen war. Manchmal wurde er nachts wach, fing an zu schreien und begann sich selbst zu schlagen. Er musste dann bei den Eltern weiterschlafen.

In der Kindertagesstätte war er sehr fordernd. Wenn er nicht bekam, was er wollte, begann er sich selbst und mit dem Kopf zu schlagen. Die Gruppenleiterin reagierte nicht direkt auf sein Schlagen. Erst nach einer Viertelstunde bekam er, was er wollte. Danach wurde er ruhig, setzte sich in eine Ecke und drehte an einem Mobile, das von der Decke hing. Es fiel auf, dass das selbstverletzende Verhalten in der Kindertagesstätte viel öfter vorkam als zu Hause. Er schlug sich selbst, wenn er von einem Raum zu einem anderen gehen musste (z.B. zum Gymnastik- oder zum Wohlfühlraum). Seine Stimmung war wechselhaft. Bei Hektik oder Lärm konnte er verstimmt reagieren oder mit Schlagen beginnen.

Bei dieser Beobachtung wurde deutlich, dass die Eltern eine andere Haltung bezüglich des selbstverletzenden Verhaltens des Kindes hatten als das Personal in der Kindertagesstätte. Die Eltern reagierten direkt auf sein selbstverletzendes Verhalten und unternahmen Versuche, ihn daran zu hindern. Meistens wurden seine Wünsche erfüllt oder er wurde abgelenkt. In der Kindertagesstätte war man der Ansicht, dass das selbstverletzende Verhalten eine kommunikative Funktion habe; darum reagierte man dort nicht sofort auf das Verhalten. Man versuchte, dem Jungen andere Kommunikationsarten beizubringen. Hierzu wurden Fotos und Piktogramme gebraucht, um ihm Dinge zu verdeutlichen, was allerdings keine positiven Resultate lieferte.

Unsere Schlussfolgerung war, dass das Kind fehlangepasste Verhaltensweisen entwickelt hatte. In der Pathogenese spielten drei Faktoren eine Rolle:
- Entstehung des Verhaltens in der ersten emotionalen Entwicklungsphase,
- Auslösung des Verhaltens durch Frustration (führt zu einem erhöhten Erregungsniveau),
- Generalisation des maladaptiven Verhaltens auf alle, selbst die geringsten Frustrationen.

Mit der Zeit diente das selbstverletzende Verhalten dem Kind als wesentliche Interaktions- und Kommunikationsart mit der Umwelt. Es stand einer weiteren sozio-emotionalen Entwicklung des Kindes im Wege. Auffälligkeiten wie selbstverletzendes Verhalten, Schlafstörungen, Stimmungsschwankungen, Frustrationen bei Veränderungen und Klammern mit körperlichem Kontakt bei wichtigen Personen gehören zu den maladaptiven Verhaltensweisen aus den ersten beiden Phasen der emotionalen Entwicklung.

Integrative Diagnose:
- DSM-IV-Diagnose: keine
- Entwicklungspsychiatrische Diagnose: selbstverletzendes Verhalten bei einem Kind mit schwerster intellektueller Beeinträchtigung und Problemen mit der psychophysiologischen Regulation
- Funktionsstörungsdiagnose: das selbstverletzende Verhalten wurde generalisiert und dient als Kommunikationsmittel; es behindert die weitere emotionale Entwicklung
- Entstehungsmechanismus: das selbstverletzende Verhalten entstand als Folge eines unangemessenen Umgangs mit Belastungen bei einem Kind mit Hirnfunktionsstörungen, mit einem schwierigen Temperament und einer gestörten emotionalen Entwicklung in der ersten Entwicklungsphase
- Für die Behandlung ergab sich folgender Hilfebedarf: Unterstützung der Entwicklung einer physiologischen Homöostase mit nachfolgender Unterstützung bei der Einleitung eines Bindungsprozesses

Integrative Behandlung:
- An erster Stelle musste auf der psychologischen Ebene behandelt werden, hierzu sollten Betreuer und Eltern angenehme Interaktionen mit dem Kind gestalten. Dem selbstverletzenden Verhalten musste vorgebeugt werden. Der Junge musste lernen, seine Wut auf eine andere Art als durch selbstverletzendes Verhalten zu äußern, z. B. durch Schreien oder durch Aufstampfen.
- An zweiter Stelle wurde die Entwicklungsdimension betont: Es sollten eher die basalen emotionalen Bedürfnisse des Jungen beachtet werden bzw. ihnen entsprochen werden, z. B. plötzlichen Veränderungen vorbeugen, ihn vor zu vielen sensorischen Reizen beschützen, seine Bedürfnisse von körperlichem Kontakt und Bewegung befriedigen.
- Als Drittes musste die soziale Dimension stärker hinsichtlich der Situation zu Hause und in der Kindertagesstätte auf seine Bedürfnisse abgestimmt werden. Hier bekam er eine Einzelbetreuung, die sich eng begrenzend und strukturierend mit ihm beschäftigte. Auf die gleiche Art gingen die Eltern mit ihm um.
- Auf biologischer Ebene wurde nicht interveniert. Nach allen bisherigen Erfahrungen hatten Medikamente keinen positiven Effekt.

Die Evaluation der Behandlung nach sechs Monaten ließ eine positive Entwicklung erkennen. Das selbstverletzende Verhalten, besonders das Schlagen, kam seltener vor. Der Junge erfuhr mehr angenehme Momente sowohl in der Familie als auch in der Kindertagesstätte. Er machte auch Fortschritte in der Kommunikation über Gebärden und durch den Gebrauch von Fotos.

Folgt man anamnestischen Angaben über Kinder mit selbstverletzendem Verhalten, können oft erste Anzeichen dieses Verhaltens (z. B. Reiben, Flattern, leichte Selbstverletzung, Schreien) bereits in den ersten zwei Lebensjahren bemerkt werden (Oliver et al., 1987; Schneider et al., 1995). Stereotypes Verhalten wird nur bei einem Teil dieser Kinder beobachtet (Schneider et al., 1995). Bemerkenswert ist, dass schwerwiegendes selbstverletzendes Verhalten meist erst in der Vorschulzeit oder nach der Pubertät auftritt, ungeachtet früherer Hinweise. Wie bereits beschrieben wurde, müssen bestimmte Hirnregionen entwickelt sein, bevor ein bestimmtes Verhalten auftreten kann. Dadurch können sich die Diskrepanzen zwischen reifen und unzulänglich funktionierenden Hirnregionen verstärken. Daraus resultieren ein massives Defizit der Copingfähigkeiten und eine Fehlregulation des Verhaltens. Untersuchungen auf diesem Gebiet fehlen leider.

Wenn selbstverletzende Verhaltensweisen zu einer festen Reaktion auf bestimmte Reize geworden sind, können im Laufe der Zeit auch andere Reize zum gleichen Verhalten führen. Durch diese Generalisierung wird das Verhalten immer mehr zum Mittel der Kommunikation und kann der Befriedigung ganz unterschiedlicher Bedürfnisse der Person dienen. Verhaltenswissenschaftler sprechen in diesen Fällen von erlerntem Verhalten. Aus Sicht der Neurowissenschaften bilden sich durch die häufige Wiederholung einer Verhaltensweise neuronale Verschaltungen in bestimmten Hirnregionen, die unabhängig von der Art der Reize ein festes Verhaltensmuster bedingen. Mit der Zeit verstärken sich solche Muster und führen fortwährend zu Stress für die Person. Daraus können schließlich psychische Störungen (psychotische, depressive oder auch autismusähnliche Zustände) entstehen.

Selbstverletzendes Verhalten kann auch als Symptom verschiedener psychiatrischer Störungen bei Menschen mit einer intellektuellen Beeinträchtigung auftreten. In solchen Fällen hat die Behandlung der zugrunde liegenden psychiatrischen Störung Priorität.

Bei autistischen Kindern kommt selbstverletzendes Verhalten relativ oft vor. Allerdings findet man bei ihnen auch viele Verhaltensweisen, die bei Kindern ohne autistische Probleme vorkommen, nämlich physiologische Probleme, Probleme mit sensorischer Integration, Probleme der Bindung, Anpassungsprobleme, eine hochgradige Ängstlichkeit, stereotypes Verhalten und Selbststimulation. Der emotionale Entwicklungsstand bei autistischen Kindern mit selbstverletzendem Verhalten ist sehr niedrig (meist auf dem Niveau der ersten Adaptationsphase). In der Behandlung unterscheiden sich autistische und nicht autistische Kindern in der Art, in der sie auf die Behandlung reagieren, und im Hinblick auf die Resultate (vgl. Kapitel 11).

Die medikamentöse Behandlung von Kindern mit selbstverletzendem Verhalten kann nützen, wenn sie sorgfältig indiziert und gut dosiert wird. Es kommen je nach Einzelfall Neuroleptika, Stimmungsstabilisierer, Antidepressiva oder Sedativa zum Einsatz. Die Medikamente dürfen nicht als alleinige Therapie, sondern müssen immer eher zur Unterstützung anderer Behandlungsmodalitäten angewendet werden. Die medikamentöse Behandlung sollte sich daher nicht so sehr auf das selbstverletzende Verhalten konzentrieren, sondern auf die Beeinflussung von Verhaltensweisen, die anderen Behandlungsmethoden im Weg stehen, z. B. motorische Unruhe, erhebliche Schlafstörungen und sensorische Übererregbarkeit.

Duker et al. (1992) berichten über günstige Resultate der Elektroaversionstherapie bei sehr schweren und lang andauernden Fällen von selbstverletzendem Verhalten. Der Wirkmechanismus ist allerdings noch unklar[62], zusätzlich wirft diese Behandlung ethische Fragen auf.

Selbstverletzendes Verhalten bei Erwachsenen

Selbstverletzendes Verhalten kommt bei Erwachsenen mit schweren und schwersten intellektuellen Beeinträchtigung sehr oft vor, bei Personen über 30 Jahre seltener als bei jüngeren (Oliver et al., 1987).

Nach unseren klinischen Erfahrungen sind die Entstehungsmechanismen und psychologischen Befunde bei Erwachsenen mehr oder weniger die gleichen wie bei Kindern. Das selbstverletzende Verhalten beginnt meist in der Kindheit oder in der Adoleszenz. Es kann mit wechselnder Intensität bis ins Erwachsenenalter hinein bestehen, dann häufig mit schwereren Folgen. Oftmals finden sich auch psychiatrische Störungen, die mit chronisch psychotischen oder depressiven Zuständen vergleichbar sind. Sehr oft sieht man eine Rückentwicklung der sozialen Funktionsfähigkeit mit Verarmung sozialer Kontakte und Rückzug in ein autismusähnliches Verhalten. Im Folgenden werden hierzu zwei Beispiele beschrieben.

Jan ist ein 19-jähriger junger Mann mit schwerster intellektueller Beeinträchtigung unbekannter Genese. Seit seinem dritten Lebensjahr lebt er in verschiedenen Heimen. Seine psychomotorische Entwicklung war sehr verzögert, mit 2½ Jahren begann er zu laufen. Er hat nie sprechen gelernt. Im vierten Lebensjahr begann er, sich mit den Händen gegen den Kopf zu schlagen und mit dem Kopf gegen harte Gegenstände zu stoßen. Wegen dieses Verhaltens wurde er regelmäßig an sein Bett fixiert. Seine Arme wurden mit einem Gurt festgebunden. Mit 14 Jahren wechselte er in eine andere Einrichtung, wo er mehr individuelle Beachtung durch die Betreuer erlebte. Er machte körperliche Fortschritte, wurde sauber und selbstständiger. Die selbstverletzenden Verhaltensweisen nahmen ab, aber er musste noch lose Gurte um die Arme tragen, da er sich sonst geschlagen hätte. Nur in der Anwesenheit von vertrauten Personen durften die Gurte gelöst werden. Sein kognitiver Entwicklungsstand lag zum Zeitpunkt der Untersuchung bei etwa 2½ Jahren, während seine emotionale Entwicklung niedriger als 18 Monate war. Die Schlussfolgerung war, dass dieser junge Mann eine gewisse Art von sicherer Bindung entwickelt hatte, einerseits durch die Anwesenheit der Gurte um seine Arme und andererseits zu einigen vertrauten Betreuern. Wenn die vertrauen Personen nicht nahe bei ihm waren, fühlte er sich durch die Gurte an seinen Armen sicher und geschützt vor seinen selbstverletzenden Verhaltensweisen.

---

62 Die *Aversionstherapie* als Form der Verhaltenstherapie basiert auf dem Konditionierungsprinzip und zielt durch die Herbeiführung unangenehmer Folgen auf die schrittweise Unterdrückung unerwünschtenVerhaltens. Bei der Elektroaversion werden leichte elektrische Reize eingesetzt. Die *Elektroaversiontherapie* ist nicht zu verwechseln mit der Elektrokrampftherapie (EKT), die heute nach einer Phase pauschaler Kritik, die sicher auch auf frühere Missbräuche des Verfahrens reagiert hat, wieder als wichtiges psychiatrisches Therapieverfahren bei Depressionen und bestimmten Psychosen anerkannt ist. Ihre Effektivität und Nebenwirkungsarmut sind gut belegt (Anm. d. dt. Hrsg.).

Die integrative Diagnose lautete:
- DSM-IV-Diagnose: keine
- Entwicklungspsychiatrische Diagnose: selbstverletzendes Verhalten aufgrund von Ängsten bei einer unsicheren Bindung

Die Behandlungsstrategie lag in der Unterstützung der Entwicklung einer sicheren Bindung.

Ein anderes Beispiel ist Margo, eine 21-jährige Frau mit schwerster intellektueller Beeinträchtigung. Die intellektuelle Beeinträchtigung war pränatal entstanden, die Ursache war unbekannt. Sie wurde in ihrem zweiten Lebensjahr festgestellt. Die psychomotorische Entwicklung verlief verlangsamt. Ihre Motorik war mäßig entwickelt, sie hat nie sprechen gelernt und ist teilweise unsauber geblieben. Als sie 8 Jahre alt war, kam sie in eine Einrichtung. In dieser Zeit hat ihr selbstverletzendes Verhalten begonnen (Stoßen mit dem Kopf und Schlagen mit den Händen gegen die Wand). Nach ihrem fünfzehnten Lebensjahr verstärkte sich die Symptomatik. In Perioden von ein bis zwei Monaten Dauer traten sie mehrmals im Jahr massiv auf. Währenddessen konnte sie sehr schlecht schlafen, weigerte sich zu essen, war motorisch sehr unruhig und weinerlich. Diese periodischen Wechsel von Stimmung und Aktivitäten wurden als eine affektive Störung (Depression) interpretiert, wahrscheinlich als Folge einer Dysregulation bestimmter Funktionen der tieferen Hirnstrukturen (vgl. Kapitel 9). Ihre kognitive Entwicklung entsprach einem Niveau von etwa 2 Jahren, und die emotionale Entwicklung von unter 6 Monaten.

Die integrative Diagnose lautete:
- DSM-IV-Diagnose: depressive Störung, nicht näher bezeichnet
- Entwicklungspsychiatrische Diagnose: selbstverletzendes Verhalten auf Grundlage einer gestörten Adaptationsphase und einer vermutlich organisch bedingten Depression
- Funktionsstörungsdiagnose: selbstverletzendes Verhalten und depressive Störung verstärkten einander

In der Behandlung stand die medikamentöse Therapie der affektiven Störung an erster Stelle. Sie bekam einen Stimmungsstabilisierer (Valproinsäure) in Kombination mit einem Antidepressivum in Form eines SSRI (Citalopram). Gleichzeitig wurde mit der Behandlung auf den anderen Ebenen begonnen (wie im Fallbeispiel des sechsjährigen Jungen beschrieben), um die selbstverletzenden Verhaltensweisen zu vermindern. Das Behandlungsergebnis war positiv.

Selbstverletzendes Verhalten bei Menschen mit schwerer und schwerster intellektueller Beeinträchtigung ist eine große Herausforderung für die Versorgung. Viele Betreuer fühlen sich weitgehend machtlos angesichts solcher Probleme, wenn auch der Wissensstand zur Thematik mittlerweile recht gut ist. Die Behandlung sollte im Rahmen multidisziplinärer und integrativer Konzepte erfolgen.

12.1.3 Stereotypes Verhalten

Über die Entstehung stereotypen Verhaltens wurde bereits einiges gesagt. Nach Guess und Carr (1991) entsteht stereotypes Verhalten als Folge eines zu geringen (Hypoarousal) oder eines erhöhten Erregungsniveaus (Hyperarousal) des Gehirns. In jedem Fall versucht die Person, mit stereotypen Verhaltensweisen ihr Arousal auf ein normales Maß bzw. in ein Gleichgewicht (Homöostase) zu bringen. Bei Kindern mit einem nicht optimal funktionierenden Gehirn kann ein sensorischer Input als zu stark oder zu schwach erfahren werden, sodass keine Homöostase erreicht werden kann. Die Person beginnt dann, sich durch stereotypes Verhalten selbst zu stimulieren. Stereotypes Verhalten wäre nach diesem Modell eine individuelle Kompensation biologischer und physiologischer Mängel. Ein Problem entsteht, wenn dieses Verhalten andere Verhaltensweisen überdeckt und damit die Funktionsfähigkeit der Person in Form von Zurückgezogenheit, Beeinträchtigung des Bindungsverhaltens oder selbstverletzendem Verhalten einschränkt. In solchen Fällen ist eine Behandlung angezeigt. Der Schwerpunkt liegt auf einer optimalen Stimulierung der Person, um zu angemessenen Interaktionen mit der Umgebung zu kommen.

12.2 Störungen des Bindungsprozesses

Menschen mit schwerster intellektueller Beeinträchtigung können wahrscheinlich in ihrer emotionalen und in ihrer Persönlichkeitsentwicklung nicht mehr als das Niveau der Bindungsphase erreichen. Inwieweit sie dabei die Erfahrung basaler Sicherheit machen können, ist ungeklärt. Aus der Praxis weiß man, dass die Interaktion zwischen ihnen und den Bezugspersonen sehr intensiv und affektiv positiv sein kann. Gleichzeitig fällt auf, dass die Stimmungen und Gefühle dieser Menschen durch Veränderungen in der affektiven Beziehung leicht störbar sind. Unter ungünstigen Bedingungen neigen sie dann zu unangepasstem Verhalten. Wenn die Stressbelastung zu stark wird, kann eine psychische Störung, einer Psychose ähnlich, entstehen.

12.2.1 Psychotische Zustände

Psychotische Zustände kommen wahrscheinlich bei Menschen mit schwerster intellektueller Beeinträchtigung häufig vor. Dies erklärt sich sowohl aus der Entwicklungsperspektive als auch aus der großen Vulnerabilität dieser Personen für nachteilige Reize und aus dem Mangel an schützenden Faktoren. In der Praxis wird diese Diagnose aber selten gestellt. Die Auffälligkeiten werden eher als Problemverhalten (z. B. selbstverletzendes oder aggressives Verhalten) denn als psychische Störungen interpretiert. Eine ausführliche Beschreibung dieser Störungen findet sich in Kapitel 18.

12.2.2 Maladaptives Verhalten

Maladaptives oder fehlangepasstes Verhalten tritt bei Menschen mit einem sehr niedrigen Entwicklungsniveau in unterschiedlichen Formen auf. Sie wurden in Kapitel 4 als maladaptive Auffälligkeiten auf dem Niveau der ersten und zweiten Phase der emotionalen Entwicklung beschrieben. Aggressives und zerstörerisches

Verhalten kommt als Folge von Frustration oder anderen negativen affektiven Erfahrungen oft vor (vgl. Kapitel 14 und 17). Das Verhalten kann generalisiert werden und in verschiedenen Situationen als festes Reaktions- oder Kommunikationsmuster dienen. Die Klärung des Entstehungsmechanismus eines solchen Verhaltens entscheidet über die Behandlung. Die Therapie folgt den gleichen Prinzipien wie bei Menschen mit selbstverletzendem Verhalten.

13 Psychische Störungen und Verhaltensauffälligkeiten bei Personen mit schwerer intellektueller Beeinträchtigung

Psychotische Störungen, affektive Störungen, Bindungsstörung, Trennungsangst

Einleitung

Bei Menschen mit schwerer intellektueller Beeinträchtigung findet sich ein IQ-Wert zwischen 20 und 35. Das Entwicklungsalter liegt zwischen 2 und 4 Jahren.

Die Charakteristika der psychosozialen Entwicklung bei Menschen mit einer schweren intellektuellen Beeinträchtigung sind in Tabelle 11 aufgeführt.

Die kognitive Entwicklung und größere Differenziertheit des emotionalen Lebens führen dazu, dass Personen mit einer schweren intellektuellen Beeinträchtigung sich selbst und die umgebende Welt anders erleben als Menschen mit schwerster intellektueller Beeinträchtigung. Eine höhere Entwicklung von Wahrnehmung, Gefühlsleben und Denken bringt eine stärker differenzierte Symptomatologie und damit eine zunehmende Differenziertheit psychischer Störungen – mit der Folge einer größeren Anzahl psychiatrischer Diagnosen – mit sich. Die wichtigsten Störungsbilder dieser Personengruppe werden im Folgenden als *Störungen des Bindungsprozesses* und als *Störungen der Selbst- und Fremddifferenzierung* beschrieben. Diagnostische Kategorien können die Folgenden sein:

- *Störung des Bindungsprozesses:*
  - psychotische Störung,
  - depressive Störung,
  - bipolare Störung,
  - reaktive Bindungsstörung,
  - Trennungsangst,
  - Störungen bei einem Entwicklungsalter unter 2 Jahre.
- *Störung der Selbst- und Fremddifferenzierung:*
  - Störung mit oppositionellem Trotzverhalten,
  - maladaptives Verhalten.

Tabelle 11: Psychosoziale Entwicklung von Menschen mit einer schweren intellektuellen Beeinträchtigung (IQ 20 bis 35, Entwicklungsalter 2 bis 4 Jahre)

Kognitiv	• synkretistisches[63] Denken (ohne Verbindungen zwischen den Dingen herzustellen) • frühere Erfahrungen werden im Hier und Jetzt erlebt • Lernen aus konkreten Erfahrungen
Sozial	• auf wichtige Menschen in der Familie gerichtet • wenig Interesse an Altersgenossen • macht Dinge für sich allein • an Erziehungsperson gebunden
Emotional	• verträgt keinen Aufschub von Lust • Wut und Aggression sind nach außen gerichtet • der eigene Körper ist das Zentrum der Welt • Emotionen: Angst, Glück, Trotz
Persönlichkeitsentwicklung	• Selbst-Fremd-Differenzierung • Probleme mit der Individuation

13.1 Psychische Störungen bei gestörtem Bindungsprozess

Menschen mit intellektueller Beeinträchtigung besitzen unabhängig von der Ursache ihrer Beeinträchtigung die Fähigkeit, eine Bindung entwickeln zu können. Die Qualität der Bindung und das Alter, in dem diese Prozesse ablaufen, unterscheiden sich dabei (vgl. Kapitel 11). Ungünstige Umstände können den Bindungsprozess stören. Als Folge können klinische Bilder entstehen, die in der Psychiatrie in unterschiedliche diagnostische Kategorien gefasst werden: reaktive Bindungsstörung, psychotische Störungen, affektive Störungen etc. (vgl. auch Kapitel 16). Bei Menschen mit schwerer intellektueller Beeinträchtigung kann man psychotische Zustände, depressive Zustände und bipolare Störungen unterscheiden. Es lassen sich auch einige typische Formen von Bindungsstörungen und dazugehörigem Verhalten differenzieren. Wenn die emotionale Entwicklung in der ersten Phase (Adaptionsphase und psychophysiologische Homöostase) stagnierte, können bei dieser Personengruppe Störungen vorkommen, die bei Menschen mit schwerster intellektueller Beeinträchtigung beschrieben werden.

63 Das Wort *synkretistisch* bezeichnet den Sachverhalt, dass verschiedene Gedanken, Vorstellungen usw. vermengt werden (Anm. d. dt. Hrsg.).

13.1.1 Psychotische Störungen

Gegenüber Menschen mit schwerster Beeinträchtigung können psychotische Zustände bei einer Person mit einer schweren intellektuellen Beeinträchtigung leichter festgestellt werden, weil die typische Symptomatik deutlicher ausgeprägt ist. Zudem fällt die differenzialdiagnostische Abgrenzung zu anderen Störungsbildern leichter. Eine Beschreibung von Symptomatik, Diagnostik und Behandlung erfolgt in Kapitel 18.

13.1.2 Affektive Störungen

Durch die Differenziertheit der Symptomatik können die verschiedenen Formen von affektiven Störungen unterschieden werden. Schwere depressive Störungen kommen bei diesen Menschen verhältnismäßig oft vor. Eine detaillierte Übersicht zu den affektiven Störungen findet sich in Kapitel 19.

13.1.3 Trennungsängste

Angststörungen werden in Kapitel 20 besprochen. Nach DSM-IV und DSM-5 kommen Trennungsängste im Kindes- und Adoleszentenalter vor. Diese besondere Form von Angststörung, die durch übertriebene Angst vor der Trennung von Bezugspersonen gekennzeichnet ist, wird hier vorgestellt. Bei Kindern und Erwachsenen mit intellektueller Beeinträchtigung wird dieses Störungsbild bisher wenig beachtet. In unserer Praxis begegnen wir dieser Störung verhältnismäßig oft.

> Sara ist ein zehnjähriges Mädchen mit einer mittelgradigen bis schweren intellektuellen Beeinträchtigung. Sie wurde zu uns überwiesen wegen ihrer Ängste, ihres zurückgezogenen Verhaltens und schwacher Schulleistungen. Zu Hause gab es nach Angaben der Mutter keine Probleme. Die Ursache der Beeinträchtigung war nicht bekannt.
>
> Sara war das einzige Kind eines sozial gut situierten Ehepaars. Der Rückstand in ihrer Entwicklung wurde den Eltern mitgeteilt, als sie 2 Jahre alt war. Kurz danach ließen sich die Eltern scheiden. Die Mutter war während dieser Zeit wegen Depressionen in psychiatrischer Behandlung. Die Verhaltensprobleme begannen im dritten Lebensjahr, als Sara in die Kindertagesstätte gegeben wurde. Sie weinte am Anfang viel und ließ sich nicht trösten. Später begann sie, sich immer mehr zurückzuziehen und zeigte stereotypes Verhalten. Dieses Verhalten trat dann auch in der Schule für intellektuell Beeinträchtigte auf. Im häuslichen Rahmen konnte sie dagegen sehr fröhlich und aktiv sein. Jeden Morgen vor der Schule war sie verstimmt und sehr verlangsamt. Auf der Straße traute sie sich nicht, alleine zu laufen. Sie musste die Hand der Mutter festhalten.
>
> In den psychologischen Untersuchungen ergab sich ein Entwicklungsalter von etwa 3 ½ Jahren. Der emotionale Entwicklungsstand befand sich überwiegend auf der Ebene der Bindungsphase.

Die integrative Diagnose lautete Trennungsangst. Als Entstehungsmechanismus wurde die Verunsicherung durch die Trennung, die das Kind im Verlauf der Depression der Mutter erfahren hat, sowie durch das belastende Erlebnis der Platzierung in der Kindertagesstätte angenommen. Trotz guter Beziehungen zu den Lehrern entwickelte sich ihr Verhalten in der Schule zu einem festen Muster.

Der Hilfebedarf bezog sich auf die Stärkung der basalen Sicherheit und die Förderung von Individuation und Wachstum im Verhältnis von Vertrauen versus Misstrauen und Autonomie versus Abhängigkeit.

Integrative Behandlung:
1. Entwicklungsebene: den basalen emotionalen Bedürfnissen angemessen entsprechen, Stärkung von basaler Sicherheit
2. Psychologische Ebene: Verhaltenstherapie (Desensibilisierung, Angstreduktion)
3. Soziale Dimension: Unterstützung und Begleitung der Personen der Umwelt
4. Biologische Ebene: eventuell angstlösende Medikation

Ähnliche Fälle von Trennungsangst finden sich auch bei Erwachsenen mit intellektueller Beeinträchtigung. Der Widerstand gegen eine Trennung kann manchmal zu (auto-)aggressiven Entladungen führen. Die Behandlung ähnelt der im Fallbeispiel.

13.2 Störung der Selbst-Fremd-Differenzierung

13.2.1 Störung mit oppositionellem Trotzverhalten

Dieses Störungsbild steht im Zusammenhang mit einer nicht vollendeten Trennung des Kindes von seiner primären Bezugsperson; dadurch werden die Individuation und die Autonomieentwicklung beeinträchtigt. In der Diagnostik zeigt sich regelmäßig ein emotionaler Entwicklungsstand zwischen den Phasen der Bindung und der Individuation (Selbst-Fremd-Differenzierung). Auch Menschen mit einer schweren intellektuellen Beeinträchtigung können diesen Entwicklungsstand erreichen. In diesen Fällen besteht eine Diskrepanz zwischen der emotionalen und der kognitiven Entwicklung. Deshalb kommen bei ihnen durchaus auch solche Störungsbilder vor. Weitere Erklärungen hierzu finden sich in Kapitel 14.

13.2.2 Maladaptives Verhalten

Maladaptives (fehlangepasstes) Verhalten bei Menschen mit einer schweren intellektuellen Beeinträchtigung wurde verschiedentlich schon in den vorangegangenen Kapiteln erwähnt. Aggressives Verhalten wird näher in Kapitel 17 beschrieben.

14 Psychische Störungen und Verhaltensauffälligkeiten bei Personen mit mittelgradiger intellektueller Beeinträchtigung

Klinische Bilder bei Störungen der Individuation und der Identifikationsprozesse: Störung mit oppositionellem Trotzverhalten, psychotische Zustände, Affektive Störungen, Angststörungen, Zwangsstörung, maladaptives Verhalten

Einleitung

Bei Menschen mit mittelgradiger intellektueller Beeinträchtigung wird ein IQ-Wert zwischen 35 und 50 gemessen. Das Entwicklungsalter liegt zwischen 4 und 7 Jahren. Tabelle 12 zeigt die Charakteristika der psychosozialen Aspekte bei Menschen mit einer mittelgradigen intellektuellen Beeinträchtigung.

Wie in Kapitel 12 festgestellt wurde, finden sich etwa bei 40 % der Menschen mit mittelgradiger intellektueller Beeinträchtigung Verhaltensprobleme und psychische Störungen; ebenfalls treten häufig Aggressivität gegen Dritte, Destruktivität, motorische Unruhe, provozierendes und Aufmerksamkeit forderndes Verhalten auf. Im Vergleich zu schwer beeinträchtigten Menschen sind bei mittelgradig beeinträchtigten Personen eine ausgeprägtere Symptomatik und solche psychiatrischen Diagnosen wie Psychose, Depression, Manie, Dysthymie, ADHS und Störung mit oppositionellem Trotzverhalten festzustellen.

Zur Häufigkeit und Art der Verhaltensauffälligkeiten gibt es unterschiedliche Ergebnisse. Hardan und Sahl (1997) fanden bei Kindern und Adoleszenten mit mittelgradiger intellektueller Beeinträchtigung am häufigsten Störungen mit oppositionellem Trotzverhalten und ADHS; bei Einfeld und Tonge (1996) dagegen war es destruktives Verhalten. Nach unserer Erfahrung sind aggressive Verhaltensweisen gegen Sachen und Personen bei dieser Gruppe häufiger als bei Menschen mit schwerer oder schwerster intellektueller Beeinträchtigung, bei denen eher selbstverletzendes und autismusähnliches Verhalten zu beobachten ist.

Tabelle 12: Psychosoziale Entwicklung von Menschen mit einer mittelgradigen intellektuellen Beeinträchtigung

Kognitiv	• das Denken ist egozentrisch und magisch • die Sprache dient vor allem für konkrete Botschaften • Vorausdenken (Antizipieren) ist möglich • Lernen an Vorbildern und konkreten Erfahrungen
Sozial	• vor allem gerichtet auf die direkte Umgebung (Familie) • geht gerne mit Altersgenossen um • tut Dinge gemeinsam mit anderen • keine festen Freundschaften • identifiziert sich mit wichtigen anderen • gebunden an wichtige andere
Emotional	• kann sich allmächtig fühlen • fantasiereich • eingeschränkte Impulskontrolle • gut entwickelte Emotionen: Glück, (Versagens-)Angst, Scham, Kummer • weniger entwickelte Emotionen: Empathie, Schuldgefühl • Wut und Aggression sind auf wichtige Personen gerichtet
Persönlichkeitsentwicklung	• das Ich ist fragil und abhängig • das Über-Ich ist unzureichend internalisiert • Probleme, soziale Normen zu akzeptieren • beginnende Gewissensentwicklung

Aufgrund der höheren kognitiven Entwicklung stellen sich die fehlangepassten Verhaltensweisen und psychischen Störungen anders dar als bei Menschen auf einem niedrigeren intellektuellen Niveau. Neben dem kognitiven Niveau ist der emotionale Entwicklungsstand sowohl für die Erscheinungsform des Störungsbildes als auch bezüglich der Entstehungsmechanismen bedeutsam. Menschen mit einer mittelgradigen intellektuellen Beeinträchtigung können einen emotionalen Entwicklungsstand und eine Persönlichkeitsentwicklung auf dem Niveau der Identifikationsphase erreichen, grob vergleichbar dem Entwicklungsniveau eines Vorschulkindes. Dabei darf man jedoch nicht vergessen, dass erwachsene Personen auf diesem Entwicklungsniveau aufgrund ihrer körperlichen Entwicklung und ihrer Lebenserfahrungen andere Interaktionsmuster mit der Umgebung haben als ein Vorschulkind. Dennoch können solche Menschen in Konfliktsituationen mit Verhaltensweisen reagieren, die denen von Kindern im Vorschulalter (vgl. Kapitel 4) vergleichbar sind. Wenn die emotionale Entwicklung hinter dem kognitiven Entwicklungsstand zurückbleibt, beobachtet man maladaptive Verhaltensweisen, die der frühen Identifikations- oder Bindungsphase entsprechen (vgl. Kapitel 4). Das gesamte klinische Bild wird dann sowohl durch die kognitiven als auch durch die emotionalen Voraussetzungen bestimmt. Für die Diagnostik ist es wichtig, die

Symptomatik den jeweiligen Bezugssystemen zuzuordnen und interpretieren zu können.

Aufgrund der häufigen Schädigungen des Zentralnervensystems finden sich bei diesen Menschen oftmals weitere Störungen und Probleme wie Epilepsie, Sprachstörungen und Probleme der Affektregulation mit Aggressionen, die die Interaktionen beeinträchtigen können und zu maladaptiven Verhaltensweisen führen. Auch Auffälligkeiten auf dem Boden genetischer Abweichungen und den dazugehörigen Verhaltensphänotypen können die Entstehung von psychischen Störungen und Verhaltensproblemen beeinflussen.

Bei Menschen mit mittelgradiger intellektueller Beeinträchtigung werden in der Hauptsache folgende psychische Störungen beobachtet (in Klammern die ICD-10-Klassifikation):

- Störungen mit oppositionellem Trotzverhalten (F91.3),
- psychotische Störungen (F2),
- affektive Störungen (F3),
- Angststörungen (F40, F41),
- ADHS (F90),
- Zwangsstörungen (F42),
- Störungen des Sozialverhaltens *(conduct disorder)* (F91, F92).

Es können auch Störungen vorkommen, die man eher bei Personen mit schwerer und schwerster intellektueller Beeinträchtigung findet. Dies ist besonders dann der Fall, wenn die emotionale Entwicklung gegenüber der kognitiven Entwicklung zurückgeblieben ist.

14.1 Störung mit oppositionellem Trotzverhalten bei Kindern

Die Kinderpsychiatrie hat sich in den letzten Jahren zunehmend mit der Störung des Sozialverhaltens mit oppositionellem, aufsässigem Verhalten (ICD-10: F91.3)[64] beschäftigt. Die DSM-Kriterien betonen ein negativistisches, feindliches, ungehorsames Verhalten mit Wutausbrüchen, Konflikte mit anderen Menschen, Reizbarkeit, Bösartigkeit und Rachsucht. Diese Störung ist auch bei Kindern ohne intellektuelle Beeinträchtigung vor dem Schulalter anzutreffen und soll in den meisten Fällen in der späten Adoleszenz verschwinden. Biederman et al. (1996) sowie Speltz et al. (1999) haben festgestellt, dass diese Störung im Schulalter in eine Verhaltensstörung vom Typ *conduct disorder* und später in der Adoleszenz und im Erwachsenenalter in eine antisoziale Persönlichkeitsstörung übergehen

64 Im DSM-5 heißt die diagnostische Kategorie in der deutschsprachigen Fassung *Störung mit oppositionellem Trotzverhalten.*

kann. Lavigne et al. (2001) fanden eine Beziehung zwischen einer Störung mit oppositionellem Trotzverhalten und anderen psychiatrischen Störungen (z. B. ADHS, Angststörungen und Depression) im späteren Leben.

Die Entstehung dieses problematischen Verhaltens wird kontrovers diskutiert. Eine Annahme geht dahin, dass eine Reifungsverzögerung des Zentralnervensystems die Adaptation des Kindes erschwert. Mahler et al. beschrieben hierzu folgenden Fall: Ein Junge von 12 Monaten hat Verhaltensprobleme, die laut Mahler mit seinem „zu frühen Laufen" zu tun hatten. „Er war konfrontiert mit der Tatsache seiner physischen Separierung von der Mutter noch bevor seine emotionalen und intellektuellen Funktionen ihn befähigt hatten, damit zurechtzukommen" (Mahler et al., 1975, S. 81; Übers. d. dt. Hrsg.).

Nach dem entwicklungspsychologischen Modell (Došen, 1990a) wird es dem Kind durch die physiologische Reifung des Zentralnervensystems und durch die kognitive und emotionale Entwicklung im zweiten und dritten Lebensjahr möglich, allmählich von der Bindungsphase in die Individuationsphase überzugehen. Die fortgeschrittene Motorik erlaubt ihm, räumlich Abstand von seinen Bindungspersonen zu nehmen sowie seine Umgebung zu erkunden und sich anzueignen. Die Interaktion mit der Bindungsperson läuft stets eher über die Fernsinne Sehen (Kommunikation über Gegenstände) und Hören (durch Sprachentwicklung). Dadurch traut sich das Kind, immer weiter in seine Umgebung vorzudringen. Bei einem Kind, das während der Bindungsphase zu wenig basale Sicherheit erreicht hat – also nur unsicher gebunden ist – können in dieser Phase der räumlichen Distanzierung von der Bindungsperson emotionale Probleme entstehen. Das Kind möchte zwar Abstand nehmen und seine Umgebung erkunden, will aber – zumindest zeitweise – nahe bei der Bindungsperson bleiben. Es lernt schnell, wie es die Aufmerksamkeit der Mutter bekommen kann, um ihr nahe zu bleiben: Es tut Dinge, die sie nicht akzeptiert. So entsteht eine negative Interaktion, die zu maladaptivem Verhalten und zur Stagnation der psychosozialen Entwicklung des Kindes führt.

Keenan und Wakschlang (2002) betonen die Rolle der sozialen Entwicklung des Kindes bei der Entstehung der Störung mit oppositionellem Trotzverhalten:

> Das Auftreten zunehmend verfeinerter verbaler Fähigkeiten, der Selbstwahrnehmung und des zielgerichteten Verhaltens tragen zu einem starken Schub in Richtung auf die Unabhängigkeit auf Seiten des Kindes bei. Zeitgleich beginnen die Eltern, Regeln und Grenzen sowohl im Hinblick auf die neu erworbene Autonomie als auch im Hinblick des natürlichen Sozialisationsprozesses zu setzen. Diese gleichzeitigen Prozesse bewirken häufig Konflikte zwischen Selbstbehauptung des Kindes und elterlicher Grenzsetzung, was zu häufigen Episoden von Frustration und Aufregung führt. (S. 352; Übers. d. dt. Hrsg.)

In einer eigenen Untersuchung (Došen, 1983b) an 146 Kindern mit intellektueller Beeinträchtigung, die zur Beobachtung in einem Behandlungszentrum aufgenommen waren, stellten wir bei 29 Kindern (20 %) ein sogenanntes *negativ-destrukti-*

ves Verhalten fest. Nach den DSM-Kriterien wurde dieses Verhaltens in die Kategorie Störung mit oppositionellem Trotzverhalten eingeordnet. Von diesen 29 Kindern hatten 62% eine mittelgradige oder schwere intellektuelle Beeinträchtigung. In 38% der Fälle bestand eine leichte intellektuelle Beeinträchtigung oder Lernbehinderung. In 79% der Fälle fanden wir verschiedene Abweichungen wie Chromosomen-Anomalien, Stoffwechsel-, neurologische und EEG-Veränderungen. Die ersten Verhaltensprobleme waren bei manchen Kindern bereits im ersten Lebensjahr beobachtet worden, während bei den meisten Kindern das negativ-destruktive Verhalten erst später, nämlich zwischen dem zweiten und vierten Lebensjahr begann. Die Eltern vieler Kinder gaben an, dass die Erziehungsumstände problematisch waren. Beispielsweise waren Kind oder Eltern oft krank, man ging in einem wenig kompetenten erzieherischen Umfeld mit dem Kind unangemessen um, oder es mangelte dem Kind an affektiver Zuwendung. Bei diesen Kindern fielen auf:

- ausgeprägte Unruhe, motorische Ruhelosigkeit und chaotisches Verhalten,
- überwiegend verstimmtes und quengeliges Verhalten,
- konstantes Einfordern von Aufmerksamkeit seitens der Erwachsenen (meist auf eine negative Art),
- Sachzerstörung,
- Aggressivität gegenüber anderen Kindern,
- keine Akzeptanz für Aufschub der Bedürfnisbefriedigung,
- Sturheit,
- Negativismus,
- Nicht-alleine-sein-Können oder Nicht-alleine-spielen-Können,
- Probleme mit dem Schlafen und Essen,
- Probleme mit dem Sauberkeitstraining,
- verzögerte Sprachentwicklung.

Zwischen Kindern mit und ohne intellektuelle Beeinträchtigung gibt es einige Symptomunterschiede, wobei überwiegend nur letztere nach den Kriterien des DSM die Diagnose einer oppositionell-aufsässigen Störung erhalten. Diese Unterschiede sind wahrscheinlich auf typische behinderungsspezifische Auffälligkeiten wie verzögerte Sprachentwicklung, häufige Probleme mit Schlafen und Essen und verspätete Sauberkeitsentwicklung zurückzuführen. Dennoch scheint es angemessen zu sein, die Diagnose einer Störung mit oppositionellem Trotzverhalten auch bei intellektuell beeinträchtigten Kindern zu stellen.

Ein siebenjähriger Junge wurde wegen seines sehr schwierigen Verhaltens, dem die Eltern nicht mehr gewachsen waren, in unsere kinderpsychiatrische Ambulanz überwiesen. Er war das zweite von zwei Kindern. Seine ältere Schwester entwickelte sich gut und besucht die Grundschule. Der Junge besuchte eine Klasse für lernbehinderte Kinder. Er war sehr unruhig, auf eine negative Art herausfordernd, zerstörungswütig und oft aggressiv gegenüber anderen Kindern. Außerdem wollte er ständig seinen Willen durchsetzen. Wenn dies nicht klappte, wurde er wütend und aggressiv, manchmal auch autoaggressiv. Die Eltern beschrieben, dass er ständig nahe bei ihnen sein wolle, dass er Probleme mit dem Schlafen habe und oft unsauber sei. Dieses Verhalten zeige er seit seinem dritten Lebensjahr.

Er hatte eine verzögerte psychomotorische Entwicklung, lief erst mit 2 Jahren, und die ersten Worte kamen mit 2½ Jahren. Die Ursache für seine gestörte Entwicklung war unbekannt. In den ersten zwei Jahren war er oft krank und wurde einmal für kurze Zeit in einem Krankenhaus aufgenommen.

In der psychologischen Untersuchung erreichte er ein kognitives Entwicklungsalter von etwa 3½ Jahren, während er sich in seiner emotionalen Entwicklung auf einem Stand von weniger als 3 Jahren, teilweise sogar weniger als 1½, befand. In der Verhaltensbeobachtung fielen Verhaltensweisen auf, die auf die Diagnose negativ-destruktives Verhalten oder eine oppositionell-aufsässige Störung hindeuteten.

Die integrative Diagnose lautete:

- DMS-IV: Störung mit oppositionellem Trotzverhalten
- Entwicklungspsychiatrische Diagnose: oppositionell-aufsässiges Verhalten aufgrund einer Diskrepanz zwischen kognitiver und emotionaler Entwicklung
- Entstehungsmechanismus: Die oppositionell-aufsässige Verhaltensweise ist als Folge einer unvollendeten Bindung und einer sehr problematischen Individuation entstanden. Das negative Verhalten des Jungen dient dazu, Aufmerksamkeit und Kontakt mit wichtigen anderen zu bekommen. Die negative Reaktion der Umgebung auf das Verhalten des Kindes erhält sein Verhalten aufrecht.

Der Hilfebedarf ergab sich aus dem Verhältnis von Vertrauen versus Misstrauen und Autonomie versus Abhängigkeit.

Integrative Behandlung:

- Soziale Dimension: Information der familiären und schulischen Umgebung über die basalen Bedürfnisse des Jungen und deren angemessene Befriedigung durch ausreichend positive Aufmerksamkeit.
- Entwicklungsdimension: Ausreichend Sicherheit bieten, persönliche Nähe durch individuelle Begleitung, dabei beschützend, begrenzend, vorsichtig mit den Folgen des eigenen Verhaltens konfrontieren und auffordern, Verantwortung für die eigenen Handlungen zu übernehmen (soweit dies möglich erscheint).
- Psychologische Dimension: Individuelle Verhaltenstherapie oder -training (z. B. mit sozialen Verstärkern).
- Biologische Dimension: Einsatz von Medikamenten dann, wenn die primären Behandlungsangebote durch Unruhe, Angst oder andere negative psychische Aspekte nicht genutzt werden können. Gute Erfahrungen gibt es hier mit einer niedrigen Dosis Pipamperon oder Thioridazin durch ihre leicht sedierende und angstlösende Wirkung.

Das Störungsbild wird hauptsächlich bei Kindern mit einer mittelgradigen und schweren intellektuellen Beeinträchtigung beobachtet. Bei der letzten Gruppe besteht in der Regel eine große Diskrepanz zwischen kognitiver, sozialer und emotionaler Entwicklung. Der emotionale Entwicklungsstand entspricht meistens einem Alter unter 3 Jahren. Der soziale Entwicklungsstand kann manchmal ebenfalls auffallend niedriger als der kognitive Entwicklungsstand sein. Die Kinder wachsen oft in einem schwierigen sozialen Umfeld mit geringer erzieherischer Kompetenz auf.

Nach King et al. (1994) sowie Hardan und Sahl (1997) kommt dieses Störungsbild bei Kindern auf jedem Niveau von intellektueller Beeinträchtigung häufig vor. King et al. (1994) betonten die Schwierigkeiten der Differenzialdiagnose zwischen einer Störung mit oppositionellem Trotzverhalten und einer Verhaltensstörung (conduct disorder) bei Kindern mit schwerer und schwerster intellektueller Beeinträchtigung. Andere Autoren (Aman et al., 1996; Hardan & Sahl, 1997; Richman, 1977) sahen eine Störung mit oppositionellem Trotzverhalten oft zusammen mit ADHS auftreten, auch mit Angststörungen und Depressionen. In der Vorgeschichte einiger Adoleszenten und junger Erwachsenen, die an depressiven Zuständen leiden, finden sich nach unserer Erfahrung Symptome einer Störung mit oppositionellem Trotzverhalten. Die Prognose bei Kindern mit dieser Störung wird eher ungünstig eingeschätzt (Cohen et al., 1986; Earls & Jung, 1987). Bei einer Folgeuntersuchung an verhaltensproblematischen dreijährigen Kindern fand Richman (1985), dass fünf Jahre nach der ersten Untersuchung in 53 % der Fälle die Symptome weiterhin bestanden.

14.2 Störung mit oppositionellem Trotzverhalten bei Erwachsenen

Bei Erwachsenen mit einer intellektuellen Beeinträchtigung wird die Diagnose einer Störung mit oppositionellem Trotzverhalten selten gestellt. Diagnosen wie *Verhaltensstörung*, *conduct disorder* oder *herausforderndes Verhalten* (challenging behavior) und in letzter Zeit ADHS werden oftmals zu Unrecht verwendet. Reid (1982) nannte derartiges Verhalten *personality disorder*, ebenso Menolascino (1988) und Szymanski (1988). Diese Autoren stimmen darin überein, dass diese Störung bereits in früher Kindheit beginnt und zu konflikthaften Interaktionen zwischen der Person und ihrer Umgebung führt.

Aus unserer Sicht ist es für die Differenzialdiagnose entscheidend, auf welchem Niveau der emotionalen Entwicklung sich die betroffene Person befindet. Wenn das emotionale Niveau etwa 3 Jahren oder weniger entspricht (vornehmlich dritte Phase) und das kognitive Niveau beträchtlich höher liegt, stellen wir aufgrund der typischen Symptomatik die Diagnose Störung mit oppositionellem Verhalten (oder negativ-destruktives Verhalten). Die ständige Suche nach Aufmerksamkeit seitens wichtiger Personen ist das auffälligste Symptom. Meist wissen diese Menschen, wie sie sowohl auf positive als auch auf negative Weise Aufmerksamkeit erlangen können. Wenn sie beispielsweise mit einer Antwort auf eine in positiver Manier gestellte Frage unzufrieden sind, können sie direkt auf eine negative Manier „umschalten". Meistens muss die Umgebung dann auf diese (negative) Art des Fragens reagieren und verstärkt diese damit. Zerstörungswut und aggressive Ausbrüche, insbesondere gegenüber schwächeren Menschen mit intellektueller Beeinträchtigung in der direkten Umgebung, sind dabei häufig. Um dies irgendwie zu beherrschen, muss die Umgebung in der alltäglichen Situation reagieren. Strafe oder Belohnung sind jedoch meist ineffektiv. In jedem Fall bekommt die

Person maximale Aufmerksamkeit für ihr Verhalten, ohne dass damit ihre basalen emotionalen Bedürfnisse befriedigt werden.

Sturheit, eine niedrige Frustrationstoleranz und schnelle Gereiztheit sind häufige Symptome. Probleme mit der Sauberkeit, mit dem Essen und Schlafen, mit Unruhe und Hyperaktivität gibt es im Erwachsenalter seltener. Die Stimmung ist meist nörgelnd bis oberflächlich neutral. Auf unangenehme Situationen oder Schmerzen reagieren die Betroffenen meist mit Angst. Sehr strenge, verhaltenssteuernde und verhaltenskorrigierende Ansätze (z. B. konsequente Bestrafung unerwünschten Verhaltens) bewirken eher gegenteilige Reaktionen und provozieren Angst und depressive Symptome.

Ein 40-jähriger Mann wurde wegen seines negativistischen, trotzigen, herausfordernden und Aufmerksamkeit fordernden Verhaltens überwiesen. Wenn er die entsprechende Aufmerksamkeit bekam, war meist gut mit ihm umzugehen. Wenn aber etwas nicht nach seinem Willen ging, reagierte er mit Schreien, wurde verbal aggressiv und drohte mit seiner körperlichen Haltung. In der Wohngruppe einer Einrichtung der Behindertenhilfe zeigte er oft clownartiges Verhalten. Gegenüber weiblichen Betreuerinnen fiel er durch enthemmtes sexuelles Verhalten auf.

Dieser Mann lebte bis zu seinem 34. Lebensjahr in seinem Elternhaus. Er besuchte eine Förderschule und arbeitete später auf dem Bauernhof seines Vaters. Nach dem Tod seiner Eltern wohnte er erst in einer familienähnlichen Gruppe, wurde aber wegen seiner Verhaltensprobleme dann in einem Wohnheim untergebracht. Sein Verhalten war schon immer Aufmerksamkeit erheischend und herausfordernd gewesen. Als er 18 Jahre alt war, wurde er wegen seines enthemmten sexuellen Verhaltens für einen kurzen Zeitraum in einem psychiatrischen Krankenhaus aufgenommen. In der jetzigen Einrichtung zeigte er Perioden mit sehr ängstlichem Verhalten, motorischer Unruhe und drohender Aggressivität. Er bekam deswegen Haloperidol (15 mg/Tag) und Clonazepam (5 mg/Tag).

Unsere Untersuchungen ergaben eine leichte intellektuelle Beeinträchtigung (kognitive Entwicklung von ca. 9 Jahren), eine soziale Entwicklung von etwa 10 Jahren und einen emotionalen Entwicklungsstand von etwa 3 Jahren. In der Verhaltensbeobachtung wurden typische Symptome einer oppositionell-aufsässigen Störung festgestellt.

Die Behandlung bestand vor allem im Eingehen auf seine basalen emotionalen Bedürfnisse (Autonomie und Selbstvertrauen entwickeln, Vergrößerung der Distanz zu wichtigen anderen Personen). Zusätzlich wurde er darin unterstützt, neue adaptive Copingstrategien und Verhaltensmuster in frustrierenden Situationen zu entwickeln. Die Medikation wurde abgesetzt.

Das Fallbeispiel zeigt, dass eine Störung mit oppositionellem Trotzverhalten auch bei Menschen mit leichter intellektueller Beeinträchtigung vorkommen kann. Die Symptome sind dieselben wie bei Menschen mit niedrigerem Entwicklungsniveau.

Die Behandlung von Menschen mit einer oppositionell-aufsässigen Störung zielt vor allem auf die Befriedigung ihrer basalen emotionalen Bedürfnisse. Dazu bedarf es einer sicheren Umgebung mit ausreichender Struktur (Raum, Zeit, Personen) und Vorhersehbarkeit. Unter diesen Umgebungsbedingungen kann es gelingen,

Abstand zu wichtigen Personen zu bekommen und sich zu trauen, „man selbst" zu sein. Der Prozess der Individuation und der Bewusstwerdung des eigenen Ichs kann auf diese Weise gefördert werden. Zusätzlich müssen diese Personen lernen, anstelle ihrer negativen Verhaltensmuster ein positives Verhalten in die Interaktion mit der Umgebung einzubringen. Die integrative Behandlung zielt erstens darauf ab, die Umgebung an die Bedürfnisse der Person anzupassen, zweitens die basalen emotionalen Bedürfnisse zu befriedigen und drittens neues Verhalten zu erlernen. Medikamente werden eingesetzt, wenn es zur Unterstützung der erwähnten Behandlungsstrategien notwendig werden sollte.

14.3 Psychotische Zustände

Bei Menschen mit mittelgradiger intellektueller Beeinträchtigung können aufgrund ihres Entwicklungsstandes in ihren psychosozialen Aspekten verschiedene Formen von Psychosen differenziert werden (vgl. ausführlich Kapitel 18).

14.4 Affektive Störungen

Diagnostik und Behandlung affektiver Störungen bei Menschen mit einer mäßigen intellektuellen Beeinträchtigung werden in Kapitel 19 besprochen.

14.5 Angst- und Zwangsstörungen

Für eine detaillierte Beschreibung dieser Störungen vgl. Kapitel 20.

14.6 Aufmerksamkeitsdefizit-/Hyperaktivitätsstörungen

Diagnostik und Behandlung von ADHS werden in Kapitel 21 besprochen.

14.7 Maladaptives Verhalten

Fehlangepasstes oder maladaptives Verhalten von Menschen mit mittelgradiger intellektueller Beeinträchtigung kommt in den Betreuungssituationen der Behindertenhilfe oft vor. Meist geht es um aggressives, motorisch ruheloses, chaotisches, destruktives oder zerstörungswütiges Verhalten, das in bestimmten Situationen entsteht oder sich als festes Interaktionsmuster dieser Personen mit ihrer Umgebung darstellt. Das Verhaltensrepertoire von Menschen auf einem niedrigeren Entwicklungsniveau ist begrenzt, sodass dieselbe Verhaltensweise als Reaktion auf verschiedene Reize oder als Äußerungsform für verschiedene psychische Zustände verstanden werden muss. So kann aggressives Verhalten als Reaktion auf Schmerzen, auf einen Sinnesreiz oder auf andere unangenehme Empfindungen entstehen. Es kann ein Symptom einer psychischen Erkrankung sein, es kann aber auch im Dienst von Kommunikation und Interaktion mit der Umgebung erlernt worden sein (vgl. Kapitel 17).

In der englischsprachigen Literatur wird dieses Verhalten oft *challenging behavior (herausforderndes Verhalten)* genannt (Emerson, 1995). Sturmey (1995) spricht stattdessen von *behavior disorder* und betont, dass eine breite Diagnostik notwendig ist. Aus Sicht des Autors müssen folgende Untersuchungen durchgeführt werden:
- eine Erfassung aller Reize, die im Zusammenhang mit dem auffälligen Verhalten stehen könnten,
- eine Untersuchung auf eine möglicherweise erhöhte biologische und psychologische Verletzlichkeit der Person (Vulnerabilität),
- Erkennung der Folgen des Verhaltens selbst und für die Betreuer (Funktion des Verhaltens in der Interaktion).

Gardner (1996) führte schließlich für diese Verhaltensauffälligkeiten den Begriff *nonspecific behavioral symptoms* ein; er unterscheidet drei Arten von Faktoren, die dieses Verhalten bedingen:
- *Primäre Faktoren* sind Reize, die das Verhalten meistens auslösen (z. B. Aggression der Person bei einer verbalen Eingrenzung durch den Pädagogen).
- *Sekundäre Faktoren* sind individuelle oder Umweltbedingungen (z. B. Erregung der Person oder eine chaotische oder reizintensive Umgebung), die für sich genommen keine Reaktion nach sich ziehen, aber die auslösende Wirkung anwesender primärer Faktoren verstärken und auf diese Weise zum betreffenden Verhalten führen.
- *Tertiäre Faktoren* sind physiologische, funktionelle und psychopathologische Zustände der Person, die die auslösende und verstärkende Wirkung primärer und sekundärer Faktoren begünstigen.

Diesen Ansatz nennt Gardner *multimodal functional analytic model*. Er betont, dass die Behandlung nicht so sehr auf das Verhalten zielen sollte, sondern auf die Faktoren und Bedingungen, die dieses Verhalten hervorrufen. Dieses integrative Modell, biomedizinische und psychologische Aspekte gleichermaßen einschließend, kann für medikamentöse Behandlungsstrategien maladaptiven Verhaltens nützlich sein. Nach Sovner (1990) sollten daher die Medikamente nicht auf die Aggression selbst gerichtet sein, sondern auf die (inneren) Zustände der Person, die Aggression hervorrufen, z. B. ein zu hohes Arousal, Angst, Gereiztheit, Halluzinationen, Wahn und andere pathophysiologische und psychopathologische Phänomene (vgl. Kapitel 17).

Aus entwicklungspsychiatrischer Perspektive kann man maladaptives Verhalten bei Menschen mit einer mittelgradigen intellektuellen Beeinträchtigung erklären als

- misslungenes Coping in einer ungünstigen Situation oder bei Stress,
- impulsive Reaktion auf schädliche Reize,
- ein Symptom einer psychischen Störung,
- erlerntes Verhalten, das durch die Umgebungsreaktion belohnt und aufrechterhalten wird.

Schließlich muss noch erwähnt werden, dass Menschen mit maladaptivem Verhalten häufig dissoziale Verhaltensweisen wie Stehlen, Sachzerstörung, Aggressionen gegen Personen sowie enthemmtes sexuelles Verhalten entwickeln (vgl. Kapitel 15.5). All diese Verhaltensweisen wurden mit einem bestimmten Ziel erlernt oder durch andere wichtige Personen induziert bzw. stimuliert.

Im Rahmen der Diagnostik müssen biologische Faktoren, Umgebungsbedingungen, Entwicklungsaspekte, Funktionsaspekte sowie psychische Störungen beachtet werden. Die integrative Diagnose besteht aus der psychiatrischen Diagnose (wenn möglich nach dem ICD- oder DSM-System), aus der entwicklungspsychiatrischen Diagnose, der funktionellen Diagnose und – wenn nötig – weiteren diagnostischen Erkenntnissen. Der Entstehungsmechanismus beschreibt alle mithilfe von Verhaltensanalysen ermittelten wichtigen Faktoren unter Berücksichtigung des Entwicklungsniveaus der Person, ihrer Bedürfnisse und Motivationen. Die Behandlung findet auf verschiedenen Ebenen (Dimensionen) in Abhängigkeit von der integrativen Diagnose statt.

Primär sollten im Falle unangemessener Interaktionen infolge Nichterkennens der Bedürfnisse der Person die Interventionen auf der sozialen Ebene ansetzen. Psychopharmaka als biologischer Zugang sollten bei einer schweren psychischen Störung erwogen werden. Psychologische Behandlungen helfen im Falle festgefahrener oder angelernter Verhaltensmuster. Die Entwicklungsdimension muss bei funktionellen und physiologischen Problemen (z. B. Trennungsangst, Probleme der sensorischen Integration oder Störung von Affekt- und Arousalregulation) einbezogen werden.

Je nach Problematik und individuellen Bedürfnissen der Person kommen noch weitere Interventionen in Betracht. Psychopharmaka können die Behandlung auf den primären Dimensionen unterstützen (z. B. bei Überreizbarkeit, Ängsten, zu geringer Frustrationsgrenze und Schlafstörungen).

15 Psychische Störungen und Verhaltensauffälligkeiten bei Personen mit leichter intellektueller Beeinträchtigung

Klinische Bilder bei Störungen von Prozessen in der Phase des Realitätsbewusstseins: ADHS, psychotische Zustände, affektive Störungen, delinquentes Verhalten

Einleitung

Bei Menschen mit einer leichten intellektuellen Beeinträchtigung wird ein IQ-Wert zwischen 50 und 70 gemessen. Das Entwicklungsalter liegt zwischen 7 und 12 Jahren. Die Charakteristika der psychosozialen Entwicklung bei Menschen mit einer leichten intellektuellen Beeinträchtigung sind in Tabelle 13 beschrieben.

In der Literatur geht man davon aus, dass bei Menschen mit leichter intellektueller Beeinträchtigung dieselben psychischen Störungen vorkommen wie in der Normalbevölkerung, und sie zeigen die gleiche Symptomatik wie dort. Allerdings ist die Prävalenz psychischer Störungen bei Menschen mit intellektueller Beeinträchtigung höher als bei Menschen ohne Beeinträchtigung. Die Klassifikationssysteme DSM und ICD sind bei der Gruppe der Menschen mit leichter intellektueller Beeinträchtigung ohne nennenswerte Probleme anwendbar. Dennoch sollten einige Unterschiede beachtet werden.

Nach Glick und Zigler (1995) neigen Menschen mit leichter intellektueller Beeinträchtigung mehr zu externalisierten Verhaltensauffälligkeiten als normal begabte Menschen. Halluzinationen sollen häufiger gefunden werden, Wahnvorstellungen seltener. Aggressives und destruktives Verhalten wird oft als größtes Problem von Menschen mit leichter intellektueller Beeinträchtigung bezeichnet. Die Entstehungsmechanismen von Verhaltensauffälligkeiten und psychischen Störungen werden bei intellektuell beeinträchtigten Menschen oft anders erklärt als bei Menschen ohne intellektuelle Beeinträchtigung. Die Gründe hierfür liegen in

Tabelle 13: Psychosoziale Entwicklung von Menschen mit einer leichten intellektuellen Beeinträchtigung (IQ 50 bis 70; Entwicklungsalter 7 bis 12 Jahre)

Kognitiv	• logisches Denken (Ursache – Wirkung) • Sprechen über konkrete Situationen • Probleme mit dem Verstehen komplexer Botschaften • Probleme mit abstraktem Denken • Lernen durch konkrete Erfahrung oder an Vorbildern • Lesen, Schreiben, Rechnen etwa auf Grundschulniveau
Sozial	• gebunden an wichtige Personen • angepasst an Regeln • schwache soziale Verantwortlichkeit • kein Bezug zur Gruppe • loyal gegenüber wichtigen anderen Personen
Emotional	• will sozial akzeptiert und kompetent sein • Probleme mit der Aggressionsregulierung • die Vergangenheit kann bestimmend für die jetzigen Gefühle sein • die Zukunft ist weniger wichtig • gut entwickelte Gefühle: Kummer, Glück, Liebe, Hass, Vertrauen, Misstrauen, Selbstwert • weniger gut entwickelte Gefühle: Gewissen, körperliche Liebe, Empathie
Persönlichkeitsentwicklung	• Glaube an die „Goldene Regel“[65] • das Ich ist abhängig vom Urteil anderer • Gewissensentwicklung

biologischen Unterschieden (z. B. hirnorganische oder genetische Anomalien), veränderte psychosoziale Funktionsfähigkeit (z. B. sich weniger sozial kompetent fühlen und typischen Umgebungsfaktoren (z. B. Überforderung oder soziale Deprivation). Durch ihre begrenzten kognitiven Möglichkeiten stehen diesen Menschen schon bei kleinen Problemen unzureichende Copingstrategien zur Verfügung, wodurch die Entstehung maladaptiver Verhaltensweisen begünstigt wird, welche schließlich im weiteren Verlauf zu psychiatrischen Störungen führen können. Die emotionale und die Persönlichkeitsentwicklung stagnieren meistens auf dem Niveau eines Schulkindes. Dadurch bleiben sie abhängig von wichtigen anderen Personen und entwickeln geringe Autonomie. Diese Menschen brauchen Schutz und Führung, welche ihnen allerdings gleichzeitig ihre eingeschränkte Autonomie deutlich machen. In diesem Konflikt kann sich ein ambivalentes Verhältnis

65 Grundsatz der praktischen Ethik, sich seinem Nächsten gegenüber so zu verhalten, wie man es von ihm einem selbst gegenüber erwartet (Anm. d. dt. Hrsg.).

zu ihrer Umgebung entwickeln, wodurch ihr basales emotionales Vertrauen und ihr Gefühl von Sicherheit auf die Probe gestellt werden. Besonders in der Adoleszenz und im frühen Erwachsenenalter, wenn die sozialen Anforderungen an die Person größer werden, wenn es Zeit wird, das elterliche Zuhause zu verlassen und einen anderen Lebensort zu suchen, werden diese Ambivalenzen aktualisiert. In dieser Lebensphase ist das Risiko für die Entwicklung von Verhaltensauffälligkeiten und psychischen Störungen besonders groß.

In der klinischen Praxis sehen wir ziemlich oft ein niedrigeres emotionales Entwicklungsniveau im Vergleich zum kognitiven Entwicklungsstand. In solchen Fällen wird die Symptomatik psychischer Störungen durch die besonderen Persönlichkeitszüge des niedrigeren Entwicklungsniveaus wesentlich modifiziert („gefärbt"; z.B. impulsive Aggression, Negativismus, konstant Aufmerksamkeit fordern). Der Diagnostiker muss auch bei Menschen mit leichter intellektueller Beeinträchtigung die psychosozialen Aspekte verschiedener Entwicklungsniveaus, die speziellen organischen und genetischen Voraussetzungen und die besonderen Lebensumstände berücksichtigen. Möglicherweise finden sich zudem Funktionsabweichungen, deren Rolle bei der Entwicklung seelischer Störungen nicht vergessen werden darf. Um all diese Aspekte überschauen zu können, ist ein ganzheitlicher Ansatz, mit dem Ergebnis einer integrativen Diagnose notwendig. Im Folgenden sollen einige der in den Klassifikationssystemen gut beschriebenen Störungsbilder mit ihren Modifikationen bei Menschen mit leichter intellektueller Beeinträchtigung vorgestellt werden.

15.1 Aufmerksamkeitsdefizit-/Hyperaktivitätsstörungen

Aufmerksamkeitsdefizite und Hyperaktivität können häufig bei Menschen mit intellektueller Beeinträchtigung beobachtet werden. Sie müssen nicht unbedingt Symptome einer ADHS sein, sondern können auch durch andere Ursachen erklärt werden. Eine sorgfältige Diagnostik ist Voraussetzung einer adäquaten Behandlung. Eine ausführliche Beschreibung dieses Syndroms bei Kindern und Erwachsenen mit einer intellektuellen Beeinträchtigung findet sich in Kapitel 21.

15.2 Psychotische Zustände

Bei Menschen mit leichter intellektueller Beeinträchtigung können alle Formen psychotischer Zustände beobachtet werden, die auch bei Menschen ohne Beeinträchtigung auftreten können. Allerdings scheinen diese Zustände bei Menschen mit intellektueller Beeinträchtigung häufiger vorzukommen. Auch stellen sich bestimmte Symptome bei Menschen mit Beeinträchtigung anders dar (vgl. Kapitel 5). Menschen mit einer leichten intellektuellen Beeinträchtigung haben unter Stress ein höheres Risiko, psychotisch zu dekompensieren. Allerdings erholen sie sich oftmals auch wesentlich häufiger und schneller als Menschen ohne intellektuelle Beeinträchtigung (innerhalb von Tagen oder einigen Wochen). Diese plötzlich beginnenden und sich rasch erholenden Zustandsbilder hat man früher in der niederländischen Fachliteratur als *Debilitätspsychosen* bezeichnet.

Auch schizophrene Psychosen scheinen nach Auffassung verschiedener Untersucher bei Menschen mit einer leichten intellektuellen Beeinträchtigung häufiger vorzukommen. Im Vergleich zu Menschen mit schwerer intellektueller Beeinträchtigung ist die Diagnose aufgrund der typischen Symptomatik leichter zu stellen (vgl. die ausführliche Beschreibung in Kapitel 18).

15.3 Affektive Störungen

Affektive Störungen bei Menschen mit leichter intellektueller Beeinträchtigung ähneln denen bei Menschen ohne Beeinträchtigung. Manchmal aber gestaltet sich die Symptomatik doch anders. Oftmals unterscheiden sich auch die Entstehungsmechanismen, weil das Entwicklungsniveau, der Lebensstil und die Art der Verarbeitung belastender Erfahrungen bei Menschen mit intellektueller Beeinträchtigung anders sind. Zum Beispiel ist aggressives Verhalten ein häufiges Symptom bei depressiven Menschen mit leichter intellektueller Beeinträchtigung. Reiss und Rojahn (1993) sowie Meins (1995) fanden, dass Aggressionen viermal häufiger auftreten als bei anderen psychischen Störungen. Andere (z. B. Lowry, 1997) empfehlen bei Menschen mit einer intellektuellen Beeinträchtigung und aggressivem Verhalten, immer auch auf das Vorliegen einer depressiven Störung zu achten. Der Verlauf der Depression kann periodisch wiederkehrend oder chronisch sein. Eine vollständige Genesung ist möglich. Die fachgerechte Behandlung hat sicherlich Einfluss auf den Verlauf der Erkrankung. In Kapitel 19 werden die affektiven Störungen ausführlich dargestellt.

15.4 Angst- und Zwangsstörungen

Diese Störungen kommen verhältnismäßig oft bei Menschen mit einer leichten intellektuellen Beeinträchtigung vor. Eine Beschreibung dieser Störungen ist in Kapitel 20 zu finden.

15.5 Störungen des Sozialverhaltens und delinquentes Verhalten

Mit Störungen des Sozialverhaltens *(conduct disorder)* (ICD-10: F91, F92) sind Störungsbilder gemeint, deren Symptomatik durch ein von der Umwelt nicht zu akzeptierendes Sozialverhalten gekennzeichnet ist. Die diagnostischen Kriterien sind: Aggression gegenüber Menschen und Tieren, Vernichtung von Eigentum, Lügen, Diebstahl und schwere Missachtung sozialer Regeln. Dieses Verhalten entsteht meist im Schulalter oder in der frühen Adoleszenz und kann bis ins Erwachsenenalter andauern. Im Erwachsenenalter kann dieses Verhalten in eine antisoziale Persönlichkeitsstörung übergehen. In einigen Fällen können im späteren Leben depressive und Angststörungen als sekundäre komorbide Störungen auftreten.

Bei Menschen mit einer intellektuellen Beeinträchtigung kommt aggressives Verhalten oft vor. Aber der Hintergrund dieses Verhaltens kann – wie schon erwähnt – sehr unterschiedlich sein (vgl. auch Kapitel 16). Mit der Diagnose Störung des *Sozialverhaltens (conduct disorder)* nur aufgrund von aggressiven Verhaltensweisen sollte man eher zurückhaltend sein. In Kapitel 14 wurde schon darauf hingewiesen, dass Kinder mit einer Störung mit oppositionellem Trotzverhalten im Schulalter eine Störung des Sozialverhaltens entwickeln können. Benson und Aman (1999) bestätigen diese altersabhängigen Auffälligkeiten. Eine derartige Verhaltensstörung kommt am häufigsten im Alter zwischen 9 und 17 Jahren vor.

In der Diagnostik müssen verschiedene biologische, entwicklungsbezogene sowie Umweltaspekte abgeklärt werden. Sollten sich biologische Abweichungen oder Hinweise auf psychiatrische Störungen ergeben, ist die Diagnose Verhaltensstörung vom Typ conduct disorder nicht anzuwenden. Hierzu muss charakteristischerweise ein zielgerichtetes antisoziales Verhalten nachgewiesen werden, das meistens auf die eine oder andere Art durch die Umgebung verstärkt oder aufrechterhalten wird (vgl. Kapitel 16). Für die Diagnose ist dann eine Verhaltensanalyse von großer Bedeutung. Nach unseren klinischen Erfahrungen spielen bei der Entstehung solchen Verhaltens ungünstige Umgebungsbedingungen wie pädagogische Mängel, unklare soziale Regeln und falsche Identifikation eine wichtige Rolle. Zur Behandlung sei auf Kapitel 16 verwiesen.

Delinquentes Verhalten findet man ziemlich oft bei Adoleszenten und jungen Erwachsenen mit einer leichten intellektuellen Beeinträchtigung. Es hat sich gezeigt, dass juristische Maßnahmen (Strafen und Gefängnis) bei der Bekämpfung dieses Problemverhaltens nicht helfen. Im Gegenteil, Gefängnisstrafen führen bei diesen Menschen zu einer Reihe anderer Problemen wie Viktimisierung (im Gefängnis werden sie selbst zu Opfern), Entwicklung psychiatrischer Problemen (depressive und psychotische Zustände) sowie zur Erfahrung sozialer Deprivation. In den meisten Fällen wird das Verhalten selbst durch die Gefängnisstrafe nicht verändert. Aufgrund dieser Erfahrungen wurden in den Niederlanden spezialisierte Angebote für diese Erwachsenen und Jugendlichen[66] eingerichtet.

Day (2001a) hat Menschen mit einer leichten intellektuellen Beeinträchtigung und delinquentem Verhalten folgendermaßen beschrieben:

> Der typische intellektuell retardierte Straftäter ist ein junger Mann mit leichter bis grenzwertiger Intelligenzminderung aus einem armen städtischen Milieu mit einer Vorgeschichte psychosozialer Deprivation, Verhaltensproblemen und Persönlichkeitsstörung, der wahrscheinlich wesentliche Zeiten in Einrichtungen verbrachte und eine Familiengeschichte mit Kriminalität besitzt. (Day 2001a, S. 359; Übers. d. dt. Hrsg.)

Die häufigsten delinquenten Verhaltensweisen sind kleinkrimineller Art: Stehlen, Sachbeschädigung, Vandalismus, Einbruch und Raub. Meistens kommen die Betreffenden aus einem kriminellen Umfeld, haben ungünstige Vorbilder oder gehören kriminellen Jugendgruppen an. Schwerkriminalität ist eher selten. Die Aggressivität von Menschen mit intellektueller Beeinträchtigung ist weniger gewinn- und zielgerichtet als bei intellektuell normalentwickelten Delinquenten. Aggressives Verhalten kann Folge einer niedrigen Frustrationstoleranz, Impulsivität und Explosivität aber auch hirnorganischer Störungen sein.

Brandstiftung ist ein verhältnismäßig häufiges Delikt. Manche Untersucher auf diesem Gebiet meinen, dass Brandstiftung als Kommunikationsversuch von verbal schwachen und emotional wenig entwickelten Menschen verstanden werden kann, denen Interaktionen auf einem ihnen angemessenen Niveau häufig verwehrt sind. Andere Untersucher sind der Auflassung, dass intellektuell beeinträchtigte Brandstifter oft zerstörungswütig, autoaggressiv und suizidal seien. Emotionale Spannungen, Konflikte oder Stress können das Bedürfnis nach Brandstiftung auslösen – häufig in der Nachbarschaft der betreffenden Person. Die Aufregung und das Gefühl von Macht verstärken wahrscheinlich dieses Verhalten; Wiederholungstaten kommen oft vor.

Bei jungen Männern mit leichter intellektueller Beeinträchtigung kommt es häufiger zu Sexualdelikten. Sie stellen die größte Gruppe der intellektuell beeinträchtigten Delinquenten dar. Bei den Straftaten handelt es sich um Vergewaltigung, sexuelle Belästigung und Missbrauch von Kindern, Inzest oder andere Arten enthemmter Sexualität. Diese Gruppe von Delinquenten weist spezifische Merkmale auf. Sexuelle Störungen im engeren Sinn (Paraphilien) kommen selten vor. Ihr unangepasstes sexuelles Verhalten hat vornehmlich mit Naivität und Unwissenheit zu tun, mit ihrem Unvermögen zu begreifen, was eine normale, erwachsene sexuelle Beziehung ist. Es hat zu tun mit einer unzureichenden Impulskontrolle und

66 SGLVG = Sterk gedragsgestoorde licht verstandelijk gehandicapten: Einrichtungen für Menschen mit einer leichten intellektuellen Beeinträchtigung und schweren Verhaltensstörungen.

anderen kognitiven und emotionalen Beeinträchtigungen. Sehr oft waren diese Personen selbst Opfer von sexuellem Missbrauch geworden. Day (2001a) unterscheidet zwei Gruppen intellektuell beeinträchtigter sexuell Delinquenter:

1. Personen mit ausschließlich sexuellen, eher leichten Delikten, die schüchtern, unreif und naiv sind, mit wenig oder ohne Psychopathologie.
2. Personen, die sexuelle und andere Delikte begehen, mit stärker ausgeprägter psychopathologischer Symptomatik. Sie können psychosozial depriviert sein oder eine hirnorganische Schädigung erlitten haben.

Jede dieser beiden Gruppen braucht eine spezifische Behandlung. Die Prognosen sind sehr unterschiedlich. Während Menschen der ersten Gruppe durch pädagogische Ansätze unterstützt werden können (z. B. Lernen von sozialem Verhalten und üblicher Kommunikation, Verbesserung des Selbstbildes und Stärkung des Selbstvertrauens, meist in nicht spezialisierten Settings), sind für die zweite Gruppe spezialisierte Hilfen in speziellen institutionellen Settings nötig. Die Prognose ist für die zweite Gruppe schlechter.

Delinquentes Verhalten kann verschiedene biologische, soziale, psychologische, und entwicklungsbedingte Ursachen haben, die diagnostisch abgeklärt werden müssen. Hirnschädigungen und Epilepsien kommen verhältnismäßig oft vor. Man geht davon aus, dass solche Abweichungen problematisches soziales Lernen und eine schwache Impulskontrolle begünstigen, wodurch delinquentes Verhalten entstehen kann.

Chromosomen-Anomalien werden in der wissenschaftlichen Diskussion oftmals als Ursachen kriminellen Verhaltens genannt, insbesondere in Fällen mit einem zusätzlichen Geschlechtschromosom wie beim XXY-Syndrom (Klinefelter-Syndrom) oder beim YYX-Syndrom[67]. Die Meinungen der Untersucher gehen allerdings auseinander, ob wirklich eine Häufung kriminellen Verhaltens bei diesen Menschen vorliegt. Psychosoziale Deprivation, niedriger sozioökonomischer Status, familiäres Vorkommen von Kriminalität und Problemverhalten in der frühen Jugend sind Faktoren, die zu kriminellem Verhalten prädisponieren sollen. Ebenso finden sich hohe Prävalenzen von Neurotizismus, Psychotizismus und hoher Extraversion.

Aus der Entwicklungsperspektive ist zu betonen, dass Menschen mit leichter intellektueller Beeinträchtigung in ihrer Persönlichkeitsentwicklung zurückbleiben. Ihr Gewissen ist eher schwach ausgeprägt. Sie sind oftmals von wichtigen anderen Personen abhängig (vgl. Kapitel 4). Die Selbstkontrolle der Triebe und Impulse ist schwierig. Die emotionale Entwicklung und die basalen emotionalen Bedürfnisse haben großen Einfluss auf das Verhalten. Daher ist eine umfassende

67 Synonyme sind: XYY-Trisomie, Diplo-Mann-Syndrom, Supermaskulinitäts-Syndrom, Jacobs-Syndrom, Diplo-Y-Syndrom, YY-Syndrom oder Polysomie Y (Anm. d. dt. Hrsg.).

Diagnostik notwendig, um eine integrative Diagnose zu stellen, aus der sich der spezielle Hilfebedarf ableitet.

Aus einer Untersuchung von 20 jungen Menschen im Alter von 16 bis 24 Jahren, die zur Behandlung delinquenten Verhaltens in unsere Klinik aufgenommen wurden, ergaben sich folgende Hinweise:

- Die kognitive Entwicklung der untersuchten jungen Menschen variierte von einer leichten intellektuellen Beeinträchtigung bis zu einer grenzwertigen Intelligenz.
- Die Delikte waren sexuelle Delikte, Brandstiftung, Gewalt, Sachzerstörung und andere kleinere Delikte.
- Mit dem standardisierten Fragebogen SEO (Schema der emotionalen Entwicklung, vgl. Anhang 1 und 2) fand sich bei zehn Personen (50 %) eine disharmonische emotionale Entwicklung mit fünf oder mehr auffälligen Items zur Bindungsphase (Entwicklungsniveau 6 bis 18 Monate). Bei den übrigen zehn Personen war die emotionale Entwicklung auch disharmonisch; die meisten auffälligen Items bezogen sich auf die Individuations- und Identifikationsphase (Entwicklungsniveau unter 7 Jahre). Bei allen Untersuchten lag das emotionale Entwicklungsniveau also unter dem Niveau der kognitiven Entwicklung.
- Die meisten Untersuchten kamen aus schwierigen sozialen Verhältnissen: niedrige sozio-ökonomische Schicht, geschiedene Elternhäuser, Alkoholismus, Drogenmissbrauch sowie aggressives und kriminelles Verhalten der Eltern. Viele waren bei den Großeltern aufgewachsen.
- Die erzieherischen Bedingungen und die affektiven Beziehungen waren bei den meisten Probanden problematisch. Meist schon im Vorschulalter seien Verhaltensprobleme aufgetreten. Dies war bei sechs Personen im Alter von 4 bis 12 Jahren der Grund für die Unterbringung in einer spezialisierten Einrichtung. Die anderen sechs waren im Alter von 12 bis 17 Jahren in einem Heim untergebracht. Einige berichteten von sexueller und körperlicher Misshandlung.

Die von den Eltern und anderen Erziehungspersonen berichteten Verhaltensprobleme der jungen Menschen im Kindesalter konnten als Störung mit oppositionellem Trotzverhalten, als ADHS oder als Verhaltensstörung vom Typ conduct disorder eingeordnet werden.

Bei den meisten dieser Personen konnten anhand der DSM-Kriterien für Persönlichkeitsstörungen die Diagnose einer antisozialen oder einer anderen Persönlichkeitsstörung aus dem Cluster B gestellt werden. Aufgrund des Rückstands der kognitiven und emotionalen Entwicklung gingen wir jedoch von einem anderen Entstehungsmechanismus aus, weshalb wir die Diagnose *unreife Persönlichkeit mit dazugehörigen Verhaltensproblemen und psychischen Störungen* für passender hielten. Weitere psychiatrische Diagnosen waren gemäß DSM-Klassifikation: Verhaltensstörung vom Typ conduct disorder, Impulskontrollstörung, dysthyme Störung, reaktive Bindungsstörung, Störung mit oppositionellem Trotzverhalten und Angststörung. Es fiel auf, dass Personen auf dem emotionalen Entwicklungsniveau der Bindungsphase eher aggressives und destruktives Verhalten zeigten, während diejenigen mit einem höheren emotionalen Entwicklungsniveau vor allem sexuelle Delikte und Brandstiftung begangen hatten. Eine Untersuchung von Barron et al. (2004) bestätigt unsere Befunde dahingehend, dass die Verhaltensprobleme leicht intellektuell beeinträchtigter Delinquenten meist früh in der Jugend beginnen, sexuelle Delikte und Brandstiftung am häufigsten vorkommen und ein hoher Prozentsatz (52 %) dieser Menschen an verschiedenen psychischen Störungen, darunter auch psychotische Zustände, leidet.

In der integrativen Diagnose wird – wenn möglich – eine DSM-Diagnose gestellt. Eine Diagnostik der Funktionsstörungen sowie eine genetische Diagnostik sollten durchgeführt werden. Die entwicklungspsychiatrische Diagnose ist eine wesentliche Voraussetzung für die Planung der Behandlung. Der Entstehungsmechanismus beschreibt alle relevanten Prozesse, die vermutlich für das Entstehen der aktuellen Verhaltensprobleme von Bedeutung waren. Biologische und psychosoziale Befunde helfen beim Erstellen eines detaillierten Behandlungsplans.

Der Hilfebedarf leitet sich aus der integrativen Diagnose ab. Ein erhebliches Problem für die Behandlung ist, dass oft die Motivation der Person fehlt. Die genauere Kenntnis der basalen emotionalen Bedürfnisse und die exakte Bestimmung des Hilfebedarfs können es erleichtern, den Klienten zur Mitarbeit an der Behandlung zu motivieren.

An erster Stelle der integrativen Behandlung steht die Entwicklungsdimension, indem man auf die basalen emotionalen Bedürfnisse der Person eingeht, um sinnvolle Interaktionen zu initiieren. Der Behandler wählt eine dem Niveau der emotionalen Entwicklung angepasste Strategie (vgl. Kapitel 7). Bei Hilfebedarf auf der Ebene Vertrauen versus Misstrauen soll der Behandler dafür sorgen, dass die betroffene Person durch eine gute Organisation von Interaktion, Aktivitäten und Struktur der Umgebung grundlegende Sicherheit erfahren kann. Bei einem emotionalen Entwicklungsstand auf dem Niveau der Individuation unterstützt der Behandler die betroffene Person dabei, einen sicheren Abstand gegenüber Bezugspersonen einzunehmen, und im Verlauf darin, bei ihren Aktivitäten Freude, Sicherheit und Autonomie zu erleben. Bei Problemen mit der Identifikation muss der Behandler eine Vorbildrolle (Über-Ich) übernehmen.

Auf sozialer Ebene, die in zweiter Linie angesprochen wird, sollten die Personen der Umgebung über den Hintergrund der Verhaltensprobleme informiert werden. Sie müssen lernen, auf die Verhaltensweisen der betroffenen Person angemessen zu reagieren.

Auf der psychologischen Dimension, die in dritter Linie angesprochen wird, können bestimmte Trainingsprogramme und Psychotherapien eingesetzt werden (vgl. Cox-Lindenbaum, 2001; Day, 2001b). Diese Trainingsmethoden können allerdings erst beginnen, wenn die Person dazu motiviert ist und wenn zum Therapeuten ein Vertrauensverhältnis entstanden ist.

Zuletzt, sozusagen in vierter Linie, können Psychopharmaka in Betracht gezogen werden. Die Medikamente sollen nicht das delinquente Verhalten unmittelbar beeinflussen, sondern die ihm eventuell zugrunde liegenden oder auch sekundären psychiatrischen Störungen oder andere ungünstige seelische Zustände (Ängste, zu hohes Erregungsniveau, motorische Unruhe).

Bei sexueller Delinquenz empfehlen manche Autoren antiandrogene Medikamente (z. B. Cyproteron oder Medroxyprogesteron)[68]. Beide Medikamente beeinflussen den Testosterongehalt im Blut und dämpfen auf diese Weise wahrscheinlich die sexuellen Triebimpulse. Die Wirkung dieser Medikamente auf das Verhalten von Menschen mit intellektueller Beeinträchtigung und sexueller Delinquenz überzeugt allerdings nicht (Tyrer, 2001). Psychosozial ausgerichtete Ansätze erzielen erwiesenermaßen bessere Resultate.

---

68 Dem Einsatz dieser Substanzen sind sehr enge Grenzen gesetzt. Es sind dabei insbesondere die Bestimmungen des Betreuungsrechtes sorgfältig zu beachten (Anm. d. dt. Hrsg.).

Teil V

Spezielle Störungen und Syndrome

16 Störungen der Entwicklung des Selbst

Reaktive Bindungsstörung, Mentalisierungsstörung und Störung der Theory of Mind bei Menschen mit intellektueller Beeinträchtigung

16.1 Reaktive Bindungsstörung

Die reaktive Bindungsstörung ist eine diagnostische Kategorie in den Klassifikationssystemen. Damit wird ein bestimmtes Verhaltensmuster bei Personen beschrieben, die problematische Bindungserfahrungen gemacht haben. Die Störung tritt bei Kindern mit einer unauffälligen kognitiven Entwicklung auf, bei denen sich durch ungünstige Erziehungsumstände (z. B. soziale Vernachlässigung, affektive Verwahrlosung, Misshandlung) keine normale Bindung entwickelt hat.

Im DSM-IV wurden zwei Verhaltenstypen der Störung unterschieden: gehemmter und ungehemmter Typ. Beim gehemmten Typ tritt eine unangemessene Reaktion auf Angebote sozialer Interaktion auf (Verweigerung oder Vermeiden von Kontakt, Ambivalenz, Abstand halten), kein Suchen von Trost, Schutz oder Unterstützung bei der Bindungsperson, eine auffallend negative Stimmung mit hoher Irritation, Angst und Kummer (ICD-10: F94.1 reaktive Bindungsstörung des Kindesalters). Der ungehemmte Typ zeigt ein übermäßiges unkritisches Aufsuchen von oberflächlichen Interaktionen mit Unbekannten und eine übermäßige verbale oder physische Vertrautheit mit fremden Personen (ICD-10: F94.2 Bindungsstörung des Kindesalters mit Enthemmung).

Im DSM-5 wurden diese zwei Störungstypen voneinander getrennt. Der gehemmte Typ wurde zur reaktiven Bindungsstörung, während der ungehemmte Typ in der neuen diagnostischen Kategorie *Beziehungsstörung mit Enthemmung* aufgeht. Diese Aufteilung wurde auf Basis neuer wissenschaftlicher Befunde zur Bindungsstörung vorgenommen. Ein neues wichtiges Kriterium ist, dass diese Störung nicht bei Kindern mit einem Entwicklungsalter von unter 9 Monaten diagnostiziert werden darf, weil Kinder, die jünger als 7 bis 9 Monate alt sind, noch gar keine selektive Bindung entwickelt haben. Der gehemmte Störungstyp kann in einem Entwicklungsalter von 9 Monaten bis 5 Jahren auftreten und mehrere Jahre anhalten. Kognitive und sprachliche Entwicklungsverzögerungen sowie depressive Symptome können komorbid vorkommen. Das Auftreten des ungehemmten Typs wurde zwischen dem zweiten Lebensjahr und der Adoleszenz beschrieben. Die Symptome können sich mit zunehmendem Alter verändern. Bei älteren Kindern fallen die ständige Suche nach Aufmerksamkeit sowie verbale und soziale Aufdringlichkeit auf.

Verschiedene Forscher haben sich mit der Frage befasst, wie die gestörte Bindung bei den betroffenen Kindern wiederhergestellt werden kann. Die traurige Situation vieler rumänischer Kinder während der Zeit des Ceausescu-Regimes hat dabei als Untersuchungsfeld gedient. Diese Kinder waren in sehr jungem Alter (viele direkt nach der Geburt) in staatliche Pflegeheime und nach dem Fall des Regimes in unterschiedliche Länder gebracht worden oder zu besseren Bedingungen in Rumänien versorgt worden. O'Connor et al. (2000) untersuchten Kinder, die von englischen Eltern adoptiert worden waren und Symptome einer Bindungsstörung zeigten. Es zeigte sich, dass die Symptome der Bindungsstörung bei den meisten Kindern innerhalb von zwei Jahren bei Aufenthalt bei den Adoptiveltern abgenommen hatten. Smyke et al. (2012) führten eine vergleichende Untersuchung des Bindungsverhaltens von Kindern, die in rumänischen Heimen verblieben waren, durch. Dabei verglichen sie drei Gruppen von Kindern: solche, die in Heimen geblieben waren, solche, die nach ihrem Heimaufenthalt in Pflegefamilien untergebracht worden waren und solche, die niemals in einem Heim untergebracht waren. Die Gruppe mit einem Aufenthalt in einer Pflegefamilie zeigte nach 30 Monaten keinen signifikanten Unterschied im Bindungsverhalten im Vergleich zur Gruppe, die nicht in einem Heim gewesen war. Auffallend war, dass diese Verbesserung des Bindungsverhaltens alle Kinder mit einer „gehemmten" Bindungsstörung betraf. Bei Kindern vom ungehemmten Typ und bei Kindern mit einem niedrigeren kognitiven Entwicklungsniveau fiel die Verbesserung deutlich geringer aus. Eine Studie von Zeanah et al. (2009) bei rumänischen Kindern zeigte, dass Kinder, die in Heimen gebleiben waren, erheblich mehr psychische Probleme hatten (ADHS, Störung mit oppositionellem Trotzverhalten, Verhaltensstörung, Depressionen, Angststörungen) als die Gruppe von Kindern, die nach ihrem Heimaufenthalt bei Pflegefamilien untergebracht worden waren. Unter Berücksichtigung der Befunde von Smyke zeigen diese Ergebnisse, dass Kinder mit Bindungsstörungen ein größeres Risiko aufweisen, sekundäre psychische Störungen zu entwickeln. Gemäß der DSM-Kriterien kommen Kinder mit einer intellektuellen Beeinträchtigung oder einer Autismus-Spektrum-Störung nicht für diese diagnostischen Kategorien in Betracht. Die Erfahrungen mit intellektuell beeinträchtigten Menschen zeigen allerdings, dass sowohl Kinder als auch Erwachsene solche Störungsbilder entwickeln können. Clegg und Lansdall-Welfare (1995) betonen, dass diese Kinder häufig Probleme mit sozialen Beziehungen haben. Beispielweise können Kinder mit sehr enger Elternbindung besondere Schwierigkeiten haben, soziale Kontakte zu anderen Menschen zu gestalten. Meistens entwickelt sie eine abhängige und ambivalente Beziehung zu Helfern und Betreuern mit verschiedenen interaktionellen Schwierigkeiten und Verhaltensproblemen, z.B. übersteigerte Wut und Enttäuschung auf Frustration oder Stress und einen gering ausgeprägten Explorationsdrang mit Desinteresse an Neuem. Sie wirken beeinträchtigter als sie wirklich sind; sie fixieren sich auf bestimmte Personen (meistens Leitungspersonen). Die emotionalen Reaktionen kommen häufig nicht in der eigentlichen Konfliktsituation, sondern bei anderen Gelegenheiten zum Ausdruck. So wird beispielsweise ein Konflikt in der Schule erst in der häuslichen Situation ausgetragen.

Janssen et al. (2002) untersuchten Reaktionen von Menschen mit schwerer intellektueller Beeinträchtigung auf Stress und sind zu dem Ergebnis gekommen, dass diese Menschen aufgrund einer unsicheren oder desorganisierten Bindung stressempfindlicher sind. Häufig vorkommendes unangepasstes Verhalten oder *herausforderndes Verhalten* bei diesen Personen ist nach Schuengel und Janssen (2006) und De Schipper und Schuengel (2010) eine Folge häufiger Stresserfahrungen. Nach unseren Erfahrungen zeigen Menschen mit schwerer intellektueller Beeinträchtigung häufig eine Überempfindlichkeit auf negative affektive Erfahrungen mit übertriebenen Reaktionen durch Verhaltensweisen wie Aggression und selbstverletzendem Verhalten.

Das Alterskriterium nach DSM-5 für die reaktive Bindungsstörung von mindestens 9 Monaten stellt mit Sicherheit eine Verbesserung für die Differenzialdiagnostik dar sowie eine Bestätigung unseres Standpunktes, dass zwischen verschiedenen Phasen des Bindungsprozesses unterschieden werden muss. Allerdings kann behauptet werden, dass der Bindungsprozess direkt nach der Geburt beginnt (in der Adaptationsphase mit der Regulation von psychophysiologischen Funktionen und Bindungsverhalten), aber eine selektive Bindung erst später in der Sozialisationsphase stattfindet (6 bis 18 Monate). Die basalen emotionalen Bedürfnisse und die Art, wie auf diese reagiert wird, sind entscheidend für den Verlauf dieses Prozesses und für die Bindungsqualität. Wie in Kapitel 4 beschrieben wurde, zeigt das Kind in der ersten Entwicklungsphase (Adaptationsphase) ein Bindungsverhalten, das unter günstigen Umständen zur Entstehung von Bindung in der zweiten Phase (erste Sozialisationsphase) führt. Menschen mit einer sehr schweren intellektuellen Beeinträchtigung kommen wahrscheinlich in Bezug auf den Bindungsprozess nicht über die Adaptationsphase hinaus oder bleiben in der Sozialisationsphase mit einer mangelhaften Bindung „stecken“. Mahler (vgl. Kapitel 4.2.2) spricht davon, dass so ein Kind keine *affektive Objektkonstanz* erreicht und keine *Angst vor Fremden* zeigt. In solchen Fällen sprechen wir von einer primären Kontaktstörung (vgl. Kapitel 12.1.1). Bei Personen mit einem höheren Entwicklungsalter (über 8 Monate), bei denen durch ungünstige Umstände eine Verzögerung oder ein Stillstand des Bindungsprozesses entsteht, kann durchaus von einer reaktiven Bindungsstörung oder einer sekundären Kontaktstörung gesprochen werden. Unsere klinischen Erfahrungen zeigen, dass diese Bindungsstörungen unverändert bis ins Erwachsenenalter andauern können (vgl. Kapitel 17) und verschiedene sekundäre psychische Probleme verursachen können. Ähnlich den hier angeführten Ergebnissen können wir aus unserer Erfahrung berichten, dass die Behandlung dieser Störungen durchaus erfolgreich sein kann (vgl. Kapitel 7).

Die Diagnose wird auf der Basis einer sorgfältigen Entwicklungsanamnese (einschließlich der emotionalen Entwicklung) gestellt, die Bindungsprobleme berücksichtigt, sowie nach einer Verhaltensbeobachtung, bei der die oben genannte Symptomatiken auftreten.

Der Hilfebedarf ergibt sich aus dem Verhältnis von Vertrauen versus Misstrauen, d.h. der Stabilisierung einer basalen Sicherheit.

Die integrative Behandlung verläuft wie folgt:

1. *Entwicklungsebene:* Erkennen der basalen emotionalen Bedürfnisse und angemessenes Eingehen darauf.
2. *Soziale Ebene:* Förderung und Unterstützung positiver und sicherer Interaktionen, Angebot individueller Nähe ohne starke affektive Zuwendung, Rahmensetzung, begrenztes Reizangebot.
3. *Psychologische Ebene:* Kognitives Training, psychomotorische Förderung.
4. *Biologische Ebene:* Eventuell Medikamente zur Sedierung oder zur Angstlinderung.

16.2 Mentalisierungsstörung und Theory of Mind

Im letzten Jahrzehnt erfährt das Konzept der Mentalisierung zunehmende Aufmerksamkeit auch aus entwicklungspsychologischer Perspektive (vgl. Bateman & Fonagy, 2012). Die theoretische Grundlage der Mentalisierung ist eine Kombination von psychodynamischen Konzepten und Bindungstheorien und ist eingebettet in die emotionale und soziale menschliche Entwicklung. Fonagy beschreibt dies folgendermaßen: „Mit Mentalisierung wird eine bemerkenswerte und grundlegende menschliche Fähigkeit bezeichnet, hinter die äußerer körperliche Hülle zu blicken und Verhalten durch Zuschreibung mentaler Zustände zu intepretieren“ (Bateman & Fonagy, 2012, S. 3; Übers. d. dt. Hrsg.). Mentalisierung ist ein psychischer Entwicklungsprozess, durch den das Kind sich seines eigenen Denkens und Verhaltens bewusst wird, was es ihm ermöglicht, das Denken und die Bedeutung des Verhaltens anderer Menschen zu verstehen. Kernberg (2012) definiert Mentalisierung als das Vermögen, eigene mentale Zustände sowie die von anderen zu repräsentieren.

Man geht davon aus, dass ein Rückstand oder ein Ausbleiben interner Repräsentationen des Selbst und anderer Personen (gestörte Bindung und gestörte Objektbeziehung) zu ernsthaften Störungen der Persönlichkeitsentwicklung führen kann (z.B. Borderline-Persönlichkeitsstörung, antisoziale Persönlichkeitsstörung und autistische Störung), wodurch wiederum verschiedene psychische Störungen entstehen können.

Der Entstehungsprozess der Mentalisierung verläuft in mehreren Phasen:
1. Phase – in den ersten Monaten nach der Geburt: wechselseitige Mutter-Kind-Stimulation („affektive Abstimmung“, dyadische Interaktion); Rhythmus der Bewegungen, Geräusche, Gesichtsausdrücke, Augenkontakt, Imitiation.
2. Phase – nach 6 Monaten: Mutter-Kind-Bindung (affektive Synchronisation): Aufmerksamkeit, Spiel, verbaler Dialog, Regulation von Affekt und Arousal, Reaktion auf Signale, Geschwindigkeit, Rhythmus zwischen Aktivität und Passivität, symbolisches Spiel (transitionales Objekt).
3. Phase – nach 3 Jahren findet eine Repräsentation des Denkens, der Gefühle und Motive anderer statt.

Das Ziel der Mentalisierungstheorie ist ein besseres Verständnis des Entstehungsmechanismus von Persönlichkeitsstörungen, um geeignete Behandlungsmethoden zu entwickeln. Auf der Grundlage der Mentalisierungtheorie entwickelten Bateman und Fonagy (2012) die mentalisierungsbasierte Therapie, eine psychodynamisch orientierte Behandlungsmethode.

Das Konzept der Mentalisierung überschneidet sich zum Teil mit dem Konzept der Theory of Mind (Baron-Cohen, 1991), welches die Fähigkeit des Kindes meint, eine realistische Sichtweise auf Absichten (Wünsche, Motive) und das Verstehen des Verhaltens von anderen Menschen zu konstruieren.

Das Entstehungsmodell der Theory of Mind ist folgendes:
- nach 9 Monaten: Repräsentationsschema von Interaktionen („Lesen“ der Gesichtsausdrücke der Mutter),
- mit 18 Monaten: Objektpermanenz, beginnende Empathie, Spielen mit Repräsentationsmaterial (z. B. Puppen), das Kind erkennt sich im Spiegel,
- mit 3 Jahren: „Selbst“ als Objekt, beginnende Theory of Mind, Verstehen von Absichten anderer,
- mit 4 Jahren: Verstehen von *false belief*[69] (Harris, 1998).

Auf der Grundlage der Theory of Mind wurde ein Untersuchungsinstrument zur Diagnostik der autistischen Störung entwickelt (TOM). Dem liegt die Annahme zugrunde, dass die Theory of Mind bei Menschen mit einer autistischen Störung nicht entwickelt ist (vgl. auch Kapitel 11.2). Bei Menschen ohne autistische Störung, aber mit einem Entwicklungsalter unter 4 Jahren ist die Theory of Mind

69 Um das 4. Lebensjahr herum lernt das Kind zu verstehen, dass andere Menschen andere Überzeugungen oder Vorstellungen von einem Sachverhalt haben können, als sie selbst („false belief“ oder „falsche Überzeugung“). Beispiel (in Anlehnung an Wikipedia: Theory of Mind): Ein Kind hat eben erfahren, dass in der Keksdose keine Kekse sind, sondern Buntstifte. Gefragt, was ein anderes Kind denken würde, was in der Dose ist, würde es – bei einer noch nicht entwickelten Theory of Mind – antworten: „Buntstifte!“, weil es natürlich denkt, dass das andere Kind das gleiche Denken würde, wie es selbst. Ist die Theory of Mind entwickelt, wird es antworten: „Klar! Kekse!“, weil es sich vorstellen kann, dass jemand in einer Keksdose immer erst einmal Kekse vermuten würde (Anm. d. dt. Hrsg.).

ebenfalls nicht entwickelt. Negative Ergebnisse im TOM sollen demnach die Diagnose einer Autismus-Spektrum-Störung stützen.

Während die Therory of Mind ein kognitives Kontrukt ist, werden bei der Mentalisierung sowohl kognitive als auch emotionale Persönlichkeitsaspekte berücksichtigt, wie Gefühle, Bedürfnisse, Glauben, Wünsche und Beweggründe. Bateman und Fonagy zufolge ist „Mentalisierung eine Form der sozialen Kognition" (Bateman & Fonagy, 2012; Übers. d. dt. Hrsg.). Die Einteilung des Mentalisierungsprozesses in Phasen stimmt mit den Grundannahmen der emotionalen und Persönlichkeitsentwicklung beim entwicklungsdynamischen Modell überein. Zur Erfassung der Mentalisierung wurden verschiedene Instrumente entwickelt (vgl. Bateman & Fonagy, 2012). Luyten et al. (2013) zufolge sind noch einige Fragen in Bezug auf die Untersuchung der Mentalisierung offen.

In der Versorgung von Menschen mit intellektueller Beeinträchtigung wird das Konzept der Mentalisierung noch kaum angewendet. Ohne Zweifel wäre eine auf diesem Konzept basierende Behandlung von Verhaltens- und psychischen Probleme auch bei dieser Personengruppe erfolgreich, unter der Voraussetzung, dass die Behandlungsmethode an das kognitive Niveau angepasst wird (vgl. Kapitel 21).

Ausgehend vom Mentalisierungsprinzip thematisieren De Belie und Van Hove (2013) die Möglichkeiten, Menschen mit Intelligenzminderung zu begleiten, indem eine intensive, verständnisvolle, unterstützende Beziehung aufgebaut wird, die auf „wechselseitiger emotionaler Verfügbarkeit" basiert. Die Autoren führen den Begriff „mentalisieren in der Unterstützung" in Bezug auf diese Personengruppe ein, was soviel bedeutet, dass sowohl die Eltern als auch die Betreuer ihre eigenen Gefühle, Gedanken, Wünsche und ihr Verhalten auf diejenigen der Person, die Unterstützung benötigt, abstimmen. Eine Mentalisierung der Begleitpersonen wird der Person mit Intelligenzminderung dabei helfen, innerhalb ihrer Möglichkeiten ebenfalls zu mentalisieren und dem eigenen Verhalten eine Bedeutung zu geben. Bei diesem Ansatz ist es wichtig, dass die Begleitperson mit einem „mentalisierenden" professionellen Team zusammenarbeitet, in dem sie eigene Erfahrungen, Gefühle und Gedanken äußern und neue Anregungen und Kraft erhalten kann. De Belie und Van Hove zufolge können ein enwicklungsdynamischer Ansatz und die Berücksichtigung des emotionalen Entwicklungsniveaus der betroffenen Person beim „Mentalisieren" der Begleitperson als Grundlage für den Aufbau der emotionalen Beziehung dienen. Zusammengefasst kann festgehalten werden, dass eine in der Versorgung tätige Person durch Mentalisierung einerseits eigene Motive und die Bedeutung des eigenen Verhaltens entdecken kann in Bezug auf die zu betreuende Person, und andererseits die betreuende Person eine Einsicht in die basalen Bedürfnisse und die innere Erlebniswelt der betroffenen Person erhält (durch eine gut abgestimmte affektive Beziehung). Mit anderen Worten, es erleben sowohl die betreuende als auch die zu betreuende Person einen psychosozialen Wachstumsprozess. Verschiedene Verhaltens- und psychische Probleme, die auf Basis einer gestörten psychosozialen Entwicklung entstanden sind, ließen sich durch diese Herangehensweise behandeln, unter der Voraussetzung, dass die Behandlungsmethode und das kognitive Niveau der Betroffenen angepasst wird (vgl. Kapitel 21).

17 Aggressives (und autoaggressives) Verhalten und Impulskontrollstörung bei Menschen mit intellektueller Beeinträchtigrung

Aggressivität in verschiedenen Erscheinungsformen, biologische und psychiatrische Aspekte der Aggressivität, Funktionsstörung und Aggressivität, Aggressivität auf verschiedenem Entwicklungsniveau, Impulsivität und Störungen der Impulskontrolle (für eine ausführliche Übersicht zu selbstverletzendem Verhalten vgl. Kapitel 12.2)

Einleitung

Aggressivität wird im Allgemeinen als angeborene, gesunde Kraft im Dienste der Selbsterhaltung (Nahrung, Verteidigung des Territoriums, Fortpflanzung) angesehen. Unangepasstes, aggressives Verhalten beim Menschen ist ein soziales Interaktionsphänomen, welches bei allen Individuen zu jeder Lebenszeit und in allen Entwicklungsstadien vorkommen kann. Bei Menschen mit intellektueller Beeinträchtigung kommt aggressives Verhalten häufiger vor als in der Durchschnittsbevölkerung. Die Prävalenz wird zwischen 2 und 20 % geschätzt (Allen, 2000; Harris, 1993). Tyrer et al. (2006) fanden in ihrer Untersuchung aggressives Verhalten bei 14 % der untersuchten Menschen mit Intelligenzminderung. Autoaggressives (oder selbstschädigendes) Verhalten kommt bei Kindern und Erwachsenen mit einem niedrigen Entwicklungsniveau (schwere oder schwerste intellektuelle Beeinträchtigung; vgl. Kapitel 12.1.2) oder Autismus in etwa 10 % der Fälle vor und äußert sich anders als bei Menschen mit einer leichten oder ohne Intelligenzminderung. Selbstverletzendes Verhalten bei Personen mit einem niedrigen Entwicklungsniveau tritt meist in Form ernsthafter körperlicher Verletzungen auf (z. B. Kopfanschlagen, sich selbst mit den Fäusten oder auf andere Art schlagen), während bei Personen mit einem höheren Entwicklungsniveau meistens Hautverletzungen durch scharfe Gegenstände (z. B. bei Borderline-Persönlichkeitsstörung) und bei Personen mit psychotischen Zuständen sehr schwere, lebensgefährliche Verletzungen (Selbstverstümmelung) durch unterschiedliche Gegenstände auftreten. Diese unterschiedlichen Formen autoaggressiven Verhaltens haben unterschiedliche Funktionen. Während bei Menschen mit schwerer intellektueller Beeinträchtigung meistens eine existenzielle Problematik im Vordergrund steht (z. B. unerträgliche Schmerzen, Angst, Frustration, Stress), entstehen Selbstverletzungen bei Menschen mit einem höheren Entwicklungsniveau in Zuständen starker Erregung (Arousal) und Dissoziation (z. B. bei Borderline-Persönlichkeitsstörung), wobei das Verhalten häufig eine symbolische oder kommunikative Funktion erfüllt (vgl. Kapitel 22.4.1)

Die Gründe für aggressives Verhalten sind vielfältig. Unterschieden werden kann zwischen Faktoren, die mit der Intelligenzminderung verbunden sind, und Faktoren, die mit der Umgebung der entsprechenden Person zusammenhängen (vgl. Tab. 14).

Tabelle 14: Faktoren für die Entstehung aggressiven Verhaltens

Individuelle Faktoren für die Entstehung aggressiven Verhaltens	Umweltfaktoren bei der Entstehung von Aggressivität
• genetische Faktoren: chromosomale Abweichungen, Aggressivität in der Familienanamnese • Dysfunktion oder Schädigung des Zentralnervensystems: Dysfunktion des Frontal- und Temporallappens, Dysfunktion des Nucleus amygdalae (Mandelkern), Schädigung des Hippocampus und des orbitalen präfrontalen Kortex • neurobiochemische Zustände: erniedrigte Serotonin-Aktivität, erhöhte Noradrenalin-Aktivität, erhöhte dopaminerge und cholinerge Aktivität • eingeschränkte intellektuelle Möglichkeiten: niedriger IQ, Mangel an Fertigkeiten, Kommunikationsprobleme • soziale Gründe: soziale Deprivation, soziale Inkompetenz, soziale Isolierung, Misshandlung • emotionale und Persönlichkeitsfaktoren: Rückstand der emotionalen Persönlichkeitsentwicklung, schwieriges Temperament, unzureichende Copingstrategien • psychiatrische Störungen: Bindungsstörung, oppositionell-aufsässiges Verhalten, ADHS, Verhaltensauffälligkeit im Sinne der conduct disorder, Depression, Psychose, Persönlichkeitsstörung	• Überflutung mit sensorischen Reizen • inadäquater Interaktionsstil • Mangel an strukturierten Aktivitäten • aggressive Modelle (aggressives Verhalten als Vorbild aus der nächsten Umgebung) • aversive soziale Kontakte (Misshandlung, Vernachlässigung, Verwahrlosung) • defizitäres erzieherisches Milieu • psychische Störungen der Eltern • Ausschluss durch die Gruppe der Gleichaltrigen • Stress durch die Umgebung (traumatische Erfahrungen durch die Umgebung)

Die Gründe für aggressives Verhalten bei Menschen mit intellektueller Beeinträchtigung sind also recht zahlreich. Es sei ausdrücklich darauf hingewiesen, dass aggressives Verhalten keine diagnostische psychiatrische Kategorie ist. Aggressives Verhalten kommt als Symptom bei unterschiedlichen psychopathologischen Syndromen vor, es hat wenig oder überhaupt keine spezifische diagnostische Bedeutung. Trotzdem wird aggressives Verhalten als isoliertes Symptom vielfach medikamentös behandelt. Meist geschieht dies ohne gründliche Diagnostik und ohne psychiatrische Diagnose. Die Behandlung ist offenbar nur darauf gerichtet, die Aggressivität zu beherrschen. Der Erfolg dieser Behandlungsweise ist oftmals gering.

In diesem Kapitel wird Aggressivität schwerpunktmäßig unter dem Aspekt der Entwicklung und in ihren Erscheinungsformen betrachtet. Die Entwicklungsperspektive wird genutzt, um Entstehungsmechanismen und Symptomatologie besser zu verstehen.

17.1 Formen der Aggressivität

In Tierversuchen (Eichelman et al., 1981) werden zwei Aggressionsformen unterschieden: Die räuberische Aggressivität (Raubtieraggressivität) und die affektive Aggressivität (Kampf- oder Fluchtaggressivität). Bei der ersten Form von Aggressivität ist das Arousal niedrig, das Tier hat vollkommene Kontrolle über die eigene Motorik. Bei der zweiten Form befindet sich das Tier in Gefahr, das Arousal ist hoch, und die Motorik ist nicht unter Kontrolle. Vergleichbar mit den Befunden bei Tieren fanden Vitiello und Stoff (1997) sowie Stein et al. (1995) ebenfalls zwei Formen der Aggressivität beim Menschen. Aus klinischer Sicht muss aggressives Verhalten beim Menschen genauer differenziert werden. Wir unterscheiden zwischen folgenden Formen aggressiven Verhaltens:

1. *Affektive Aggressivität*, auch impulsive, reaktive, explosive oder unkontrollierte Aggressivität genannt. Diese Form der Aggressivität entsteht meistens als Reaktion auf eine Bedrohung, eine Provokation oder eine Frustration des Individuums; sie ist gekennzeichnet durch ein hohes Arousal, affektive Labilität, Zorn, Wut, Angst und ungebremste Motorik. Bei diesen Menschen findet man zudem häufig eine Störung des Zentralnervensystems (Epilepsie oder Schädigung des frontalen und temporalen Hirnlappens). Ebenso zeigen sich bestimmte Persönlichkeitsmerkmale und Temperamentseigenschaften sowie eine verminderte Kognition und manchmal verminderte Gedächtnisfunktionen. In neurobiochemischer Hinsicht wird angenommen, dass bei solchen Menschen verminderte serotonerge sowie erhöhte noradrenerge und dopaminerge Aktivitäten im Hirn vorliegen. Untersuchungsergebnisse bei Kindern mit dieser Form von Aggressivität verweisen auf einen niedrigeren verbalen IQ, auf häufigere psychiatrische Behandlungen und häufige psychotische Zustände.

2. *Zielgerichtete Aggressivität* wird auch kontrollierte, räuberische, proaktive oder instrumentelle Aggressivität genannt. Diese Form der Aggressivität ist meist erlernt und wird durch Verstärkung (Belohnung) unterstützt. Kognitiv sind diese Personen nicht eingeschränkt, das Erregungsniveau ist niedrig, und die Motorik ist unter Kontrolle. Neurobiochemisch scheint die Aktivität in cholinergen neuronalen Systemen erhöht zu sein. Es findet sich keine affektive Labilität oder Neigung zu psychischer Dekompensation.
3. *Gemischte Aggressivität* weist Merkmale sowohl von affektiver als auch von kontrollierter Aggressivität auf. Die Entstehung dieser Ausprägungsform ist meistens an die Reaktion der Umgebung auf das aggressive Verhalten der betroffenen Personen gebunden, kann aber auch in Beziehung mit Entwicklungsaspekten sowie psychischen und biologischen Eigenschaften der Person stehen (vgl. Kapitel 17.4).
4. Unter *impulsiver und sublimierter Aggressivität* versteht man Störungen der Impulskontrolle sowie die Verschiebung (Sublimierung) körperlicher Aggressivität auf impulsives Stehlen, Brandstiftung, sexuelle Aggression und andere antisoziale Aktivitäten (vgl. auch Kapitel 17.7). Impulsivität unterscheidet sich durch ihre spezifischen Entstehungsmechanismen von anderen Formen der Aggression. Auch die Behandlung ist anders.
5. *Novelty-seeking-Aggression aufgrund einer Erregungsregulationsstörung*. Einige Untersucher (z. B. Bradley, 2000) erwähnen ein *konstitutionell bedingtes Hypoarousal* als Ursache für andauerndes Suchen nach Spannung und Gefahr (novelty seeking). Gefährliche Aggressivität und antisoziales Verhalten können aber auch dazu dienen, das Arousal zu erhöhen.

Gardner et al. (2006; vgl. auch Došen et al., 2008) unterscheiden bei der Entstehung aggressiven Verhaltens drei wichtige Faktorengruppen (vgl. auch Kapitel 5 zur Problembeschreibung):

1. *Auslösende und provozierende Faktoren:* Schmerz, Angst, Wut, Konflikte mit der Umgebung, Stress und verschiedene andere Situationen, die bei einer Person zu negativen Erfahrungen führen.
2. *Spezifische Verarbeitungsbedingungen:* Gemeint sind damit biologische, soziale, psychologische und Entwicklungsfaktoren einer Person, die für die Wahrnehmung und Verarbeitung interner und externer Reize verantwortlich sind. Genetische, neurologische, psychiatrische Bedingungen und Abweichungen in der Entwicklung können zu einer inadäquaten Verarbeitung (Coping) von Reizen führen, als deren Folge es zu Problemen in der Aggressionsregulation und im Verhalten kommt.
3. *Aufrechterhaltende Umweltfaktoren:* Erlerntes Verhalten mit bestimmten Funktionen (Interaktion mit der Umgebung, Kommunikation, Gratifikation), das durch die Umstände verstärkt und belohnt wird. Solche Faktoren stabilisieren das Verhalten.

Um die Entstehung aggressiven Verhaltens bei Menschen mit intellektueller Beeinträchtigung besser zu verstehen, müssen biologische, psychiatrische, funktionelle und Entwicklungsaspekte berücksichtigt werden.

17.2 Biologische und psychiatrische Aspekte der Aggressivität

Mit biologischen Aspekten sind Abweichungen des Zentralnervensystems gemeint, die häufig in einem ursächlichen Zusammenhang mit einer Intelligenzminderung stehen. Die Schädigung bestimmter Hirnregionen kann neben einer verzögerten Entwicklung auch zu einer Regulationsstörung im Sinne von Aggressivität führen. Sovner und Lowry (2001) entwickelten ein Schema der Affekt- und Stimmungsregulation bei Störungen von Hirnregionen, die für aggressives Verhalten bestimmend sein können. Die Autoren unterscheiden zwischen vier basalen affektiven Zuständen: Irritation (Gereiztheit, Verstimmung), Hyperarousal (Übererregung des Nervensystems), Exzitation (Stimulussuche) und Wut.

1. *Irritation* (Gereiztheit) hängt zusammen mit einer erniedrigten Frustrationstoleranz, Bösartigkeit, Ungeduld, feindseliger Haltung und aggressiven Entladungen. Häufig findet sich außerdem eine instabile, negative Stimmung mit leichter Neigung zum Weinen, selbstverletzendem Verhalten und emotionalen Ausbrüchen. Ein ähnliches Bild findet sich häufig auch bei Menschen mit Depressionen und Manien auf hirnorganischer Grundlage (Hirnverletzungen, Epilepsie, Enzephalitis, Demenz und Stoffwechselstörungen). Auch bei Menschen mit schwerer und schwerster intellektueller Beeinträchtigung kommt Irritation häufiger vor. Häufig finden sich selbstverletzende Verhaltensweisen (Matin & Rundle, 1980; Reid, 1972). Sovner und Lowry (2001) sprechen von einem *organischen irritativen Syndrom*, das durch labile Stimmung mit Wutausbrüchen, selbstverletzendes Verhalten, Aggressivität und Schlafstörungen charakterisiert ist. Die Autoren vermuten, dass eine Schädigung des limbischen Systems und des Dienzephalons zugrunde liegt. Neurobiochemisch sollen eine Reduktion serotonerger Aktivität und vermutlich eine erhöhte Aktivität dopaminerger nigrostrialer Strukturen eine Rolle spielen. Auch Verhoeven (2000) vermutet als Grund für die affektive Labilität eine Schädigung tieferer Hirnstrukturen; er bezeichnet diesen Zustand als *instabile affektive Störung* (unstable mood disorder).
2. *Hyperarousal* (Übererregung des Nervensystems) kann als Zustand erhöhter körperlicher und psychischer Anspannung verstanden werden, die eine Person auf eine Aktion vorbereitet (Fight-or-flight-Reaktion[70]). Hyperarousal wird

70 *Kampf oder Flucht* als basale Reaktionsmöglichkeiten auf eine (vitale) Bedrohung wurden von Hans Selye (1907–1982), einem österreichisch-kanadischen Mediziner, im Rahmen von Hormonforschungen entdeckt (Anm. d. dt. Hrsg.).

oft bei Menschen mit Konzentrationsstörungen und Hyperaktivität, einer tiefgreifenden Entwicklungsstörung, Schädigungen des Hirnstamms und bestimmten genetischen Syndromen (z.B. fragiles X-Syndrom, Cornelia-de-Lange-Syndrom) beobachtet. Auffallende Verhaltensweisen dieser Menschen sind Spannungen, Angst, Impulsivität, stereotypes Verhalten und Zurückgezogenheit. Man nimmt an, dass bei einem solchen Hyperarousal eine erhöhte noradrenerge Aktivität im Locus coeruleus oder eine Hypoaktivität von GABAerger und serotonerger Hemmung der adrenergen Funktionen eine Rolle spielen.
3. *Exzitation* ist ein Zustand innerer Erregung, bei der die Person nach stimulierenden Aktivitäten sucht. Kennzeichen dieses Verhaltens sind Ruhelosigkeit, beschleunigte motorische Aktivitäten und Impulsivität. Die Stimmung ist meist fröhlich bis manisch. Dieser affektive Zustand scheint durch erhöhte dopaminerge Aktivität in mesolimbischen Gebieten reguliert zu werden.
4. *Wut* ist ein Zustand von emotionaler Gestimmtheit, der durch „blinde" impulsive Aggressivität und Destruktion charakterisiert ist. Dieses Verhalten wird häufig bei Menschen mit Hirnschädigungen gefunden (Schädigungen der Hirnrinde, Dysfunktion des Hypothalamus, der Amygdala und der Septumregion). Bei diesen Zuständen scheint überwiegend eine erhöhte adrenerge Aktivität eine Rolle zu spielen.

Bradley (2000) versuchte, eine Beziehung zwischen dem geschädigten Hirnareal und der Aggressionsform herzustellen:

- Bei Schädigung des Hirnstammes soll das aggressive Verhalten einen stereotypen Charakter haben und von den auslösenden Faktoren unabhängig sein.
- Bei einer Dysfunktion des limbischen Systems sollen die Erscheinungsformen der Aggressivität von den auslösenden Stimuli abhängig sein.
- Bei Schädigung und Dysfunktion frontaler Hirngebiete soll sich die Aggressivität mehr gegen soziale Normen (als antisoziales Verhalten) richten.

Genetische Faktoren können dafür verantwortlich sein, dass die betroffenen Personen auf bestimmte Reize überempfindlich reagieren, sei es in hyperaktiver, ängstlicher oder emotional labiler Form. All diese Eigenschaften erhöhen die Wahrscheinlichkeit, dass die Person aggressive Reaktionen auf unterschiedliche Reize der Umgebung zeigt. Solche Ursachen für Aggressivität werden Regulationsstörungen genannt (vgl. Kapitel 9).

Unterschiedliche psychopathologische Syndrome können mit aggressivem Verhalten einhergehen. Besonders häufig ist dies bei affektiven Störungen und bei psychotischen Störungen mit Denkstörungen, Wahn, Halluzination und/oder Derealisationserlebnissen. Als bedrohlich erlebte irreale Wahrnehmungen können zu Aggressivität führen. Auch bei Persönlichkeitsstörungen (emotional-instabile, paranoide, antisoziale) sind aggressive Verhaltensweisen häufig (vgl. Kapitel 22).

17.3 Funktionsstörungen und Aggressivität

Es ist schon lange bekannt, dass bei Menschen mit sensorischen Störungen (z. B. Taubheit, Blindheit) oder mit reduzierten kognitiven Funktionen (Kommunikations- und Sprachstörungen) aggressives Verhalten häufiger vorkommt als bei Menschen ohne solche Beeinträchtigungen. Starke Einschränkungen kognitiver Funktionen bei Menschen mit intellektueller Beeinträchtigung machen diese eher anfällig dafür, auf ungünstige Situationen aggressiv zu reagieren. In einer Situation den Überblick zu behalten, sie verstehen und angemessen kommunizieren zu können, wirkt sicherlich als schützender Faktor gegen aggressives Verhalten.

Andere Funktionsstörungen wie partielle Lernstörungen, verminderte Aufmerksamkeit, Schlafstörungen und Epilepsie können sekundär aggressives Verhalten bewirken. Solche Funktionsstörungen lassen Probleme auf emotionaler Ebene wie Irritation, Frustration, Spannung und andere negative emotionale Zustände entstehen. Die betroffenen Personen sind gegenüber ungünstigen Reizen empfindlicher und können auch auf geringe Auslöser mit aggressivem Verhalten reagieren. Ein konstitutionelles Hyperarousal wird ebenfalls als Ursache aggressiven Verhaltens angesehen. Hierbei erschweren die biologische Konstitution oder eine Dysfunktion des Nervensystems, das Arousal auf einem adäquaten Niveau zu halten. Sie benötigen dafür starke emotionale Reize. Auf der Suche nach solchen Reizen können sie sich antisozial und aggressiv verhalten.

17.4 Entwicklungsaspekte und Aggressivität

Aggressives Verhalten äußert sich in den verschiedenen Entwicklungsphasen eines normalen Kindes in unterschiedlicher Weise. Bis zum Alter von 3 Jahren kann sich Aggressivität in exzessiver Erregung, Kreischen, Kopfschlagen, Wutausbrüchen, Aggressionen gegenüber Bezugspersonen oder anderen Kindern sowie in Zerstörung von Sachen zeigen. Bei Kleinkindern (3 bis 7 Jahre) finden sich eher impulsive Aggressivität und destruktives Verhalten sowie die Symptomatik einer oppositionell-aufsässigen Störung oder von ADHS. Im Schulalter (7 bis 12 Jahre) sind Verhaltensstörungen im Rahmen einer ADHS mit gestörtem Sozialverhalten typisch. In der Adoleszenz (12 bis 18 Jahre) können Merkmale des antisozialen Verhaltens auftreten.

Für ein besseres Verständnis aggressiven Verhaltens bei Menschen mit Intelligenzminderung verwenden wir das Schema der emotionalen und Persönlichkeitsentwicklung (Došen, 2004; vgl. Kapitel 4). Auf jedem Niveau der Persönlichkeitsentwicklung kann Aggressivität durch jeweils andere Faktoren ausgelöst werden und jeweils andere Formen annehmen.

1. *Phase der Homöostase (0 bis 6 Monate):* Aggression entsteht als Reaktion auf Zorn und Wut auf interne und externe sensorische Reize. Sie ist überwiegend gegen sich selbst gerichtet und diffus.
2. *Bindungsphase (6 bis 18 Monate):* Aggression wird überwiegend durch Frustrationen (Zorn, Angst, soziale Frustration) ausgelöst. Sie richtet sich gegen die Bindungsperson oder sich selbst und ist diffus.
3. *Phase der Selbst-Fremd-Differenzierung (18 bis 36 Monate):* Aggression entsteht als Reaktion auf Zorn und Angst, ist impulsiv, gegen andere gerichtet und nicht kontrolliert.
4. *Phase der Ich-Bildung (3 bis 7 Jahre):* Aggression entsteht als Reaktion auf Zorn und Angst. Sie kann auch erlernt sein, um ein bestimmtes Ziel zu erreichen. Die Aggression kann impulsiv, aber auch kontrolliert sein und sich gegen bestimmte Objekte oder Menschen richten.
5. *Phase der Entwicklung des Realitätsbewusstseins (7 bis 12 Jahre):* Aggression kann aus Zorn und Angst erwachsen. Sie kann aber auch erlernt sein, um bestimmte Ziele zu erreichen. Die Aggression wird häufig verbal geäußert, ist gegen bestimmte Menschen oder Objekte gerichtet und meist kontrolliert.

Nach diesem Schema wird aggressives Verhalten bei Menschen mit schwerer intellektueller Beeinträchtigung überwiegend als affektive Aggressivität gesehen. Diese ist überwiegend gegen sich selbst gerichtet. Mit der weiteren Entwicklung der Persönlichkeit werden immer mehr Aspekte einer erlernten und zielgerichteten Aggressivität erkennbar. Mit steigendem Entwicklungsniveau nimmt also der Anteil zielgerichteter Aggression zu; gleichzeitig nimmt aber auch die Möglichkeit zu, diese zu kontrollieren.

Befindet sich eine Person auf dem emotionalen Entwicklungsstand der ersten psychophysiologischen Adaptationsphase (homöostatische Phase), kann man davon ausgehen, dass frühe negative Reize wie Hunger, Schmerz, soziale oder sensorische Deprivationen, Überladung mit sensorischen Reizen sowie Störungen der Raum- und Zeitstruktur als traumatisch erfahren werden und das Risiko mit sich bringen, zu aggressiven Verhaltensweisen zu führen. Auf diesem Niveau ist Aggressivität meist gegen die eigene Person gerichtet. Dieselbe Reaktion kann entstehen, wenn die psychische Verarbeitung von Reizen gestört ist. Dies kommt bei psychiatrischen oder somatischen Erkrankungen vor. Selbstverletzendes Verhalten bei Menschen auf diesem Entwicklungsniveau kann also als Folge von Frustration oder Stress gesehen werden (für eine ausführliche Betrachtung selbstverletzender Verhaltensweisen vgl. Kapitel 12.1.2). Auf dem Entwicklungsniveau der Bindungsphase (2. Phase; 6 bis 18 Monate) sowie bei einer disharmonischen Entwicklung mit einem Rückstand auf dieser Entwicklungsphase hängen die auslösenden Faktoren meist mit bestimmten sozialen Interaktionen zusammen; das können überbehütende Beziehungen, Bindungsverlust, konstante Ängste und Frustrationen in der Interaktion mit der Bezugsperson sowie psychische oder körperliche Krankheiten sein. Es konnte gezeigt werden, dass bei nicht beeinträchtigten Kindern eine problematische Bindung im 2. Lebensjahr (insbesondere eine desorganisierte Bindung) ein Prädiktor für aggressives und destruktives Verhalten im Alter von 5 Jahren sein kann (Bradley, 2000). Ebenso stellt aggressives Verhalten im Kindergartenalter einen Risikofaktor für die Entwicklung von Verhaltensauffälligkeiten in der Adoleszenz und im frühen Erwachsenenalter dar. Bei Menschen mit intellektueller Beeinträchtigung und schwerem aggressiven Verhalten fanden wir in unserer klinischen Praxis relativ häufig eine emotionale Problematik in der Bindungsphase. Aggressive Ausbrüche können durch geringste Anlässe ausgelöst werden und sind schwer vorhersagbar. Sie können sich sowohl gegen beliebige Personen aus der Umgebung als auch gegen die Person, zu der eine affektive Bindung besteht, richten. Diese Verhaltensweisen sind eine Form von affektiver Aggressivität. Bei sehr starken Frustrationen kann selbstverletzendes Verhalten auftreten. Auch psychiatrische und somatische Erkrankungen sowie unterschiedliche Formen traumatischer Erfahrungen kommen als Auslöser infrage.

Bei einer Persönlichkeitsentwicklung auf dem Niveau der Selbst-Fremd-Differenzierung (3. Phase; 18 bis 36 Monate) ist das aggressive Verhalten impulsiv. Es richtet sich unkontrolliert gegen andere Menschen (affektive Aggressivität) oder Objekte (zielgerichtete Aggressivität). Diese gemischte Aggressionsform findet man häufig gemeinsam mit anderen Symptomen bei oppositionell-aufsässigen Störungsbildern (für eine ausführliche Betrachtung vgl. Kapitel 14).

Aggressivität in der Phase der Ich-Bildung (3. bis 7. Lebensjahr) und der Entwicklung des Realitätsbewusstseins (7. bis 12. Lebensjahr) wird im Rahmen von ADHS, Störungen des Sozialverhaltens (conduct disorder) oder maladaptivem und delinquentem Verhalten in den Kapiteln 14, 15 und 21 beschrieben.

17.5 Diagnostik

Bei der Untersuchung einer Person mit aggressivem Verhalten folgen wir in unserer Praxis (Došen, 2004) dem Untersuchungsschema, das in Kapitel 5 vorgestellt wurde. Auf eine ausführliche Entwicklungsanamnese sowie eine somatische und neurologische (und falls nötig genetische) Untersuchung folgen eine psychiatrische Untersuchung (einschließlich der aktuellen Lebensbedingungen) sowie eine psychologische Diagnostik. Falls sich dabei keine Erklärung für das aggressive Verhalten findet, wird eine Verhaltensbeobachtung durchgeführt. Meistens wird auch eine Verhaltensanalyse erstellt. Dazu wird die Person an Ort und Stelle beobachtet, und es werden Videoaufnahmen in verschiedenen Lebenssituationen gemacht. Mit diesen Ergebnissen sind Aussagen über Dysfunktionen des Zentralnervensystems, genetische Abweichungen, psychopathologische Symptome, das Niveau der Kognition, der sozialen und emotionalen Entwicklung, das Niveau der Persönlichkeitsentwicklung, basale emotionale Bedürfnisse und Motivationen, Interaktionsmuster, schädliche Reize und auslösende Faktoren für Aggressivität möglich. Diese Informationen können nach dem Schema von Gardner (vgl. Kapitel 17.1) für die Untersuchung von Problemverhalten (vgl. Kapitel 5 und Došen et al., 2008) systematisiert werden. So entsteht ein vergleichsweise vollständiges Bild in Form einer integrativen Diagnose. Diese kann die Faktoren, die das Verhalten auslösen und aufrechterhalten, sowie die zentralen Wahrnehmungs- und Verarbeitungsprozesse beschreiben.

Ein 21-jähriger Mann mit einer leichten Intelligenzminderung wurde wegen explosiven, teilweise gefährlichen, aggressiven Verhaltens zur psychiatrischen Diagnostik überwiesen. Diese Problematik war bei ihm seit der Schulzeit bekannt. Während der Adoleszenz hatte dieses Verhalten sehr zugenommen. Dies war der Grund für wiederholte Aufnahmen in psychiatrische Einrichtungen und für eine Behandlung mit unterschiedlichen Psychopharmaka in hoher Dosierung.

Aus seiner Vorgeschichte wurde bekannt, dass der Junge in den ersten drei Lebensjahren unter sehr ungünstigen Umständen aufwuchs und wahrscheinlich affektiv verwahrloste. Mit 4 Jahren wurde er in eine Einrichtung der Behindertenhilfe aufgenommen. Seither blieb er dort untergebracht.

Die körperlichen Untersuchungen lieferten keine nennenswerten Befunde. In der psychiatrischen Untersuchung wurden keine Hinweise auf ein Störungsbild gefunden, das das aggressive Verhalten erklären könnte. Die psychologische Untersuchung ergab einen IQ von 60 (Entwicklungsalter: 8 Jahre). Die emotionale Entwicklung lag bedeutend niedriger, mit den meisten emotionalen Aspekten auf einem Niveau von weniger als 18 Monaten. Bei der Verhaltensanalyse wurde deutlich, dass der junge Mann viele Verhaltensweisen zeigte, die zu seinem emotionalen Entwicklungsniveau passten. Aggressive Ausbrüche konnten bei unterschiedlichen Frustrationssituationen vorkommen: bei hohem Druck von außen, bei Überforderung, bei Zurückweisung oder Verboten, in unklaren oder unübersichtlichen Situationen, bei Veränderungen der Umgebung und einem Wechsel des begleitenden Personals. Die meist unverhältnismäßigen aggressiven Verhaltensweisen richteten sich überwiegend gegen Betreuer. Häufig musste er daher isoliert werden. Der Junge litt selbst unter seinem aggressiven Verhalten und ließ erkennen, dass er Hilfe suchte. Er fühlte sich schlecht und minderwertig („Niemand hatte ihn lieb."). In ruhigen Situationen und in Anwesenheit vertrauter Betreuer konnte er sich mit Freude beschäftigen.

Die Verhaltensweisen des Jungen wurden als affektive Aggressivität bewertet. Die auslösenden Momente wie auch die zentralen Verarbeitungsmechanismen waren typisch für sein emotionales Entwicklungsniveau (Bindungsphase). Das Verhalten wurde durch innere und äußere Umstände stabilisiert. Durch die jahrelangen Wiederholungen aggressiven Verhaltens in Belastungssituationen war bei dem jungen Mann ein stabiles Reaktionsmuster entstanden. Aus neurobiologischer Sicht entspricht dies einem Komplex neuronaler Schaltkreise, die durch verschiedene, auch unspezifische Reize in Gang gesetzt werden. Die Reaktionen verlaufen wahrscheinlich über die *low road* nach Le Doux (vgl. Kapitel 4) und können nicht kontrolliert werden. Durch die Versuche, das Verhalten zu kontrollieren, wird es stattdessen stabilisiert und immer wieder ausgelöst.

Die integrative Diagnose lautete wie folgt:

- Diagnose nach DSM-IV: keine Psychopathologie
- Entwicklungspsychiatrische Diagnose: inadäquates Verhalten als Folge misslungener stressverarbeitender Erfahrungen bei einer Person mit unsicherer Bindung

- Entstehungsmechanismus: Die Verhaltensproblematik ist durch Interaktionsprobleme entstanden, wobei die Umgebung keine Rücksicht auf das emotionale Entwicklungsniveau (Bindungsphase) und die emotionalen Bedürfnisse des jungen Mannes genommen hat. Er fühlt sich durch seine unsichere Bindung ständig bedrängt und ausgeschlossen. Die aggressiven Entladungen, durch die er seinen Zorn und seine Ängste zum Ausdruck bringt, sind typisch für sein emotionales Entwicklungsniveau.

Die auf das Problemverhalten gerichtete integrative Diagnose lautete folgendermaßen:

1. Formulierung von verschiedenen biopsychosozialen, somatischen, psychiatrischen und Entwicklungsaspekten:
   a) Biologische Faktoren: keine Besonderheiten
   b) Somatische Untersuchung: keine Besonderheiten
   c) Neurophysiologische Faktoren: keine Besonderheiten
   d) Kognitive und Lernfaktoren: leichte Intelligenzminderung (IQ = 60), lernt am Vorbild
   e) Persönlichkeitsentwicklung: emotionale Entwicklung unter 18 Monaten, Persönlichkeitsentwicklung diskrepant
   f) Persönlichkeitsmerkmale: impulsiv, abhängig, anhänglich, schnelle Stimmungswechsel
   g) Basale emotionale Bedürfnisse: Akzeptanz und Kontrolle durch wichtige andere Personen
   h) Grundlegendes Copingproblem: kann mit Aufschub von angenehmer Erfahrung und affektivem Verlust nicht umgehen
   i) Umgebungsfaktoren: Mangel an Verständnis für die emotionalen Bedürfnisse des jungen Mannes
   j) Psychiatrische Befunde:
      - DSM-IV: keine Diagnose auf Achse I
      - Entwicklungspsychiatrische Diagnose: maladaptives Verhalten bei einer Person mit einer unsicheren Bindung
2. Entstehungsmechanismus und Dynamik des Problemverhaltens: Das aggressive Verhalten entsteht als Folge von Frustration durch inadäquate Anforderungen der Umgebung und Unverständnis für die basalen emotionalen Bedürfnisse des jungen Mannes. Durch den Rückstand seiner emotionalen Entwicklung auf dem Niveau der Bindungsphase kann er Frustrationen nicht verarbeiten, er reagiert mit Aggression. Das auffällige Verhalten wird durch ein festgefahrenes Interaktionsmuster aufrechterhalten.
3. Diagnostische Formulierung des Problemverhaltens: aggressives Verhalten als Folge inadäquater Interaktion zwischen dem jungen Mann und seiner Umgebung
4. Zur Behandlung vgl. Kapitel 17.6.

In der neueren Literatur wird aggressivem Verhalten im Kontext einer Bindungsproblematik immer mehr Aufmerksamkeit geschenkt. Die diagnostische Kategorie der reaktiven Bindungsstörung im DSM-IV (ICD-10: F94.1 und 94.2) bildet das Störungsbild dieser Patienten nicht ab. Das aggressive Verhalten überlagert alle anderen Hinweise auf eine gestörte Bindung. Eine entwicklungspsychiatrische deskriptive Diagnose bietet in solchen Fällen mehr Differenzierungsmöglichkeiten. Der resultierende Entstehungsmechanismus gibt die Richtung der Behandlung an. Bei Menschen mit vornehmlich zielgerichteter und kontrollierter Aggressivität wird die Problematik in einer passenden DSM-Diagnose angedeutet (z. B. Störung des Sozialverhaltens). Gleichzeitig wird in der entwicklungspsychiatrischen

Diagnose der Hintergrund der Störung beleuchtet. Die Beschreibung des Entstehungsmechanismus kann von großer Bedeutung für die Wahl der Behandlungsstrategie sein.

17.6 Behandlung

Das Ziel der Behandlung im Falle des im vorigen Abschnitt beschriebenen Mannes war, das festgefahrene Interaktionsmuster zu durchbrechen und eine positive Interaktion zwischen ihm und seiner Umgebung in Gang zu bringen. Dabei ging es um folgende Aspekte: Stärkung der basalen Fähigkeiten und zunehmende Autonomie. Folgende Schritte wurden im Rahmen der integrativen Therapie eingeleitet:

1. Soziale Ebene: Die Umgebung wurde über die Ursachen der Aggressivität bei diesem jungen Mann sowie über seine basalen emotionalen Bedürfnisse und seine Motivationen aufgeklärt.
2. Entwicklungsdimension: Die Interaktion mit dem Patienten wurde an sein Niveau der emotionalen Entwicklung und seine Bindungsproblematik angepasst.
3. Psychologische Ebene: Mit kognitivem Training zur Kontrolle des Verhaltens wurden die intellektuellen Möglichkeiten zum Erlernen neuer, positiver Verhaltensweisen genutzt.
4. Biologische Ebene: Da die bisherige Medikation ohne Wirkung geblieben war, wurde ein Absetzungsversuch eingeleitet. Danach sollte zunächst keine weitere Medikation gegeben werden. Später stellte sich heraus, dass eine niedrige Dosis eines Neuroleptikums (Risperidon) hilfreich war.

Das Ergebnis der Behandlung war insgesamt als positiv zu bewerten.

In der Praxis wird aggressives Verhalten bei intellektuell beeinträchtigten Menschen oftmals mit Psychopharmaka behandelt, ohne dass eine psychiatrische Diagnostik durchgeführt wurde. Wie in Kapitel 7.2.2 erwähnt, sind Neuroleptika die am meisten bei problematischen Verhaltensweisen verschriebenen Medikamtente in stationären Einrichtungen (De Kuijper et al., 2010). Von den 32 % der Patienten, die Neuroleptika einnahmen, hatten 58 % diese Medikamente gegen Problemverhalten bekommen. Bis jetzt gibt es jedoch noch keine evidenzbasierten Befunde, die einen positiven Effekt dieser Medikamente auf aggressives Verhalten bestätigen (vgl. auch Tyrer & Oliver-Africano, 2008).

Darüber hinaus werden zur Schadensbegrenzung meist körperliche Maßnahmen wie Isolation, Fixierungen und Ähnliches eingesetzt. Ein derartiges Vorgehen bei wiederholter und andauernder Aggressivität liefert meist nicht das gewünschte Resultat. Gardner (2002) bezieht hinsichtlich dieser Problematik einen eindeutigen Standpunkt: „Behandle nicht die Aggression. Behandle die Auslöser und die Bedingungen bei der Person selbst und die Bedingungen in ihrer Umgebung!“ Diese Aussage ist umso wichtiger, als bekannt ist, dass Aggression kein psychiatrisches

Syndrom ist und es keine spezifischen Medikamente gegen Aggressionen gibt. Psychopharmaka haben eine breite Wirkung, sie beeinflussen unterschiedliche psychosoziale Aspekte der Person, haben aber auch unerwünschte Nebenwirkungen. Eine umfassende Untersuchung und eine integrative Diagnose sind wesentliche Voraussetzungen für eine adäquate Behandlung. Wenn eine neurologische oder eine psychiatrische Erkrankung vorliegt, muss sich die Behandlung darauf richten. Bei einer Funktionsstörung, die aggressives Verhalten zur Folge hat, müssen passende Hilfen und eine Begleitung der Person eingeleitet werden, um die Funktionsstörung zu kompensieren. Bei Menschen, bei denen die Aggressivität durch inadäquate Interaktion entsteht, weil die Bedürfnisse dieser Person nicht erkannt werden, kann die integrative Behandlung ein günstiges Resultat liefern.

Nur bei richtiger Indikation können Psychopharmaka im Rahmen einer integrativen Behandlung andere Behandlungsmethoden unterstützen. In Fällen, denen eine affektive Labilität als Folge einer Störung tieferer Hirnstrukturen zugrunde liegt (Irritationsyndrom nach Sovner & Lowry, 2001) ist ein Aktivitätsdefizit serotonerger Strukturen und eine Hyperaktivität dopaminerger Strukturen anzunehmen. Aggressives Verhalten kann bei diesen Menschen das vorherrschende Symptom oder Teil einer psychischen Störung sein (affektive Störungen, psychotische Störungen). In solchen Fällen können Antidepressiva (vornehmlich SSRI) oder Neuroleptika (klassische Neuroleptika wie Pipamperon oder Haloperidol, atypische Neuroleptika wie Risperidon) in Betracht kommen. Gute Erfahrungen werden auch mit Antiepileptika als Stimmungsstabilisierer (Carbamazepin und Valproinsäure) berichtet. Bei Menschen mit Hyperarousal und Symptomen von Angststörungen, Impulskontrollstörungen und Hyperaktivität als grundlegendes Problem nimmt man an, dass noradrenerge Strukturen übermäßig aktiv sind und die serotonerge Inhibition defizitär ist. Gute Erfolge werden in solchen Fällen mit Antiepileptika als Stimmungsstabilisierer (Carbamazepin und Valproinsäure) oder Sedativa (Benzodiazepine) berichtet. Buspiron, Clonidin und Betablocker kommen ebenfalls in Betracht. Beim Exzitationssyndrom (z. B. bei einem manischen Zustand) mit einer erhöhten Aktivität dopaminerger limbischer Strukturen kommen Neuroleptika sowie Antiepileptika und Lithium in Betracht.

Bei wiederholten *Wutausbrüchen* ist das noradrenerge System anscheinend übermäßig aktiviert. Dagegen können Sedativa, Betablocker, Antiepileptika und manchmal auch Neuroleptika eingesetzt werden. Bei anderen Formen affektiver Aggression, bei der die Person keine Symptome des oben beschriebenen „Sovner-Typs“ (affektive Labilität und organische Schädigungen des Zentralnervensystems) aufweist, kommen bei entsprechender Indikation auch die oben genannten Mittel in Betracht.

Diese Überlegungen machen deutlich, dass es keine spezifische „antiaggressive“ Medikation gibt. Mit einer medikamentösen Behandlung wird beabsichtigt, die zugrunde liegenden emotionalen und dysfunktionalen Prozesse oder psychopathologischen Zustände zu beeinflussen, wodurch eine weniger intensive oder weniger schädliche Wirkung des aggressiven Verhaltens erreicht werden soll. In der Regel unterstützt die Medikation andere Formen der Behandlung innerhalb einer integrativen Behandlung und sollte nicht alleine eingesetzt werden.

Gegenwärtig liegen verschiedene kognitive Trainingsprogramme zur Behandlung von Menschen mit intellektueller Beeinträchtigung und aggressivem Verhalten vor. Eine umfassende Übersicht geben Griffiths (2001), Gardner et al. (2001a), Benson und Valenti-Hein (2001) sowie Cox-Lindenbaum (2001).

Bei Aggressionen des *zielgerichteten, kontrollierten Typs* muss an erster Stelle die Behandlungsmotivation der betroffenen Person gefördert werden. Medikamente spielen hierbei keine Rolle. Verschiedene Behandlungsmethoden haben sich bewährt (vgl. Kapitel 15.5).

Aggressives Verhalten mit affektiver und mit zielgerichteter Aggression erfordert eine Analyse aus unterschiedlichen Perspektiven. Der Gewinn, den die betreffende Person durch solche Verhaltensweisen erzielen kann (z. B. ein angenehmes Gefühl oder Entspannung), erschwert die Behandlung sehr. Im Falle selbstverletzenden Verhaltens, das beispielsweise anfänglich als primitive Reaktion auf Frustration entstanden war und allmählich die Funktion der Kommunikation mit der Umgebung erhalten hat (und als solches von der Umgebung andauernd bestätigt wird; vgl. das Beispiel in Kapitel 12), wird sich die Behandlung gleichzeitig auf zwei Ziele richten: erstens die angemessene Befriedigung basaler emotionaler Bedürfnisse und zweitens die Förderung der Motivation, andere Formen der Kommunikation zu erlernen. Bei einer Person mit einer Störung des Sozialverhaltens oder mit delinquentem Verhalten muss die Behandlung auf die Befriedigung basaler emotionaler Bedürfnisse gerichtet sein, und es muss versucht werden, eine Behandlungsmotivation herzustellen. Die Behandlungsmotivation ist notwendig, um von verschiedenen Trainings- und Lehrsituationen profitieren zu können (vgl. Kapitel 15).

Die Behandlung aggressiven Verhaltens auf dem Hintergrund einer sensorischen Funktionsstörung muss zunächst die Funktionsstörung selbst kompensieren, dann das Verständnis der Umgebung des Betroffenen wecken und schließlich stärker seine basalen emotionalen Bedürfnisse berücksichtigen. Eine Medikation kann dabei helfen, störende Spannungen und Ängste zu unterdrücken, um so die Person für andere Behandlungsmethoden empfänglich zu machen.

17.7 Impulsivität und Impulskontrollstörungen bei Menschen mit intellektueller Beeinträchtigung

Es ist notwendig, zwischen Impulsivität und Impulskontrollstörungen zu unterscheiden. *Impulsivität* ist eine anlagebedingte Fähigkeit, schnell und spontan auf interne oder externe Reize zu reagieren – ungeachtet etwaiger negativer Folgen für die Person selbst oder für andere. Impulsivität ist eine primäre Reaktion auf emotional bedeutsame Stimuli oder eine Reaktion auf unterschiedliche Reize auf dem Hintergrund eines aktuellen emotionalen Zustandes. Für ein besseres Verständnis impulsiven Handelns braucht man Kenntnisse basaler Emotionen und Motivationen sowie Kenntnisse hinsichtlich der Art und Weise der Verarbeitung emotionaler Reize.

Eine *Impulskontrollstörung* dagegen ist eine psychische Störung; sie wird als psychiatrische Diagnose klassifiziert. Diese Störung ist beim Menschen mit normaler Intelligenz durch plötzliche Entladungen aggressiven Verhaltens oder durch ein Verhalten gekennzeichnet, das durch Sublimation von Aggressivität entsteht. Dieser Prozess verläuft in charakteristischen Stadien:

- emotionale Erregung,
- innere Anspannung, Zorn, Wut, Ausbruch der Aggression oder der sublimierten Aggression,
- Entspannung,
- Scham und Schuldgefühl.

Bei Menschen mit leichter oder mittelgradiger Intelligenzminderung verlaufen impulsive Entladungen ähnlich wie bei Menschen ohne intellektuelle Beeinträchtigungen. Scham und Schuldgefühle werden jedoch seltener geäußert. Bei Menschen mit schwerer intellektueller Beeinträchtigung kommen impulsive aggressive Entladungen verhältnismäßig häufig vor. Allerdings treten sublimierte Formen der Aggression nicht auf, ebenfalls lässt sich der beschriebene Prozessverlauf kaum erkennen. Die Fähigkeit zur Impulskontrolle ist abhängig vom Lebensalter. Im Kleinkind- und Kindergartenalter ist diese Steuerungsfähigkeit sehr schwach. Einige Autoren sprechen hinsichtlich dieser Kinder vom *impulsiven Selbst* (vgl. Kapitel 4).

Ein Schulkind hat eine beträchtlich bessere Steuerungsfähigkeit, manchmal sogar in Form einer zu strengen Selbstkontrolle. Solch eine übermäßige Kontrolle kann bei Schulkindern den Charakter von Zwangsgedanken und Zwangshandlungen annehmen. In der frühen Adoleszenz kann die Impulskontrolle abnehmen, im Erwachsenenalter nimmt sie wieder zu.

Störungen der Impulskontrolle können zu einer Reihe psychiatrischer Störungsbilder wie Kleptomanie, Pyromanie, pathologisches Spielen, Trichotillomanie und anderen weniger spezifischen Störungsbildern führen. Störungen der Impulskontrolle finden sich bei unterschiedlichen psychischen Störungen als Komorbidität oder auch als Symptom einer antisozialen Persönlichkeitsstörung, einer Borderline-Persönlichkeitsstörung, einer bipolaren Störung, einer ADHS und einer Störung des Sozialverhaltens mit oppositionell-aufsässigem Verhalten.

Bei Menschen mit intellektueller Beeinträchtigung hängt die Fähigkeit zur Impulskontrolle vom Entwicklungsniveau ab. Menschen mit einer mittelgradigen und schweren Beeinträchtigung haben eine schwache oder keine Impulskontrolle.

Impulsive Reaktionen bei diesen Menschen äußern sich meistens als Aggressionen. Bei Menschen mit leichter Intelligenzminderung können unterschiedliche Formen der Impulskontrollstörung auftreten, z.B. verbale und/oder körperliche Aggressivität und sublimierte Aggressivität (kleinere kriminelle Delikte, Brandstiftung). Die Faktoren, die bei der Entstehung einer Impulskontrollstörung bei Menschen mit intellektueller Beeinträchtigung eine Rolle spielen können, sind in Kasten 14 aufgeführt:

Kasten 14: Bedingungsfaktoren von Störungen der Impulskontrolle bei Menschen mit intellektueller Beeinträchtigung

- biologische Faktoren (genetische Abweichungen, Schädigung des Frontallappens)
- niedrige kognitive Entwicklung
- partielle Dysfunktionen des Zentralnervensystems (Sprachstörung, sensorische Dysfunktionen, Epilepsie, Lernstörungen)
- Rückstand der emotionalen Entwicklung im Vergleich zur kognitiven Entwicklung
- Dysfunktion tieferer Strukturen des Zentralnervensystems mit Störungen des Inhibitions-Systems[71] und Formen des *arousal-attack* neuronaler Schaltkreise (Erläuterungen dazu im Folgenden)
- erlerntes Verhalten durch soziale Verstärkung
- Symptome verschiedener psychiatrischer Störungen

Menschen mit intellektueller Beeinträchtigung besitzen ein erhöhtes Risiko für eine gestörte Impulskontrolle. Einige der Faktoren aus Kasten 14 sind ebenso Risikofaktoren für die Entstehung aggressiven Verhaltens. Die häufige Diskrepanz zwischen emotionaler und kognitiver Entwicklung kann Ursache für andauernde Konflikte mit der Umwelt sein. Dies führt wiederum zu anhaltenden negativen emotionalen Spannungen und prädisponiert für impulsive Reaktionen. Gray (1987) hat die Hypothese einer Störung des *behavioral inhibition system* als Erklärung für impulsives Verhalten bei bestimmten Menschen (vgl. Kapitel 4) entwickelt. Angesichts der Häufigkeit biologischer Abweichungen bei Menschen mit intellektueller Beeinträchtigung kommt die Störung des *behavioral inhibition system* bei solchen Menschen wahrscheinlich häufiger vor als in der Normalpopulation. Impulse aus tiefen Hirnstrukturen gelangen – unkontrolliert durch hierarchisch höhere Gebiete – zu den Hirnregionen mit exekutiven Funktionen. Impulsive Verhaltensreaktionen sind die Folge.

Ein anderer Mechanismus unkontrollierten impulsiven Verhaltens wird durch das Konzept des *arousal-attack* neuronaler Schaltkreise (Bradley, 2000) erklärt. Diesem Konzept zufolge führen wiederholte intensive emotionale Erfahrungen

71 Das *behavioral inhibition system* (Verhaltenshemmsystem) stellt nach Gray (1987) eines der drei primären Emotionssysteme dar. Es organisiert die Reaktion auf Reize im Sinne von Hemmung oder Unterdrückung der Reaktion (vgl. Kapitel 4.4).

(traumatische oder Stresserfahrungen) zu festen Verbindungen zwischen bestimmten Systemen des Nervensystems (sog. neuronale Schaltkreise oder *neuronal circuits*). Reize, für die die Person auf diese Weise sensibilisiert wurde und die mit den früheren traumatischen oder Stresserfahrungen assoziiert werden, setzen diese Schaltkreise in Gang. Die Verhaltensreaktion läuft in diesem Fall über die sogenannte *low road* von Le Doux (vgl. Kapitel 4). Solche Reaktionen finden ohne Kontrolle durch hierarchisch höhere Hirngebiete statt und sind meist sehr heftig. Ein relativ geringer Anlass kann einen aggressiven Ausbruch auslösen. Derartige Reaktionen werden auch Arousal-attack-Reaktionen genannt. Es scheint, dass überwiegend Menschen mit schwerer oder schwerster intellektueller Beeinträchtigung auf diese Weise reagieren. Ähnliches sieht man auch bei Menschen mit disharmonischer psychosozialer Entwicklung, bei denen die emotionale Entwicklung in der Bindungsphase stagnierte.

17.7.1 Diagnostik

Im Folgenden werden zwei Beispiele aus der Praxis vorgestellt.

> Ein 23-jähriger Mann mit leichter Intelligenzminderung wurde wegen seiner verbal und körperlich aggressiven Ausbrüche überwiesen. Diese Ausbrüche kamen in den letzten Jahren mindestens einmal pro Woche vor. Der junge Mann selbst fand diese Ausbrüche hinderlich und suchte Hilfe durch Fachleute.
>
> Er war das dritte von drei Kindern einer gut situierten Familie. Schwangerschaft, Geburt und die ersten drei Lebensjahre verliefen ohne nennenswerte Probleme. Mit 3 Jahren musste er wegen einer Hüftluxation operiert werden. Er verblieb sechs Monate im Krankenhaus. Sein Entwicklungsrückstand wurde im Kindergarten festgestellt. Dort zeigte er hyperaktives Verhalten, war stur, negativistisch und hatte Wutausbrüche, wenn er seinen Willen nicht durchsetzen konnte. Auf der Sonderschule wie auch zu Hause zeigte er aggressive Ausbrüche, wenn er wütend war.
>
> Mit 18 Jahren verließ er das elterliche Haus, wohnte selbstständig in einer betreuten Wohneinrichtung und arbeitete in einer Gärtnerei (beschützter Arbeitsplatz). Er war mit seiner Arbeit und seiner Wohnung zufrieden. Trotzdem kamen aggressive Ausbrüche regelmäßig vor. Dies geschah vornehmlich, wenn er am Wochenende seine Eltern besuchte. Meistens war er seinem Vater gegenüber verbal aggressiv, manchmal auch gegenüber seinen Betreuern, jedoch nie auf der Arbeit. Die aggressiven Zustände wurden durch Konflikte, Meinungsverschiedenheiten oder Kritik, vornehmlich in Gesprächen mit seinem Vater und mit seinen persönlichen Betreuern, ausgelöst. Er beschrieb, dass diese Ausbrüche mit einem Gefühl von Spannung beginnen würden, gefolgt von Zorn und Wut. Danach werde er meist verbal, aber manchmal auch körperlich heftig aggressiv. Nach diesem Ausbruch, der etwa 5 bis 10 Minuten andauere, beruhige er sich meistens und fühle sich schuldig. Auf verschiedene Arten versuche er dann, sich zu entschuldigen und alles wieder gut zu machen.
>
> In der EEG-Untersuchung fanden sich Anzeichen einer Unterfunktion des Frontallappens. Die psychiatrische Untersuchung ergab keine Hinweise auf eine schwerwiegende Psychopathologie. Bei der psychologischen Untersuchung erreichte er einen IQ von 68 (Entwick-

lungsalter: 11 Jahre). Die emotionale Entwicklung lag bedeutend niedriger. Er erzielte vorwiegend Werte der Individuationsphase (Entwicklungsalter geringer als 3 Jahre).

Bei diesem jungen Mann wurde eine integrative Diagnose aufgrund der Symptomatik, der zerebralen Funktionsstörung, der Entwicklungsretardierung, seiner Vorgeschichte und der Situationen, in der die aggressiven Ausbrüche stattfanden, gestellt. Sie lautete:

- DSM-IV-Diagnose: periodische explosive Störung
- Funktionsstörungsdiagnose: Impulskontrollstörung aufgrund einer Minderfunktion des Frontallappens
- Entwicklungspsychiatrische Diagnose: Impulskontrollstörung als Folge einer disharmonischen psychosozialen Entwicklung und Konflikte im Interaktionsklima
- Entstehungsmechanismus: Die Störungen der Impulskontrolle sind entstanden durch Dysfunktionen der frontalen Hirngebiete, durch einen Rückstand der emotionalen Entwicklung, die wiederum zu andauernden Konflikten mit seiner Umwelt geführt haben. Der junge Mann befindet sich im Individuationsprozess, kann aber aufgrund alter Traumata und des Bedürfnisses nach Nähe zu wichtigen anderen Personen nicht autonom werden.

Die Komplexität dieses Entstehungsmechanismus erfordert eine nähere Erklärung: Der Ursprung der negativen emotionalen Spannungen bei diesem jungen Mann muss in seiner Entwicklung gesucht werden. Die Spannungen sind wahrscheinlich durch die sechs Monate dauernde Hospitalisierung im Alter von 3 Jahren entstanden. Der damals beginnende Prozess der Individuation konnte durch diesen Einschnitt nicht fortgesetzt und vollendet werden. Die emotionale Problematik – gemeinsam mit der Funktionsschwäche des Frontallappens – war die Ursache seines problematischen Verhaltens in der Kindheit und Adoleszenz. Mit dem Auszug aus dem Elternhaus in eine selbstständige Wohnform wurde sein „alter Schmerz", die Trennungsangst, wieder aktuell. Er wollte selbstständig sein, konnte aber noch nicht auf sein Zuhause und seine Eltern verzichten. Diese ambivalenten Gefühle führten zu innerer Anspannung und machten ihn wütend. Dadurch entstanden aggressive Impulse, die er infolge der Schwäche des Frontalhirns nicht unter Kontrolle halten konnte. Die aggressiven Ausbrüche bei diesem jungen Mann verliefen wahrscheinlich zum größten Teil automatisch über neuronale Schaltkreise und die *low road*. Diese Erklärung hatte wichtige Konsequenzen für die Behandlung (vgl. Kapitel 17.7.2).

Der zweite Fall beschreibt eine 28-jährige Frau mit Down-Syndrom und einer leichten intellektuellen Beeinträchtigung. Ihre Probleme waren Stehlen, Gereiztheit und Wutausbrüche. Sie wohnte selbstständig im betreuten Wohnen und arbeitete im Cateringbereich.

Die frühe Entwicklung war nach Auskunft der Eltern ohne Probleme verlaufen. Sie besuchte eine Sonderschule, war unauffällig und fröhlich. Im Alter von 23 Jahren zog sie in ein Heim, wo die Diebstähle begannen. Drei Jahre später wohnte sie selbstständig; seitdem hatte das Stehlen erheblich zugenommen. Zudem war sie missgelaunt, zornig und leicht reizbar geworden. Sie erzählte selbst, dass sie häufig wütend auf ihre Betreuer sei und dann von ihnen etwas stehlen müsse. Sie gehe jedes Wochenende nach Hause. Dort stehle sie auch, aber nur Dinge ihrer Mutter, nicht ihres Vaters. Nach dem Stehlen fühle sie sich schlecht und habe Kummer. Sie war nicht zu einer Behandlung motiviert. Sie war nicht aus eigenem Antrieb zur Untersuchung gekommen, sondern auf Druck ihrer Eltern und Betreuer.

Bei der körperlichen Untersuchung ergaben sich keine nennenswerten Auffälligkeiten. Die psychiatrische Untersuchung lieferte keine ernsten psychopathologischen Befunde. Testpsychologisch fand sich ein IQ von 55. Der emotionale Entwicklungsstand konnte verschiedenen Entwicklungsphasen zugeordnet werden. Zusammenfassend lag die emotionale Entwicklung dieser Frau bei unter 3 Jahren.

Diagnostisch wurde die Symptomatik des Stehlens als impulsives Verhalten eingeschätzt (Kleptomanie). Die integrative Diagnose lautete wie folgt:
- DSM-IV-Diagnose: Impulskontrollstörung, nicht näher bezeichnet
- Entwicklungspsychiatrische Diagnose: Diebstahlverhalten als impulsive Äußerung von Wut, die mit Überforderung durch die Umwelt zusammenhängt
- Entstehungsmechanismus: Das Stehlen wird als Sublimation aggressiver Impulse als Ausdruck innerer Wut verstanden. Die Wut ist eine Folge von Überforderung durch die Umwelt. Entsprechend ihres emotionalen Entwicklungsniveaus benötigt die Klientin die konstante Nähe wichtiger Bezugspersonen. Durch Aufnahme in das Heim hat sie ein Stück ihrer basalen Sicherheit verloren. Durch den Wechsel in das selbstständige Wohnen wurde dieses Gefühl noch verstärkt. Die innere Wut, die Gereiztheit wie auch die Symptomatik des Stehlens haben dadurch zugenommen.

Zum weiteren Verständnis dieser Fallgeschichte gehört der Hintergrund, dass die junge Frau in einer gutbürgerlichen Familie aufwuchs, in der ein angepasstes Sozialverhalten sehr wichtig war. Stehlen kann in einem solchen sozialen Kontext eine Provokation sein, die die Familie wütend macht, aber auch die eigene Wut der Familie gegenüber signalisiert. Das problematische Verhalten kann als primitive Verarbeitung aggressiver Impulse angesehen werden, als eine Sublimation von Zorn, verursacht durch das Gefühl, von wichtigen Bezugspersonen (Mutter und Betreuer) im Stich gelassen zu werden. Interessant ist, dass die junge Frau überhaupt kein Interesse hatte, etwas zu verändern. Ein eigenes Leiden war nicht erkennbar. Ihr subjektiver Gewinn war wahrscheinlich, dass andere unter ihrem Verhalten leiden. Die Reaktionen ihrer Umgebung auf ihr Stehlen verstärkten so das Verhalten und erhielten es aufrecht.

Differenzialdiagnostisch müssen hier eine Zwangsstörung und eine Dysthymie erwogen werden. Der Drang zum Stehlen kann möglicherweise auch als Zwang aufgefasst werden. Die Gefühlslage der jungen Frau deutet allerdings eher auf eine innere Spannung hin, welche durch das Stehlen abklingt, und weniger auf einen inneren Zwang. Überdies leidet die junge Frau nicht an ihrem Verhalten und widersetzt sich ihm nicht. Ihre gedrückte Stimmung, ihre schnelle Gereiztheit, ihre innere Wut sowie anamnestisch der Beginn des Problemverhaltens nach einem eingreifenden Geschehen (Auszug von zu Hause) weisen auf eine dysthyme Störung hin. Allerdings sind die Symptome einer Dysthymie eher schwach ausgeprägt gegenüber den vorherrschenden Symptomen Stehlen und Wut. Zudem findet sich auch ein typischer Verlauf: Entwicklung von psychischer Spannung durch Konflikte mit wichtigen Bezugspersonen, danach die Verhaltensweise des Stehlens, schließlich Entspannung und Äußerung von Bedauern, welches eher sozial angelernt wirkt. Eine Entwicklung einer Dysthymie hin zur Impulskontrollstörung ist jedoch in diesem Fall denkbar, besonders wenn die Konflikte mit der Umgebung und die emotionale Belastung in der Zukunft zunehmen sollten.

17.7.2 Behandlung

Die Behandlung geht von der integrativen Diagnose aus. Zuerst wird das Anliegen der Behandlung formuliert. Im ersten Fall des 23-jährigen Mannes ging es um das Erreichen von Autonomie und um eine zunehmende Identifikation mit wichtigen Bezugspersonen.

Trotz jahrelanger Bemühung um Autonomie hatte er seine Ängste, sich von den primären Bezugspersonen zu lösen, nicht überwinden können.

Bei der jungen Frau bestand das Problem in der Erfahrung, wichtige basale Beziehungen verloren zu haben. Bis zu ihrem Auszug von zu Hause war sie weitgehend unauffällig. Das Behandlungsanliegen bestand daher in der Wiederherstellung ihrer verloren gegangenen basalen Sicherheit.

Die integrative Behandlung berücksichtigte in beiden Fällen:

1. Entwicklungsebene: Die emotionale Situation muss geklärt werden, d.h. dass das emotionale Entwicklungsniveau, die emotionalen Bedürfnisse und das Interaktionsmuster aufeinander abgestimmt werden müssen (vgl. Kapitel 7).
2. Soziale Ebene: Die Umgebung muss über die Bedürfnisse der betroffenen Person und die Bedeutung des Verhaltens genau informiert werden. Die Interaktionsmuster müssen auf die emotionalen Bedürfnisse abgestimmt werden. Bei dem jungen Mann bedeutet dies, dass er in seinen Autonomiebestrebungen von seinen Eltern (vornehmlich vom Vater) unterstützt werden muss. Seine Versuche sollten nicht kritisiert und als untauglich verbessert, sondern positiv gesehen und unterstützt werden. Es ging also um eine Veränderung der Einstellungen der Eltern. Bei der jungen Frau müssen die Eltern lernen, dass ihre Erwartungen an ihre Tochter viel zu hoch sind. Sie sollten sie auf der Suche nach kreativen Lösungen begleiten und ihr dabei viel Sicherheit bieten.
3. Psychologische Ebene: Es sollten verschiedene Trainings- und Therapieangebote eingeleitet werden. Der junge Mann kann beispielsweise durch kognitives Training (vgl. Benson & Valenti-Hein, 2001) lernen, wie er erste Anzeichen von Spannung erkennen kann und was er unternehmen muss, um eine weitere Eskalation der Aggression zu verhindern. Die junge Frau muss erst noch zur Behandlung motiviert werden, bevor sie an einem Training teilnehmen kann.
4. Biologische Ebene: Eine Medikation kommt nur dann in Betracht, wenn eine klare Indikation besteht, z.B. eine zerebrale Funktionsstörung (wie bei dem jungen Mann). Daneben kann eine Medikation in Akutsituationen angewendet

werden (z. B. bei gefährlichen Aggressionen) oder bei hoher emotionaler Gespanntheit, wenn dadurch andere Behandlungsangebote blockiert werden. Medikation als einzige Therapie ist keine Lösung. Es müssen die emotionalen oder psychosozialen Probleme der betroffenen Personen angegangen werden.

Psychopharmaka werden bei aggressiven und impulsiven Verhaltensauffälligkeiten häufig eingesetzt. Daher soll die Psychophamakotherapie kurz erörtert werden. Es kommen unterschiedliche Wirkstoffe zum Einsatz: Bei affektiver und impulsiver Aggression wird einerseits angenommen, dass eine verminderte Aktivität serotonerger Funktionssysteme eine Rolle spielt. Daher könnten Antidepressiva (in erster Linie die SSRI Paroxetin, Fluvoxamin, Fluoxetin) versucht werden. Sie steigern die Aktivität serotonerger Systeme. Andererseits wird vermutet, dass bei Menschen mit affektiver impulsiver Aggressivität die noradrenergen und dopaminergen Aktivitäten erhöht sein können. Daher kommen Betablocker (Propanolol), Alpha-Blocker (Clonidin) oder Sedativa in Betracht. Bei erhöhter dopaminerger Aktivität können Neuroleptika eingesetzt werden oder auch Antiepileptika als Stimmungsstabilisierer (Carbamazepin, Valproinsäure). Bei sehr hartnäckigem, gefährlichem aggressivem Verhalten kann auch Lithium erwogen werden. Bei impulsiver Aggressivität können also je nach individueller Problematik sowie nach den persönlichen Erfahrungen des Behandlers sehr verschiedene Psychopharmaka zum Einsatz kommen. Wenn eine Dysfunktion des Frontallappens eine Rolle spielt, haben wir gute Erfahrung mit Antiepileptika und SSRI gemacht.

18 Psychotische Zustände bei Menschen mit intellektueller Beeinträchtigung

Psychose im Allgemeinen, psychotische Zustände auf verschiedenem Entwicklungsniveau, Schizophrenie

18.1 Was wird unter dem Begriff „Psychose" bei Menschen mit intellektueller Beeinträchtigung verstanden?

Eine Psychose ist eine schwere psychische Störung mit Veränderungen des Denkens, der Affektivität, des Willens, des Realitätsbezugs, des Verhaltens und auch körperlicher Funktionen. Die am häufigsten genannte Psychose ist die Schizophrenie (ICD-10: F20.0 bis F20.6). Im Klassifikationssystem DSM-5 werden im Kapitel *Schizophrenie-Spektrum und andere psychotische Störungen* außerdem die *schizoaffektive Störung* (ICD-10: F25)[72], die *kurze psychotische Störung* (ICD-10: F23), die *schizophreniforme Störung* (ICD-10: F23.2), die *wahnhafte Störung* (ICD-10: F22), die *substanz-/medikamenteninduzierte bedingte psychotische Störung* (ICD-10: F1X.5), die *Katatonien* (ICD-10: F20.2) und einige andere psychotische Störungsbilder genannt. Ein psychotischer Zustand, der nicht in die erwähnten Kategorien eingeordnet werden kann, wird *Nicht Näher Bezeichnete Psychotische Störung* (ICD-10: F29) oder *andere psychotische Störung* genannt. In diesem Buch wird dafür der Begriff atypische Psychose gebraucht.

Die akuten Symptome aller psychotischen Zustände ähneln einander. Oft können erst durch den Verlauf die einzelnen Bilder, deren Ätiologie und Pathogenese unterschiedlich sein können, differenziert werden. Die Prävalenz schizophrener Psychosen in der Normalbevölkerung wird auf ca. 1% geschätzt, bei Menschen mit intellektueller Beeinträchtigung auf ca. 5% (Clarke, 1999; Doody et al., 1998).

72 Affektive Störungen gehören in der ICD-10 nicht unter die klassifikatorische Rubrik psychotischer Störungen. Sie können allerdings psychotische Merkmale aufweisen (Anm. d. dt. Hrsg.).

18.1.1 Biologische und kognitive Erklärungen des Störungsbildes

Biologische Faktoren, die eine Prädisposition für die Entstehung einer Psychose darstellen, sind genetische Abweichungen und verschiedene andere organische Ursachen, die die Funktionsfähigkeit des Gehirns beeinflussen. Man spricht auch von einer frühen Abnormität der Gehirnentwicklung mit feinen neurologischen Abweichungen und häufig mit einer gestörten kognitiven und sozialen Entwicklung. Neben der biologisch determinierten Prädisposition können bestimmte Persönlichkeits- und Umgebungsfaktoren einen psychotischen Zustand auslösen. Bradley (2000) spricht in diesem Zusammenhang von „empfindlichen und verletzlichen Personen“, die „leicht von Stress überwältigt werden, für den sie nicht über effektive Copingstrategien verfügen“ (Übers. d. dt. Hrsg.). Diese Personen weisen „Defekte in neuronalen Netzwerken“ auf, wodurch die Regulation des Arousals und die Unterscheidung von internen und externen Reizen gestört werden, was zu Störungen der Wahrnehmung und zu unangemessenen Copingstrategien führen kann. Nach Meinung von Bradley weisen diese Personen eine „frühe Störung der neuronalen Entwicklung“ auf.

Kapur (2003) geht ebenfalls von einer Störung der neuronalen Entwicklung aus, wobei die Dopaminaktivität im mesolimbischen System gestört sein soll. Bei der Entstehung einer Psychose können bei diesen Personen mehrere Phasen unterschieden werden: In der ersten Phase entsteht durch verschiedene körperliche oder Umgebungsfaktoren ein erhöhtes Bewusstsein mit besonderen (irrealen) Erfahrungen. Die Wirklichkeit kann als deutlicher, reiner und schöner erlebt werden (Exaltationszustand), und unschöne Erfahrungen sind von übermäßiger Angst und Hilflosigkeit begleitet. Diese Bewusstseinsveränderung entsteht durch erhöhte Aktivität von Dopamin. In der zweiten Phase erlebt die Person sich selbst und die Realität anders (seltsam; Depersonalisation und Derealisation). In der dritten Phase sucht sie nach einer kognitiven Erklärung, die jedoch irreal ist. Ein „neues Bewusstsein“ mit Halluzinationen (übertriebene interne Wahrnehmungen), Wahn (neue Realität), Denkstörungen und desorganisiertem Verhalten (Positivsymptomatik der Psychose) tritt auf.

18.1.2 Psychosen bei Menschen mit intellektueller Beeinträchtigung

Ob die Diagnose psychotischer Störungen bei Menschen mit einer sehr niedrigen kognitiven Entwicklung überhaupt gestellt werden darf, ist umstritten. Im DSM-IV wird ein Zustand als psychotisch definiert, der durch Halluzinationen, Wahnvorstellungen und fehlende Einsicht in die Krankhaftigkeit dieser Erscheinungen charakterisiert ist. Bei Psychosen gehen die Ich-Grenzen und der Bezug zur Realität verloren. Demzufolge könnte die Diagnose zumindest bei schwerer intellektuell beeinträchtigten Menschen nicht angewendet werden, da Halluzinationen bei ihnen kaum festzustellen sind, Wahnvorstellungen aufgrund fehlender kognitiver Möglichkeiten nicht entwickelt werden können, Ich-Grenzen kaum vorhanden sind und der Realitätsbezug nur teilweise erkennbar ist.

Aus der Entwicklungsperspektive ist eine andere Definition von Psychose möglich: Die Psychose resultiert aus der mangelhaften Fähigkeit (Coping) einer Person mit unzulänglicher Regulation von Arousal und Affekt, übermäßigen Stress zu bewältigen (Bradley, 2000). Eine unzulängliche Regulation von Arousal und Affekt wird als prädisponierender Faktor gesehen, der durch verschiedene biopsychosoziale Umstände entstehen kann (vgl. Kapitel 9). Für Menschen mit einer schweren intellektuellen Beeinträchtigung ist die entwicklungsorientierte Definition der Psychose besser geeignet als die DSM-Definition.

Wir verstehen eine Psychose als einen Zustand, der durch eine in die psychosoziale Entwicklung hereinbrechende Veränderung und durch die unzulängliche Regulation verschiedener physiologischer Funktionen charakterisiert ist. Die psychoanalytische Definition einer Psychose geht in eine ähnliche Richtung, indem sie eine Psychose als Regression auf ein niedrigeres Entwicklungsniveau betrachtet, als Rettungsmanöver in einem unlösbaren Konflikt zwischen Ich und niedrigeren Trieben. Aus unserer Sicht geht dieser Verlust der psychosozialen Funktionsfähigkeit einher mit Symptomen, die typisch für das Entwicklungsniveau der Person sind. Dieser Zustand ist vorübergehender Art und oftmals vollständig reversibel. Wenn die Veränderungen der Funktionen im Verlauf zunehmen, spricht man von einem Demenzprozess (quantitativer Verlust des psychosozialen Funktionsniveaus) oder von einer progressiven organischen Krankheit des Gehirns mit qualitativen Veränderungen der psychosozialen Funktionen, wie z. B. bei der Schizophrenie.

Untersuchungen von Psychosen bei Menschen auf sehr niedrigem Entwicklungsniveau sind spärlich. Im *Diagnostic Manual – Intellectual Disability* (DM-ID; Fletcher et al., 2007) wird darauf hingewiesen, dass sich ein psychotischer Zustand in extremen Verhaltensänderungen (z. B. plötzliche Unruhe, Aggressivität und selbstverletzendes Verhalten) manifestieren kann. Vergleichbare Befunde werden von Bakken et al. (2007, 2009) und Bakken (2010) berichtet: Bei Menschen mit schwerer intellektueller Beeinträchtigung und Autismus kann „eine Verhaltensorganisation, bei der überwiegend eine desorganisierte Sprache vorhanden ist" ein Anzeichen für die Entstehung einer Psychose sein. Diese Verhaltensdesorganisation mag einer der Gründe sein, dass die in dem Feld tätigen Fachleute dafür dann eher Begriffe wie *Verhaltensstörung* (z. B. *challenging behavior*, Selbstverletzendes Verhalten) verwenden anstatt Begriffe aus dem Bereich psychiatrischer Störungen. Reid (1982) wies auf die Schwierigkeit hin, bei nicht sprechenden Menschen mit einer schweren intellektuellen Beeinträchtigung die Diagnose Schizophrenie zu stellen. Lund (1986) nannte diese Zustände *autistische Psychosen*. Menolascino

(1988) beschrieb sie als rasch auftretende Desintegration der Persönlichkeit, bei der die Betroffenen mit verschiedenen „primitiven Verhaltensweisen" reagieren. Während bei Menschen mit einer normalen kognitiven Entwicklung eine Denkstörung in einem psychotischen Zustand auffällt, fällt bei Menschen mit intellektueller Beeinträchtigung eher eine Störung des gewohnten Verhaltens und Funktionsniveaus auf. Die Autoren der *Diagnostic criteria for psychiatric disorders for use with adults with learning disabilities/mental retardation* (DC-LD, Royal College of Psychiatrists, 2001) erkennen ebenfalls diese diagnostischen Schwierigkeiten. Für Personen mit schwerer und schwerster intellektueller Beeinträchtigung wird eine Sammeldiagnose *schizophrenic/delusional disorder* (etwa: *schizophrenieähnliche/wahnhafte Störung*) empfohlen. Affektive Störungen, Demenz und delirante Zustände gehören hier nicht dazu.

Zusammengefasst kann eine Psychose bei Menschen mit intellektueller Beeinträchtigung anhand folgender Merkmale erkannt werden:
- Veränderungen des psychosozialen Funktionsniveaus (desorganisiertes Verhalten),
- Abbau von Persönlichkeitsstrukturen (Regression auf ein niedrigeres Niveau),
- Dysregulation bestimmter physiologischer (vegetativer) Funktionen.

Die typischen Symptome einer Psychose hängen vom Entwicklungsniveau ab.

Symptome einer Psychose

Das Symptom ist nur ein Botschafter, der die Nachricht überbringt, dass ein Angstausbruch im tiefsten Inneren stattfindet.

(Yalom, 1995)

Die Symptome einer psychischen Störung hängen vom Entwicklungsniveau der Person ab. Bei Kindern treten andere Symptome als bei Erwachsenen beim selben Störungsbild auf. Dasselbe gilt auch für Menschen mit intellektueller Beeinträchtigung. Aus der Entwicklungsperspektive kann man drei Arten von Symptomen unterscheiden: kognitive, emotionale und physiologische Symptome:

1. *Kognitive Symptome:*
   - Wahn
   - Halluzinationen
   - Schuldgefühle
   - schwaches Selbstbild
   - Versagensangst
   - soziale Angst
   - Phobien
   - Zwangsgedanken
   - Traurigkeit
   - Suizidalität

- zielgerichtete Aggressivität
- antisoziales Verhalten

2. *Emotionale Symptome:*
   - Unruhe
   - Wut
   - Existenz- und Trennungsängste
   - selbstverletzendes Verhalten
   - affektive Aggressivität
   - Zurückgezogenheit
   - Impulsivität
   - Stereotypien
   - zwanghaftes Ordnen
3. *Physiologische Symptome:*
   - Schlafstörungen
   - Essstörungen
   - Probleme mit der sensorischen Integration
   - Verdauungsstörungen
   - Ausscheidungsstörungen (Kontrolle von Urin und Stuhlgang)
   - Verstopfung
   - Durchfall
   - somatische Beschwerden
   - andere Störungen des vegetativen Systems

Bei Menschen mit normaler kognitiver Entwicklung oder einer leichten intellektuellen Beeinträchtigung können bei psychotischen Zuständen alle drei Symptomarten auftreten. Bei Personen mit schwerer intellektueller Beeinträchtigung konnten wir in unserer Praxis keine kognitiven Symptome beobachten. Bei Menschen mit einer mittelgradigen intellektuellen Beeinträchtigung beobachteten wir kognitive Symptome, aber sie äußerten sich weniger häufig und weniger auffällig. Diese klinischen Erfahrungen zeigen, dass der Untersucher von psychotischen Zuständen bei Menschen mit einem niedrigen Entwicklungsniveau (IQ unter 50) hauptsächlich emotionale und physiologische Symptome betrachten soll.

18.2 Psychotische Zustände bei Menschen mit schwerster intellektueller Beeinträchtigung

18.2.1 Kinder

Nach eigener klinischer Erfahrung (Došen, 1988a) kommen bei Kindern mit schwerster intellektueller Beeinträchtigung psychotische Zustände relativ häufig vor, sie werden jedoch nicht als solche erkannt. In der Anamnese dieser Kinder findet sich ein plötzlicher Einbruch in der Kontinuität der Entwicklung. Sie machen Rückschritte in den psychosozialen Funktionen, werden verstimmt, unruhig, zurückgezogen, panisch, zeigen Wutausbrüche, selbstverletzendes Verhalten und Probleme beim Schlafen und Essen (vgl. das Fallbeispiel von Martin in Kapitel 6). Eine psychotische Störung kann durch ein belastendes Erlebnis (z. B. durch eine somatische Erkrankung des Kindes, durch Erkrankung der Mutter, durch verschiedene Veränderungen in der Umgebung) oder ohne erkennbaren Grund auftreten. Einige Kinder reagieren mit einer schweren Störung des Kontakts. Sie können keine körperliche Nähe mehr genießen oder verweigern sie sogar aktiv. Diese Symptomatik tritt sekundär in der Folge eines psychotischen Geschehens auf. Sie kann sich unter Behandlung verbessern oder sogar komplett verschwinden. Kontaktstörungen bei Autismus-Spektrum-Störungen verändern sich im Verlauf einer Behandlung nicht.

Die psychotische Symptomatik dieser Kinder kann meist nicht sicher einer bestimmten Störungskategorie (etwa Schizophrenie, affektive Psychose) zugeordnet werden. Die Symptomatik ist sehr schwer, aber undifferenziert.

Die Diagnose wird aufgrund von Veränderungen der psychosozialen Funktionen, von Dysregulation vegetativer Funktionen und aufgrund bestimmter Verhaltensmerkmale gestellt (Unruhe, Angst, Wutausbrüche, Gereiztheit, selbstverletzendes Verhalten, Aggressivität, Destruktivität, Überempfindlichkeit für sensorische Reize, Rückentwicklung sozialer Fähigkeiten, Schlaf- und Essprobleme, Abgeschiedenheit in der eigenen Welt, Passivität und sekundäre Kontaktstörung). Der emotionale Entwicklungsstand dieser Kinder entspricht der ersten Entwicklungsphase (unter 6 Monate) oder er ist diskrepant und über die ersten zwei Entwicklungsphasen verteilt (insgesamt aber unter 18 Monate).

Mahler (1968) benutzte den Begriff der *symbiotischen Psychose* für nicht intellektuell beeinträchtigte Kinder, die infolge verschiedener Ursachen keine normale Bindung mit ihren Müttern entwickeln konnten und dadurch schwierige Verhaltens- und Entwicklungsprobleme aufwiesen. Oft zeigten diese Kinder selbst im Kontakt vor allem zu den Müttern eine durchgehende Verstimmung mit Unruhe und aggressivem Verhalten. Regelmäßig kamen Ess- und Schlafprobleme, regressives Verhalten und eine Stagnation der gesamten psychosozialen Entwicklung vor. Eine Abgrenzung gegenüber autistischen Kindern gelang oft erst im Verlauf der Therapie. Ähnliche Auffälligkeiten fanden wir bei einigen Kindern mit schwersten intellektuellen Beeinträchtigungen (Došen, 1990a). Bemerkenswert war, dass bei ihnen Verhaltensänderungen sowie Stagnation oder Rückschritte der Entwicklung zu beobachten waren.

Die Schwerpunkte der Behandlung liegen darin, eine psychophysiologische Homöostase zu erreichen, das Bindungsverhalten zu fördern und eine basale Sicherheit zu vermitteln. Als erste Maßnahme werden in den meisten Fällen Neuroleptika gegeben. Danach wird die Anpassung der sozialen Umgebung eingeleitet und schließlich werden Angebote zur Befriedigung der basalen emotionalen Bedürfnisse (auf dem Niveau von Homöostase und beginnender Bindung) gemacht. Hat sich das Kind durch die affektiv positiven Erfahrungen stabilisiert, kann auf der psychologischen Ebene eine Therapie (z.B. nach den Prinzipien der Beziehungstherapie) durchgeführt werden.

18.2.2 Erwachsene

Bei Erwachsenen mit schwerster intellektueller Beeinträchtigung können dieselben Entstehungsmechanismen (belastende Erfahrungen oder lang andauernde Überforderung) sowie dieselbe Symptomatik wie bei Kindern mit schwerster intellektueller Beeinträchtigung auftreten. Sowohl im *DC-LD* (Royal College of Psychiatrists, 2001) als auch im *DM-ID* (Fletcher et al., 2007) wird auf Verhaltensänderungen als wichtiges Zeichen für die eventuelle Entwicklung eines psychotischen Zustandes verwiesen. Das Verhalten kann seltsam und bizarr werden. Es kann mit zunehmender Unruhe, Aggressivität und Destruktivität oder mit der Neigung, sich zurückzuziehen und vor der Außenwelt zu verschließen, verbunden sein.

Dies kann je nach Intensität des maladaptiven Verhaltens dazu führen, dass Reaktionen der Umwelt die Belastungen verstärken, die ursprünglich zu dem Verhalten geführt haben. So können selbstverletzendes Verhalten, schwere aggressive oder destruktive Durchbrüche Betreuungspersonen zu restriktiven oder gar traumatisierenden Maßnahmen zwingen (z.B. Fixierung oder Isolation), um das Verhalten unter Kontrolle zu bekommen. Wenn psychotische Zustände über Jahre andauern und nicht adäquat behandelt werden, entwickeln sich Symptome von Zurückgezogenheit, Isolation in einer eigenen Welt, Selbststimulation und autistisches Verhalten. Im DC-LD wird dieses Verhaltensmuster als mögliche *Negativsymptomatik* einer Schizophrenie beschrieben.

Die Behandlung Erwachsener beruht nach unserer Erfahrung auf denselben Prinzipien wie diejenige für Kinder. In erster Linie werden antipsychotische Medikamente eingesetzt, dann erfolgen die Anpassung der Umgebung und das angemessene Eingehen auf die emotionalen Bedürfnisse der Person (auf dem Niveau von Homöostase und beginnender Bindung). Wir erzielten auch gute Ergebnisse mit der Stimulation von Tastsinn und Propriorezeptoren durch Massage und psychomotorische Therapie. Als großes Problem bei chronischen Fällen stellten sich die verschiedenen Psychopharmaka heraus, die jahrelang gegen die Verhaltensprobleme verschrieben wurden. In einigen Fällen zeigte sich nach dem Absetzen, dass die Medikamente einen negativen Einfluss auf den psychotischen Zustand gehabt hatten. Unsere Strategie bestand darin, die Medikamente zu reduzieren und möglicherweise abzusetzen. Manche Klienten bekamen aufgrund des sich dann entwickelnden Zustandes nun ein besser indiziertes Medikament.

18.3 Psychotische Zustände bei Menschen mit schwerer intellektueller Beeinträchtigung

Die Entstehung einer Psychose bei Erwachsenen mit schwerer intellektueller Beeinträchtigung macht sich durch Veränderungen des psychosozialen Funktionsniveaus bemerkbar: Desorientiertheit, bizarres Verhalten mit Stereotypien, Ritualen, zwanghaftem Verhalten, auffällige Haltung oder Bewegung, Katatonie, Angst vor bestimmten Gegenständen, Räumen und Situationen, regressives Verhalten wie Inkontinenz, Zunahme von aggressivem oder selbstverletzendem Verhalten, Halluzinationen, Rückschritte in der Kommunikation und zunehmender Rückzug. Zudem können alle Symptome vorhanden sein, wie sie auch bei Menschen mit schwerster intellektueller Beeinträchtigung auftreten. Typische Symptome der Schizophrenie wie Wahn oder Denkstörungen können auf diesem Entwicklungsniveau nicht erkannt werden.

Die Ursachen für eine Psychose sind dieselben wie bei Menschen mit schwerster intellektueller Beeinträchtigung: Prädisposition, ungenügende Copingfähigkeiten, Stress. Eine Diskrepanz zwischen niedrigem emotionalem Entwicklungsniveau und höherer kognitiver Entwicklung erhöht die Vulnerabilität. Funktionsstörungen wie Epilepsie, sensorische Beeinträchtigungen, Sprachstörungen und verschiedene neuropsychologische Abweichungen können ebenfalls zum Entstehen einer Psychose beitragen.

Die Behandlungsstrategien sind im Großen und Ganzen dieselben wie bei Menschen mit schwerster intellektueller Beeinträchtigung.

Marian ist eine 30-jährige Frau mit einer schweren intellektuellen Beeinträchtigung. Sie wohnt seit ihrem 16. Lebensjahr in einer Einrichtung der Behindertenhilfe. Die letzten drei Jahre verbrachte sie überwiegend in ihrem Zimmer wegen ihres aggressiven Verhaltens vor allem gegenüber Betreuern, ihrer Zerstörungswut und des Zerreißens von Kleidung, Decken oder Matratzen. Sie schmierte mit Kot und schmiss das Tablett mit ihrem Essen herunter. Sie zeigte dieses Verhalten besonders dann, wenn die Betreuer Anforderungen an sie stellten, aber auch in anderen Situationen ohne erkennbare Auslöser. Sie zog es vor, alleine in ihrem Zimmer zu bleiben, anstatt mit anderen zusammen zu sein. In ihrem Zimmer schmierte sie dann meist mit Kot, masturbierte und zerriss ihre Kleidung. Verschiedene medikamentöse Versuche in hoher Dosierung konnten dieses Verhalten nur kurzzeitig bessern. Pädagogische Maßnahmen blieben ebenso erfolglos.

Die Ursache für ihre intellektuelle Beeinträchtigung war nicht bekannt. Marian hatte eine verlangsamte psychomotorische Entwicklung durchlaufen. Sie war ein sehr unruhiges Baby und ein ruheloses Kleinkind gewesen. Mit 2 Jahren begann sie zu laufen, die Sprachentwicklung war unvollständig geblieben. Sie spricht nur in kurzen Sätzen mit wenigen Worten. Die ersten Verhaltensprobleme, Aggressivität gegen andere Kinder, wurden im Kindergarten beobachtet. Wenn ihre Mutter sie dort abgeben wollte, protestierte sie heftig und konnte dabei aggressiv gegenüber anderen Kinder und Erziehern werden.

Mit der Unterbringung in einer Einrichtung beruhigte sich die Situation eine Zeit lang. Sie besuchte eine Sonderschule für intellektuell Beeinträchtigte und später ein Tagesangebot im Wohnheim. In dieser gut strukturierten Umgebung in Anwesenheit vertrauter Betreuungspersonen konnte sie gut bei Aufgaben mitarbeiten und Freude an Tätigkeiten haben. Dies änderte sich, als Mitbewohner und Betreuer wechselten. Sie wurde zunehmend aggressiver, angespannter und unruhig. Mit der Zeit richtete sie ihre Aggressionen immer gezielter gegen ihre Betreuer. Bei Besuchen ihrer Eltern wurde sie gegenüber ihrer Mutter zuweilen massiv aggressiv. Sie schlief und aß schlecht und zog sich immer mehr aus der Gruppe zurück.

Ihr Entwicklungsalter wurde auf 3½ Jahre geschätzt, ihr emotionaler Entwicklungsstand auf weniger als 1½ Jahre. Folgende integrative Diagnose wurde gestellt:

- DSM-IV-Diagnose: psychotischer Zustand, nicht näher bezeichnet
- Entwicklungspsychiatrische Diagnose: psychotischer Zustand auf dem emotionalen Niveau der Bindungsphase
- Funktionsstörungsdiagnose: im Zusammenhang mit ihren Verhaltensauffälligkeiten haben die konflikthaften und Stress erzeugenden Situationen derart zugenommen, dass es zu einer psychotischen Dekompensation kam
- Entstehungsmechanismus: Entwicklung erhöhter Vulnerabilität durch unvollständige Bindung sowie infolge belastender Erfahrungen durch Verlust vertrauter Personen und Veränderungen der Lebensumstände. Auf ihr aggressives Verhalten wurde zudem völlig unangemessen reagiert (Isolation in ihrem Zimmer), wodurch ihre seelische Situation weiter belastet wurde und sie schließlich auf psychotische Weise dekompensierte.

Differenzialdiagnostisch wurde eine schwere depressive Störung wegen fehlender deutlicher affektiver Symptome ausgeschlossen. Der Verlauf der Behandlung bestätigte zudem die Diagnose einer psychotischen Störung.

Die Behandlung fokussierte auf die Stabilisierung der psychophysiologischen Homöostase und auf die Herstellung basalen Vertrauens im Bindungsprozess.

Die integrative Behandlung vollzog sich in folgender Weise:

1. Biologische Ebene: antipsychotische Medikation
2. Soziale Ebene: Die Betreuungspersonen wurden über das Störungsbild, über die Bedeutung des Verhaltens und die basalen emotionalen Bedürfnisse von Marian informiert. Sie sollten die Interaktion mit viel persönlicher Nähe ohne allzu starke affektive Beziehungsangebote hauptsächlich begrenzend (strukturierend) gestalten.
3. Entwicklungsebene: Ausarbeitung eines Behandlungsplans, in dem die Angebote zur Befriedigung der basalen emotionalen Bedürfnisse der Frau beschrieben wurden.
4. Psychologische Ebene: Erst nach Entwicklung der psychophysiologischen Homöostase Einleitung einer psychomotorischen Therapie mit dem Ziel, über körperliche Aktivität zu befriedigenden Erfahrungen im Kontakt mit anderen Menschen zu kommen.

Chronische psychotische Zustände werden oft bei Menschen mit schwerer intellektueller Beeinträchtigung beobachtet, die lange in Einrichtungen der Behindertenhilfe leben. Im obigen Fallbeispiel von Marian konnte sich ein chronischer Zustand entwickeln, weil die Psychose nicht erkannt und daher unzureichend (nämlich nur mit Medikamenten) behandelt wurde. Zudem waren die Betreuer hauptsächlich damit beschäftigt, ihr unangepasstes Verhalten zu beherrschen. Auf ihre basalen Bedürfnisse wurde dadurch nicht eingegangen. Aufgrund der Komplexität des Problems konnten nur multimodale und integrative Behandlungsstrategien helfen.

18.4 Psychotische Zustände bei Menschen mit mittelgradiger intellektueller Beeinträchtigung

Psychotische Zustände kommen bei Menschen mit einer mittelgradigen intellektuellen Beeinträchtigung ebenfalls relativ oft vor. Die Symptomatik ist auf diesem Entwicklungsniveau etwas anders als bei schwereren Formen der intellektuellen Beeinträchtigung. Die erweiterten kognitiven Möglichkeiten ermöglichen, dass die Kernsymptomatik eines psychotischen Zustandes (psychophysiologische Dysregulation) etwas sicherer als auf niedrigerem intellektuellem Niveau erkennbar ist. Das erlaubt dem Untersucher eine bessere Differenzialdiagnostik.

Folgende Störungsbilder können unterschieden werden:

- Schizophrenie (ICD-10: F20.0 bis F20.6),
- vorübergehende (reaktive) psychotische Störung (ICD-10: F23),
- zykloide Psychose,
- chronische Psychose,
- schizoaffektive Störung (ICD-10: F25),
- affektive Störung (ICD-10: F30–31, F32.3)[73],
- epileptische Psychose.

Die Differenzierung einiger dieser Bilder (etwa Schizophrenie) kann wegen unvollständiger oder undeutlicher Symptome (z.B. hinsichtlich Halluzinationen oder Wahn) schwierig sein, während die Unterscheidung von psychotischer und nicht psychotischer Depression meistens kein Problem ist.

Das auffälligste Symptom einer Psychose ist die Veränderung im Verhalten und in der Interaktion mit der Umgebung. Folgende Verhaltensweisen können auffallen: Angst, bizarres Verhalten, Desorientiertheit, regressives Verhalten, Zunahme von Impulsivität, Schlaf- und Essstörungen, seltsame Haltung und Bewegung, Katatonie, Störung der Denkprozesse, Halluzinationen, Wahn, Sprachrückgang, Unsauberkeit und Verschlechterung sozialer Fähigkeiten und Zurückgezogenheit.

Kurzdauernde Psychosen können sich innerhalb von Stunden oder Tagen entwickeln, einige Wochen andauern und dann vollkommen ohne Restsymptomatik abklingen. Als Auslöser werden Stress, unter Umständen auch eine körperliche Erkrankung oder lang andauernde psychische Kränkungen angenommen. Die Symptomatik wurde bereits beschrieben. Betroffen sind meist Jugendliche und junge Erwachsene. Rezidive sind häufig. Zur Behandlung werden Medikamente (Neuroleptika) eingesetzt sowie abschirmende, stressmindernde und den basalen emotionalen Bedürfnissen angemessene Maßnahmen eingeleitet.

---

73 Die affektiven Störungen gehören nicht im engeren Sinne unter die Überschrift der Psychosen. Gleichwohl können sie zeitweise psychotische Symptome aufweisen, was u.U. erhebliche differenzialdiagnostische Schwierigkeiten mit sich bringen kann (Anm. d. dt. Hrsg.).

Eine *zykloide Psychose*[74] ist charakterisiert durch ein akutes Auftreten und eine vielgestaltige Symptomatik (motorische Unruhe, Angst, Stimmungsstörungen und schizophrenieähnliche Symptome). Die Genesung kann plötzlich eintreten, wodurch nachteilige Folgen ausbleiben (Leonhard, 1964; Perris, 1988).

Nicht selten finden sich in Einrichtungen der Behindertenhilfe Personen, die sich über viele Jahre in eine eigene bizarre Welt zurückgezogen haben und dabei ein ungewöhnliches Verhalten sowie sonderbare Interaktionsmuster zeigen. Im Verlauf treten manchmal vorübergehende akute psychotische Symptome auf. Danach ziehen sich die Betroffenen wieder in ihr isoliertes Dasein zurück. Diese Zustände werden häufig als chronische schizophrene Psychose angesehen. Unserer Erfahrung nach können sie durch unterschiedliche Ursachen entstehen, unter anderem infolge hoch dosierter Psychopharmaka über einen längeren Zeitraum hinweg.

Sally ist eine 30-jährige Frau mit einer mittelgradigen intellektuellen Beeinträchtigung. Sie ist das zweite von drei Kindern aus einer sozial schwachen Familie und wohnt seit 14 Jahren in einer Einrichtung der Behindertenhilfe. Sie ist zurückgezogen, zeigt wechselnde Stimmungen, gelegentliche aggressive Ausbrüche und Zerstörungswut. Sie spricht oft mit sich selbst; wahrscheinlich hat sie akustische Halluzinationen.

Ihre Probleme begannen, als sie 13 Jahre alt war. Sie wurde unruhig, gespannt, konnte sehr heftig reagieren und laut schreien. Sie wollte nicht mehr in die Schule gehen und begann zu schwänzen. In der Familie wurde sie ungehorsam und provokant; sie zeigte eigenartige Reaktionen und machte häufig seltsame Äußerungen. Als Grund wurden Veränderungen in der Schule angenommen.

Sie wurde in einer Klinik aufgenommen und ein Jahr später in einer Einrichtung untergebracht. Die Diagnose lautete „psychotische Dekompensation". Ihr Verhalten in der Einrichtung wurde immer aggressiver und dickköpfiger, weshalb sie jahrelang mit Psychopharmaka in zunehmender Dosierung behandelt wurde. Zum Zeitpunkt der Untersuchung bekam sie täglich eine sehr hohe Dosis verschiedener Psychopharmaka: 20 mg Haloperidol, 160 mg Pipamperon, 145 mg Oxazepam und 4 mg Biperiden. Ihr IQ wurde auf einen Wert von 45 geschätzt, die emotionale Entwicklung war niedriger als 3 Jahre. Das soziale Entwicklungsniveau war vergleichbar mit dem eines Kleinkindes. Nach Angaben ihrer Eltern hat sie sich in ihrem Sozialverhalten zurückentwickelt.

Es wurde angenommen, dass die hohe Dosierung der Medikation einen schädlichen Einfluss auf ihren psychischen Zustand hatte. Die Medikamente wurden langsam ausgeschlichen; gleichzeitig bekam sie eine intensive individuelle heilpädagogisch-psychotherapeutische Behandlung. Nach einigen Monaten war ihr Verhalten besser vorherzusehen, die Interaktionen mit der Umgebung wurden sozialer. Allerdings entwickelte sie im Verlauf eine depressive Störung, die jedoch erfolgreich behandelt werden konnte.

Die integrative Diagnostik ergab eine Depression sowie eine funktionelle Störung durch lang andauernde Überdosierung von Psychopharmaka.

74 Die Kategorie der zykloiden Psychosen wurde von Leonhard (1956) eingeführt. In den internationalen Klassifikationssystemen kommt sie nicht vor. Die von Leonhard gemeinten Fälle werden wohl in der ICD-10 am ehesten unter F23 oder F25 eingeordnet (Anm. d. dt. Hrsg.).

18.5 Schizophrenie bei Menschen mit einer intellektuellen Beeinträchtigung

Schizophrenie ist eine psychotische Störung, die durch tiefgreifende und charakteristische Veränderungen des Denkens, der Wahrnehmung und der Stimmung gekennzeichnet ist. Sie geht mit erheblichen Beeinträchtigungen der sozialen Interaktionen einher. Die Prävalenz schizophrener Psychosen bei Menschen mit intellektueller Beeinträchtigung wird auf ca. 3 % geschätzt, in der Normalbevölkerung auf ca. 1 %. Das Störungsbild wird vornehmlich bei Menschen mit leichter intellektueller Beeinträchtigung (Doody et al., 1998) und etwas seltener bei Menschen mit mittelgradiger intellektueller Beeinträchtigung (Clarke, 1999) diagnostiziert. Bei schwer intellektuell beeinträchtigten Personen ist die Diagnose wegen der unspezifischen Symptomatologie aufgrund des niedrigen kognitiven Niveaus nur schwer zu stellen (vgl. Kapitel 12 und 13). Schizophrene Psychosen unterscheiden sich von anderen psychotischen Zuständen durch ihre Symptomatologie, durch die prodromalen Zeichen, den Verlauf und den Ausgang der Krankheit.

Über Ätiologie und Pathogenese dieser Krankheit gibt es zahlreiche Theorien, aber noch keine eindeutigen Erkenntnisse: „In den meisten Fällen ist Schizophrenie ein Endergebnis einer komplexen Interaktion zwischen Tausenden von Genen und multiplen umweltbezogenen Risikofaktoren – von denen keiner für sich alleine genommen eine Schizophrenie auslöst" (Gilmore, 2010, Übers. d. dt. Hrsg.). Schizophrenie ist ein heterogenes Störungsbild. Sie hat verschiedene Ursachen (entwicklungsbedingte, neurologische, genetische) sowie unterschiedliche Formen (undifferenzierter, paranoider, katatoner oder hebephrener Typ) mit unterschiedlichen Verläufen und Ausgängen.

18.5.1 Kinder und Jugendliche

Die Zahl wissenschaftlicher Untersuchungen über Schizophrenie bei Kindern hat in den letzten Jahren zugenommen, allerdings nicht bei intellektuell beeinträchtigten Kindern. Dieser Abschnitt basiert also größtenteils auf Kenntnissen über diese Störung bei Kindern ohne intellektuelle Beeinträchtigung sowie auf eigenen klinischen Erfahrungen.

Schizophrenie kommt bei Kindern unter 13 Jahren selten vor, obwohl es Beschreibungen von Fällen im Alter zwischen 5 und 13 Jahren in der Literatur gibt. Die Diagnose wird gegenwärtig meistens aufgrund folgender DSM-Kriterien gestellt:

- *Positivsymptome:* Wahn, Halluzinationen, Denkstörungen, unzusammenhängende Sprache, ausgeprägt chaotisches, bizarres oder katatones Verhalten.
- *Negativsymptome:* Sprachverarmung, abgeflachter Affekt, kognitiver Abbau, Initiativverlust, Zurückgezogenheit und Apathie.

- Gegenwärtig werden neben diesen zwei Arten von Symptomen auch *kognitive Symptome* betrachtet: Störungen der Aufmerksamkeit, des Arbeitsgedächtnisses und der Exekutivfunktionen.

Die Literatur weist auf weitere Symptome hin, insbesondere Wahrnehmungsstörungen, Auffälligkeiten in der psychosozialen Entwicklung und Lernschwierigkeiten sowie auf häufige prodromale[75] Erscheinungen motorischer, kognitiver und sozialer Art bei Kindern (Alaghband-Rad et al., 1995, Harris, 1998, Schaeffer & Roos, 2002). Einige Autoren (MacCabe & Murray, 2004) nehmen an, dass die Grundlagen für diese Störungen bereits intrauterin gelegt werden. Sie gehen davon aus, dass genetische und andere Faktoren die Entwicklung der Hirnrinde derart beeinflussen, dass bereits die kognitive Entwicklung in der frühen Kindheit beeinträchtigt ist. Diese Kinder können einen entsprechenden Rückstand im Kleinkindalter und in der frühen Jugend zeigen.

Eltern berichten, dass ihre Kinder eine verzögerte motorische Entwicklung hatten, motorisch ungeschickt waren, geringe sportliche Fähigkeiten und manchmal ADHS-Symptome oder Verhaltensprobleme zeigten. Sprechen und Sprache hätten sich verzögert oder auffällig entwickelt. Kognitiv lagen die Kinder im untersten Normbereich. Autismusartige Züge einer tiefgreifenden Entwicklungsstörung wurden beobachtet. Schaeffer und Roos (2002) untersuchten 17 Kinder mit Schizophrenie, deren Krankheit im Alter zwischen 10 und 13 Jahren begonnen hatte. Bei den meisten dieser Kinder waren schon Jahre vorher Diagnosen wie ADHS, tiefgreifende Entwicklungsstörung, depressive Zustände, bipolare Störungen und andere psychiatrische Störungen gestellt worden. Eine Behandlung mit Psychopharmaka war häufig. Besonders nachteilig wirkte sich die Fehldiagnose einer ADHS wegen der daraufhin durchgeführten Behandlung mit Psychostimulanzien (Methylphenidat) aus. Dieser Wirkstoff erhöht die dopaminerge Aktivität im Gehirn, was wiederum eine Rolle bei der Entstehung einer Psychose spielt.

Prodromale Symptome sind bei diesen Kindern und Jugendlichen häufig (in ca. 60 % der Fälle). Solche Zustände können einen Monat bis zu zwei Jahre dauern und bereits erhebliche Veränderungen des Verhaltens und der Funktionsfähigkeit des Kindes bewirken (Zurückgezogenheit, Rückgang der Schulleistungen, sonderbares Verhalten, Verschlechterung der Selbstversorgung, inadäquater oder verflachter Affekt, Verarmung der Sprache, möglicherweise Halluzinationen sowie Antriebsstörungen). Auch hyperaktives, aufsässig-oppositionelles und negativistisches Verhalten wird berichtet (Alaghband-Rad et al., 1995; Schaeffer & Roos, 2002).

Untersucher auf diesem Gebiet (Done et al., 1994; Harris, 1998; Jones et al., 1994) meinen, dass schizophrene Psychosen im Kindesalter einen eher schleichenden,

75 Unter prodromalen Erscheinungen oder Prodromi (Vorläufer, Vorboten) versteht man (meistens unspezifische) Symptome, die vor dem Ausbruch der eigentlichen Krankheit auftreten (Anm. d. dt. Hrsg.).

schwereren Verlauf nehmen, und sie häufiger zur Chronifizierung als im Erwachsenenalter neigen. Autismusähnliche Züge sind eher ein Zeichen für leichte neurologische Probleme als für eine tiefgreifende Entwicklungsstörung. Die Diagnose tiefgreifende Entwicklungsstörung wird daher oft fälschlicherweise gestellt.

Die Symptome einer Schizophrenie können bei Kindern anders als bei Erwachsenen sein. Das gilt vor allem für junge Kinder (unter 7 Jahren), bei denen man eher negative Symptome als positive Symptome findet (Harris, 1998). Wahn wurde bei Kindern selten beobachtet. Dies wird mit den Besonderheiten der kognitiven Funktionen in diesem Entwicklungsalter erklärt. Das Denken ist in diesem jungen Alter noch nicht logisch, sondern vielmehr irreal und beruht auf lockeren Assoziationen. Ältere Kinder entwickeln eine logische Denkweise und können ihre Assoziationen mit der Realität verbinden. Caplan (1994) fand bei Kindern mit Schizophrenie oft eine unlogische Art zu denken und lose Assoziationen. Das könnte zur Folge haben, dass diese Kinder ihre Gedanken nicht auf logische und kohärente Art verarbeiten können, was wiederum zur Entstehung von Wahn führen könnte.

Nach Caplan besteht bei Schizophrenien, die im Adoleszenten- oder Erwachsenenalter entstehen, keine Störung des formalen Denkens und der Verarbeitung eigener Gedanken (diskursives Defizit). Dies sei ein wesentlicher Unterschied zwischen Kindern und Erwachsenen.

Früh auftretende Störungen des Denkens und der Sprache werden als Hinweis auf eine ungünstigere Prognose der Krankheit gewertet. In der Kindheit entstehende Schizophrenien haben eine schlechte Prognose als später entstehende. Sie haben eher einen chronischen Verlauf, zeigen mehr negative Symptome und weisen oft strukturelle Veränderungen des Gehirns auf (Harris, 1998).

Schwierig ist die Differenzialdiagnose einer affektiven Störung und einer schizophrenen Psychose im Kindesalter. Während bei den affektiven Störungen die Wahninhalte und die Halluzinationen mit der aktuellen Stimmungslage übereinstimmen (Stimmungskongruenz), sind sie bei der Schizophrenie eher bizarr und mit desorganisiertem Verhalten und Sprachauffälligkeiten verbunden.

Bei Kindern mit intellektueller Beeinträchtigung hängt die Symptomatik vom Entwicklungsalter ab. Bei jüngeren Kindern und Kindern mit schwerer intellektueller Beeinträchtigung findet man eher atypische Symptome. Die Diagnose einer Schizophrenie auf niedrigem Entwicklungsalter zu stellen, kann sehr schwierig sein. Manchmal wird es erst nach längerer Beobachtung des Krankheitsverlaufs möglich.

Bei Abel handelt es sich um einen 13-jährigen Jungen mit einer mittelgradigen intellektuellen Beeinträchtigung. Er zeigte erhebliches selbstverletzendes Verhalten und hatte sich im Laufe der Zeit immer mehr in seine eigene Welt zurückgezogen. Er kam aus einer sozial schwachen Familie, sein Vater litt an Schizophrenie.

Seine intellektuelle Beeinträchtigung wurde im Vorschulalter festgestellt. Die Ursache hierfür ist nicht bekannt. Er zeigte eine verzögerte psychosoziale Entwicklung: Sprechen mit 3 Jahren, sauber mit 4 Jahren. Im Sonderkindergarten zeigte er ein zurückgezogenes und ängstliches Verhalten. Er ging auf eine Sonderschule für intellektuell Beeinträchtigte. Erst ab dem neunten Lebensjahr begannen Schwierigkeiten in der Schule: Das Lernen ging schlechter, er zog sich immer mehr zurück, war schnell gereizt, reagierte explosiv und war angespannt und ängstlich. Zu Hause erzählte er, dass er Stimmen von unbekannten Männern höre. Auch sein sonderbares Verhalten im häuslichen Rahmen nahm zu.

Mit 11 Jahren wurde er in ein Beobachtungszentrum für Kinder mit einer intellektuellen Beeinträchtigung aufgenommen. Dort wurde Abels Verhalten als bizarr beschrieben mit Stimmungswechseln, Rückgang der Sprache, Unsauberkeit, Unruhe, Kreischen, Schlafstörungen, Essensverweigerung und zunehmendem selbstverletzenden Verhalten. Umfassende neurologische (einschließlich EEG und MRT) und genetische Untersuchungen lieferten keine neuen Informationen. In der psychologischen Untersuchung fanden sich Hinweise auf einen kognitiven Abbau und regressive Tendenzen. Die Diagnose lautete: psychotischer Zustand im Rahmen einer tiefgreifenden Entwicklungsstörung (mit Zeichen einer desintegrativen Störung) sowie chronische Ticstörung. Er wurde mit Neuroleptika und Antidepressiva behandelt, jedoch ohne die erwünschte Wirkung. Zwei Jahre später wurde er in eine andere Abteilung verlegt, woraufhin seine Verhaltensprobleme extrem zunahmen: Autoaggressionen, Mutismus mit gelegentlich verwirrtem Sprechen, Rückzug, Essensverweigerung. Psychopharmaka in hoher Dosierung hatten keinen positiven Effekt.

Der Verlauf dieser Erkrankung und die verschiedenen Entwicklungsaspekte bei diesem Jungen haben Ähnlichkeit mit Befunden bei Kindern mit einer Schizophrenie. Die prämorbide Persönlichkeit (problematische Entwicklung), der prodromale Zustand (Rückgang der psychosozialen Fähigkeiten im Verlauf von zwei Jahren) und die akute Erkrankung (bizarres Verhalten, Halluzinationen, Rückgang der Sprache) sowie schließlich die familiäre Belastung weisen auf die Diagnose einer Schizophrenie hin. Wahn und spezifische Denkstörungen waren bei diesem Jungen in der akuten Phase nicht zu erkennen, während bizarres Verhalten, die kognitive Rückentwicklung und ernsthaftes selbstverletzendes Verhalten sehr deutlich ausgeprägt waren, sodass wir einen psychotischen Zustand annahmen.

Differenzialdiagnostisch kamen eine Desintegrationsstörung, eine affektive Störung oder eine Schizophrenie in Betracht. Die Symptomatik in der Akutphase war dazu zu wenig differenziert. Unter Berücksichtigung des Lebensalters bei Entstehung der Störung, der familiären Belastung, der spezifischen prämorbiden Probleme und des spezifischen prodromalen Zustandes wurde die Diagnose Schizophrenie gestellt. Der Behandlungsverlauf bestätigte die Verdachtsdiagnose. Die Medikation wurde auf ein atypisches Neuroleptikum (Clozapin) reduziert, der Umgang an die basalen Bedürfnisse des Jungen angepasst. Einige Monate später hatte sich sein Zustand deutlich stabilisiert, er war besser ansprechbar, konnte sich klarer verbal äußern und lebte wieder größtenteils in der Realität.

Ein anderer Fall ist Marin, ein 15-jähriger Junge mit einer leichten intellektuellen Beeinträchtigung. In den letzten zwei Jahren zeigte er zunehmende Verhaltensschwierigkeiten. Das Lernen in der Schule wurde schlechter. Marin ist das älteste von vier Kindern einer Mittelschichtfamilie. Seine intellektuelle Beeinträchtigung wurde in der Grundschule erkannt; seitdem besuchte er eine Sonderschule für intellektuell Beeinträchtigte. In der Familienanamnese lagen keine Besonderheiten vor.

Nach Aussage der Schulleitung und der Eltern traten in den letzten zwei Jahren auffallende Verhaltensänderungen bei Marin auf. Er wurde negativistisch, zeigte einen abgeflachten

Affekt, benutzte häufig rassistische Ausdrücke, zog sich immer mehr zurück, zeigte keine Initiative und hatte keinerlei Interessen mehr. Daneben war er schnell gereizt mit wütenden und aggressiven Reaktionen, wenn ihm etwas missfiel. In der Klasse arbeitete er nicht mehr mit und lernte nicht mehr. Die Kommunikation mit ihm gestaltete sich zunehmend mühsam. Er sprach leise und schwer verständlich, was früher nicht der Fall gewesen war. Er stand oft außerhalb der Gruppe, Witze und Fragen erreichten ihn nicht. Die Eltern berichteten, dass er sich zu Hause weniger mit seinem Bruder und seinen Schwestern beschäftige und dass er manchmal aufgedreht erscheine und ohne einen erkennbaren Anlass zu lachen beginne. Schlafen, Essen und andere physiologische Funktionen seien aber nicht gestört.

Bis auf den Übergang zur weiterführenden Schule zwei Jahre zuvor gab es keine belastenden Ereignisse in seiner Umgebung. In der psychologischen Untersuchung wurde ein niedrigerer IQ als ein Jahr zuvor gefunden, der jedoch nicht signifikant niedriger war. Die neurologische Untersuchung ergab keine Besonderheiten. Voruntersucher hatten eine tiefgreifende Entwicklungsstörung diagnostiziert, obwohl sich die Veränderungen erst in den letzten zwei Jahren entwickelt hatten.

Das klinische Bild des Jungen ließ an einen prodromalen Zustand eines schizophrenen Prozesses denken. Differenzialdiagnostisch muss auch eine dysthyme Störung erwogen werden. Weitere psychiatrische und psychologische Untersuchungen, insbesondere jedoch der Verlauf der Störung würden hier aber erst Klarheit schaffen können.

Schizophrene Psychosen bei Kindern mit intellektueller Beeinträchtigung können also zu schwerwiegenden Beeinträchtigungen der psychosozialen Fähigkeiten führen. Die Diagnosestellung kann dennoch sehr schwierig sein. Der Verlauf der Entwicklung sowie eventuelle prodromale Zustände sind erste Hinweise. Die Symptomatik der akuten Phase kann durchaus atypisch sein, aber Rückschritte der kognitiven Fähigkeiten, der Sprache und des sozialen Verhaltens sowie bizarre Verhaltensweisen und nicht nachvollziehbare Gefühlsäußerungen können ein Hinweis sein. Nach Harris (1998) müssen die Unterschiede in der Symptomatik bei jüngeren Kindern gegenüber denen bei Adoleszenten und Erwachsenen beachtet werden. Bei Kindern (insbesondere jünger als 7 Jahre) ist desorganisiertes Denken, bei älteren Kindern eher Wahn und Halluzinationen von Bedeutung. Bei jüngeren Kindern finden sich eher Negativsymptome und ein chronischer Verlauf. Bei älteren Kindern stehen häufig akute produktive Symptome im Vordergrund. Diese Unterschiede erklären sich durch das Entwicklungsniveau der Kinder.

Bei Menschen mit mittelgradiger und mit schwerer intellektueller Beeinträchtigung kann man daher erwarten, dass sie Negativsymptome (vornehmlich desorganisiertes Denken) mit chronischem Verlauf zeigen. Bei Menschen mit leichter intellektueller Beeinträchtigung sieht man mehr Positivsymptome und ein akutes Auftreten der Psychose.

In der integrativen Diagnose erscheint Schizophrenie sowohl als DSM-Diagnose als auch in der entwicklungspsychiatrischen Diagnose. In der entwicklungspsychiatrischen Diagnose werden die intellektuelle Beeinträchtigung und die damit verbundenen belastenden Lebensumstände als wesentliche Entwicklungsbedingung für die Entstehung der Störung genannt. In der Beschreibung des Entstehungsmechanismus werden alle Umstände angegeben, die an der Entstehung der Erkrankung beteiligt sein können, z. B. familiäre Belastung, genetische Abweichungen, organische Auffälligkeiten und Funktionsabweichungen. Weitere wichtige biologische, psychologische und andere Aspekte sollten für die Beschreibung des Gesamtbildes ergänzt werden.

Aus all diesen Informationen werden der Hilfebedarf und die passenden Behandlungsstrategien abgeleitet (integrative Behandlung). Die integrative Behandlung sieht folgendermaßen aus:

1. Biologische Ebene: medikamentöse Behandlung mit einem Neuroleptikum als erste Wahl.
2. Soziale Ebene: Anpassung der Umgebung (stressabschirmend, strukturiert und vorhersehbar).
3. Entwicklungsebene: Befriedigung der basalen emotionalen Bedürfnisse und Motivationen.
4. Psychologische Ebene: unterstützende, verständnisvolle Förderung und Begleitung bei den Alltagsaktivitäten.

18.5.2 Erwachsene

Die Prävalenz schizophrener Psychosen bei Menschen mit einer intellektuellen Beeinträchtigung wird auf 3 % geschätzt, was etwas mehr ist als in der Durchschnittspopulation. Diese Häufigkeitsangaben beziehen sich vornehmlich auf Menschen mit einer leichten intellektuellen Beeinträchtigung. Bei schwerer beeinträchtigten Menschen auf niedrigerem Entwicklungsniveau ist die Diagnose sehr schwierig. Das häufige Vorkommen dieses Störungsbildes bei Menschen mit intellektueller Beeinträchtigung hängt sowohl mit biologischen Faktoren als auch mit den psychologischen Voraussetzungen und Lebensumständen dieser Menschen zusammen. Doody et al. (1998) stellen mehr neurologische soft signs[76], häufigere Epilepsien und mehr chromosomale Abweichungen fest. Auch werden mehr familiäre Belastungen mit Schizophrenie gefunden als in der Durchschnittspopulation. Andere Autoren (Schultze-Lutter & Klosterkötter, 1995) verweisen auf die kognitiven und affektiven Defizite von Menschen mit intellektueller Beeinträchtigung, auf ihre unausgereiften Copingmechanismen und auf die Adaptionsprobleme, die sie für eine Schizophrenie vulnerabel machen. Diese Hypothese stützen sie mit der beträchtlichen Häufigkeit von sogenannten *Basissymptomen* (Huber, 1986) bei Menschen mit intellektueller Beeinträchtigung. Solche Basissymptome finden sich bei Menschen mit Schizophrenie im Prodromalstadium vor der ersten psychotischen Episode.

76 Vgl. hierzu Fußnote 59 auf Seite 227.

Solche Basissymptome sind:

- Erniedrigung der Stresstoleranz,
- reduzierte Kontrolle von Impulsen und Affekten,
- Störung des Denkens und der Sprache,
- Störung der Wahrnehmung und vegetative Dysfunktionen.

Symptome dieser Art findet man bei Menschen mit einer intellektuellen Beeinträchtigung sehr oft, ohne dass sie an einer Schizophrenie leiden. Aber sie können das Risiko einer Entwicklung psychotischer Störungen erhöhen (vgl. Schultze-Lutter & Klosterkötter, 1995). Nach Doody et al. (1998) zeigen schizophrene Menschen mit einer intellektuellen Beeinträchtigung mehr Negativsymptome als andere Menschen mit einer Schizophrenie.

Die Symptomatik der psychotischen Phase ist bei Menschen mit und ohne intellektuelle Beeinträchtigung weitgehend dieselbe (Deb & Hunter, 1991). Nach den Autoren der DC-LD (Royal College of Psychiatrists, 2001) sind die Kriterien für Schizophrenie bei Menschen mit einer leichten und mittelgradigen intellektuellen Beeinträchtigung die folgenden:

1. Eines der nachstehenden Symptome ist an den meisten Tagen, mindestens zwei Wochen lang, vorhanden:
   a) akustische Halluzinationen (der Patient hört andere Menschen über sich sprechen),
   b) die Stimmen kommen aus bestimmten Körperteilen,
   c) fantastischer Wahn (z.B. Kommunikation mit außerirdischen Wesen),
   d) Denkstörungen: Gedankeneingebung, Gedankenecho, Beeinflussung durch Radio oder Fernsehen.
2. Eines der nachstehenden Symptome ist mindestens einen Monat lang vorhanden:
   a) stimmungsinkongruenter Wahn,
   b) stimmungsinkongruente Halluzinationen aller Art.
3. Zwei der nachstehenden Symptome müssen mindestens zwei Wochen lang vorhanden sein:
   a) stimmungsinkongruenter Wahn,
   b) stimmungsinkongruente Halluzinationen,
   c) Katatonie,
   d) Negativsymptome,
   e) Denkstörungen.

Für die Diagnose Schizophrenie sind mindestens eines der Symptome aus Gruppe 1 und 2 *oder* zwei Symptome der Gruppe 3 notwendig.

In den Klassifikationssystemen DC-LD und DM-ID wird zu Recht darauf hingewiesen, dass eine Einteilung von Schizophrenien in die verschiedenen Unterformen (wie sie im DSM-IV und in der ICD-10 erfolgt) bei Menschen mit intellektueller Beeinträchtigung wegen der atypischen Symptomatik wenig sinnvoll ist. Sie gebrauchen den Begriff *schizophrene wahnhafte Störung (schizophrenic/delusional disorder)* für folgende Störungsbilder: Schizophrenie, Wahnstörungen, akute und vorübergehende Psychose und andauernde halluzinatorische Störungen.

Das Erleben, der Inhalt und der Ausdruck von *Positivsymptomen* wie Wahn und Halluzinationen können sich bei Menschen mit einer intellektuellen Beeinträchtigung gegenüber nicht beeinträchtigten Menschen unterscheiden. Wahn und Fantasie zu unterscheiden kann schwierig sein. Menschen mit intellektueller Beeinträchtigung sind oft sehr suggestibel; sie übernehmen leicht die Meinung der Untersucher. Der Inhalt des Wahns wirkt oftmals kindlich und sehr einfach (z. B. Berichte von Monstern, Geistern, Hexen). Durch akustische Halluzinationen werden die Betroffenen beschuldigt, etwas falsch gemacht zu haben, oder sie werden als „böse“ bezeichnet. Auch können sie Befehle bekommen, etwas „Böses“ zu tun.

Ihre *Negativsymptome* sind mehr oder weniger vergleichbar mit denen der Durchschnittspopulation. Bei manchen Betroffenen kann es zu einem langsamen Abbau kognitiver Funktionen kommen, bei anderen beobachtet man einander abwechselnde Perioden von Verschlechterung und Verbesserung.

Prodromale Symptome finden sich sehr häufig, nach Harris (1998) in 54 bis 90 % der untersuchten Fälle. Sie zeigen sich in Form bizarrer Verhaltensweisen oder in Form verbaler oder körperlicher Aggressivität. Auch Rückzug, Selbstgespräche, Verlust sozialen Interesses und Reizbarkeit werden beobachtet.

Ruud ist ein 20-jähriger Mann mit leicht intellektueller Beeinträchtigung. Er zeigte schon seit vier Jahren ein sehr schwieriges Verhalten mit Aggressivität, bizarren Äußerungen und Aktivitäten, abwechselnd mit Perioden von Apathie, Zurückgezogenheit und undefinierbarer Stimmung.

Er ist das erste von drei Kindern. Seine Geschwister sind nicht intellektuell beeinträchtigt. In der Familienanamnese wurde angegeben, dass die Großmutter väterlicherseits wegen paranoider Symptome in einer psychiatrischen Einrichtung war. Eine Schwester des Vaters litt vermutlich an Schizophrenie. Eine Tante mütterlicherseits ist intellektuell beeinträchtigt mit schweren Verhaltensproblemen.

Ruuds Entwicklung verlief von Anfang an verzögert: Er lief mit 2 Jahren, begann spät zu sprechen und war motorisch ungeschickt. In der Kleinkindzeit wurden Sprachprobleme (Dysphasie) und Ungeschicklichkeit (Dyspraxie) durch den Kinderarzt festgestellt. Eine intellektuelle Beeinträchtigung (IQ von 70) wurde im Alter von 7 Jahren diagnostiziert. Er besuchte die Sonderschule für intellektuell Beeinträchtigte ohne Probleme. Die ersten Schwierigkeiten entstanden im Alter von 16 Jahren, nachdem ein Schulpraktikum an einer weiterführenden Schule scheiterte. Er war sehr angespannt, wurde schnell wütend, aggressiv und zerstörungswütig. Er pflegte sich nicht mehr, zeigte kaum noch Interessen oder Initiative. Des Weiteren berichtete er von Stimmen, die sagen würden, er sei verrückt. Er wollte wissen, was sich da „im Inneren seines Kopfes“ befindet. Als sich dieser Zustand verschlimmerte, wurde er zur Beobachtung in einer Einrichtung für Menschen mit einer intellektuellen Beeinträchtigung aufgenommen. Dort setzte sich die Rückentwicklung seines psychosozialen Zustandes fort. Ruud wurde inkontinent, vergesslich und apathisch.

Dieser Zustand dauerte etwa zwei Jahre. Danach änderte sich sein Verhalten. Er wurde aggressiv, hyperaktiv, lief weg. Er brüllte und schrie, verfluchte den Postboten, rannte über die Straße, lachte ohne erkennbaren Grund und nahm manchmal eine sonderbare Körperhaltung ein. Die Diagnose Psychose wurde gestellt, und er erhielt das niederpotente Neuroleptikum Pipamperon.

Bei der neurologischen Untersuchung wurden keine Auffälligkeiten gefunden. Im MRT des Schädels wurden unspezifische Abweichungen links parieto-occipital beschrieben. Diese Befunde hatten eigentlich keine klinische Bedeutung. Weil der Zustand mit der Medikation nicht verbessert wurde, bekam er andere Neuroleptika in höherer Dosierung (Zuclopenthixol 60 mg, Dipiperon 80 mg und Promethazin 150 mg pro Tag). Unter dieser Medikation wurde er inaktiv und blieb größtenteils im Bett. Ein Psychiater wurde konsiliarisch einbezogen, der die Diagnose Schizophrenie stellte. Die bisherige Medikation wurde abgesetzt. Ein atypisches Neuroleptikum (Risperidon) wurde verordnet, zudem wurde der Umgang mit dem Patienten verändert. Der Zustand des jungen Mannes verbesserte sich.

Die Krankengeschichte Ruuds ist ziemlich typisch für Entwicklung und Verlauf der Störung, ebenso sein Schicksal in der Behindertenhilfe. Seit seiner frühen Kindheit ist eine Hirnschädigung bekannt (verzögerte Entwicklung, Sprachentwicklungsstörung, Dyspraxie). Es liegt eine familiäre Belastung mit schweren psychischen Störungsbildern vor. Auslöser war eine Belastungssituation, die der Junge mangels fehlender Copingstrategien nicht bewältigen konnte. Die sich dann entwickelnden Verhaltensveränderungen können als ein etwa zwei Jahre dauernder prodromaler Zustand angesehen werden, der schließlich in eine völlige Dysregulation seines Verhaltens und seiner psychischen Funktionen mündete (psychotischer Zustand). Die Versorgung des jungen Mannes war ungenügend. Eine spezifischere Hilfe wurde zwei Jahre nach dem auslösenden Ereignis eingeleitet. Die eigentliche psychiatrische Behandlung begann erst vier Jahre nach Beginn der Erkrankung. Dies sagt viel über das Defizit in der gesundheitlichen Versorgung von Menschen mit einer intellektuellen Beeinträchtigung und über den Kenntnisstand dort tätiger, nicht psychiatrisch ausgebildeter Ärzte aus. Die Diagnose einer Schizophrenie kann bei Erwachsenen mit intellektueller Beeinträchtigung nicht nur nach der aktuellen Symptomatik gestellt werden. Der Untersucher braucht auch Informationen über den prämorbiden Zustand, eine eventuelle prodromale Phase, familiäre Belastungen und andere biologische und psychosoziale Aspekte.

Eine integrative Diagnose kann folgendermaßen formuliert werden:

- DSM-Diagnose: Schizophrenie
- Entwicklungspsychiatrische Diagnose: schizophrener Prozess bei einer Person mit einer bestimmten intellektuellen Beeinträchtigung und mit einer bestimmten Persönlichkeitsentwicklung
- Der Entstehungsmechanismus beschreibt die Bedingungen, die mit der auslösenden Situation, der Belastbarkeit der Person, den familiären und genetischen Aspekten, den Entwicklungsaspekten usw. in Zusammenhang stehen.

- Unter den sonstigen biologischen und psychosozialen Aspekten werden darüber hinaus alle übrigen Bedingungen angegeben, die relevant für die Behandlung sein könnten.

18.5.3 Unterstützung und Behandlung

Nicht die Symptome – so ausgeprägt sie auch sein mögen – werden behandelt, sondern die Person. Die Feststellung des Hilfebedarfs aufgrund der integrativen Diagnose ist daher entscheidend. Grundlegende Voraussetzungen für die Behandlung sind die Abschirmung gegenüber Stressbelastungen sowie das angemessene Eingehen auf die basalen emotionalen Bedürfnisse der Person.

Die integrative Behandlung wird folgendermaßen durchgeführt:

1. Biologische Ebene: Die neuroleptische Medikation steht wie auch sonst im Vordergrund. Die Behandlung erfolgt nach den üblichen Regeln und Standards, allerdings mit der Besonderheit, dass bei Menschen mit intellektueller Beeinträchtigung zu empfehlen ist, mit einer niedrigen Dosierung zu beginnen: Beispielsweise kann bei einem akuten psychotischen Bild mit ausgesprochener Positivsymptomatik mit Haloperidol 5 mg/Tag begonnen werden, bei einem weniger ausgeprägten Bild sogar nur mit 2 mg/Tag. Eventuell kann die Dosis alle 2 bis 3 Tage um 1 bis 2 mg erhöht werden bis zu einer Maximaldosis von 20 mg/Tag. Zur Prophylaxe extrapyramidal-motorischer Nebenwirkungen kann Biperiden 2 mg/Tag in Betracht gezogen werden. Sollte ein antipsychotischer Effekt ausbleiben, kann Zuclopenthixol in einer dem Haloperidol äquivalenten Dosierung eingesetzt werden. Wenn Negativsymptome im Vordergrund stehen, sollten sogenannte atypische Neuroleptika bevorzugt werden (Risperidon, Clozapin, Olanzapin oder Quetiapin). Bei Remission (Rückbildung des Zustandes) kann die Dosis allmählich um 30 bis 50 % reduziert werden. Bei einer erstmaligen Manifestation einer Psychose wird empfohlen, die Medikation über zwei Jahre durchgehend einzunehmen. Nach der zweiten Episode sollten die Medikamente über fünf Jahre, bei häufigeren Episoden lebenslang eingenommen werden.
2. Soziale Ebene: Die Umgebung des Klienten wird angemessen über die Störung und den Zustand des Patienten informiert (Psychoedukation). Die Personen werden angeleitet, wie der Patient gegen alltägliche Belastungen und – auf dem Hintergrund des Konzepts der *expressed emotions* – gegen allzu starke Emotionen abgeschirmt werden kann.
3. Entwicklungsebene: Die Begleiter versuchen, in angemessener Weise den Zugang zu den emotionalen Bedürfnissen des Patienten zu bekommen – je nach dessen emotionalem Entwicklungsniveau.
4. Psychologische Ebene: Prouty (2001) entwickelte die Methode der sogenannten *Prätherapie*, bei der der Therapeut nonverbal, vornehmlich durch Spiegeln

der Äußerungen des Patienten, versucht, Kontakt aufzubauen und eine Beziehung einzugehen. Clarke (2001) berichtet von guten Erfahrungen mit kognitivem Training und anderen Verhaltenstrainingsprogrammen.

Verschiedene Autoren betonen, dass die Behandlung von Menschen mit einer intellektuellen Beeinträchtigung und einer Psychose im häuslichen Umfeld bessere Effekte als die Behandlung im psychiatrischen Krankenhaus habe (Clarke, 2001). Die Behandlung zu Hause vermeidet den Stress durch die Umgebungsveränderung. Zudem können so die Familienmitglieder besser lernen, wie sie am besten mit dem Patienten umgehen. Diese Form der Behandlung eignet sich dann, wenn dem Patienten zu Hause keine Gefahr droht – etwa durch Gewalt – und die Familie eine intensive fachkundige Begleitung erhält.

19 Affektive Störungen bei Menschen mit intellektueller Beeinträchtigung

Depressive Störungen, Depression nach Entwicklungsniveau, bipolare Störungen, Rapid-cycling-Störung, dysthyme Störung

19.1 Depressive Störungen

Bei depressiven Störungen sind vier Bereiche des psychosozialen Lebens verändert: Gefühlsleben, Denken, Handeln und Motorik sowie vegetative Funktionen. Die Störung des Gefühlslebens zeigt sich vornehmlich in einem auf sich selbst gerichteten negativen Gefühl: Traurigkeit, Interessensverlust, Verlust von Wohlbefinden und manchmal ein Gefühl von Trägheit und Apathie. Die Veränderungen des Denkens variieren von andauerndem Grübeln bis hin zu Wahnvorstellungen über eigene Schuld und Minderwertigkeit. Auch können Halluzinationen auftreten. Auf der Handlungsebene zeigt sich die depressive Veränderung vor allem dadurch, dass die Person nicht mehr in der Lage ist, Aufgaben des alltäglichen Lebens zu bewältigen. Die Psychomotorik ist verlangsamt oder sogar gehemmt (Stupor) oder manchmal dagegen unruhig und gesteigert (agitierte Depression). Die vegetativen Funktionen Schlafen, Essen, Libido, Verdauung sowie die gesamte körperliche Befindlichkeit können in unterschiedlichem Maße gestört sein (larvierte oder auch vitale Depression; Van Praag et al., 1965). Bei schweren Ausprägungen einer Depression sind meistens Symptome in allen Bereichen vorhanden.

Für das Störungsbild einer Depression wurden traditionell unterschiedliche Begriffe verwendet: schwere Depression, endogene Depression, depressive Erkrankung oder vitale Depression. Wenn psychotische Symptome wie Halluzinationen und Wahn vorliegen, spricht man von einer psychotischen Depression.

Weniger schwere Fälle, denen vor allem vitale und psychotische Symptome fehlen, wurden als leichte Depression, neurotische Depression, psychogene Depression oder auch als Dysthymie bezeichnet. Werden unter Umständen jahrelang bestehende leichte Depressionen durch kurz andauernde, schwere depressive Perioden unterbrochen, spricht man von *double depression*. Sie tritt bei Menschen mit einer leichten intellektuellen Beeinträchtigung häufig auf (Entwicklungsdepression nach Došen, 1990a)[77].

Die Prävalenz depressiver Störungen in der Normalbevölkerung wird auf 3 bis 8 % geschätzt (Zwanikken, 1990). Für Menschen mit intellektueller Beeinträchtigung gelten höhere Prozentzahlen zwischen 2 und 30 % (Došen & Day, 2001).

Die Entstehung und Entwicklung depressiver Störungen hängen von mehreren Faktoren ab. Die Symptomatik wird nicht so sehr von der Ätiologie, sondern vom Schweregrad der Störung bestimmt. Bei lang andauerndem oder zunehmendem Stress kann aus einer leichten Depression eine schwere Form der Störung werden. Es wird daher ein Kontinuum mit der leichten, dysthymen oder neurotischen Störung an einem Ende und der schweren, endogenen oder psychotischen Depressionen am anderen Ende angenommen.

Entstehung von Depression

Nach Zwanikken (1990) entsteht Depression als Folge gestörter Bedingungen des bio-psychosozialen Lebens:

- innerhalb des sozialen und kulturellen Kontextes (z. B. soziale Deprivation und Ablehnung),
- innerhalb des Netzwerkes personeller Beziehungen (z. B. affektiver Verlust),
- innerhalb der inneren Erfahrungswelt (maladaptive Stressbewältigung),
- auf somatischem Niveau (z. B. allgemeine Gesundheitsprobleme, Störung hormoneller Regulation, chromosomale Aberrationen, neurophysiologische Veränderungen und neurobiochemische Abweichungen).

Depression wird daher als eine ungünstige Folge personbezogener und umgebungsabhängiger Bedingungen und Interaktionen gesehen. Akiskal (1995) meint dazu: „Es ist nicht bewiesen, dass der Mangel oder der Überschuss biogener Amine in bestimmten Hirnregionen notwendig oder ausreichend für das Entstehen af-

77 Die verwirrende Begriffsvielfalt der klassischen Psychiatrie auf dem Gebiet der depressiven Störungen ist durch die ICD-10 erheblich eingeschränkt worden. Unter der Überschrift der *affektiven Störungen* (ICD-10: F30 bis F39) unterscheidet die ICD-10 die „depressive Episode" (ICD-10: F32) mit den Schweregraden leicht (ICD-10: F32.0), mittelgradig (ICD-10: F32.1), schwer ohne psychotische Symptome (ICD-10: F32.2), schwer mit psychotischen Symptomen (ICD-10: F32.3), daneben die „rezidivierenden depressiven Störungen" (ICD-10: F33). Die dritte Gruppe bilden die „anhaltenden affektiven Störungen" (F34). Dazu zählen die Zyklothymie (ICD-10: F34.0; mit andauernder Instabilität der Stimmung im Wechsel von leichten depressiven Verstimmungen zu Perioden leicht gehobener Stimmung) und die Dysthymie (ICD-10: F34.1) mit lang andauernder depressiver Verstimmung, die nicht schwer genug ist, die Kriterien für F33.0 oder F33.1 zu erfüllen. Unter F38.10 (rezidivierende kurze depressive Störung) werden depressive Zustände aufgeführt, die wiederholt nur wenige Tage auftreten und dann wieder verschwinden. Die „bipolare affektive Störung" (ICD-10: F31) bezeichnet den charakteristischen Verlauf abwechselnder depressiver und manischer Zustände, in der Regel mit freien Intervallen zwischen den Episoden (Anm. d. dt. Hrsg.).

fektiver Störungen ist“ (Akiskal, 1995, S. 1076; Übers. d. dt. Hrsg.). Der Autor stellt dementsprechend ein integratives Modell für affektive Störungen vor. Demzufolge sollen sowohl biologische als auch psychologische Faktoren verantwortlich für deren Auftreten sein. Diese Faktoren ungünstiger Art beeinflussen physiologische Prozesse im Zwischenhirn. Fehlende Lusterfahrungen oder fehlende Belohnungen für Aktivitäten können dann zu Störungen biologischer Rhythmen und physiologischer Funktionen führen. Solche Veränderungen wirken über das limbische System; sie beeinflussen subkortikale Bereiche und den präfrontalen Kortex. Daraus wiederum können Veränderungen im Erleben sensorischer Reize, Veränderungen der Psychomotorik, der Motivation, der Stimmung, des Denkens und anderer psychischer Funktionen resultieren.

Ein kognitives Modell der Depression wurde von Beck et al. (1979) entwickelt. Negative Gedanken des Individuums über sich selbst, über seine Lebensumstände und seine Zukunft (negative kognitive Triade) bilden die Basis für das Entstehen einer Depression. Auf der Suche nach Lösungen in schwierigen Situationen macht das Individuum infolge solcher Denkmuster negative Erfahrungen. Diese führen zu weiteren motivationalen, kognitiven und emotionalen Einbußen und schließlich zu einer Depression. Esbenson und Benson (2007) haben die Anwendbarkeit dieses Modells in der praktischen Arbeit mit Menschen mit einer leichten und mittelgradigen intellektuellen Beeinträchtigung untersucht. Das Vorhandensein der negativen kognitiven Triade bei denjenigen Personen, die die Diagnose einer Depression erhalten hatten, konnte dabei bestätigt werden. Das bedeutet, dass die Behandlung auf eine Veränderung der negativen kognitiven Triade abzielen muss, genau wie bei Menschen ohne intellektuelle Einschränkungen etwa mit der kognitiv-behavioralen Therapie.

Beck (2008) hat versucht, die neueren genetischen und entwicklungspsychopathologischen Erkenntnisse zu einem integrierten kognitiven Modell zusammenzufassen: Traumatische Erfahrungen während der frühen Kindheit führen zu einer dysfunktionalen kognitiven Einstellung (negative Interpretation von Informationen, selektive Wahrnehmung negativer Erfahrungen, Blockade positiver Erinnerungen). Diese Einstellung wird in den kognitiven Strukturen und Schemata des Zentralnervensystems in Form neuronaler Verschaltungen verankert. Dadurch entsteht eine Prädisposition, auf Stresssituationen depressiv zu reagieren.

Möglicherweise gibt es für depressive Störungen auch spezielle genetische Bedingungen. Bei Personen mit einer bestimmten Variante eines bestimmten Gens[78], das am Serotonin-Transport beteiligt ist, konnte man zeigen, dass eine Überempfindlichkeit des Mandelkerns[79] für negative Reize besteht. Dadurch kann es zu verstärkten Angsterfahrungen und exzessiven Stressreaktionen kommen, was mit

78 Das sogenannte 5-HTTLPR-Gen (Abk. für serotonin-transporter-linked polymorphic region).

79 Mandelkern oder Amygdala, ein Zentrum im limbischen System, das u. a. im Rahmen der Stressbewältigung eine besondere Rolle spielt (vgl. auch Kapitel 4).

einem erhöhten Cortisolgehalt des Blutes einhergeht. Dies wiederum beeinträchtigt die Funktion des Hippocampus (Bestandteil des limbischen Systems) und des präfrontalen Kortex. Das kognitive Vermögen zu lernen, wie man Stressbelastungen verarbeitet, wird vermindert. So könnten die dysfunktionalen kognitiven Einstellungen erklärt werden, deren Funktion für die Entwicklung einer Depression oben skizziert wurde.

Das integrierte kognitive Modell von Beck ist ein gutes Beispiel für die Absicht heutiger Wissenschaftler, die Entwicklungen verschiedener Gebiete zu kombinieren und zu integrieren. Eine Kombination der kognitiven Theorie mit den neueren biologischen Befunden könnte ein plausibles Modell ergeben. Die ehemals strikte Trennung von körperlichen und psychischen Ursachen in der Entstehung psychischer Störungen wird zunehmend aufgehoben. Psychische Faktoren beeinflussen das organische Substrat (vgl. den Prozess der Gen-Expression oder die Bildung neuer Synapsen; vgl. Kandel, 1998; vgl. auch Kapitel 3.1.2). Nach dem Modell von Beck kann man also annehmen, dass ungünstige Erfahrungen in der frühen Kindheit neben den dysfunktionalen kognitiven Einstellungen auch Veränderungen des genetischen Substrats bewirken können.

Das am meisten hervorstechende Symptom bei depressiven Erwachsenen ohne intellektuelle Beeinträchtigung ist die Veränderung der Stimmung. Bei jüngeren Kindern wie auch bei Menschen mit einer intellektuellen Beeinträchtigung können jedoch andere Symptome – Verhaltensauffälligkeiten und vegetative Störungen – im Vordergrund stehen. In der Studie von Esbenson und Benson (2007) war aufgefallen, dass bei Menschen mit intellektueller Beeinträchtigung die negative kognitive Triade schon vorhanden war, bevor depressive Verstimmungen aufgetreten waren. Nach Beck verläuft dieser Prozess in der gewöhnlichen Bevölkerung andersherum: Zuerst entsteht die depressive Stimmung, die dann zur negativen kognitiven Triade führt. Dies stimmt mit der Auffassung Van Praags (1993b) überein, wonach depressive Stimmung eher ein nachgeordnetes Symptom ist. Primäre Symptome der Depression sind seiner Ansicht nach dagegen Störungen der Vitalität und die Fehlregulation von Angst und Aggression. Ein solches Bild sieht man häufig bei depressiven Menschen auf niedrigem Entwicklungsniveau.

19.2 Depressive Störungen bei Kindern mit intellektueller Beeinträchtigung

Um die Entstehungsmechanismen von Depressionen bei Kindern mit einer intellektuellen Beeinträchtigung leichter zu verstehen, werden im Folgenden kurz einige der psychodynamischen und kognitiven Theorien besprochen.

Spitz (1946) beschrieb bei Kindern, die in der zweiten Hälfte des ersten Lebensjahres von ihrer Mutter getrennt worden waren, einen apathischen Zustand, den er *anaklitische Depression* nannte. Bowlby (1971) nahm an, dass eine Depression bei einem Kind als Folge des Verlusts des Liebesobjektes entstehen kann. Bei Kindern, die in den ersten zwei Lebensjahren länger von der Mutter getrennt waren, entwickelt sich ein Zustand von Protest und Hoffnungslosigkeit. Auf der Basis einer unsicheren Bindung kann sich ein ähnlicher Zustand bei Verlust einer affektiv bedeutsamen Beziehung im späteren Leben entwickeln. Nach Bemporad und Wilson (1978) kann eine fehlende adäquate soziale Stimulation des Kindes zu einer Entwicklungsdeprivation und zu einem depressiven Zustand führen. Sandler und Joffee (1965) nahmen an, dass nicht allein der Verlust des „Liebesobjektes" sondern auch der Verlust eines *previous state of self*[80] zu Depressionen führen kann; damit meinten sie einen grundlegenden Verlust stabilisierender Lebenselemente. Engel und Schmale (1972) beschrieben depressive Zustände bei kleinen Kindern mit einer intellektuellen Beeinträchtigung, die mit existenzieller Angst konfrontiert worden waren. Diese Kinder konnten völlig inaktiv werden oder gar bei Angst in Schlaf fallen. Sie nannten diesen Zustand *conservational withdrawal*[81]. Die Autoren verglichen dies mit Situationen bei Tieren, die keine Möglichkeit zu Verteidigung oder Flucht mehr hatten. Seligman (1975) hat die Theorie der erlernten Hilflosigkeit entwickelt. Er nahm an, dass wiederholte Erfahrungen des Scheiterns, verstärkt durch ein negatives Selbstbild, zu einem depressiven Zustand führen können. Bereits erwähnt wurde das integrierte kognitive Modell von Beck (2008). Dieses kann gut als Ergänzung zur Erklärung von Depressionen bei Menschen mit intellektueller Beeinträchtigung herangezogen werden: Eigene kognitive Erklärungen von negativen Erlebnissen können Schutzfaktoren gegen hohe emotionale Belastungen darstellen. Bei intellektuell beeinträchtigten Menschen ist die kognitive Verarbeitung von Stressfaktoren vermindert. Negative emotionale Erfahrungen (z. B. Ängste) werden dann von ihnen eher als Stress erzeugend erlebt. Zugleich erfahren diese Menschen, dass sie den Problemen nicht gewachsen sind. Als Folge bildet sich eine negative kognitive Einstellung aus. Dies mag der Grund für die erhöhte Disposition intellektuell beeinträchtigter Menschen für Depressionen sein. Insgesamt kann man also angesichts des schwierigen Bindungsprozesses und der schwierigen Individuation sowie aufgrund häufiger negativer Erfahrungen intellektuell beeinträchtigter Kindern davon ausgehen, dass bei ihnen depressive Zustände öfter vorkommen als bei nicht beeinträchtigten Kindern.

---

80 Verlust des eigenen früheren Selbst als entscheidende Grundlage für die weitere Persönlichkeitsentwicklung (Anm. d. dt. Hrsg.).

81 Etwa: lebenserhaltender Rückzug oder auch „Totstellreflex" (Anm. d. dt. Hrsg.).

Gaedt (1997b; Gaedt & Gärtner, 1990) hat aus psychodynamischer Sicht vorgeschlagen, drei Depressionstypen bei Menschen mit intellektueller Beeinträchtigung zu differenzieren: (1) selbst-labile Depression, (2) selbst-vernichtende Depression und (3) stille Depression.

1. Bei einer *selbst-labilen Depression* werden Verhaltensweisen beobachtet, die typisch für die Separations- und Individuationsphase sind: Plötzliche Stimmungsveränderungen mit Traurigkeit und Weinen, motorische Unruhe, Wutausbrüche, selbstverletzendes Verhalten mit dem Ziel, Aufmerksamkeit zu bekommen, Apathie, Hilflosigkeit, ambivalente Haltung in Hinsicht auf die Bindungsperson (gleichzeitig anklammernd und aggressiv) und regressives Verhalten.
2. Die *selbst-vernichtende Depression* entsteht als Folge missglückter Versuche der Person, die verlorene Bindung mit dem Liebesobjekt wieder herzustellen. Der Autor unterscheidet hierbei verschiedene Phasen: Die Phase von Versuchen des „Verschmelzens" mit der Bindungsfigur, die Phase des „Fragens nach Strafe und Unterwerfung" (wenn „Verschmelzung" nicht gelingt) und die Phase des Rückzugs mit Autoaggression und Hoffnungslosigkeit. Die letzte Phase sieht der Autor als Zustand totaler Abwertung und Vernichtung des Selbst an.
3. Die *stille Depression* ist ein Zustand, der vergleichbar mit der anaklitischen Depression von Spitz mit folgender Symptomatik ist: starrer Gesichtsausdruck, „leerer" Blick, motorische Inaktivität, Fehlen von Interesse und Initiative, Unterbrechen von Augenkontakt, Gewichtsabnahme und Probleme mit Essen und Schlafen.

Gaedt hat diese Symptome sowohl bei Kindern als auch bei Erwachsenen mit intellektueller Beeinträchtigung beschrieben. Er betont, dass das Erkennen der Entstehungsmechanismen die Wahl der Behandlungsstrategie wesentlich beeinflussen könne (vgl. auch Gaedt, 2001 und Došen & Day, 2001).

In der Übersicht (Tab. 15) werden die hier beschriebenen Theorien nach dem Modell der sozio-emotionalen Entwicklung betrachtet, um den Zusammenhang zwischen der Symptomatik und der Entwicklungsphase, in welcher die Störung entsteht, zu verdeutlichen (Došen & Gielen, 1993).

Die folgende Aufzählung zeigt die in den verschiedenen Entwicklungsphasen am häufigsten beobachteten Symptome:

1. Homöostase: psychotische Symptome, selbstverletzendes Verhalten.
2. Bindung: depressive Symptome, regressives Verhalten, Verlustangst, Wutausbrüche, Aggressivität.
3. Individuation: Negativismus, Problemverhalten, paranoide Verhaltensweisen.
4. Identifikation: negatives Selbstbild, Schuldgefühl, soziale Angst.

In unserer Praxis versuchen wir, aus dem Depressionstyp die Pathogenese der Störung zu verstehen.

Tabelle 15: Depression auf verschiedenem Entwicklungsniveau

1. Adaptionsphase (0 bis 6 Monate)	Bei schwerwiegendem Mangel oder Verlust von Struktur, Ort, Zeit und Person oder durch eine andere eingreifende Störung der psychophysiologischen Homöostase können folgende Zustände entstehen: • Anzeichen der Entwicklungsdeprivation im Sinne von Bemporad und Wilson (1978) • Phänomene des conservational withdrawal nach Engel und Schmale (1972) • anaklitische Depression nach Spitz oder stille Depression nach Gaedt
2. Sozialisationsphase (6 bis 18 Monate)	Bei Verlust einer affektiven Bindung und bei andauernder Bedrohung der basalen Sicherheit können depressive Zustände entstehen: • Zustand von Protest und Verzweiflung nach Bowlby • selbst-vernichtende Depression nach Gaedt
3. Individuationsphase (18 bis 36 Monate)	Bei schwerwiegenden Beeinträchtigungen der Prozesse von Individuation und Autonomie-Entwicklung sowie durch traumatische Erlebnisse können depressive Symptome entstehen im Sinne von • *loss of previous state of the self* nach Sandler und Joffee • selbst-instabile Depression nach Gaedt
4. Identifikationsphase (4 bis 7 Jahre)	Bei andauernder Überforderung und ständigen Misserfolgen können entstehen: • Depressionen vom Typ der erlernten Hilflosigkeit nach Seligman • Depressionen vom kognitiven Typ (Beck)

19.3 Affektive Störungen bei Menschen mit schwerer intellektueller Beeinträchtigung

19.3.1 Kinder

Häufig sind depressive Symptome für den Untersucher aufgrund der meist multiplen körperlichen und Verhaltensauffälligkeiten sowie der daraus resultierenden Probleme im Lebensumfeld nur schwer zu erkennen. Die Auffälligkeiten des Kindes und die Sorgen der Eltern können den Untersucher dazu bringen, sich nur auf das Verhalten des Kindes und dessen Kontrolle zu konzentrieren und die zugrunde liegenden Ursachen dabei zu übersehen.

Ein 3 ½-jähriges Mädchen wurde wegen selbstverletzenden Verhaltens, großer Unruhe, anhaltenden Weinens, gestörten Schlafs und Essensverweigerung vorgestellt. Dieses Verhalten bestand schon etwa ein Jahr und wurde zunehmend schlimmer. Die Eltern waren bereits bei diversen Helfern und Ärzten gewesen. Verschiedene Medikamente (Beruhigungsmittel, Schlafmittel) waren ohne befriedigendes Ergebnis ausprobiert worden. Zuletzt bekam das Kind 20 mg Diazepam/Tag - ohne Erfolg.

Bei dem Mädchen wurde ein erheblicher Entwicklungsrückstand infolge einer pränatalen Hirnschädigung festgestellt. In den ersten 1½ Jahren wurde es mehrmals wegen chirurgischer Eingriffe mit Komplikationen ins Krankenhaus aufgenommen. Das Mädchen konnte nicht laufen, sprach nicht und war völlig unsauber. Das Entwicklungsalter lag bei 2 Jahren, die emotionale Entwicklung unter 6 Monaten und die soziale Entwicklung unter 1 Jahr. Die Röntgenaufnahme des Gehirns (CCT) zeigte eine kortikale Atrophie. Das EEG war diffus verändert mit Verdacht auf eine Enzephalopathie ohne Hinweise auf epileptische Veränderung.

Das klinische Bild wies auf eine Störung der Homöostase hin. Das Kind war fortwährend weinerlich, abwechselnd mit kurzen Momenten von Apathie und Passivität.

Als Diagnose wurde ein depressiver Zustand im Sinne der anaklitischen Depression (Spitz) bzw. der stillen Depression (Gaedt) festgestellt. Als Entstehungsmechanismus wurde eine schwere Störung des Bindungsprozesses durch die wiederholten Krankenhausaufenthalte angenommen. Die Therapie umfasste die Behandlung mit Carbamazepin (als Stimmungsstabilisierer) sowie eine Beziehungstherapie, die die Entwicklung von Bindungsverhalten einleiten sollte. Das Ergebnis der Behandlung war positiv. Vier Monate später waren die Verhaltensprobleme nahezu verschwunden; das Kind begann zu laufen, mit Gegenständen zu hantieren und erste Worte zu sprechen.

Corbett (1979) und Kischkel et al. (1990) beschrieben bei schwer beeinträchtigten Kindern eine ähnliche Symptomatik wie in unserem vorstehenden Fallbeispiel. Bei unserer Untersuchung (Došen, 1990b) fielen folgende Symptome bei den Betroffenen auf:

- gedrückte Stimmung,
- autoaggressives und aggressives Verhalten,
- Stereotypien,
- Sturheit,
- Probleme mit Schlafen und Essen,
- Reizbarkeit,
- Veränderung der Aktivitäten.

Die integrative Diagnostik und die daraus abgeleitete Behandlung bei diesen Kindern ähnelt der bei Erwachsenen mit dieser Störung. Sie wird im anschließenden Kapitel dargestellt.

19.3.2 Erwachsene

Bei Erwachsenen mit schwerer intellektueller Beeinträchtigung werden depressive Störungen wesentlich häufiger als bei schwerst beeinträchtigten Menschen diagnostiziert. Das liegt an der größeren Differenziertheit des Gefühlslebens auf dem höheren Entwicklungsniveau. Es können mehr affektiv gefärbte Symptome, die für die Diagnose wichtig sind, erkannt werden. Allerdings ist die Symptomatik in mancherlei Hinsicht anders als bei nicht beeinträchtigten Menschen.

Sovner und Hurley (1983) schlugen vor, DSM-III-Kriterien für Depression in Verhaltensäquivalente zu „übersetzen", um sie auf Menschen mit einer Intelligenzminderung anwendbar zu machen. Solche Verhaltensweisen sind: apathischer Gesichtsausdruck, Zurückgezogenheit, Veränderungen von Schlaf- und Essverhalten, aggressives und selbstverletzendes Verhalten, Passivität, wiederholte Beschäftigung mit dem Thema Tod. Menolascino und Weiler (1990) sowie Charlot et al. (1993) fanden als vorrangige Symptome: Veränderungen der Stimmung mit Apathie, Agitiertheit und Weinen, Aggressivität und Destruktivität, Abnahme von Aktivitäten, Zurückgezogenheit und Störung von Schlafen und Essen. Evans et al. (1999) und Myers (1998) betonten die Zunahme von Stereotypien, Reizbarkeit, Aggressivität und selbstverletzendem Verhalten bei depressiven Menschen mit schwerer intellektueller Beeinträchtigung. Die Autoren des DM-ID (Fletcher et al., 2007) betonen die Zunahme von Reizbarkeit und selbstverletzendem Verhalten als frühe Hinweise auf eine depressive Störung. Unserer Erfahrung nach können bei depressiven Störungen schwer intellektuell beeinträchtigter Menschen folgende Symptome im Vordergrund stehen:
- Verstimmung,
- selbstverletzendes Verhalten,
- Impulsivität,
- Zurückgezogenheit,
- Panikanfälle,
- Rituale,
- Verlust sozialer Fertigkeiten,
- motorische Hemmung,
- Inkontinenz,
- kataton-psychomotorische Symptome,
- körperlich-vegetative Störungen.

Es fällt auf, dass Symptome, für die ein höherer kognitiver und emotionaler Entwicklungsstand nötig ist (z.B. depressive Stimmung, negatives Selbstbild, Schuldgefühl, ebenso suizidale Äußerungen oder Handlungen), bei dieser Personengruppe fehlen, während Themen wie Tod und Begräbnis in Gesprächen und Zeichnungen sehr wohl auftreten können (Došen & Gielen, 1993). Diese Menschen können kaum über ihre eigenen Gefühle sprechen oder sie auf andere Art äußern. Sie verändern sich jedoch in ihrem Gesamtverhalten. Sie zeigen Auffälligkeiten, die für ihr emotionales Entwicklungsniveau, insbesondere auf dem frühen Niveau von Homöostase und Bindung, charakteristisch sind.

Die Ursachen können sehr verschieden sein: ungünstige Umstände (andauernde Überforderung, Umzug, Veränderungen in der Lebens- und Beschäftigungssituation) oder emotional belastende Ereignisse (z. B. Tod eines Elternteils, Unterbringung außerhalb der Familie). Eine familiäre Belastung mit Depression kann ein prädisponierender Faktor sein. Die Störung kann innerhalb weniger Tage sehr schwer werden. Sie muss nicht sofort nach einem belastenden Ereignis auftreten; manchmal vergehen Wochen und Monate, bevor sie sich manifestiert.

Ein Beispiel für eine integrative Diagnose könnte folgendermaßen aussehen:
- DSM-IV-Diagnose: depressive Störung
- Entwicklungspsychiatrische Diagnose: depressive Störung auf dem Niveau der emotionalen Entwicklung (z. B. Bindungsprozess oder Homöostase)
- Funktionsstörungsdiagnose: verschiedene Funktionsstörungen können eine Rolle spielen
- Genetische Abweichungen: bestimmte genetische Syndrome können zu Depressionen prädisponieren
- Entstehungsmechanismus: Die depressive Störung ist als Folge ungünstiger Umstände (konkrete Angabe der Umstände) bei einer Person mit einer schweren intellektuellen Beeinträchtigung und einem emotionalen Entwicklungsstand auf einem bestimmten Niveau (konkrete Angaben zum Niveau) und (eventuell) mit einer familiären Belastung mit Depression, mit einer funktionellen Störung oder genetischen Abweichung (konkrete Angaben zur Abweichung) entstanden.

Die Behandlung wird nach Feststellung des Hilfebedarfs begonnen. Dabei geht es bei Menschen mit schwerer intellektueller Beeinträchtigung zumeist um die Vermittlung von basaler Sicherheit oder um die Unterstützung des Prozesses der Selbst- und Fremddifferenzierung.

Die integrative Behandlung verläuft nach folgenden Schwerpunkten:
- Biologische Ebene: Behandlung mit Antidepressiva. Daneben können auch Stimmungsstabilisierer und – falls nötig – niedrigdosierte Neuroleptika eingesetzt werden.
- Soziale Ebene: Die soziale Umgebung muss auf die Bedürfnisse der betroffenen Person ausgerichtet werden.
- Entwicklungsebene: Die Interaktion mit der betroffenen Person erfolgt auf der Ebene der basalen emotionalen Bedürfnisse.
- Psychologische Ebene: Es werden Einzel- oder Gruppentherapien oder Übungen für emotionale Probleme und funktionelle Mängel angeboten.

Schwer beeinträchtigte Menschen können sowohl auf die klassischen trizyklischen Antidepressiva als auch auf die neuen SSRI überempfindlich oder paradox reagieren. Es sollte immer mit niedriger Dosierung begonnen werden. Dosiserhöhungen sollten langsam in kleinen Schritten erfolgen. Eine Blutspiegelbestimmung dieser Medikamente ist meist wenig hilfreich. Besondere Vorsicht ist bei Menschen mit hirnorganischen Schädigungen, bei Kindern und bei älteren Menschen geboten. Eine Kombination mit Neuroleptika kann bei psychotischen Symptomen hilfreich sein. Gute Erfahrungen wurden mit der zusätzlichen Gabe von Pipamperon in niedriger Dosierung gemacht.

19.3.3 Bipolare Störungen und Rapid-cycling-Störungen

Die Diagnose einer bipolaren Störung bei Menschen mit schwerer Intelligenzminderung ist schwierig. Die typischen, diagnoseleitenden depressiven und manischen Stimmungs- und Aktivitätszustände fallen oft nicht besonders auf. Phasen mit depressiven und manischen Zuständen können einander abwechseln. Dazwischen liegen Zeiten völliger Unauffälligkeit. Die Phasen können einige Monate andauern. Auslösend sind manchmal emotional belastende Ereignisse (z. B. Veränderungen in der Umgebung, zu viele sensorische Reize, Feiertage, Urlaube) oder auch ein Wechsel der Jahreszeiten. Manchmal können auch keine entsprechenden Faktoren festgestellt werden. Manche Untersucher (Sovner, 1990) weisen auf eher uncharakteristische gemischte klinische Bilder hin, ohne dass eine ausgeprägte depressive oder manische Stimmungsqualität vorliegt. Die Prävalenz bipolarer Störungen liegt mit 1,2 bis 4,8 % über der Häufigkeit von ca. 1 % in der Normalbevölkerung (Myers, 1986; Poindexter et al., 1998; Reid, 1972). Es werden vor allem hirnorganische Ursachen angenommen, insbesondere Fehlfunktionen tieferer Hirnregionen. Verhoeven (2000) spricht in diesem Zusammenhang von *unstable mood disorder*.

Kovacs (1996) stellte fest, dass sich bei frühem Beginn einer rezidivierenden depressiven Störung in 20 bis 30 % der Fälle im weiteren Verlauf eine bipolare Störung entwickelt. Es ist denkbar, dass dieser Prozentsatz bei Menschen mit intellektueller Beeinträchtigung noch höher liegt.

Sovner (1990) beschreibt folgende Symptome manischer Zustände bei Menschen mit schwerer intellektueller Beeinträchtigung:

- Gespanntheit,
- Reizbarkeit,
- aggressives und selbstverletzendes Verhalten,
- Zunahme von Aktivitäten, Lautieren oder Sprechen,
- Schlafstörungen,
- Selbstüberschätzung.

Diese Symptome können sich phasenhaft mit depressiven Symptomen abwechseln. Manchmal kann ein manischer Zustand allerdings auch jahrelang andauern (chronische Manie). Wenn manische und depressive Episoden einander sehr schnell abwechseln (mindestens vier Wechsel pro Jahr), spricht man von einer Rapid-cyling-Störung. Nach Sovner (1990) kommt dieses Störungsbild bei Menschen mit schwerer intellektueller Beeinträchtigung häufiger vor als bei weniger oder nicht beeinträchtigten Menschen. Dies könnte mit hirnorganischen oder mit endokrinen Störungen sowie mit chromosomalen Veränderungen zusammenhängen (Berney & Jones, 1988; Glue, 1989; Raghavan et al., 1995; Ruedrich, 1993; Sovner, 1990).

Sovner (1990) und Ruedrich (1993) verweisen auf einen möglichen Zusammenhang zwischen früherer antidepressiver Medikation und der Entwicklung einer Rapid-cycling-Störung oder einer bipolaren Störung. In der Anamnese dieser Menschen zeigte sich, dass anfangs die depressiven und manischen oder die gemischten Perioden noch länger dauerten und erst mit der Zeit kürzer wurden und häufiger auftraten.

In der Praxis sehen wir oft, dass die Stimmung mehrmals am Tag wechseln kann. Bei solchen Menschen finden sich in der Regel zusätzliche Hinweise auf seelische Probleme wie lang andauernde Stresserfahrungen, Anpassungsprobleme oder körperliche Störungen.

Auch bei Kindern mit einer schweren intellektuellen Beeinträchtigung werden diese Störungsbilder beschrieben (Reid, 1972, 1982). Die Prävalenz nimmt mit der Pubertät zu. Die Diagnose wird nach den auffälligen Verhaltensänderungen wie oben beschrieben gestellt. Die Perioden bei Kindern und Jugendlichen können unserer Erfahrung nach kürzer sein als bei Erwachsenen (einige Tage oder Wochen), wodurch der Eindruck einer Rapid-cycling-Störung entstehen kann (Došen, 1990b). Oft findet sich eine gemischte Symptomatik.

Die Diagnose beruht auf den anamnestischen Angaben und der Beobachtung der Person während der verschiedenen Phasen. Eine genaue Dokumentation der Verhaltensphänomene sowie der Dauer und Frequenz der Perioden sind für die Diagnostik hilfreich. Auch sollten mögliche auslösende Bedingungen beachtet werden. Alle Aspekte der integrativen Diagnose müssen bearbeitet werden, um den Hilfebedarf und die angemessenen Behandlungsstrategien zu ermitteln.

Die integrative Behandlung besteht in erster Linie aus Psychopharmaka, in zweiter Linie aus der Anpassung der Umgebung an die Bedürfnisse der Person (soziale Dimension), dann aus der Unterstützung der Entwicklung von basaler Sicherheit (Entwicklungsdimension), und schließlich kommen bestimmte Trainingsmethoden in Betracht (vgl. Ruedrich et al., 2001).

Die psychopharmakologische Behandlung der bipolaren und der Rapid-cycling-Störung erfolgt primär mit den Stimmungsstabilisierern Lithium, Carbamazepin oder Valproinsäure. In der Akutsituation können auch Neuroleptika eingesetzt werden. Bei einer lang andauernden schweren depressiven Episode sollten auch Antidepressiva erwogen werden. Dabei ist an das Risiko zu denken, dass dadurch ein manischer Zustand ausgelöst werden kann. Ebenso kann durch klassische Neuroleptika (z. B. Haloperidol) gegen manische Zustände eine depressive Phase ausgelöst werden. Es wurde von günstigen Erfahrungen mit atypischen Neuroleptika (Clozapin) sowohl in der manischen als auch in der depressiven Phase bipolarer Störungen berichtet.

19.4 Affektive Störungen bei Menschen mit mittelgradiger intellektueller Beeinträchtigung

19.4.1 Kinder

Bei Kindern mit mittelgradiger intellektueller Beeinträchtigung können bereits deutliche depressive Symptome wahrgenommen werden. In ihren Erzählungen und Zeichnungen können sie sich beispielsweise mit den Themen Tod, Begräbnis oder Unglück beschäftigen. Auch illusionäre Verkennungen oder Halluzinationen können vorkommen. Beispielsweise sehen die Betroffenen bedrohliche Personen, Monster oder andere Wesen, die ihnen Angst machen. Die Verhaltensauffälligkeiten und die Störungen der vegetativen Funktionen sowie die Aktivitätsveränderungen ähneln denen von Kindern mit einem niedrigeren Entwicklungsniveau. Aggressives und selbstverletzendes Verhalten können im Vordergrund stehen.

> Natalie ist ein zehnjähriges Mädchen mit einer mittelgradigen intellektuellen Beeinträchtigung. Sie wurde wegen ihres sehr schweren selbstverletzenden Verhaltens zur Krisenintervention stationär aufgenommen. Auch bisher schlug sie sich bei jeder Frustration, in den letzten Wochen aber nahm dieses Verhalten drastische Ausmaße an. Mit beiden Händen schlug sie sich so stark, dass sie blaue Flecke bekam. Sie kratzte sich und riss sich die Haare heraus. Sie wohnte zu Hause in der Familie und besuchte eine Sonderschule für intellektuell Beeinträchtigte. Ihre Eltern wussten keinen Rat mehr. Sie passten Tag und Nacht auf sie auf, versuchten sie festzubinden und umwickelten ihren Kopf und ihre Arme mit Verbänden – ohne Ergebnis. Das Mädchen konnte kaum schlafen. Es verweigerte Essen und Trinken.
>
> Bei Aufnahme verhielt sich das Mädchen apathisch und zurückgezogen. Bei Anforderungen begann es, sich zu schlagen. Essen und Schlafen gestalteten sich sehr problematisch. Sie saß zusammengekrümmt wie ein Fötus in ihrem Stuhl. Sie hielt andauernd ein Kuscheltier in den Armen oder legte den Arm über ihre Augen.
>
> Aus der Vorgeschichte war bekannt, dass das Kind eine verzögerte Entwicklung durchgemacht hatte. Die Ursache ihrer intellektuellen Beeinträchtigung war nicht bekannt. Sie konnte nicht sprechen und kommunizierte über Gebärden. Sie war ein Einzelkind. Die Mutter war sehr traurig über die Beeinträchtigung ihrer Tochter. Sie war sehr engagiert und überbesorgt, was schließlich zur Überbehütung und zur Unterstimulation der sozialen Entwicklung des Kindes geführt hatte. Die Mutter tat alles für Natalie, kleidete sie an und aus und half ihr beim Essen. Natalie blieb so in der Entwicklung sozialer Fertigkeiten weit zurück. Einige Monate vor der Aufnahme befand sich die Mutter wegen Eheproblemen in einer Krise. In dieser Zeit konnte sie sich nicht mehr so intensiv um ihre Tochter kümmern.

Seitdem ging es dem Kind schlechter, es wurde verstimmt, weinte schnell und begann sich immer häufiger und heftiger selbst zu schlagen.

In den testpsychologischen Untersuchungen erreichte sie einen Handlungs-IQ von 40. Die emotionale Entwicklung befand sich in der ersten und zweiten Phase. Ihre soziale Entwicklung war auf dem Niveau eines zweijährigen Kindes. Die Diagnose einer Depression wurde gestellt. Als Entstehungsmechanismus wurde eine depressive Reaktion auf den Verlust der intensiven Versorgung durch die Mutter angenommen, bei einem starken überhüteten Kind mit emotionalem Entwicklungsrückstand infolge einer Störung während der Bindungsphase.

Das klinische Störungsbild des Kindes entsprach einer anaklitischen Depression nach Spitz (1946) oder einer wahnhaften Depression nach Bowlby (1971).

Die Behandlung begann mit einer Strukturierung der Räume und Aktivitäten. Das Mädchen bekam einen festen Platz im Gruppenraum. Die Kontaktaufnahme erfolgte immer durch den gleichen Gruppenmitarbeiter, indem er zunächst mit ihren Händen spielte, ihr dann beim Essen und bei der Selbstversorgung half. Natalie fand zunehmend Gefallen an dieser Interaktion, ihre apathischen und selbstverletzenden Verhaltensweisen nahmen ab. Eine Woche nach Beginn der Behandlung wurde sie darin bestärkt, einfaches Material (Sand, Wasser, Farbe) anzufassen, festzuhalten und damit zu spielen. Die Beschäftigung mit Material wurde langsam ausgeweitet und für die Kommunikation zwischen dem Gruppenmitarbeiter und dem Mädchen genutzt. In dieser Zeit entwickelte sie ein immer größeres Interesse für die Umgebung und an den Menschen um sie herum. Sie begann sich selbst zu versorgen und sogar etwas für andere zu tun. In dieser Phase wurden verhaltensmodifizierende Methoden eingeführt. Nach vier Monaten Behandlungszeit waren die depressiven Symptome verschwunden und damit auch das selbstverletzende Verhalten.

Die integrative Behandlung bezog sich auf drei Dimensionen: Auf die soziale, die Entwicklungs- und die psychologische Dimension. Bei schweren Depressionen steht zwar meistens eine medikamentöse Behandlung an erster Stelle, in diesem Fall konnte jedoch darauf verzichtet werden, weil die Behandlungseffekte auf den anderen Ebenen schnell positive Resultate erkennen ließen.

Depressive Störungen im Kindes- und Jugendalter entwickeln sich insbesondere nach der Pubertät. Dies lässt sich mit den hormonellen und körperlichen Veränderungen erklären, aber auch mit den zunehmenden sozialen Anforderungen. Kinder sind während der Pubertät und kurz danach deutlich empfindlicher und stressanfälliger. Familiäre oder schulische Belastungen können deshalb schnell ungünstige Folgen haben, wie z. B. einen depressiven Zustand. Erste Anzeichen dafür können Unruhe, Gereiztheit, aggressive Ausbrüche, Zurückgezogenheit, Passivität und Negativismus sein.

19.4.2 Erwachsene

Bei Menschen mit mittelgradiger intellektueller Beeinträchtigung stehen der Verlust von Interessen sowie die deutlich depressive Stimmung im Vordergrund. Folgende Symptome können bei Erwachsenen beobachtet werden:

- Traurigkeit (verbalisiert oder durch Gesichtsausdruck),
- Verlust von Interesse und Initiative,
- Ängste,
- Gereiztheit,
- Aggressivität (manchmal selbstverletzendes Verhalten),
- vegetative Störungen (Schlaf- und Essstörungen, Obstipation),
- manchmal Reden über den Tod,
- Zwanghaftigkeit,
- manchmal Halluzinationen,
- manchmal katatone Symptome.

Häufig lassen sich belastende Ereignisse (z. B. Veränderungen der Wohn- und Lebensbedingungen, Umzug, Unterbringung außerhalb der Familie, Wechsel der betreuenden Personen, Sterbefall in der Familie) nachweisen. Die depressive Symptomatik kann unmittelbar danach oder auch einige Wochen oder sogar Monate später auftreten. Erste Hinweise können unspezifische Auffälligkeiten wie Gereiztheit, Weinkrämpfe, oppositionelles Verhalten und manchmal Zwangshandlungen sein. Häufig übersehen die Betreuungspersonen die Entstehungsbedingungen und gehen nur auf die Verhaltensprobleme ein. Dies verschlechtert meistens den Zustand und verstärkt die spezifische depressive Symptomatik. Die Depression selbst wird nicht wahrgenommen. Vielmehr wird die Symptomatik als Ausdruck einer Verhaltensstörung angesehen und als solche behandelt. Die Betroffenen erhalten häufig Neuroleptika oder werden mit verhaltensmodifizierenden Methoden behandelt. Nicht selten werden sie erst nach monatelangem oder sogar jahrelangem Leiden zu einem Spezialisten überwiesen, der dann die richtige Diagnose stellt.

Optische Halluzinationen und katatone Zustände können ebenfalls vorkommen (Day, 1990; Menolascino & Weiler, 1990), seltener dagegen körperliche Beschwerden und suizidale Ideen oder Handlungen (Menolascino & Weiler, 1990). Einigen Autoren zufolge (Sturmey, 1994) stehen suizidale Verhaltensweisen bei Menschen mit mittelgradiger intellektueller Beeinträchtigung eher mit Umgebungskonflikten (im Sinne einer affektiven Impulsreaktion) als mit einer Depression im Zusammenhang. Selbstverletzendes Verhalten tritt dagegen sehr häufig auf.

19.4.3 Bipolare Störungen und Rapid-cycling-Störungen

Wie schon erwähnt, kommen bipolare Störungen und Rapid-cycling-Störungen häufiger bei Menschen mit einem IQ unter 50 vor. Dies liegt vermutlich an organischen und genetischen Gründen. Glue (1989) weist darauf hin, dass eine gewöhnliche bipolare Störung noch nach einigen Jahren in eine Rapid-cycling-Störung übergehen kann, was möglicherweise die Folge der Behandlung mit Antidepressiva oder Lithium ist. Lithium kann eine Unterfunktion der Schilddrüse bewirken.

Bipolare Störungen und Rapid-cycling-Störungen werden oft bei jungen Menschen mit intellektueller Beeinträchtigung beobachtet (Došen, 1979; Berney & Jones, 1988; Raghavan et al., 1995). Berney und Jones (1988) berichteten vier Fälle von jungen Adoleszenten mit mittelgradiger bis leichter Intelligenzminderung, bei denen das rapid cycling zwischen dem 11. und 12. Lebensjahr begonnen hatte. Die manischen und depressiven Episoden wechselten einander innerhalb einiger Tagen bis einiger Monate ab. Zwischen diesen Perioden gab es auch normale Zeiten, die monatelang andauern konnten. Alle Jugendlichen reagierten positiv auf Lithium oder die Kombination von Lithium und Carbamazepin. Raghavan et al. (1995) beschrieben einen jungen Mann mit mittelgradiger intellektueller Beeinträchtigung, bei dem schnell wechselnde manische und depressive Zustände im Alter von 12 Jahren begonnen hatten. Der Verlauf der Erkrankung allerdings war tragisch. Trotz der Behandlungsversuche mit Neuroleptika, Antidepressiva, Antiepileptika, Lithium und Elektrokrampftherapie waren die depressiven und manischen Perioden immer schlimmer geworden und wechselten immer schneller einander ab. Mit 29 Jahren verstarb der Mann im Status epilepticus unter extremer Erhöhung der Körpertemperatur (42 Grad Celsius). Bei der Obduktion zeigte sich eine vermutlich angeborene Fehlbildung im Bereich des rechten temporalen und occipitalen Hirnlappens.

Im Folgenden stellen wir zwei Fallbeispiele aus unserer Praxis vor.

Tom, ein 14-jähriger Junge mit einer leichten intellektuellen Beeinträchtigung, wurde wegen phasenhaft auftretender schwerwiegender Verhaltensstörungen in die Klinik aufgenommen (Došen, 1979). Seit vielen Jahren suchten seine Eltern bei verschiedenen Ärzten eine Erklärung für seine seltsamen Zusammenbrüche, jedoch ohne Erfolg.

Der Junge war das jüngste von drei Kindern aus einer gut situierten Familie. Aus der Familienanamnese war bekannt, dass ein Bruder der Mutter eine manisch-depressive Psychose hatte.

Die psychomotorische Entwicklung von Tom verlief verzögert (Sitzen mit 8 Monaten, Laufen mit 2 Jahren, Sprechen mit 3 Jahren, sauber mit 4 Jahren). Die intellektuelle Beeinträchtigung wurde festgestellt, als er 6 Jahre alt war. Er bekam eine spezielle Förderung. Als Kleinkind und Schulkind war er sehr unruhig und ablenkbar. Eine Behandlung mit Methylphenidat half nicht. Als Tom 9 Jahre alt war, ging er das erste Mal ohne Eltern in eine Kinderfreizeit. Nach einigen Tagen benahm er sich plötzlich sonderbar. Wie die Mutter berichtete, wirkte er verstört, so als ob er einen „Nervenzusammenbruch" hätte. Er klagte über Mücken und andere Tiere, die ihm in seine Kehle stechen würden. Er war ängstlich und konnte nicht schlafen. Einige Tage nach seiner Rückkehr nach Hause war dieses Verhalten verschwunden. Seitdem reagiert er mit ähnlichen Verhaltensauffälligkeiten auf fieberhafte Erkältungen oder Halsentzündungen.

Als er 14 Jahre alt war, kam er auf eine andere Schule. Seitdem kam es immer häufiger und intensiver zu derartigen „Zusammenbrüchen": Etwa einmal alle zwei Monaten reagierte er mit Unruhe und oppositionell-aggressivem Verhalten. Öfters lief er weg, streunte herum, konnte nicht schlafen und aß wenig. Ein solcher Zustand dauerte etwa drei Wochen an. Danach zeigte er wieder weitgehend normales Verhalten. Auch in der Klinik wurden einige dieser Perioden beobachtet.

Nach den Sommerferien veränderte sich sein Verhalten von einem auf den anderen Tag. Er schien desorientiert, hatte eine gehemmte Motorik, sprach zusammenhanglos, war ängstlich und hatte haptische Halluzinationen. Schlafen und Essen waren sehr schwierig. Nach fünf Tagen schlug dieser Zustand um in motorische Unruhe, Verwirrtheit, Enthemmtheit, Logorrhoe und euphorische Stimmung. Eine Woche später verhielt er sich wieder normal. Einen Monat danach wiederholten sich diese depressiv-manisch gefärbten Zustände. Als Medikation wurde Lithiumcarbonat (Blutspiegel 0,8 mmol/l) mit einem sehr guten Resultat verordnet. Bei Kontrolle nach zwei Jahren wurde festgestellt, dass die periodischen Stimmungswechsel nicht mehr vorkamen.

Ein anderer, allerdings sehr tragischer Fall war Ad, ein 16-jähriger Junge, der in unser ambulantes kinderpsychiatrisches Team überwiesen wurde.

Ad wurde ohne nennenswerte Probleme in einer sozial gut situierten Familie als erstes von zwei Kindern geboren. Seine psychomotorische Entwicklung verlief verzögert. Er war oft krank mit häufigen banalen Entzündungen und Luftwegsinfekten. In der Vorgeschichte wurde eine leichte intellektuelle Beeinträchtigung (IQ von 60) festgestellt, er besuchte eine Sonderschule. Mit 12 Jahren entwickelte er plötzlich Verhaltensauffälligkeiten. Er wurde leicht erregbar, explosiv, schlief und aß schlecht, war schlecht gelaunt und klagte über Bauchschmerzen. Dazu wurde er negativistisch und oppositionell, konnte nicht mehr seine alltäglichen Aufgaben erledigen und streunte herum.

Der Hausarzt verordnete Thioridazin (30 mg/Tag). Zwei Tage später wurde er schläfrig und klagte über Kopfschmerzen, Halsschmerzen und Nackensteifheit. Zusätzlich weigerte er sich zu essen und bekam Brechreiz. Er wurde immer unruhiger, nässte und kotete ein. Der Kinderarzt stellte die Diagnose Enzephalitis. Ihm wurden zwei Wochen Bettruhe zu Hause verordnet. Danach besserte sich der Zustand. Zehn Tage später zeigte er erneut eine Verhaltensverschlechterung mit Unruhe, Unstetigkeit, Impulsivität, Inkontinenz und Verwirrtheit. Der Kinderpsychiater stellte die Diagnose Psychose und verordnete Haloperidol. Der Junge reagierte darauf eher ungünstig. Wegen vieler unerwünschter Nebenwirkungen wurde diese Medikation nach vier Tagen abgesetzt. Es erfolgte die Aufnahme in unsere Spezialklinik, wo er acht Monate blieb. Die beschriebenen Phasen mit den problematischen Verhaltensauffälligkeiten wiederholten sich im stationären Rahmen mehrfach. Die Zustände mit Unruhe, vermindertem Schlafbedürfnis, Erbrechen, vermindertem Appetit, Agitiertheit und Angst entwickelten sich zu einem psychotischen Zustand mit visuellen und haptischen Halluzinationen und Wahn. Sie wechselten mit Phasen von extremem Schlafbedürfnis und von zunehmendem Appetit, worauf wieder eine Periode mit normalem Verhalten folgen konnte. Sein intellektuelles Funktionsniveau war rückläufig (IQ von 41).

Bei einer ausführlichen somatischen und neurologischen Untersuchung wurden keine pathologischen Befunde erhoben. Die Diagnose einer psychotischen Entwicklung wurde gestellt. Es wurde Thioridazin in niedriger Dosierung verordnet. Nach Beendigung seines Klinikaufenthalts entließ man ihn nach Hause. Danach wurde er noch viermal wegen periodischer Wechsel von Stimmung, Verhalten und psychischen Funktionen in einer Einrichtung für Menschen mit einer intellektuellen Beeinträchtigung aufgenommen. Andere Medikamente wie Pipamperon und Alimemazin brachten keine Verbesserung. Im Alter von 15 Jahren stabilisierte sich sein psychischer Zustand. Diese ruhige Phase dauerte sieben Monate. Nun wurde entschieden, ihn wieder in die Schule gehen zu lassen. Kurz danach verschlimmerte sich der Zustand wieder. Er aß und trank über drei Tage kaum, war extrem unruhig, konnte nicht schlafen und lief in seinem Zimmer auf und ab. Danach geriet er in einen komatösen Zustand und wurde in einem Krankenhaus in der inneren Abteilung aufgenommen. In derselben Nacht verstarb er. Aus den Aufzeichnungen des

Internisten war Folgendes zu entnehmen: Bild einer Sepsis, wobei unklar war, ob es eine bakterielle Ursache oder ob es ein Versagen der Organsysteme war. Bei der Obduktion des Gehirns wurden Zeichen von Ödemen mit Abflachung der Hirnwindungen und Verschmälerung von Strukturen in beiden Hippocampi gefunden. Ferner fand sich ein stark hämorrhagisches Gebiet im rechten Kleinhirn mit dem mikroskopischen Bild einer ausgedehnten thrombotisch bedingten Zirkulationsstörung. Ein Tumor wurde nicht gefunden.

Es ist wahrscheinlich, dass bei diesem Jungen eine organische Pathologie des Gehirns eine zentrale Rolle in der Entstehung des klinischen Bildes einer Rapid-cycling-Störung gespielt hatte. Die organische Seite des Problems wurde jedoch ungenügend berücksichtigt, weil die Symptome der psychiatrischen Störung das gesamte klinische Bild überschattet haben. Das den Behandlern unbekannte klinische Bild der Rapid-cycling-Störung bei jungen Menschen mit einer intellektuellen Beeinträchtigung sorgte zudem für diagnostische Verwirrung mit der Folge einer inadäquaten Behandlung. Dennoch bleibt aufgrund der vermutlichen hirnorganischen Pathologie offen, ob eine richtige medikamentöse Behandlung der Rapid-cycling-Störung den fatalen Verlauf der Erkrankung bei diesem Jungen hätte verhindern können.

19.5 Affektive Störungen bei Menschen mit leichter intellektueller Beeinträchtigung

19.5.1 Schwere Depressionen

Menschen mit einer leichten intellektuellen Beeinträchtigung zeigen folgende depressive Symptomatik:

- *Depressive Stimmung:* Auffallend ist, dass die Betroffenen meistens nicht über Traurigkeit klagen. Auf die Frage, ob sie Kummer haben und weinen müssen, können sie jedoch antworten. Auch an ihrem Gesichtsausdruck kann man die Verstimmung und Traurigkeit erkennen. Grübeln mit depressivem Inhalt oder Angst, dass etwas Schreckliches passieren könnte, treten oft auf.
- *Verhaltensprobleme:* Diese können aus aggressiven oder destruktiven Reaktionen auf geringste Frustrationen bestehen. Gereiztheit und Unruhe sind häufig, manchmal verbunden mit Wutausbrüchen. Autoaggressives Verhalten wie In-die-Hand-Beißen, Nägelkauen bis es blutet, Kratzen oder sich auf andere Weise leicht zu verletzen, kommt häufig bei Frustrationen vor, ebenso regressives Verhalten wie Urin- und Stuhlinkontinenz, Rückentwicklung von Fähigkeiten der Selbstversorgung und Selbsthilfe.
- *Antriebsverlust:* Verlust von Initiative und Interesse, Verweigerung bei Aufforderungen zu Aktivitäten sind häufig.
- *Negatives Selbstgefühl:* Dieses kann eventuell durch geschicktes Fragen exploriert werden.
- *Schuldgefühle* werden selten beobachtet. Meistens geben sie anderen Personen die Schuld an ihrem Unvermögen und ihren Fehlern.

- *Suizidale Äußerungen* kommen vor, während Suizidversuche kaum beobachtet werden.
- *Negativismus:* Eine verweigernde, ablehnende Haltung gegenüber allen Formen von Anforderung aus der Umgebung ist häufig.
- *Vegetative Störungen:* Probleme mit dem Schlaf und dem Essen (zu wenig oder zu viel), Verlust von Körpergewicht, Obstipation, Libidoverlust und andere vegetative Störungen sind regelmäßige Symptome.
- *Halluzinationen:* Akustische und visuelle Halluzinationen treten selten auf.
- *Rückgang kognitiver Funktionen:* Ein Leistungsrückgang in der Schule oder bei der Arbeit kann auffallen.
- *Emotionale Erregungszustände:* Selten werden Wut und Ängste beobachtet.

Einige dieser Symptome werden auch bei schwerer beeinträchtigten Erwachsenen beobachtet, ebenso bei Kindern mit einer leichten intellektuellen Beeinträchtigung und einer schweren Depression. Zusätzlich sehen wir bei den Kindern oftmals motorische Unruhe, Zurückgezogenheit, Weinen und Wutausbrüche. Im Jugendalter kann die ganze Bandbreite der Symptomatik von Kindern und Erwachsenen auftreten.

Meistens bemerkt die Umgebung die Veränderung im Verhalten und in der Funktionsfähigkeit schnell und reagiert mit dem Aufsuchen professioneller Hilfe. In der Anamnese werden dann oftmals belastende Ereignisse oder Veränderungen der Lebenssituation festgestellt. Bei Kindern kann es ein Ereignis in der Familie sein (z. B. eine Erkrankung, ein Sterbefall eines Elternteils oder Familienmitglieds) oder ein Umzug. Wir beobachten bei Jugendlichen oft, dass eine Depression nach einem Schulwechsel (Übergang in die weiterführende Schule oder bei Beginn eines Praktikums) beginnt. Im Erwachsenalter scheinen oft Unterbringungen außerhalb der Familie oder Veränderungen im Wohn- und Arbeitsumfeld sowie emotionale Verluste (z. B. Sterbefall in der Verwandtschaft oder der Familie) auslösende Ereignisse zu sein. Auch ist der Betroffene oft chronischen Überforderungssituationen ausgesetzt. Familiäre Belastungen mit Depressionen oder anderen psychischen Erkrankungen können ebenfalls eine Rolle spielen.

In der psychologischen Untersuchung findet sich oftmals ein ungleichmäßiges Entwicklungsprofil. Im kognitiven Bereich zeigt sich z. B. eine auffallende Diskrepanz zwischen Verbal- und Handlungsteil des IQ. Im emotionalen Bereich bestehen häufig ungleiche Entwicklungen der verschiedenen emotionalen Qualitäten. Auch kann eine auffällige Diskrepanz zwischen dem kognitiven und emotionalen Entwicklungsniveau vorliegen (mit meist deutlich niedrigerem emotionalem Entwicklungsstand). Eine solche unausgeglichene Persönlichkeitsstruktur – mutmaßlich die Folge einer schwierigen psychosozialen Entwicklung – prädisponiert unter ungünstigen Umständen für eine depressive Störung. Manchmal jedoch fehlen auslösende Bedingungen und die Erkrankung beginnt schleichend.

Albert ist ein 25-jähriger Mann mit einer leichten intellektuellen Beeinträchtigung. Er wurde wegen seines agitierten und aggressiven Verhaltens sowie suizidaler Äußerungen zu einer psychiatrischen Untersuchung überwiesen. Dieses Verhalten hatte einige Wochen zuvor begonnen und sich zunehmend verschlimmert. Bei der Untersuchung war Albert ängstlich, ruhelos und aufgedreht. Er war hinsichtlich Zeit und Ort desorientiert. Er klagte über Stimmen, die ihn belästigten. Die Stimmen befahlen ihm „falsche Dinge" zu tun. Er konnte nicht schlafen und hatte keinen Appetit. Er sagte von sich selbst, dass er ein schlechter Mensch sei und der Teufel in ihm sei.

Aus seiner Vorgeschichte war bekannt, dass er seit einigen Jahren vor allem in den Wintermonaten psychische „Einbrüche" hatte, von denen er sich nach einigen Wochen, manchmal nach einigen Monaten erholte. In der Familienanamnese kamen einige Fälle von Depression von. Die somatischen Untersuchungen ergaben keine Auffälligkeiten. In früheren testpsychologischen Untersuchungen hatte er einen IQ von 65 erreicht; der emotionale Entwicklungsstand deutete auf eine ungleichmäßige Persönlichkeitsentwicklung hin.

Wir diagnostizierten eine schwere Depression mit psychotischen Symptomen. Albert bekam ein trizyklisches Antidepressivum (Amitriptylin) in Kombination mit einem Neuroleptikum (Thioridazin). Einige Monate später war sein Zustand vollständig wieder hergestellt. Er erzählte, dass der Teufel ihn habe mitnehmen wollen, er aber habe dem Teufel gesagt, dass er an Gott glaube und so verließ ihn der Teufel.

Eine psychodynamische Erklärung für Alberts Denken liegt nahe. Durch seine einfache, kindliche Art des Denkens erklärte er die Veränderungen in seiner inneren Erlebniswelt, die depressiven Depersonalisationserlebnisse, als Besessenheit vom Teufel. Genauso hat er eine Erklärung für seine Gesundung gehabt: Das Wort „Gott" war seine Rettung. Solche einfachen Problemlösungen mithilfe des allmächtigen „Über-Ich" sind charakteristisch für dieses Entwicklungsniveau.

Die integrative Diagnose einer schweren Depression erfasst sowohl die Zuordnung zu einer DSM-Kategorie als auch eine entwicklungspsychiatrische Diagnose (z. B. depressiver Zustand bei einer Person mit einer auffallenden Diskrepanz zwischen der kognitiven und emotionalen Entwicklung im Kontext familiärer Belastungen). Der Entstehungsmechanismus sollte neben den eventuellen Auslösern u. a. auch saisonale Empfindlichkeiten erwähnen.

In der Praxis passiert es oft, dass unter dem Druck der Schwere der Symptomatik vorrangig nur deren Linderung versucht wird. Beispielsweise wird ein Psychopharmakon verschrieben, ohne dass die auslösenden oder belastenden Faktoren beeinflusst oder die Umgebung an die Bedürfnisse der Person angepasst werden. Die ganzheitliche Sichtweise einer integrativen Diagnose lässt die verschiedenen Entstehungsbedingungen der Störung besser verstehen und eine integrative Behandlung planen. Bei einer schweren Depression mit ausgeprägten körperlichen oder psychotischen Symptomen wird meistens an erster Stelle eine medikamentöse Behandlung mit Antidepressiva (trizyklische Antidepressiva oder SSRI) eingeleitet, unter Umständen kombiniert mit Neuroleptika. Die Dosierung ist meistens niedriger als bei nicht beeinträchtigten Personen. Nebenwirkungen werden bei Letzteren häufiger beobachtet.

19.5.2 Bipolare Störungen

Die Symptomatik einer bipolaren Störung bei Menschen mit leichter intellektueller Beeinträchtigung ist derjenigen bei nicht beeinträchtigten Menschen sehr ähnlich. Der Wechsel zwischen depressiven und manischen Perioden ist meistens deutlich zu erkennen. In depressiven Perioden treten die eben beschriebenen Symptome auf. In den manischen Phasen werden Agitiertheit, gehobene Stimmung, unruhiges und explosives Verhalten, motorische Ruhelosigkeit und Probleme beim Schlafen und Essen sowie sexuell enthemmtes Verhalten beobachtet. Die Wahninhalte können sehr kindlich sein. Beispielsweise kann der Patient denken, er sei ein Popstar oder eine populäre TV-Figur.

Nach unseren Erfahrungen finden sich im EEG, im MRT und in der neurologischen Untersuchung recht oft Hinweise auf Fehlfunktionen tieferer Hirnstrukturen (vgl. Kapitel 9). Eine bipolare Störung kann sich im Verlauf zu einer Rapid-cycling-Störung entwickeln.

Die Behandlung besteht in erster Linie aus einer Medikation zur Stabilisierung der Stimmung (mit Lithium, Carbamazepin, Valproinsäure oder anderen Antiepileptika) und – falls nötig – Neuroleptika.

Die Bestimmung des Hilfebedarfs im Rahmen der integrativen Behandlung über die biologische Dimension hinaus ist auch bei dieser Personengruppe angezeigt (für eine ausführliche Beschreibung der Behandlung vgl. Ruedrich et al., 2001).

19.5.3 Dysthyme Störungen und Entwicklungsdepressionen

Bei der dysthymen Störung oder Dysthymia handelt es sich um einen chronischen, über Jahre andauernden depressiven Zustand, der jedoch nicht die Kriterien nach DSM und ICD für eine Diagnose *depressive Episode* erfüllt. Synonyme Begriffe dafür sind: neurotische Depression, leichte Depression und psychogene Depression. Für den Fall, dass diese Störung im Kindesalter oder in der Adoleszenz beginnt, haben wir den Begriff der *Entwicklungsdepression* eingeführt (Došen, 1990a; Došen & Gielen, 1993).

Die Prävalenz der Dysthymie bei Menschen mit einer leichten intellektuellen Beeinträchtigung, die in psychiatrische Behandlung überwiesen werden, liegt bei 15 bis 33 % (Benson et al., 1985; Bregman & Harris, 1996; Day, 1990). Die Prävalenz ist bei mittelgradig intellektuell beeinträchtigten Personen niedriger. Bei schwerer beeinträchtigten Menschen wird dieses Störungsbild kaum beobachtet. Dabei ist unklar, ob eine Dysthymie von den Untersuchern nur nicht erkannt wird oder ob sie tatsächlich nicht vorkommt. Schon mehrfach wurde erwähnt, dass die entsprechenden Symptome bei Menschen mit sehr niedrigem Entwicklungsniveau weniger differenziert sind, dafür weisen sie häufig eine stärkere Intensität auf. Aus diesem Grund sind die Symptome leichterer Störungen wie der Dysthymie bei dieser Personengruppe schwer zu erkennen. Die Autoren des DM-ID (Fletcher et al., 2007) vermuten, dass Menschen mit einem niedrigen Niveau der intellektuellen Entwicklung nicht in der Lage sind, die kognitiven Symptome der dysthymen Störung zu empfinden und zu äußern.

Dysthyme Störung bei Kindern

Nach unseren Erfahrungen mit Schulkindern und Adoleszenten, die die Diagnose Entwicklungsdepression (d.h. dysthyme Störung) erhalten, berichten deren Eltern und Erzieher oft, dass erste Anzeichen der Depression schon im Krabbel- und Kleinkindalter vorhanden waren. Diese Kinder wirkten ängstlich, zurückgezogen, wenig initiativ. Bei einigen Kindern fanden sich Hinweise auf eine oppositionell-aufsässige Störung, andere litten unter Trennungsangst. In der Untersuchungssituation zeigten sie häufig folgende Symptome:

- Verhaltensprobleme (Hyperaktivität, Aggressivität, Passivität, motorische Gehemmtheit, Autoaggression),
- traurige oder gedrückte Stimmung,
- Versagensangst,
- auffällige Affektverarmung.

Seltener finden sich folgende Auffälligkeiten:

- Blockade oder Rückschritte im schulischen Lernen und in der kognitiven Entwicklung,
- Probleme mit Schlafen und Essen, Obstipation, Unsauberkeit hinsichtlich Urin und Stuhl,
- körperliche Beschwerden.

Wir haben 194 stationär aufgenommene intellektuell beeinträchtigte Kinder mit zusätzlichen psychischen Auffälligkeiten untersucht (Došen, 1984a, b). Dabei fanden wir diese Symptome bei 16%. Das Alter dieser Kinder lag zwischen 5 und 16 Jahren, das Entwicklungsalter zwischen 3 und 11 Jahren. Die meisten dieser Kinder waren leicht intellektuell beeinträchtigt. Alle wohnten vor der Klinikaufnahme bei ihren Eltern. Manche Eltern berichteten, dass die Auffälligkeiten nach belastenden Ereignissen in der familiären Umgebung begonnen hätten (z.B. körperliche Erkrankung des Kindes oder eines Elternteils, Scheidung der Eltern). Dieser anfängliche Zustand mit nur geringfügigen Auffälligkeiten konnte jahrelang andauern. Bei anderen Kindern waren immer wieder Perioden mit erheblicher Verschlechterung der Symptomatik beobachtet worden, insbesondere in der Pubertät. Die Gründe dafür, solche Zustände *Entwicklungsdepression* zu nennen, sind im frühen Beginn, langen Verlauf sowie in der Verzögerung oder im Stillstand der psychosozialen Entwicklung zu sehen. Cytryn und McKnew (1974) nannten einen vergleichbaren Zustand *maskierte Depression*. Andere Autoren (Antony, 1975; Arieti, 1962; Bemporad & Wilson, 1978; Philips, 1979) wiederum sahen keine deutliche depressive Stimmung bei solchen Kindern. Nissen (1973) sprach von „Affektarmut" bei depressiven Kindern mit intellektueller Beeinträchtigung. Aus unserer Sicht zeigen diese Kinder eher eine gleichgültige als eine traurige Stimmung. So wurde bei der Klinikaufnahme nach dem Abschied von den Eltern kein Heimweh beobachtet. Sie zeigten weder echte Trauer noch echte Freude. Wenn sie weinten, erschienen sie eher wütend als traurig, beim Lachen hatten sie keinen fröhlichen Ausdruck im Gesicht. Sie zeigten eine Art von affektiver Leere. Unter einer erfolgreichen Behandlung konnten wieder echte Traurigkeit und echte Fröhlichkeit auftreten. Diese Erfahrungen zeigen, dass eine indifferente oder oberflächliche Stimmung bei Kindern mit einer intellektuellen Beeinträchtigung auf einen depressiven Zustand hinweisen kann.

Bei allen Kindern mit der Diagnose Entwicklungsdepression haben wir eine Art „Affekthunger" erlebt; sie zeigen ein unstillbares Bedürfnis nach affektiv positiver emotionaler Zuwendung. Dieses Symptom entwickelt sich erst nach längerer Beobachtung und Behandlung. Dieser Affekthunger hängt wahrscheinlich mit einer ausgeprägten frühen Abhängigkeit von wichtigen anderen Personen ab.

Versagensängste und Probleme beim schulischen Lernen fanden sich häufig. Es fehlte an Lernmotivation. Auf Aufträge reagierten die Kinder zuweilen unruhig, schnell frustriert und oppositionell. In psychologischen Testsituationen wirkten sie schnell müde und desinteressiert.

Bei diesen Kindern fiel auf, dass ein negatives Selbstbild und Schuldgefühle fehlten. Dies kann man mit ihrem niedrigen Entwicklungsniveau erklären, denn für ein Gefühl von Selbstwert ist nach Bemporad und Wilson (1978) eine *kognitive Repräsentation des Selbst* nötig. Alle unlustvollen Erfahrungen werden als Ich-fremd erfahren und abgewehrt. Zwar können die Kinder sehr große Angst haben, Fehler zu machen (Versagensangst), entwickeln aber dabei kein Minderwertigkeits- oder Schuldgefühl. McConville et al. (1973) fanden ein negatives Selbstbild bei Kindern erst ab einem Entwicklungsalter von 9 Jahren, Schuldgefühl erst ab einem Entwicklungsalter von über 11 Jahren. Die Kinder unserer Stichprobe befanden sich im Durchschnitt auf einem Entwicklungsstand von weniger als 8 Jahren. Manche Kinder mit höherem Entwicklungsalter formulierten einen Todeswunsch, andere sprachen darüber oder spielten das Thema Tod. Es wurden keine Suizidversuche beobachtet.

Ein siebenjähriger Junge wurde wegen seines ängstlichen, zurückgezogenen Verhaltens und seiner schwachen Leistungen in der Schule zur psychiatrischen Behandlung angemeldet. Die Mutter berichtete von Schlaf- und Essproblemen. Bis spät in den Abend wollte der Junge nicht ins Bett. Wenn er hingelegt wurde, kroch er regelmäßig mitten in der Nacht zu den Eltern ins Bett. Er aß sehr langsam und wollte, dass ihm die Mutter hilft. Gegenüber der Mutter war er anspruchsvoll, erzwingend und dickköpfig. Gegenüber seiner jüngeren Schwester verhielt er sich aggressiv und ärgerte sie.

Nach den Schilderungen der Mutter begannen seine Verhaltensprobleme im 3. Lebensjahr, als er für einen leichten chirurgischen Eingriff ins Krankenhaus aufgenommen worden war.

Die Mutter erinnerte sich, dass er durch die Trennung in Verzweiflung und Panik geraten war. Bei ihren Besuchen im Krankenhaus wollte er nicht von ihr liebkost werden. Sie hatte den Eindruck, dass er böse auf sie war.

Schwangerschaft und Geburt waren problemlos verlaufen. Die psychomotorische Entwicklung war verzögert. Die Eltern erfuhren, dass sie ein intellektuell beeinträchtigtes Kind hatten, als der Junge 2 Jahre alt war. Das war eine enorme Enttäuschung für die Eltern und verursachte Eheprobleme.

Bei der klinischen Beobachtung und Untersuchung wurden keine organischen Abweichungen gefunden. In der psychologischen Untersuchung zeigte sich bei dem Jungen eine leichten Intelligenzminderung (Entwicklungsniveau von etwa 5 Jahren). Sein IQ-Profil war jedoch disharmonisch. Der Unterschied zwischen dem Handlungs- und Verbalteil fiel auf, war aber nicht signifikant. Bei der Untersuchung seiner emotionalen Entwicklung schien diese ebenfalls disharmonisch und im Durchschnitt unter 3 Jahren zu sein. Seine Stimmung war beständig eher indifferent. Nur gelegentlich schien er leicht fröhlicher Stimmung zu sein. Er zeigte beim Abschied von den Eltern kein Heimweh. Für andere Kinder interessierte er sich nicht. Nur der Umgang mit dem Gruppenleiter war ihm wichtig. Er konnte endlos Fragen stellen, ohne die Antwort abzuwarten, fordernd und dickköpfig sein. Er war schnell frustriert und geriet dann vor Wut außer sich. Seine Versagensangst war so groß, dass er in Anforderungssituationen zitterte, erbleichte und schwitzte.

Bei diesem Jungen haben wir folgende integrative Diagnose formuliert:
- DSM-IV-Diagnose: dysthyme Störung
- Entwicklungspsychiatrische Diagnose: Entwicklungsdepression vom Typ Protest und Verzweiflung nach Bowlby oder vom Typ selbst-vernichtende Depression nach Gaedt
- Der Entstehungsmechanismus wurde folgendermaßen erklärt: Die Trennung von der Mutter während der Krankenhausaufnahme im Alter von 3 Jahren bedeutete eine schwere Belastung für das Kind mit der Folge einer Störung der Mutter-Kind-Interaktion. Das maladaptive Verhalten des Kindes und die inadäquate Reaktion der Mutter führten zu fortdauernden Konfliktsituationen, die letztendlich den depressiven Zustand zur Folge hatten. Die extreme Reaktion auf die Trennung von der Mutter im Alter von 3 Jahren war wahrscheinlich die Folge einer unsicheren Bindung.

Im Vordergrund der Behandlung stand die Beeinflussung seines depressiven Zustandes. Der Hilfebedarf bezog sich auf die Stärkung des basalen Vertrauens und auf die Unterstützung, Individuation und Autonomie zu entwickeln. In der integrativen Behandlung stand die Entwicklungsdimension im Vordergrund. Der Junge musste in seinen basalen emotionalen Bedürfnissen angenommen werden, um dann die emotionale Entwicklung fördern zu können.

Auf der psychologischen Ebene wurde eine Psychotherapie in Form einer entwicklungsdynamischen Beziehungstherapie (vgl. Kapitel 7) eingeleitet. Auch andere Formen von Psychotherapie wären hier infrage gekommen (z. B. psychodynamisch orientierte Psychotherapie; vgl. Gaedt, 2001).

Als dritte Behandlungsebene musste die Umgebung des Kindes auf der sozialen Ebene gut angeleitet und begleitet werden, mit dem Ziel, auf die Bedürfnisse des Kindes angemessen einzugehen.

Schließlich hätten als biologische Therapie auch leicht sedierende oder antidepressive Medikamente eingesetzt werden können, um die anderen Therapieformen zu unterstützen. In diesem Fall war keine Medikation notwendig. Das Ergebnis der Behandlung war befriedigend.

Dysthyme Störung bei Erwachsenen

In einer Untersuchung von 26 erwachsenen Menschen mit leichter und mittelgradiger intellektueller Beeinträchtigung und einer *neurotischen Depression* (dysthyme Störung) fand Day (1990) folgende Symptomatik:

- depressive Stimmung (Wahrnehmung durch Dritte): 81 %,
- depressive Stimmung (Patientenbericht): 69 %,
- verschiedene Ängste: 62 %,
- Jammern, Weinen: 58 %,
- Schlafstörungen: 62 %,
- Essprobleme: 46 %,
- suizidale Gedanken: 62 %,
- Suizidversuche: 42 %.

Bei 65 % konnte ein emotional belastendes Ereignis als Auslöser beschrieben werden (z.B. Sterbefall oder Erkrankung der Eltern). Bei 85 % fand man prädisponierende Eigenschaften oder Verhaltensweisen für eine Depression wie Schüchternheit, Ängste, zwanghafte Handlungen, permanent Aufmerksamkeit suchendes Verhalten, emotionale Labilität und psychische Probleme in der Vorgeschichte.

Nach unseren klinischen Erfahrungen treten häufig aggressive verbale Äußerungen auf. Drohungen und körperliche Aggressivität werden oft bei geringsten Anlässen gezeigt und sind meist mit nachfolgenden Schuldgefühlen verbunden. Zudem beobachten wir zwanghaftes Verhalten, andauerndes Nörgeln und ständiges Suchen nach Aufmerksamkeit, wodurch fälschlicherweise eine Zwangs- oder Angststörung diagnostiziert werden könnte.

Beim folgenden Fallbeispiel handelt es sich um eine 23-jährige Frau mit Down-Syndrom und einer mittelgradigen intellektuellen Beeinträchtigung. Sie zeigte seit fünf Jahren ein andauerndes zwanghaftes Verhalten sowie einen langsamen Verfall ihrer sozialen Fertigkeiten mit Rückgang ihrer Aktivitäten und Verlust von Interessen. Ihre Betreuungspersonen berichteten von einer zwanghaften Neigung zum Ordnen und einer Art Besessenheit, Teile ihres Essgeschirrs zu zerstören. Die Frau wohnte seit fünf Jahren in einer Wohngemeinschaft für Behinderte. Sie besuchte ihre Eltern zweimal im Monat am Wochenende. Wegen der Verhaltensauffälligkeiten verliefen die Wochenenden mit ihren Eltern meistens recht problematisch. Die junge Frau besuchte ihre Eltern zwar sehr gerne, aber es kostete sie im Voraus viel Kraft und viel Traurigkeit danach, wenn sie wieder einmal Geschirr kaputt gemacht hatte.

Die Mutter berichtete, dass die Neigung, Geschirrteile zu zerstören, seit dem 7. Lebensjahr ihrer Tochter bestand. Die Mutter sah hierbei einen Zusammenhang mit einem bestimmten Vorfall. Das Mädchen lag damals krank im Bett und griff während des Essens auf einmal ihren Teller und warf ihn auf den Boden. Die Mutter erschreckte hierüber und reagierte mit strengem Verbot. Seitdem hat das Mädchen noch einige Male dasselbe Verhalten gezeigt, was aber schnell vorüberging. Vor fünf Jahren (sie war etwa 18 Jahre alt), nachdem sie in der Einrichtung aufgenommen worden war, kam sie am Wochenende nach Hause und schien eine Erkältung zu haben. Sie blieb die ganze Woche zu Hause im Bett und zerstörte wieder ihre Teller. Seitdem kam dieses Verhalten sowohl in der Einrichtung als auch zu Hause oft vor. Die Betroffene litt selbst darunter. Meistens war sie nach einem solchen Vorfall traurig. Sie war nie aggressiv oder wütend, sondern weinerlich und ängstlich.

Aufgrund der psychologischen Persönlichkeitsdiagnostik, den Hinweisen aus der Vorgeschichte, der Verhaltensbeobachtung und der Gespräche mit der jungen Frau wurde die Diagnose dysthyme Störung gestellt.

Diese Störung hatte wahrscheinlich schon Jahre zuvor begonnen und wurde durch den Umzug in die Einrichtung verstärkt. Zwanghaftes Verhalten hatte hier eine symbolische Bedeutung im Kontext der konflikthaften Mutter-Kind-Interaktion. Das Zerstören des Geschirrs begann als Wutäußerung des Kindes, auf welche die Mutter heftig reagiert hatte. Jahre später trat dieses Verhalten im Kontext der Wut der jungen Frau auf die Fremdunterbringung erneut auf. Durch die Unterbringung hatte die Depression erkennbar zugenommen. Auch das Gefühl von Wut und vor allem das zwanghafte Verhalten wurden dadurch verstärkt. Ein einfacher neurotischer Entstehungsmechanismus des zwanghaften Verhaltens liegt auf der Hand, während im Hintergrund dieser Verhaltensstörungen eine Depression stand. In einer Behandlung muss in diesem Fall die Depression Vorrang bekommen.

Depressive Zustände werden – wie mehrfach erwähnt – sehr oft durch belastende Umstände und Ereignisse ausgelöst. Häufig finden sich Dispositionen wie bestimmte Persönlichkeitszüge, familiäre Belastungen oder bestimmte Stresserfahrungen in der Vorgeschichte. Meist besteht ein diskreter depressiver Zustand seit der Kindheit. Durch Belastungen kann ein stärkerer psychischer Einbruch, eine akute Depression, ausgelöst werden. Wir sprechen dann von einer Entwicklungsdepression mit einem reaktiven Einbruch. Jancar und Gunaratne (1994) berichteten von ähnlichen Verläufen; sie diagnostizierten in solchen Fällen eine chronisch neurotische Depression oder Dysthymie. Die Autoren betonen, dass solche Zustände bei Menschen mit einer intellektuellen Beeinträchtigung wahrscheinlich recht oft vorkommen, jedoch von den Untersuchern häufig übersehen werden.

Das integrierte kognitive Modell von Beck (2008) kann die Entwicklung dieser Zustände hinreichend erklären. Durch negative Erfahrungen in der frühen Jugend kann sich eine dysfunktionale kognitive Einstellung entwickeln, die eine depressive Verarbeitung alltäglicher oder besonderer Belastungen fördert.

Nach der Terminologie des DSM-5 kann in solchen Fällen je nach Ausprägungsgrad die Diagnose Persistentierende Depressive Störung (Dysthymie) oder Depression gestellt werden. Aus entwicklungspsychiatrischer Sicht sprechen wir von einer Entwicklungsdepression, wenn seit der Kindheit entsprechende Symptome bestanden. Eine dysthyme Störung liegt vor, wenn eine leichte Form von Depression später beginnt. Wenn die Störung einen akuten depressiven Einbruch bewirkt (ausgelöst durch Stresserfahrungen), sprechen wir von einem reaktiven Einbruch oder reaktiver Depression bei einer bestehenden Entwicklungsdepression.

Die integrative Diagnose und Behandlung erfolgen in gleicher Weise wie für das Kindesalter beschrieben.

20 Angststörungen, posttraumatische Belastungsstörung und Zwangsstörungen bei Menschen mit intellektueller Beeinträchtigung

20.1 Angststörungen

20.1.1 Biologischer Hintergrund von Angststörungen

Eine Angststörung kann definiert werden als ein kognitiver Zustand, in dem das Arbeitsgedächtnis durch beängstigende und furchteinflößende Gedanken beansprucht wird. Aus biologischer Sicht sind bei Angststörungen verschiedene Hirngebiete beteiligt, darunter die Amygdala, der Hippocampus, das Septum, der präfrontale Kortex und monoamine Systeme im Hirnstamm.

Der Begriff *Angststörungen* wird im DSM sowohl für das Phänomen übermäßiger Furcht *(fear)* als auch Angst *(anxiety)* verwendet. Vor einem pathophysiologischen Hintergrund ist es wichtig, Angst und Furcht voneinander zu unterscheiden, da ihnen verschiedene Entstehungsmechanismen zugrunde liegen, die spezifische Behandlungsansätze erfordern.

Akute Angst ist eine Reaktion auf einen entsprechenden Reiz (ein Objekt oder eine Situation), der als vermutete oder tatsächliche Gefahr eingeschätzt wird (in der Amygdala[82]). Die Person reagiert in solchen Situationen in der Regel mit Stresssymptomen (durch Aktivierung der Hypothalamus-Hypophysen-Nebennierenrinden-Achse).

Furcht oder Sorge äußert sich als Befürchtung darüber, „was passieren könnte, wenn ...“. In diesem Prozess ist das Arbeitsgedächtnis im Hippocampus[83] besonders beansprucht. Das kann dazu führen, dass die exekutiven Funktionen im prä-

82 Sitz des impliziten, prozeduralen Gedächtnisses und „Gefahrenmeldestelle“ (s. Kap. 4.2.1; Anm. d. dt. Hrsg.).

83 Oder: explizites Gedächtnis bzw. „Erinnerungsarchiv“ (Anm. d. dt. Hrsg.).

frontalen Kortex keine angemessene Handlung einleiten können. In diesen Situationen entsteht in erster Linie Sorge oder Furcht und danach Angst vor einer Wiederholung der Situation. Bei Phobien und posttraumatischer Belastungsstörung wird eine erhöhte Aktivität der Amygdala angenommen. Bei sozialen Angststörungen wird dagegen erhöhte Aktivität im Hippocampus, Septum und präfrontalen Kortex angenommen. Man geht davon aus, dass bei Panikattacken die Amygdala anfänglich eine wesentliche Rolle spielt, aber dann der Hippocampus den Kontext bestimmt, in dem die Panik stattfindet. Auf diese Weise wird die Störung aufrechterhalten (LeDoux, 2002).

Bei Furcht und Angst wurde an den postsynaptischen Rezeptoren der Amygdala, des Hippocampus und des präfrontalen Kortex eine erhöhte Aktivität des Neurotransmitters Glutamat festgestellt. Bei ängstlicher Gestimmheit (Angst im engeren Sinn) werden Serotonin- und Noradrenalinzellen im Hirnstamm aktiviert, die die Aktivität des Hippocampus und Septums verstärken. Dies führt dazu, dass wiederum die Aktivitäten der Zellen in der Amygdala und im präfrontalen Kortex angeregt werden. Die Folge hiervon ist eine Erhöhung des Erregungsniveaus und der Angst. Der Neurotransmitter GABA kontrolliert die Aktivität von Glutamat und hemmt die Zellaktivität der oben genannten Hirngebiete. Bei der Behandlung von Angststörungen werden daher Medikamente eingesetzt, die die Wirkung von GABA verstärken.

Unter Angststörungen werden generalisierte Angststörungen (ICD-10: F41.1), Phobien (ICD-10: F40) und Panikstörungen (ICD-10: F41.0) verstanden.

20.1.2 Angststörungen bei Menschen mit intellektueller Beeinträchtigung

Angststörungen kommen bei Menschen mit einer intellektuellen Beeinträchtigung wahrscheinlich häufiger vor als in der Normalbevölkerung, sind aber weniger bekannt.

Das Gefühl der Angst ist eine angelegte, überlebenswichtige Emotion. Ethnologen sprechen von der „Angst vor dem gefährlichen Raubtier“ als der grundlegenden Angst bei Tieren und Menschen (Tinbergen & Tinbergen, 1972). Wir benutzen lieber den Begriff der *existenziellen Angst*, die von Geburt an vorhanden ist. Im Laufe der psychosozialen Entwicklung wird sie modifiziert. Existenzielle Angst hat in jedem Entwicklungsstadium eine andere Bedeutung für die soziale Interaktion und äußert sich unterschiedlich im Verhalten. Unter der Entwicklungsperspektive unterscheiden wir folgende Formen der Angst:

- *Existenzielle Angst:* In der Phase der Adaption (bis 6 Monate) erscheint das Kind durch laute Geräusche und andere intensive sensorische Reize oder durch plötzliche Veränderungen in der Umgebung verstört.

- *Angst vor Fremden:* In der Phase der Sozialisation (6 bis 18 Monate) entsteht die Angst vor fremden Menschen.
- *Trennungsangst:* In der Individuationsphase (18 bis 36 Monate) entsteht Trennungsangst (Angst bei Trennung von der vertrauten Person).
- *Angst vor körperlichem Schaden:* Das Baby reagiert mit Angst und Panik bei Verletzungen des eigenen Körpers (z. B. Schmerz beim Hinfallen oder bei leichter Verletzung).
- *Versagensangst:* In der Kleinkindzeit (Identifikationsphase, 3 bis 7 Jahre) fällt Versagensangst auf.
- *Soziale Angst:* In der Schulzeit und in der Adoleszenz bekommen soziale Ängste eine größere Bedeutung.

Durch ungünstige Umstände ausgelöste Ängste, die dem Entwicklungsniveau der Person entsprechen, sind eine normale Erscheinung. Von einer Angststörung spricht man dann, wenn die Angst nicht mit dem Entwicklungsniveau korrespondiert oder wenn die Intensität der Angst die Funktionsfähigkeit der Person langfristig oder häufig beeinträchtigt.

Menschen mit einer sehr schweren intellektuellen Beeinträchtigung reagieren dann besonders ängstlich, wenn sie sensorisch überfordert werden oder plötzliche Veränderungen eintreten. Wenn diese Ängste lange und intensiv bestehen, kann von einer existenziellen Angststörung oder von einer Trennungsangst gesprochen werden. Sands und Ratey (1986) sowie Crabbe (2001) sprechen vom „Fehlen der Filtermechanismen" im Zentralnervensystem, die ankommende Reize angemessenen modulieren könnten. Angstäußerungen sind je nach Entwicklungsniveau unterschiedlich. Bei schwer beeinträchtigten Menschen ist ein ängstlicher Gesichtsausdruck kaum oder überhaupt nicht wahrnehmbar. Der Untersucher muss das gesamte Verhalten der Person beachten und Verhaltensäußerungen wie z. B. plötzliche Frustration, Erregung, Wutausbrüche, Aggressivität oder selbstverletzendes Verhalten danach beurteilen, ob der Betroffene durch bestimmte Ereignisse erschrocken oder verängstigt worden sein könnte. Daneben finden sich meistens vegetative Symptome wie Schwitzen, beschleunigter Puls, kalte und nasse Hände, Hyperventilation, häufiges Urinieren, Übelkeit, Durchfall, Zittern und motorische Unruhe. Diese Symptome können bei allen Menschen unabhängig von ihrem Entwicklungsniveau beobachtet werden.

Existenzielle Angststörungen und Trennungsängste beobachtet man auch bei hirngeschädigten Menschen auf höherer kognitiver Entwicklungsstufe oder bei Personen mit einer Blockade der emotionalen Entwicklung in der Adaptionsphase mit einem deutlich höheren kognitiven Niveau. Dies trifft beispielsweise auf Menschen mit einer schweren Form von Autismus zu. Bei Menschen mit einer schweren intellektuellen Beeinträchtigung treten Ängste bei Trennung von vertrauten Personen oder bei Veränderung der vertrauten Umgebung auf. Wenn solche Ängste sehr intensiv auftreten, spricht man von Trennungsangst (vgl. Kapitel 13). Es zeigt sich, dass nicht so sehr das kognitive, sondern das emotionale Niveau der Entwicklung für die Ausprägung der Angst eine Rolle spielt, sodass Trennungsängste auch oft bei Kindern und Erwachsenen mit einer mittelgradigen oder leichten Intelligenzminderung auftreten können, die sich auf einem niedrigeren emotionalen Entwicklungsniveau befinden (z. B. etwa 18 Monate). Zudem können recht oft ausgesprochene Versagensängste beobachtet werden. Sie können Initiative und Aktivität dieser Menschen erheblich beeinträchtigen. Bei starker Ausprägung spricht man von einer sozialen Phobie (ICD-10: F40.1). Als Symptome finden sich hierfür allgemeine Gehemmtheit, Rückzugsverhalten und Passivität.

Differenzialdiagnostisch muss eine dysthyme Störung (ICD-10: F34.1, oder eine Entwicklungsdepression; vgl. Kapitel 19) in Erwägung gezogen werden. Generell sind depressive Symptome (depressive Verstimmung, negatives Selbstbild, Anpassungsprobleme, vegetative Störungen) bei Personen häufig, die bereits lange an Angststörungen leiden. Auch können generalisierte Angststörungen (ICD-10: F41.1), Panikstörungen (ICD-10: F41.0) und manchmal Phobien (ICD-10: F40) vorkommen. In der Vorgeschichte findet man oft lang andauernde Ängste mit wechselnder Intensität z. B. Trennungsangst, Angst vor Menschen, später Zurückgezogenheit und Versagensängste.

Die Ursachen von Angststörungen können in belastenden Umgebungsbedingungen liegen. Misshandlungen und Missbrauch spielen eine große Rolle. Menolascino (1988) fand einen Zusammenhang zwischen Angststörungen und Faktoren wie chronische Frustrationserlebnisse, überhöhte Erwartungen der Umwelt und fehlende Sozialkontakte. Hirnorganische Veränderungen wie Störungen noradrenerger (Crabbe, 2001) oder serotonerger Systeme, Veränderungen der Amygdala (LeDoux, 1996) sowie genetische Anomalien (z. B. fragiles X-Syndrom), können in der Entstehung von Angststörungen eine Rolle spielen (vgl. die hirnorganisch bedingten Regulationsstörungen, Kapitel 9).

Spezifische Phobien (ICD-10: F40.2) manifestieren sich bei intellektuell beeinträchtigten Menschen oftmals anders als in der normalen Bevölkerung. Während es bei Letzteren eher um irreale Ängste geht, fürchten sich intellektuell eingeschränkte Menschen eher vor ganz realen Situationen und Objekten (z. B. schwierige, unbekannte Situationen, Trennungserwartungen, Eisenbahn, Staubsaugern oder großen Tieren).

Diagnose und Behandlung

Für eine integrative Diagnose müssen die biologischen, funktionalen und Entwicklungsaspekte der Person und vor allem ihre konkrete Umwelt gründlich untersucht werden. Die Kenntnisse des Entwicklungsniveaus sowie der biologischen Abweichungen können auf Form und Entstehungsbedingungen der Angst hinweisen. Beobachtete Verhaltensweisen werden dann im Kontext dieser Befunde interpretiert. Die integrative Diagnose umfasst eine psychiatrische Diagnose entsprechend der

Klassifikationssysteme sowie die entwicklungspsychiatrischen, funktionellen, genetischen oder anderen Diagnosen.

Die Behandlung beruht auf dieser integrativen Diagnose. Häufig muss auf verschiedenen Ebenen gleichzeitig begonnen werden. Das Vermeiden zusätzlicher Belastungen ist eine wichtige Bedingung für die Behandlung. Medikamente sind häufig Bestandteil der Behandlung, da sie physiologische Angstreaktionen lindern. Psychotherapeutische Hilfestellungen zur Verarbeitung belastender Erfahrungen sind meistens notwendig. Die sozialen und Umweltfaktoren müssen an die basalen Bedürfnisse des Individuums angepasst werden. Individuelle Psychotherapie, Gruppentherapien sowie Trainingsverfahren kommen infrage (Crabbe, 2001). Gute Ergebnisse aus der Praxis werden beim Einsatz von kognitiv-behavioraler Verhaltenstherapie berichtet.

Bei der medikamentösen Behandlung werden verschiedene Anxiolytika (Sedativa) und Antidepressiva eingesetzt. Benzodiazepine (z. B. Alprazolam, Clonazepam, Lorazepam, Oxazepam) verstärken direkt die inhibierende (hemmende) Wirkung des Neurotransmitters GABA auf die Amygdala. Antidepressiva vom SSRI-Typ (z. B. Citalopram, Fluoxetin, Fluvoxamin, Paroxetin) stimulieren indirekt den Effekt von GABA auf die postsynaptischen Neuronen der Amygdala und des Hippocampus-Septum-Gebiets, indem sie GABA-Zellen im Hirnstamm anregen. Es werden also zwei unterschiedliche medikamentöse Mechanismen der GABA-Aktivierung angenommen.

Nach diesen Konzepten über die Entstehung von Angststörungen werden folgende (medikamentöse) Behandlungsstrategien empfohlen:

- generalisierte Angststörung: Benzodiazepine, Buspiron und SSRI,
- Phobie: eine medikamentöse Behandlung ist kaum sinnvoll; in Betracht kommt hauptsächlich kognitive Verhaltenstherapie, eventuell unterstützt durch Gabe von Betablockern oder Benzodiazepinen (z. B. Clonazepam, Alprazolam),
- soziale Angst: SSRI und kognitive Verhaltenstherapie,
- Panikstörung: SSRI, trizyklische Antidepressiva und kognitive Verhaltenstherapie,
- posttraumatische Belastungsstörung: SSRI (Fluoxetin, Sertralin), trizyklische Antidepressiva (Imipramin, Amitriptylin), Psychotherapie,
- Zwangsstörung: SSRI, trizyklische Antidepressiva (Clomipramin) und kognitive Verhaltenstherapie.

Insbesondere bei akuten Angststörungen sollte medikamentös behandelt werden. Bei Menschen mit Hirnschädigungen oder schwerer intellektueller Beeinträchtigung können paradoxe Reaktionen mit Unruhe und Erregungszuständen auftreten. Bei längerem Gebrauch kann es zu unerwünschten Nebenwirkungen (z. B. übermäßige Sedierung, kognitive Leistungsminderung, Koordinationsstörungen) kommen. Insbesondere aber besteht das große Risiko, Gewöhnung und Abhängigkeit zu entwickeln. Beim Absetzen der Medikamente können Entzugserscheinungen auftreten.

Alternative Wirkstoffe sind Buspiron, Betablocker (Propranonol), alpha-adrenerge Substanzen (Clonidin), aber auch trizyklische Antidepressiva (Imipramin, Clomipramin) und SSRI. Sie können bei generalisierter Angststörung, Panikstörungen und Phobien je nach Hinweisen aus der integrativen Diagnose und nach der Reaktion bei der betreffenden Person eingesetzt werden.

20.2 Posttraumatische Belastungsstörung

Aufgrund der höheren Vulnerabilität von Menschen mit einer intellektuellen Beeinträchtigung wird davon ausgegangen, dass posttraumatische Belastungsstörungen (ICD-10: F43.1) bei ihnen häufiger vorkommen (Szymanski et al., 1999). Es gibt jedoch kaum wissenschaftliche Untersuchungen zu dieser Thematik (Ryan, 1994). Die Diagnose ist aufgrund der Kommunikationsprobleme und kognitiven Einschränkungen schwierig. Plötzliches unangepasstes Verhalten, Störungen vegetativer Funktionen, dissoziative Symptome und Äußerung von Angst und Panik in bestimmten Situationen können auf das Störungsbild hinweisen.

Bei Betroffenen wurden eine Dysregulation des adrenergen Systems gefunden sowie Schlafstörungen (REM- und Non-REM-Schlafstörungen) als eines der typischen Symptome einer posttraumatischen Belastungsstörung (Germain, 2013). Alpträume und Angst, schlafen zu gehen, hängen meistens mit dem erlebten Trauma zusammen. Eine hartnäckige Schlafstörung bei einer Person, die traumatische Erfahrungen erlebt hat, sollte daher zum Anlass genommen werden, das Vorhandensein einer möglichen posttraumatischen Belastungsstörung zu überprüfen.

Mehrere Autoren sehen einen Zusammenhang zwischen einer unsicheren Bindung und einer Empfindlichkeit gegenüber Stress. Schore (2002) betont, dass eine traumatische Bindung bei einem Kind neuronale Veränderungen im limbischen System und autonomen Nervensystem hervorrufen kann, was einen ineffizienten Copingsmechanismus bei Stress begünstigen kann. Eine solche ungünstige frühe Entwicklung kann die Basis für das Entstehen einer posttraumatischen Belastungsstörung bei Personen mit objektiv gesehen geringfügigen traumatischen Erfahrungen darstellen. Janssen et al. (2002), Clegg und Sheard (2002) sowie De Schipper und Schuengel (2010) betonen die Stressempfindlichkeit bei Menschen mit intellektueller Beeinträchtigung, die aus einer problematischen Bindung herrührt. Danach kommen Bindungsprobleme bei Menschen auf einem niedrigeren Entwicklungsniveau häufiger vor. Es lässt sich daher vermuten, dass bei Personen mit einem niedrigeren Entwicklungsniveau ein größeres Risiko besteht, eine posttraumatische Belastungsstörung zu entwickeln. Eine Schwierigkeit besteht allerdings darin, dass nicht immer eindeutig ist, welche Ereignisse und Zustände von einer solchen Person wirklich als traumatisch erlebt werden. Das Wissen über das emotionale Entwicklungsniveau und die basalen emotionalen Bedürfnisse kann in solchen Fällen helfen, die traumatischen Erlebnisse der betroffenen Personen besser zu verstehen. Neben den häufigen Bindungsstörungen können bei dieser Patientengruppe auch andere Bedingungen eine Rolle bei der Entstehung einer posttraumatischen Belastungsstörung spielen, wie z. B. biologische Faktoren (genetische Defekte und organische Hirnschädigungen), das kognitive Entwicklungsniveau, frühere traumatische Erfahrungen (z. B. Misshandlung oder Missbrauch) und das Fehlen (oder der Verlust) von sozialen Schutzfaktoren. Auch eine chronische Schlafstörung wird als prädisponierender Faktor beim Entstehen einer posttraumatischen Belastungsstörung bei relativ geringen Stresserlebnissen genannt (Germain, 2013).

Bei der Behandlung muss in erster Linie darauf geachtet werden, die Umstände, die für die Person Stress auslösen, zu beseitigen. Dazu müssen diese erkannt und die Umgebung an die Grundbedürfnisse der Person angepasst werden. Die betroffene Person muss zudem darin unterstützt werden, die belastenden Erfahrungen zu verarbeiten, was über eine Stärkung der grundlegenden Sicherheit erreicht werden kann. Einer Studie von De Schipper und Schuengel (2010) zufolge verringerte sich das Problemverhalten durch eine Stärkung der Bindung zwischen Klienten und Gruppenleitern.

EMDR (Eye Movement Desensitization and Reprocessing) stellt eine Methode zur Traumaverarbeitung und Behandlung einer posttraumatischen Belastungsstörung bei nicht beeinträchtigten Menschen dar, wurde aber auch mit positiven Ergebnissen bei Menschen mit einer leichten und mittelgradigen Intelligenzminderung angewendet. Bis jetzt sind zu dieser Methode jedoch noch wenige theoretische und wissenschaftliche Hintergründe bekannt. Es bleibt zu hoffen, dass die positiven klinischen Erfahrungen mit EMDR aus wissenschaftlicher Sicht untersucht und bestätigt werden.

In der Therapie spielt die Behandlung der Schlafstörung eine sehr wichtige Rolle. Eine schwerwiegende Schlafstörung kann zu sekundären psychischen Störungen führen wie Depression, Aggression und suizidalen Verhaltensweisen. Eine medikamentöse Therapie (z. B. die SSRI Sertralin und Paroxetin) kann hilfreich sein, indem sie die anderen hier beschriebenen Therapieformen begleitend unterstützt. Gute Ergebnisse wurden von der Anwendung eines adrenergen Alpha-1-Antagonisten, Prazosin, zur Behandlung von Schlafstörungen und Albträumen bei Menschen mit posttraumatischer Belastungsstörung berichtet (Germain, 2013; Friedman, 2013).

> Ein junger Mann wurde in einem Wohnheim nachts in seinem Zimmer von einem Mitbewohner angegriffen. Seitdem hat sich bei ihm eine schwerwiegende Schlafstörung entwickelt. Er wollte nicht mehr in seinem Zimmer schlafen und machte nachts viel Lärm, sehr zum Ärger anderer Mitbewohner. Die Eltern berichteten, dass er schon immer ein schlechter

Schläfer gewesen sei, aber dass das Schlafproblem nach dem Vorfall bedeutend größer geworden sei. Im Laufe der Zeit zeigte er autoaggressives Verhalten und zog sich immer mehr zurück. Bei der Untersuchung zeigte er Symptome von Depression, die aufgrund einer posttraumatischen Belastungsstörung entstanden waren.

20.3 Zwangsstörungen und zwanghaftes Verhalten

Zwangsähnliche Verhaltensweisen, d.h. eine fortwährende Wiederholung bestimmter Aktivitäten, kommen bei Menschen mit intellektueller Beeinträchtigung oft vor. Dabei muss zwischen Selbststimulation (Autostimulation), Stereotypien, Ritualen, Perseverationen und Zwangshandlungen unterschieden werden. *Selbststimulation* bedeutet, dass sich eine Person selbst sensorische Reize zufügt, etwa sich in die Haut kneift, sich selbst schlägt oder die Ohren mit den Fingern „verstopft". *Stereotypien* sind komplexe motorische Aktivitäten – z. B. Bewegungen bestimmter Körperteile oder Muskelgruppen – ohne erkennbares Ziel. Unter *Ritualen* werden komplexe Handlungsabfolgen verstanden, die häufig in bestimmten Situationen immer auf die gleiche Art ablaufen, z. B. im Badezimmer, beim Essen oder beim Zubettgehen. *Perseverationen* bezeichnen Wiederholungen einer kurzen Aktivität, wie z. B. ständig die gleichen Worte oder Sätze zu wiederholen, ein Wort viele Male nacheinander aufzuschreiben oder ein Muster zu zeichnen.

Zwänge sind sich wiederholende, aufdrängende Aktivitäten, die der Betroffene zwar als irrational und unsinnig erlebt, aber dennoch nicht unterdrücken kann. Bei nicht beeinträchtigten Menschen mit einer Zwangsstörung (ICD-10: F42) führt der Versuch, sich den Zwängen zu widersetzen, zu Angst und Panik. Nach dem Konzept der tiefenpsychologischen Neurosenlehre leiden diesen Menschen an einem inneren Konflikt zwischen „Nichtwollen" und „Müssen". Dieser Konflikt findet nach dieser Vorstellung auf der „Ich-Ebene" der Persönlichkeit statt, wobei das „Ich" Kontrolle über das triebhafte „Es" gewinnen muss, welches versucht, soziale Gebote und Verbote zu durchbrechen.

Zwanghaftes Verhalten kann auch bei Menschen mit einer intellektuellen Beeinträchtigung dauerhaft bestehen. Wenn dadurch die Aktivitäten des täglichen Lebens nicht wesentlich beeinträchtigt werden, fasst man das Verhalten als Merkmal einer zwanghaften Persönlichkeitsstörung (ICD-10: F60.5) auf. Liegt hingegen eine Beeinträchtigung vor, spricht man von einer Zwangsstörung (ICD-10: F42). Bei Menschen mit einer intellektuellen Beeinträchtigung wird zwanghaftes Verhalten eher nicht als Zwangsstörung oder zwanghafte Persönlichkeitsstörung bezeichnet. Es scheint so, als ob die Betroffenen unter den Zwangsgedanken und -handlungen nicht derart leiden, sodass sie dagegen ankämpfen und dabei Ängste entwickeln. Aus diesem Grunde und wegen der grundsätzlichen diagnostischen Schwierigkeiten, benutzen wir in unserer klinischen Praxis den Begriff *zwanghaftes Verhalten*.

Leichter beeinträchtigte Menschen können allerdings Widerstand gegen die Zwänge und die damit verbundenen Ängste entwickeln, die jedoch eher geringerer Intensität sind. Bei Menschen mit einer mittelgradigen Intelligenzminderung findet man oft den Zwang, die Ordnung der eigenen Umgebung aufrechtzuerhalten oder auch bestimmte Handlungen zu wiederholen. Außerdem können sie zwangsartig immer dieselben Fragen oder Worte wiederholen oder auf immer denselben Antworten beharren. Möglicherweise ist damit eine Spannungsabfuhr verbunden. Werden diese Menschen nämlich an diesem Verhalten gehindert, können Frustrationsreaktionen auftreten. Wahrscheinlich ist eine solche Form von Zwangsverhalten bei Menschen mit einer mittelgradigen intellektuellen Beeinträchtigung am häufigsten.

Nach unseren Erfahrungen kann zwischen drei Typen von zwanghaftem Verhalten bei Menschen mit einer intellektuellen Beeinträchtigung unterschieden werden:
1. organischer Typ,
2. neurotischer Typ,
3. regulativer Typ.

Jeder dieser drei Typen hat seine spezifische Entwicklungsgeschichte und Symptomatik, die im Folgenden beschrieben werden.
1. Der *organische Typ* zwanghaften Verhaltens entsteht vermutlich auf der Basis hirnorganischer Störungen. Nach Vitiello et al. (1989) gibt es Hinweise auf eine Schädigung des präfrontalen Kortex und der Basalganglien. Auch beim genetisch determinierten Prader-Willi-Syndrom werden erhebliche zwanghafte Verhaltensweisen beobachtet. Dabei finden sich andauernde schwere psychische und Verhaltensprobleme, die offenbar wenig von psychischen Bedingungen und Umgebungsfaktoren abhängig sind. Zudem führt das Verhalten zu fortwährenden Konflikten mit der Umgebung, aus denen ernsthafte Verhaltensauffälligkeiten und psychische Störungen mit Aggressivität, Depression oder psychotischen Zuständen resultieren können.
2. Der *neurotische Typ* zwanghaften Verhaltens kann bei Menschen mit leichter intellektueller Beeinträchtigung auftreten.

> Ein Beispiel: Ein zehnjähriger Junge mit einer leichten intellektuellen Beeinträchtigung muss sich viele Male am Tag über längere Zeit die Hände waschen. Dadurch kommt er überall zu spät, wird ständig ermahnt und auch lächerlich gemacht. Das Problem dauert schon ein Jahr lang an und wird immer schlimmer. In der Anamnese kommt heraus, dass der Junge vor anderthalb Jahren sexuelle Spiele mit einem Freund gemacht hat. Seither denkt er, dass er homosexuell sei und AIDS bekommen könnte.
>
> Ein innerer Konflikt zwischen dem lustvollen Es und dem strengen, strafenden Ich ist bei diesem Jungen überdeutlich. In seinem Unterbewusstsein und seiner Fantasie muss er für ein falsches Verhalten büßen – die sexuellen Spiele mit einem Jungen –, indem er AIDS bekommt. Händewaschen kann dann als symbolischer Versuch gesehen werden, die Schuld abzuwaschen und einer Ansteckung mit AIDS zuvorzukommen.

Solche leicht durchschaubaren, unkomplizierten und etwas kindhaft wirkenden Formen der Psychodynamik werden bei Menschen mit leichter intellektueller Beeinträchtigung oft beobachtet, vermutlich als Ausdruck ihrer geringen kognitiven Fähigkeiten.

3. Der *Regulationstyp* zwanghaften Verhaltens findet sich meist bei Personen mit einer mittelgradigen oder schweren intellektuellen Beeinträchtigung. Die betreffenden Personen zeigen ein ausgeprägtes Bedürfnis nach Ordnung ihrer Umgebung. Dieses Verhalten kann ganz plötzlich entstehen, kurz andauern und periodisch wiederkehren. Das geschieht häufig in Zusammenhang mit zusätzlichen anderen Symptomen und Veränderungen des seelischen Zustandes (z.B. drohende depressive oder psychotische Dekompensation oder massive Stressbelastung). Insofern wird das Verhalten als Folge und nicht als Ursache von Veränderungen der psychosozialen Funktionsfähigkeit verstanden. Es dient offensichtlich dazu, die Angst zu lindern, den Zugang zur Wirklichkeit zu verlieren, und die Kontrolle über die Umgebung und die eigenen Aktivitäten zu behalten. Auch bei Veränderungen in der Umgebung, die schwer zu ertragen sind (z.B. bei Menschen mit einer autistischen Störung) oder zu häufig stattfinden, können diese zwanghaften Verhaltensweisen vorkommen.

Bei der Diagnostik muss der Untersucher also die biologischen, die funktionalen und entwicklungsbezogenen Aspekte des zwanghaften Verhaltens berücksichtigen. Je nach Entstehungsmechanismus ist eine andere therapeutische Strategie notwendig. Stehen biologische Ursachen im Vordergrund, sollte an erster Stelle eine medikamentöse Behandlung erwogen werden (z.B. Antidepressiva wie Clomipramin oder SSRI). Bei einer neurotischen Störung kommt ein psychotherapeutischer Zugang (z.B. kognitive oder Verhaltenstherapie) in Betracht, nötigenfalls mit medikamentöser Unterstützung. Bei einem zwanghaften Verhalten vom Regulationstyp muss primär die zugrunde liegende seelische Problematik geklärt oder die Umgebung an die basalen Bedürfnisse der Person angepasst werden. Dient das zwanghafte Verhalten dazu, ein Unsicherheitsgefühl zu kompensieren, müssen Maßnahmen und Angebote gestaltet werden, die dem Sicherheitsbedürfnis der Person entsprechen.

21 Aufmerksamkeitsdefizit-/ Hyperaktivitätsstörungen bei Menschen mit intellektueller Beeinträchtigung

ADHS bei Kindern, ADHS bei Kindern mit intellektueller Beeinträchtigung, ADHS bei Erwachsenen

21.1 ADHS bei Kindern ohne intellektuelle Beeinträchtigung

Die Aufmerksamkeitsstörung mit Hyperaktivität wird im Allgemeinen als ADHS (Aufmerksamkeitsdefizit-/Hyperaktivitätsstörung; auch engl.: ADHD = attention deficit hyperactivity disorder)[84] bezeichnet. Die Störung tritt in der Kindheit laut DSM-5 vor dem 12. Lebensjahr auf und kann bis zum Erwachsenenalter andauern. Im DSM-5 ist die Störung im Kapitel *Störungen der neuronalen und mentalen Entwicklung* eingeordnet, was auf eine Funktionsstörung bestimmter Hirngebiete hinweist. Die Ursachen hierfür können unterschiedlicher Art sein: von verzögerter Reifung bestimmter Hirnregionen hin zu genetischen, familiären und anderen Hirnabweichungen.

Folgende Funktionsauffälligkeiten stehen im Vordergrund: Probleme, die Aufmerksamkeit aufrechtzuhalten, Schwierigkeiten, eigene Aktivitäten zu organisieren, ausgeprägte motorische Unruhe und auffallende Impulsivität. Dabei sind die exekutiven Funktionen beeinträchtigt. Die exekutiven Funktionen kann man als den Komplex der Prozesse beschreiben, die nötig sind zur Handlungsplanung, Problemlösung, Handlungskontrolle sowie zur Steuerung von Motivation und Emotionen. Häufig finden sich bei Kindern – wahrscheinlich sekundäre – Schlaf-

84 Die ICD-10 unterscheidet nicht zwischen Aufmerksamkeitsstörung mit und ohne Hyperaktivität. Die Störungsgruppe hyperkinetische Störungen (F90) umfasst die einfache Aktivitäts- und Aufmerksamkeitsstörung (F90.0), die hyperkinetische Störung des Sozialverhaltens (F90.1) sowie die anderen (F90.8) und die nicht näher bezeichneten hyperkinetischen Störungen (F90.9). Das Syndrom wird immer von der Trias Störung der Aufmerksamkeit, Störung der Impulsivität und Hyperaktivität bestimmt (Anm. d. dt. Hrsg.).

störungen und Verhaltensprobleme, die soziale und schulische Funktionen einschränken.

Das Störungsbild der ADHS wurde in den vergangenen Jahrzehnten sehr viel beachtet. Seine Prävalenz bei Kindern wird auf 2 bis 17 % geschätzt (Volkmar, 2003). Im letzten Jahrzehnt wurde die Diagnose einer ADHS bei Kindern auffallend häufiger gestellt als zuvor. Einige Autoren sind der Auffassung, dass dies eher kulturell („Modeerscheidung"; Nieweg, 2006) als essenziell (tatsächliche zerebrale Funktionsstörung) bedingt ist. Frances (2013) spricht hier von einer diagnostischen Inflation bei ADHS und ADS (Aufmerksamkeitsdefizitstörung). Im DSM-5 wird eine Prävalenz von 5 % genannt. In den Niederlanden erhalten etwa 8 % der Schulkinder die Diagnose einer ADHS; ebenso viele erhalten eine Medikation zur Behandlung dieser Störung.

Man nimmt an, dass der Störung eine Fehlfunktion des präfrontalen und parietalen Kortex sowie subkortikaler Regionen zugrunde liegt, die an der Kontrolle von Aufmerksamkeit und Motorik mitwirken (Rubia et al., 1999). Njiokiktjien (2004) spricht von Störungen auf zwei Ebenen: Auf der anatomisch-funktionellen Ebene finden sich Veränderungen und Dysfunktionen des frontostriatalen Systems (geringeres Volumen in MRT-Untersuchungen). Diese können sich im EEG durch vermehrte Theta-Aktivität und verminderte Alpha- und Beta-Frequenzen in frontalen Gebieten zeigen. Auf der anatomisch-metabolischen Ebene wird eine Dysregulation in den dopaminergen und noradrenergen Neurotransmittersystemen vermutet (Biederman & Spencer, 2000; Njiokiktjien, 2004). Diese Abweichungen sollen meistens genetisch bedingt sein, aber auch durch Hirnschädigungen oder durch Reifungsstörungen entstehen können. Bildgebende neurologische Untersuchungen von Kindern mit ADHS haben Hinweise auf eine verzögerte Reifung der Hirnrinde (Dicke des Kortex) im Vergleich zu Kindern desselben Alters ohne ADHS ergeben. Bei Kindern ohne ADHS wird die maximale Kortexdicke mit 7 bis 8 Jahren erreicht, während dies bei Kindern mit ADHS erst im Alter von 10 bis 11 Jahren der Fall ist. Die Auffassung einer verzögerten Reifung der Hirnrinde bei Kindern mit ADHS wird neben diesen Befunden auch durch die Tatsache gestützt, dass sich im Jugendalter bei einem großen Teil der betroffenen Kinder ADHS-Symptome verringern oder verschwinden.

Differenzialdiagnostisch sind einige Abgrenzungen zu beachten:

- Eine altersentsprechende Hyperaktivität (etwa bei Krabbelkindern) ist geringer ausgeprägt und weniger andauernd als bei ADHS. Während bei Kindern im Alter von 3 bis 5 Jahren die Verarbeitung von sensorischen Reizen normalerweise mit einer motorischen Enthemmung (Disinhibition) einhergeht, erfolgt die Reaktion bei Sechs- bis Zehnjährigen mit einer Zunahme von motorischer Inhibition (Hemmung). In der frühen Adoleszenz werden sensorische Reize durch eine zunehmende Informationsverarbeitung verarbeitet. Mit anderen Worten, Hyperaktivität kann bei jüngeren Kindern (unter 7 Jahre) als normale

Erscheinung angesehen werden. Einige Diagnostiker sind der Auffassung, dass trotz dieser altersentsprechenden Hyperaktivität auch bei diesen Kindern eine ADHS diagnostiziert werden kann, wenn die motorische Unruhe schwerwiegend und anhaltend ist.
- Eine ungünstige Erziehungssituation kann zu einem chaotisch anmutenden, überaktivem Verhalten des Kindes führen, ohne dass eine ADHS vorliegt.
- Bei Kindern mit Autismus-Spektrum-Störung können auch hyperaktive Verhaltensweisen und Aufmerksamkeitsstörungen vorkommen.
- Bei depressiven Störungen, Angststörungen und anderen psychischen Störungsbildern bei Kindern können ebenfalls ADHS-ähnliche Verhaltensauffälligkeiten auftreten.

Als komorbide Störung finden sich bei Kindern mit ADHS verschiedene Verhaltensauffälligkeiten und Störungsbilder, z. B. oppositionell-aufsässiges Verhalten, Störung des Sozialverhaltens *(conduct disorder)*, Angststörung, Depression oder Tic-Störungen. Im späteren Verlauf kann sich eine antisoziale Persönlichkeitsstörung entwickeln.

Die Behandlung erfolgt in den meisten Fällen medikamentös in Form von Psychostimulanzien (Methylphenidat oder Dextramphemtamin) oder Atomoxetin. Stimulanzien hemmen die Wiederaufnahme von Dopamin und Noradrenalin, was eine erhöhte Aktivität von Glutamat und verminderte Aktivität von GABA in Hirngebieten verursacht, in denen eine Hemmung des motorischen Outputs stattfindet. In jüngerer Zeit wurde eine Retard-Form von Methylphenidat auf dem Markt eingeführt, deren Wirkung zehn bis zwölf Stunden lang anhält und die nur einmal am Tag eingenommen werden muss. Atomoxetin ist ein selektiver Noradrenalin-Wiederaufnahmehemmer. Erste Erfahrungen mit diesem Medikament bei Kindern ohne intellektuelle Beeinträchtigung waren positiv (Newcorn et al., 2005).

In etwa 60 % der Fälle werden positive Ergebnisse mit der medikamentösen Behandlung erzielt. Es wird jedoch auch von Nebenwirkungen dieser Medikamente berichtet: Schlaf- und Essstörungen, Wachstums- und Gewichtsrückstand, Zunahme von Tics, Angst, Unruhe und psychotische Reaktionen, ebenfalls Herzprobleme und sogar plötzlicher Tod. Bei Atomoxetin können Herz- und Blutgefäßveränderungen (erhöhter Herzschlag, erhöhter Blutdruck) und Suizidalität auftreten. Eine positive Wirkung blieb bei alpha-adrenergen Antagonisten wie Clonidin und trizyklischen Antidepressiva (z. B. Desipramin) aus.

Uneinigkeit besteht noch darüber, wie lange bei ADHS medikamentös behandelt werden sollte. Die Dauer der Einnahme von Methylphenidat ist umstritten. Während manche eine jahrelange (evtl. lebenslange) Einnahme empfehlen, wurde kürzlich festgestellt (Nieweg, 2010), dass die Wirksamkeit der Medikation nach zwei bis drei Jahre nicht mehr gegeben ist. Jedenfalls ist eine regelmäßige Evaluation der Wirkung dieses Medikaments zwingend notwendig.

21.2 ADHS bei Kindern mit intellektueller Beeinträchtigung

Weltweit ist die Anzahl der Publikationen über ADHS im Kindesalter enorm angestiegen. Dabei wurden Kinder mit einer intellektuellen Beeinträchtigung nicht ausreichend berücksichtigt, obwohl in der Praxis diese Diagnose bei ihnen sehr häufig gestellt wird. Jacobson (1982a, b) fand in einer epidemiologischen Untersuchung bei Menschen mit einer intellektuellen Beeinträchtigung in New York bei 9,3 % hyperaktives Verhalten. Die Häufigkeit betrug sogar 21 %, wenn anderes Problemverhalten vorlag oder die Diagnose einer psychischen Störung gestellt wurde. Koller et al. (1983) fanden bei 12 % der intellektuell beeinträchtigten Kinder im Alter von 7 bis 11 Jahren, Quine (1986) bei 21 % der Kinder mit einer schweren intellektuellen Beeinträchtigung im Alter von 14 Jahren ein hyperaktives Verhalten. Myers (1986) stellte bei einer klinischen Stichprobe, bestehend aus intellektuell beeinträchtigten Kindern, in 15 % die Diagnose ADHS. Neece et al. (2011) beobachteten, dass ADHS bei fünf- bis achtjährigen Kindern mit intellektueller Beeinträchtigung dreimal häufiger vorkam als bei Kindern ohne intellektuelle Beeinträchtigung. Aman et al. (1996) beschrieben einige Unterschiede in der Symptomatik bei ADHS-Kindern mit und ohne intellektuelle Beeinträchtigung. Die intelligenzgeminderten Kinder zeigten häufiger Stereotypien, Ängste (insbesondere Trennungsängste), oppositionell-aufsässige Störungen, Störungen des Sozialverhaltens sowie depressive Störungen. Benson und Aman (1999) stellten diese Symptomatik in einen Zusammenhang mit den kognitiven Einschränkungen.

Hyperaktivität wird bei Kindern mit einer intellektuellen Beeinträchtigung häufig beobachtet. Sie tritt häufiger auf als die Aufmerksamkeits- und Konzentrationsstörungen, die der Umgebung weniger auffallen. Die Frage ist jedoch, ob diese Symptomatik tatsächlich als Bestandteil einer ADHS oder unmittelbar als Ausdruck der intellektuellen Beeinträchtigung verstanden werden soll. Sovner und Hurley (1984) sprechen hier von einer unspezifischen Hyperaktivität bei intelligenzgeminderten Kindern, die auch bei hirngeschädigten, bei autistischen und bei Kindern mit bestimmten genetischen Syndromen auftritt. Bei allen diesen Gruppen bestehen Funktionsstörungen des Gehirns. Die Diagnose einer ADHS träfe damit nicht zu. Häufig reagieren diese Kinder nicht oder untypisch auf die ADHS-spezifische psychopharmakologische Behandlung. Auch die Prognose ist unterschiedlich.

Hyperaktivität und Aufmerksamkeitsdefizite sollen auch mit einem verzögerten Reifungsprozess des präfrontalen Kortex in Zusammenhang stehen. Diese Annahme wird durch die klinische Erfahrung unterstützt, dass sich die Hyperaktivität mit zunehmendem Alter (und Reifung) vermindert.

Hyperaktivität und Aufmerksamkeitsstörung sind bei Kindern mit einer intellektuellen Beeinträchtigung oftmals die Folge dysfunktionaler Copingstrategien im Umgang mit Anforderungen und Belastungen. Wie schon erwähnt, können motorische Unruhe und ADHS-ähnliche Verhaltensweisen bei psychischen Störungen (Angststörungen, Depression, oppositionell-aufsässige Störung und psychotische Zustände) ebenso wie bei einigen genetischen Syndromen wie fragilem X-Syndrom, fetalem Alkoholsyndrom, Phenylketonurie und Angelman-Syndrom vorkommen.

Für die Diagnostik ist es wichtig, die biopsychosozialen Bedingungen und den Entwicklungsstand des Kindes umfassend in die Analyse einzubeziehen. Bei schwer und schwerst intellektuell beeinträchtigten Kindern dominiert die Hirnfunktionsstörung und nicht das ADHS-Syndrom. Für Kinder mit mittelgradiger und leichter intellektueller Beeinträchtigung ist die Diagnose ADHS eher relevant, wenn eine genaue differenzialdiagnostische Abgrenzung zu den oben genannten Störungsbildern erfolgt ist.

Differenzialdiagnostisch schwierig ist die Abgrenzung einer Autismus-Spektrum-Störung (ASS), die auch mit Aufmerksamkeitsdefizit und motorischer Hyperaktivität einhergehen kann. Im DSM-IV war die Doppeldiagnose ASS und ADHS nicht zulässig. Nach DSM-5 ist neben der Diagnose einer ASS auch die Vergabe einer ADHS-Diagnose möglich. Noch komplizierter wird es, wenn die Person mit ASS auch eine intellektuelle Beeinträchtigung aufweist. In diesen Fällen bedarf eine ADHS-Diagnose eines ganzheitlichen Zugangs und einer soliden Interpretation der Symptome. Aufmerksamkeitsdefizite und Hyperaktivität können bei diesen Personen verschiedene Ursachen haben. Für die Behandlungsplanung ist es daher sehr wichtig, die Hintergründe zu kennen.

Pearson et al. (2000) konnten zeigen, dass Kinder mit leichter und mittelgradiger intellektueller Beeinträchtigung und ADHS mehr Verhaltensauffälligkeiten und emotionale Probleme aufwiesen als beeinträchtigte Kinder ohne ADHS. Aman et al. (2002) konstatieren, dass Verhaltensauffälligkeiten und psychische Probleme bei einem großen Teil dieser Kinder trotz spezifischer Therapiemaßnahmen bis zur Adoleszenz andauern können. Etwa 40 bis 50 % dieser Kinder zeigen nahezu die gleichen Probleme im Erwachsenalter (Lambier et al., 1991).

Bei intelligenzgeminderten Kindern wird die Diagnose ADHS oft ausschließlich aufgrund von Verhaltensmerkmalen (unruhiges, zappeliges, chaotisches Verhalten) gestellt. Es erfolgt dann eine Behandlung mit Methylphenidat, die häufig ohne befriedigende Ergebnisse bleibt. Meistens wird dann ein anderes Medikament (z. B. ein Neuroleptikum) mit ebenso unbefriedigendem Resultat verschrieben (vgl. Aman et al., 1996). Diese Praxis, sozusagen blindlings nach einem schnell wirkenden Mittel zu suchen, ist für alle Beteiligten sehr unbefriedigend.

21.3 Integrative Diagnose

Die integrative Diagnose umfasst die psychiatrische Klassifikation, eine funktionale sowie die entwicklungspsychiatrische Diagnose.

Nach DSM-IV-Kriterien sind folgende Symptome zu beobachten:
- das Kind reagiert auf jeden Reiz und „rennt ständig umher",
- es kann sich nicht für längere Zeit mit etwas beschäftigen,
- das Verhalten wird ständig und in verschiedenen Lebensbereichen (z.B. Familie, Schule, gegenüber Gleichaltrigen) beobachtet,
- das Verhalten besteht schon längere Zeit und schränkt die Funktionsfähigkeit des Kindes ein.

Die klinische Diagnose wird mithilfe eines standardisierten Fragebogens[85] gesichert. Solche Instrumente sollten auch für die Evaluation der medikamentösen Behandlung benutzt werden (vgl. auch Kraijer & Plas, 2002).

Die funktionale Diagnose wird aufgrund folgender Faktoren gestellt:
- *Neurologische, neurophysiologische und neuropsychologische Untersuchungen:* Ein auffälliger EEG-Befund ist zwar für die Diagnose nicht entscheidend, kann aber zur Aufklärung der Problematik beitragen. In gleicher Weise sollten mögliche Hinweise auf eine Unreife frontaler Hirnstrukturen verstanden werden.
- *Prüfung der sensorischen Funktionen:* Ausschluss oder Bestätigung von Schwierigkeiten, taktile Reize (Berührung), kinästhetische Reize (Bewegung, Haltung), vestibuläre Reize (Gleichgewicht) und Schmerzreize wahrzunehmen und zu verarbeiten.
- *Verhalten auf der Suche nach Sinneseindrücken:* Das Kind geht auf unangemessene Weise mit anderen Menschen seiner Umgebung und mit sich selbst um. Beispielsweise packt es andere Kinder zu fest an, fügt ihnen Schmerzen zu, zerstört Sachen, rennt herum, springt auf und ab, lässt sich hinfallen. Es liegen eine hohe Schmerzschwelle und eine hohe Toleranz für Strafen vor. Ein solches Verhalten entsteht vermutlich durch unzureichende Reizverarbeitung infolge verzögerter Hirnreifung.

Die entwicklungspsychiatrische Diagnose beschreibt abweichende und diskrepante Entwicklungsaspekte sowie komorbide Störungen und Verhaltensauffälligkeiten, die im Kontext der Interaktionen mit der Umwelt entstehen. Dabei sollten

85 Für die Niederlande: ADHS-vragenlijst (AVL; Scholte & Van der Ploeg, 1998) in Anlehnung an die DSM-IV-Kriterien. Für den deutschsprachigen Raum: Diagnostik-System für psychische Störungen in Kindes- und Jugendalter nach ICD-10 und DSM-IV (DISYPS-KJ; Döpfner & Lehmkuhl, 2000). Seit 2017 ist das DISYPS-III erhältlich, das eine dimensionale und kategoriale Diagnostik psychischer Störungen nach ICD-10 und DSM-5 erlaubt (Döpfner & Görtz-Dorten, 2017) (Anm. d. dt. Hrsg.).

die Prozesse genannt werden, die möglicherweise in der Pathogenese des problematischen Zustandes eine Rolle gespielt haben. Dies sollte vor allem im Hinblick auf ihre therapeutische Relevanz geschehen. Es geht dabei insbesondere um hirnorganische Funktionsabweichungen, aber auch um psychosoziale Aspekte (z.B. Befriedigung basaler emotionaler Bedürfnisse und Motivationen) sowie um strukturelle und interaktionelle Umweltfaktoren. Die Entstehung der komorbiden Störungen muss erklärt werden.

Mit der integrativen Diagnose beschreibt also der Untersucher ein umfassendes Bild des Kindes in seiner Umgebung. Er versucht die Prozesse zu verstehen, die zu dem Problem geführt haben. Die hirnorganischen Funktionsstörungen sind sicherlich von grundlegender Bedeutung. Dennoch gilt: Die gesamte Problematik kann erst durch die komplexen Wechselwirkungen dieser hirnorganischen Funktionsstörungen mit den individuellen und psychosozialen Bedingungen erklärt werden. Wenn sich die Behandlung nur auf einen dieser Problembereiche beschränkt, wird zumeist kein befriedigendes Resultat erreicht.

21.4 Behandlung

Empfehlungen zur Behandlung von Kindern mit ADHS beziehen sich in erster Linie auf die Verhaltensregulation durch eine angemessene Begleitung und soziale Unterstützung (z.B. durch pädagogische Maßnahmen). Dessen ungeachtet werden den Kindern regelmäßig Medikamente verschrieben. Methylphenidat ist bei etwa 60% der Kinder wirksam. Die Behandlungsdauer liegt durchschnittlich bei zwei Jahren. Nebenwirkungen (hauptsächlich Schlafprobleme, Verminderung des Appetits, Kopfschmerzen, Bauchschmerzen sowie depressive Symptome) werden häufig berichtet. Wenn Psychostimulanzien kein gewünschtes Resultat bringen, werden andere Psychopharmaka eingesetzt (Hugtenburg et al., 2004). Bei intellektuell beeinträchtigten Kindern wird die gleiche Behandlung durchgeführt, wobei die Ergebnisse ungünstiger sind und häufiger Nebenwirkungen auftreten.

Pearson et al. (2004) konnten zeigen, dass insbesondere bei sorgfältiger Indikation Stimulanzien bei leicht und mittelgradig intelligenzgeminderten Kindern mit ADHS einen guten Effekt haben. Es werden für Methylphenidat Dosierungen von mindestens 0,6mg/kg Körpergewicht pro Tag empfohlen. Niedrigere Dosen helfen kaum. Es zeigten sich Verbesserungen des Sozialverhaltens, der Aufmerksamkeit und der Kontrolle der Körpermotorik. Nebenwirkungen in Form von Schlaf- und Esstörungen fanden sich bei 17 bis 29%.

Auf der Grundlage einer integrativen Diagnose ergeben sich Behandlungsoptionen über die Medikamente hinaus, weil der individuelle Hilfebedarf genauer bestimmt werden kann. Zunächst ist dieser abhängig vom Niveau der Persönlichkeitsentwicklung des Kindes. Er richtet sich bei dem häufig diskrepanten Entwicklungsniveau beeinträchtigter Kinder immer zuerst auf den jeweils niedrigsten Stand, und damit meistens nach dem der emotionalen Entwicklung.

Die integrative Behandlung wird im Normalfall in der Rangfolge der vier Dimensionen durchgeführt:

1. *Die soziale Dimension:* Eltern und Schule müssen ausführlich über den Hintergrund von Unruhe und Hyperaktivität des Kindes informiert werden. Die psychologischen Ursachen müssen so erklärt werden, dass die betreuenden Personen mehr Verständnis für das Verhalten des Kindes und seine Bedürfnisse aufbringen können. Die Schaffung eines Rahmens, von Struktur und viel Ruhe in den verschiedenen Lebensbereichen, vor allem auch die Vorhersehbarkeit in den täglichen Routinen können sehr hilfreich sein. Dabei können die Eltern (und die Schulen) durch pädagogische Fachkräfte[86] unterstützt werden (z.B. hinsichtlich des Umgangs mit den auffälligen Verhaltensweisen oder der Anpassung der räumlichen Wohnbedingungen).
2. *Die biologische Dimension:* Die medikamentöse Behandlung steht nach heutigen Erkenntnissen im Vordergrund. Im Folgenden werden dazu einzelne Aspekte genauer dargestellt:
   a) *Psychostimulanzien:* Methylphenidat ist das Mittel der ersten Wahl bei beeinträchtigten Kindern mit ADHS. Falls Methylphenidat nicht hilft, kann man Dexamphetamin (gleiches Wirkprinzip) versuchen. Besonders bei schwerer beeinträchtigten Kindern haben Psychostimulanzien jedoch oft keinen Erfolg, häufig nehmen sogar motorische Unruhe, Angst, Gereiztheit, motorische Tics und Stereotypien zu (Aman, 1993; Arnold et al., 1998; Handen et al., 1991, 1999). Eine negative Wirkung kommt relativ häufig bei Kindern mit genetischen Syndromen (z.B. fragiles X-Syndrom) und mit autistischer Störung vor. Aman et al. (1996) zufolge kann das Entwicklungsalter bei Kindern mit intellektueller Beeinträchtigung als Prädiktor für die Reaktion auf diese Medikamente fungieren. Ein eher negativer Effekt ist bei Kindern mit einem niedrigeren Entwicklungsniveau zu erwarten, ebenso bei Kindern unter 5 Jahren (Arnold et al., 1998; Aman et al., 1996). Unsere eigenen klinischen Erfahrungen beinhalten auch psychotische Reaktionen bei Kindern mit intellektueller Beeinträchtigung nach Einnahme von Ritalin.
   b) *Clonidin (adrenerger Agonist; Sympatholytikum):* Ein Behandlungsversuch mit Clonidin kann bei ADHS durchgeführt werden, wenn Stimulanzien ohne Wirkung bleiben. Auch Übererregbarkeit, Hyperaktivität, impulsives und provozierendes Verhalten sollen durch dieses Medikament positiv beeinflusst werden können. Dosierungsempfehlung: 0,005 mg/kg/Tag. Hagerman et al. (1998) berichten gute Resultate bei Kindern mit Autismus, motorischen Tics und Schlafstörungen. Bei Einschlafstörungen kann neben der Regulierung

86 In Deutschland werden solche Hilfen in Form einer Familien- oder Einzelfallhilfe im Rahmen des § 53 SGB XII Eingliederungshilfe für Behinderte und/oder des § 27 SGB VIII Hilfen zur Erziehung auf Antrag gewährt (Anm. d. dt. Hrsg.).

des Schlaf-Wach-Rhythmus die Einnahme von Melatonin (mittlere Dosis: 3 bis 6 mg) effektiv sein (Cortese et al., 2013; vgl. auch Kapitel 8.3).

c) *Neuroleptika:* Bei leichter beeinträchtigten Kindern, die auf die oben genannten Medikamente nicht positiv reagieren, und bei Kindern mit einer schweren Intelligenzminderung und organischen Hirnschädigungen werden manchmal niedrigpotente Neuroleptika (z. B. Pipamperon) mit guten Erfolgen verschrieben. Auch bei Kindern, die eine deutliche Hyperaktivität ohne sichere Zuordnung zur ADHS zeigen, können Neuroleptika helfen. Die damit erreichte Sedierung kann allerdings die ohnehin beeinträchtigten kognitiven Funktionen weiter einschränken. Auch müssen die häufigen Nebenwirkungen und Spätfolgen (tardive Dykinesien) bei lang andauerndem Gebrauch beachtet werden.
d) *Antidepressiva:* Wenn zusätzlich zur ADHS-Symptomatik Hinweise auf eine Angststörung oder Depression bestehen, können Antidepressiva (trizyklische Antidepressiva) erwogen werden. Die neuen SSRI sollten wegen des unbefriedigenden Effektes nicht angewendet werden.
e) *Valproinsäure:* Bei schwer intellektuell beeinträchtigten Kindern mit nachgewiesenen hirnorganischen Schäden, die eine ausgesprochene motorische Unruhe, Hyperaktivität und aggressive Ausbrüche zeigen, haben wir gute Erfahrungen mit dem Antiepileptikum und Stimmungsstabilisierer Valproinsäure gemacht.

3. *Entwicklungsdimension:* Man sollte darauf achten, dass die unerwünschten Verhaltensweisen nicht alle anderen psychosozialen Aspekte überschatten und die Betreuungspersonen hauptsächlich nur über problematisches Verhalten mit dem Kind kommunizieren. Die basalen emotionalen Bedürfnisse, die dem Entwicklungsniveau des Kindes entsprechen, müssen erkannt und berücksichtigt werden. Die betreuenden Personen sollten wissen, welche Umgebungsbedingungen und welche motorischen Aktivitäten für das Kind angemessen sind. Akzeptanz, Unterstützung und Begleitung sind die wesentlichen Elemente der Betreuung.
4. *Psychologische Dimension:* Verhaltenstherapeutisch orientierte Trainingsprogramme und Interventionen zum Erlernen angemessener Verhaltensweisen und zum Verlernen störender Auffälligkeiten können helfen. Auch Entspannungsübungen oder möglicherweise kreative Angebote sollten versucht werden. Das Ziel besteht darin, adäquate sensorische Reize anzubieten, um die Entwicklung anzustoßen und zu fördern.

21.5 ADHS bei Erwachsenen

ADHS-Symptome im Kindesalter dauern mit recht hoher Wahrscheinlichkeit (ca. 50 %) bis ins Erwachsenenalter hinein an. Wissenschaftlich ist dieses Problem bisher kaum erforscht. Nach eigenen klinischen Erfahrungen stehen bei Erwachsenen Impulsivität, Probleme mit der Aufmerksamkeit und Schwierigkeiten mit der Organisation des Verhaltens gegenüber Hyperaktivität im Vordergrund (vgl. Benson & Aman, 1999; Fox & Wade, 1998). Schlafstörungen, Harninkontinenz sowie verschiedene andere Verhaltensprobleme (z. B. oppositionell-aufsässige Störung, antisoziale Persönlichkeitsstörung, Probleme mit Alkohol und Drogen) werden häufiger beobachtet, ebenso Komorbiditäten psychischer Störungen. Die Diagnostik unterscheidet sich nicht von der im Kindes- und Jugendalter. Wichtig ist eine genaue Anamneseerhebung dahingehend, ob die Störung schon als Kind bestanden hat. Bei Erwachsenen mit schwerer intellektueller Beeinträchtigung können motorische Unruhe und Aufmerksamkeitsmangel einen anderen Kontext haben. Xenitidis et al. (2010) berichten von problematischen Verhaltensweisen, überwiegend impulsiver Art, die stärker bei Menschen mit einem niedrigen Entwicklungsniveau auffallen. Im DC-LD (Royal College of Psychiatrists, 2001) werden für die Diagnose *hyperkinetische Störung* folgende Kriterien angegeben:

- Die Person zeigt einen Mangel an Aufmerksamkeit und Konzentration, ist leicht ablenkbar, wechselt oft die Aktivitäten und unterbricht zielgerichtete Tätigkeiten. Diese Mängel können nicht als Folge der intellektuellen Beeinträchtigung gesehen werden.
- Die Person ist impulsiv, ungeduldig und berücksichtigt die Folgen ihres Verhaltens nicht.
- Motorische Unruhe, Hyperaktivität und unbeeinflussbare Ruhelosigkeit (vor allem in einer Sitzposition).
- Die Störung ist über alle Situationen hinweg konstant.
- Die Störung ist in der Kindheit entstanden (vor dem 7. Lebensjahr).

Die Behandlung der Erwachsenen wird nach den gleichen Prinzipien und mit den gleichen Prioritäten wie im Kindesalter durchgeführt. Komorbide psychische Störungen müssen entsprechend behandelt werden.

Zusammenfassend kann festgehalten werden, dass die Diagnose einer ADHS bei Menschen mit intellektueller Beeinträchtigung eine ganzheitliche Untersuchung durch einen erfahrenen Diagnostiker erfordert. Aufmerksamkeitsdefizit und Hyperaktivität können bei diesen Personen verschiedene organische und psychische Ursachen haben. Für die Behandlung ist die Kenntnis des Hintergrunds der Symptome notwendig.

22 Persönlichkeitsstörungen bei Menschen mit intellektueller Beeinträchtigung

Symptomatologie und Pathogenese, Diagnostik, Borderline-Persönlichkeitsstörung (ICD-10: F60.3 emotional-instabile Persönlichkeitsstörung), antisoziale Persönlichkeitsstörung (ICD-10: F60.2 dissoziale Persönlichkeitsstörung), depressive Persönlichkeitsstörung[87], Persönlichkeitszüge auf niedrigerem Entwicklungsniveau

Einleitung

Der Begriff der Persönlichkeit wurde bereits in Kapitel 4 erörtert. In der Definition des DSM-5 (im Wesentlichen unverändert gegenüber der Vorgängerversion DSM-IV) leidet ein Individuum an einer Persönlichkeitsstörung, wenn es unangepasste und unflexible Persönlichkeitszüge zeigt, die wesentliche Einschränkungen der Funktionsfähigkeit zur Folge haben und/oder mit subjektivem Leiden einhergehen. Das wichtigste Merkmal einer Persönlichkeitsstörung ist ein stabiles Muster von inneren Überzeugungen und Verhaltensweisen, die auffallend von den üblichen Erwartungen der Gesellschaft abweichen und sich in mindestens zwei der folgenden vier Bereichen manifestieren: Kognition, Affekt, interpersonelle Beziehungen und Impulsivität. Das Muster hat seine Wurzeln im Kindesalter oder der Adoleszenz und manifestiert sich im Jugendalter oder im frühen Erwachsenenalter. Es werden zehn Formen der Persönlichkeitsstörungen, verteilt auf drei Cluster, unterschieden:

- Cluster A:
  - paranoide Persönlichkeitsstörung (ICD-10: F60.0),
  - schizoide Persönlichkeitsstörung (ICD-10: F60.1),
  - schizotype Persönlichkeitsstörung (ICD-10: F21),
- Cluster B:
  - antisoziale Persönlichkeitsstörung (ICD-10: F60.2),
  - Borderline-Persönlichkeitsstörung (ICD-10: F60.3),
  - histrionische Persönlichkeitsstörung (ICD-10: F60.4),
  - narzisstische Persönlichkeitsstörung (ICD-10: F60.8),

87 In der ICD-10 nicht aufgeführt (Anm. d. dt. Hrsg.).

- Cluster C:
  - vermeidend-selbstunsichere Persönlichkeitsstörung (ICD-10: F60.6),
  - dependente Persönlichkeitsstörung (ICD-10: F60.7),
  - zwanghafte Persönlichkeitsstörung (ICD-10: F60.5).

Dennoch hat das DSM-5 wesentliche Veränderungen und Ergänzungen gebracht. Das Achsensystem wurde verlassen. Die Persönlichkeitsstörungen werden als qualitativ unterscheidbare Syndrome *(qualitatively distinct clinical syndromes)* aufgefasst. Neben dem kategorialen Ansatz wird in Teil III des DSM-5-Manuals auch ein dimensionaler Ansatz vorgestellt, der normale Züge eines bestimmten Persönlichkeitstyps und pathologische Züge unterscheidet. Darüber hinaus kann man auch die Entwicklungsperspektive erkennen. Eine Persönlichkeitsstörung ist gekennzeichnet durch Störungen im Selbst und in den interpersonellen Beziehungen *(disturbances in self and interpersonal functioning)*. Dies bedeutet, dass psychosoziale Entwicklungselemente wie die Selbst-Identität (Selbstgefühl, Gefühlsausdruck und Emotionsregulation) und die Selbststeuerung (soziales Verhalten, Zielgerichtetheit, Selbstreflektion) einerseits, und interpersonelle Aspekte wie Empathie und Intimität andererseits bei der Diagnose eine wichtige Rolle spielen. Des Weiteren wird die Schwere der problematischen Persönlichkeitsmerkmale betrachtet. Für die Diagnostik stellt diese erweiterte Sichtweise eine Verbesserung dar. Die Ergänzung um den Entwicklungsaspekt macht diese diagnostische Kategorie bei Menschen mit intellektueller Beeinträchtigung besser verständlich und nutzbar.

Nach Livesley (2001) kann eine Persönlichkeitsstörung verschiedene diagnostische Bedeutungen haben:

- eine leichter ausgeprägte Psychopathologie,
- eine unzulängliche Persönlichkeitsentwicklung (z. B. unreife Persönlichkeit),
- eine spezifische Form der Organisation der Persönlichkeit (z. B. Borderline-Störung),
- Defizite in der Sozialisation der Person (z. B. antisoziale Persönlichkeit) oder
- eine Normvariante (dann besser wohl eine Extremvariante; Anm. d. dt. Hrsg) der Persönlichkeit.

Eine solche Einteilung unterscheidet Persönlichkeitsstörungen nicht nur nach der Erscheinungsform, sondern auch nach dem Entstehungsmechanismus und der Bedeutung der Störung für das Individuum und seine Umgebung. Für die Praxis erscheint dies angemessener. Allerdings hat sich diese Herangehensweise an das Phänomen Persönlichkeitsstörung bisher nicht durchsetzen können. Das Konzept Persönlichkeitsstörung spielt jedoch eine wichtige Rolle im heutigen diagnostischen Denken, sodass darauf nicht mehr verzichtet werden kann.

Die genannten Probleme sind in Bezug auf Menschen mit einer intellektuellen Beeinträchtigung noch größer. Die grundlegenden Kriterien des DSM-Systems für Persönlichkeitsstörungen können kaum sinnvoll auf Menschen mit intellektueller Beeinträchtigung angewendet werden, denn diese Personengruppe ist in den Bereichen von Kognition, Affektivität, Gestaltung zwischenmenschlicher Beziehungen und Impulskontrolle grundsätzlich und per definitionem beeinträchtigt. Deshalb müsste bei den meisten Menschen mit einer intellektuellen Beeinträchtigung eine Persönlichkeitsstörung diagnostiziert werden. Offenkundig haben derartige Vorstellungen dazu geführt, dass in manchen Untersuchungen bei bis zu 90 % der untersuchten Personen mit intellektueller Beeinträchtigung diese Persönlichkeitsstörungen festgestellt wurden (vgl. Kapitel 22.1). Wir sind nicht der Meinung, dass Persönlichkeitsstörungen bei Menschen mit einer intellektuellen Beeinträchtigung nicht vorkommen können. Allerdings müssen andere diagnostische Kriterien verwendet werden, weil die Verhaltensweisen auf anderen Grundlagen entstehen, sich anders zeigen und auch eine andere diagnostische oder praktische Bedeutung haben.

22.1 Epidemiologische Untersuchungen

Corbett (1979) fand eine Prävalenz der Persönlichkeitsstörungen von 25 %. Am häufigsten (47 %) wurde eine unreife/instabile Persönlichkeitsstörung festgestellt. Andere Untersucher (Eaton & Menolascino, 1985; Göstason, 1985; Reid & Ballinger, 1987) stellten ebenfalls eine Prävalenz von 25 % fest, allerding nur bei leicht und mittelgradig beeinträchtigten Personen, auf die die Kriterien zuverlässig angewendet werden konnten. Goldberg et al. (1995) sowie Flynn et al. (2002) ermittelten unter Einschluss auch schwer intellektuell beeinträchtigter Menschen eine Prävalenz von ca. 90 %. Diese stark divergierenden Ergebnisse verweisen auf die Notwendigkeit, einen Konsens hinsichtlich der diagnostischen Kriterien zu finden. Offenkundig ist die Diagnose einer Persönlichkeitsstörung bei Menschen mit einer schwereren intellektuellen Beeinträchtigung (IQ<50) wegen der Unreife ihrer Persönlichkeit nicht sinnvoll.

22.2 Symptomatologie und Pathogenese

Man geht generell davon aus, dass Menschen mit einer intellektuellen Beeinträchtigung infolge ihrer kognitiven Beeinträchtigungen keine vollständig ausgebildete Persönlichkeit entwickeln können. Ihre Persönlichkeitsentwicklung wird durch den Entwicklungsrückstand blockiert, sie bleiben unreif. Ihr kognitives, soziales und emotionales Entwicklungsniveau charakterisieren ihre Persönlichkeit. Zigler et al. (2002) haben einige charakteristische Aspekte dieser Persönlichkeitszüge von Menschen mit einer leichten oder mittelgradigen intellektuellen Beeinträchtigung beschrieben. Diese sollen die Entstehung charakteristischer Züge im Verhalten bestimmen. Es handelt sich um folgende Aspekte:

- *positive Reaktionstendenz:* eine hohe Motivation zur Interaktion mit wichtigen Bezugspersonen bei gleichzeitiger großer Abhängigkeit von diesen,
- *negative Reaktionstendenz:* Zurückhaltung mit unbekannten Menschen eine Interaktion aufzunehmen,
- *niedrige Erfolgserwartung:* bei der Bewältigung von Aufgaben wenig Erwartung hinsichtlich des Erfolges,
- *Außengerichtetheit:* beobachten, wie andere Menschen Probleme lösen,
- *freudige Erregung* bei einer erfolgreichen Problemlösung,
- *Gehorsam:* es werden nur solche Lösungsstrategien akzeptiert, die von wichtigen Bezugspersonen beigebracht wurden,
- *wenig Neugier* auf neue Situationen und *geringe Kreativität* bei der Bewältigung von Aufgaben.

Der Untersucher muss abwägen, ob solche Persönlichkeitszüge zu den normalen oder zu den abnormen Verhaltensweisen der betroffenen Person gehören. Meistens entscheidet darüber die Intensität des Persönlichkeitszuges. Werden durch die Intensität solcher Persönlichkeitsmerkmale andere Verhaltensweisen unterdrückt oder beherrscht, werden sie zumeist als abnorm verstanden.

Einige Beispiele:

- *Angst* kann ein ausgeprägter Persönlichkeitszug von Menschen mit intellektueller Beeinträchtigung sein. Ob man sie als normal oder als abnorm einschätzt, hängt von biologischen Aspekten, von der Entwicklung, von spezifischen Erfahrungen und anderen psychosozialen Aspekten ab. Insbesondere die Intensität der Angst und ihre Folgen sind für die Beurteilung wichtig.
- *Abhängigkeit* von wichtigen Bezugspersonen gehört zu Menschen mit intellektueller Beeinträchtigung. Eine übermässige Abhängigkeit, die nicht zum Entwicklungsniveau passt, kann als abnorm eingeschätzt werden.
- *Wut und Aggressivität* sind häufige Verhaltenstendenzen, ohne dass sie pathologische Bedeutung haben müssen. Eine angemessene Einschätzung muss verschiedene andere Aspekte der Person einbeziehen (vgl. das Modell von Gardner in Kapitel 17).
- Die Einschätzung von *Abweichungen in sexuellem Verhalten* muss das Entwicklungsniveau, die konkreten Erfahrungen und die Lebensumstände der Person sorgfältig berücksichtigen.
- Urteile über die *Empathiefähigkeit*, über die moralische Verantwortlichkeit und Gewissensentwicklung sollten ähnlich vorsichtig und zurückhaltend gefällt werden.

Angesichts der verlangsamten Entwicklung dieser Menschen wird im DC-LD (Royal College of Psychiatrists, 2001) vorgeschlagen, die Altersgrenze für die Anwendbarkeit der Diagnose Persönlichkeitsstörung bei Menschen mit einer intellektuellen Beeinträchtigung auf 21 Jahre anzuheben. Man muss unterscheiden zwischen einer Unreife der Persönlichkeit, die infolge einer zu niedrigen kognitiven Entwicklung entsteht, und einer Unreife, die infolge einer in sich diskrepanten Persönlichkeitsentwicklung entsteht. Letzteres ist der Fall, wenn die emotionale Entwicklung hinter der kognitiven Entwicklung zurückbleibt.

Persönlichkeitsstörungen bei Menschen mit einer intellektuellen Beeinträchtigung können sehr unterschiedliche Ursachen haben. Sie können mit biologischen und psychosozialen Aspekten zu tun haben. Eine verzögerte Entwicklung und die Lebensbedingungen dieser Menschen spielen auch hier eine Rolle. Das Gefühl von Inkompetenz in der eigenen Umgebung, die große Abhängigkeit, Unterbringung außerhalb der Familie gegen den eigenen Willen, körperliche und psychische Misshandlungen, sexueller Missbrauch und andere belastende Umstände können ein maladaptives Verhalten erzeugen, das die Persönlichkeitsbildung beeinflussen und eine Persönlichkeitsstörung entstehen lassen kann. Die genetische Prädisposition kann in solchen Fällen die Art der Persönlichkeitsstörung bestimmen. Probleme der emotionalen Entwicklung, z. B. Bindungs- und Individuationsprobleme von Menschen mit leichter intellektueller Beeinträchtigung, können zu einem maladaptiven Verhaltensmuster führen, das die Merkmale einer Persönlichkeitsstörung aufweisen kann. Die klinischen Symptome dieser Persönlichkeitsstörung können aussehen wie diejenigen einer Borderline-Persönlichkeitsstörung, einer dependenten oder antisozialen Persönlichkeitsstörung. Ähnliche Probleme mit Bindung und Individuation bei Personen mit schwerer intellektueller Beeinträchtigung können Zustände bewirken, bei denen ein unangepasstes Verhalten (aggressiv oder autoaggressiv) dominiert. Bei diesen Menschen sind keine Symptome von Persönlichkeitsstörungen zu erkennen, wohl aber bestimmte Persönlichkeitszüge. Die Anwendung der Kategorien von Persönlichkeitsstörungen ist bei diesen Menschen kaum oder gar nicht relevant. Auf dieses Thema wird in den folgenden Abschnitten ausführlicher eingegangen.

22.3 Richtlinien für die Diagnostik

Die Unterschiede in der Symptomatologie, im Entstehungsmechanismus und hinsichtlich der diagnostischen Bedeutung von Persönlichkeitsstörungen bei Menschen mit einer intellektuellen Beeinträchtigung gegenüber der nicht beeinträchtigten Population waren der Anstoß für die Suche nach einem internationalen Konsens. Die National Association for the Dually Diagnosed (NADD), eine Vereinigung für psychische Gesundheit bei Menschen mit intellektueller Beeinträchtigung in den USA und Kanada, hatte sich zur Aufgabe gemacht, ein psychiatrisch-diagnostisches Handbuch, das Diagnostic Manual – Intellectual Disability (DM-ID, Fletcher et al., 2007), zu verfassen. Experten aus verschiedenen Ländern waren daran beteiligt. Eine Gruppe von Fachleuten unter der Leitung von Lindsay (vgl. Lindsay et al., 2007) entwickelte die Richtlinien für die Persönlichkeitsstörungen. Nach Auffassung dieser Gruppe soll der Diagnostiker auf folgende Aspekte bei der

Untersuchung und Diagnostik von Persönlichkeitsstörungen bei Menschen mit einer intellektuellen Beeinträchtigung achten:

- *Kultur des Individuums:* Individuen mit intellektueller Beeinträchtigung können in einem kulturellen Kontext aufwachsen, der sich von dem nicht intellektuell beeinträchtigter Personen unterscheidet.
- *Kognitiver Rückstand* hemmt die gesamte Entwicklung und führt zu Unreife der Persönlichkeit.
- *Erfahrungen mit einer stationären Wohneinrichtung:* Ständig in einer stationären Wohneinrichtung zu leben, kann zur Entstehung bestimmter Eigenschaften oder auch zu „Überlebensstrategien" beitragen, die nicht als Kriterien für die Diagnose dienen dürfen.
- Die weit verbreitete *soziale Überbehütung und Infantilisierung* können Defizite in den sozialen Fertigkeiten und den sozialen Interaktionen dieser Menschen bedingen.
- Diese Menschen fühlen sich oft stigmatisiert, sie haben ein negatives Selbstbild und befürchten zu versagen.
- Für die Diagnose sind eine systematisierte Verhaltensbeobachtung und die Sammlung vieler Informationen notwendig.

Die Fachleute akzeptierten die kategoriale Einteilung der Persönlichkeitsstörungen, wie sie das DSM-5 vornimmt, wiesen allerdings darauf hin, dass bestimmte Kriterien für diese Population angepasst werden müssen. Die Altersgrenze, oberhalb derer die Diagnose gestellt werden darf, beträgt 21 Jahre. Bei Menschen mit einer schweren oder einer schwersten intellektuellen Beeinträchtigung sollte die Diagnose Persönlichkeitsstörung gar nicht verwendet werden. Sie ist auch unzuverlässig bei Menschen mit Autismus-Spektrum-Störungen, weil darüber noch zu wenig bekannt ist. Die DSM-5-Kriterien sollten modifiziert werden, wobei Folgendes beachtet werden sollte:

- Cluster A:
  - *Paranoide Persönlichkeitsstörung:* Das Problem hinsichtlich dieser Diagnose besteht darin, dass für das Zutreffen der Kriterien abstraktes und perspektivisches Denken notwendig ist. Dieses jedoch fehlt bei mittelgradig und leicht intellektuell beeinträchtigten Menschen schon per Definition. Die Diagnose kann aber mit ziemlicher Sicherheit bei Grenzfällen von leicht beeinträchtigten oder schwach begabten Personen gestellt werden.
  - *Schizoide Persönlichkeitsstörung:* Der Diagnostiker muss beachten, dass die eventuellen Züge bei Autismus-Spektrum-Störungen nicht mit den Kriterien der schizoiden Persönlichkeitsstörung verwechselt werden. Das Kriterium, das die Sexualität betrifft, kommt bei diesen Menschen nicht in Betracht.
  - *Schizotype Persönlichkeit:* Verschiedene Kriterien dieser Störung sind bei Menschen mit einer intellektuellen Beeinträchtigung – wegen ihrer einfachen Art zu denken und ihrer Kommunikationsprobleme – manchmal schwierig zu erkennen. Dadurch wird die Diagnose unzuverlässig.

- Cluster B:
  - *Antisoziale Persönlichkeitsstörung:* Vorgeschlagen wurde, dass die Entstehung von Verhaltensproblemen bei Menschen mit einer intellektuellen Beeinträchtigung vor dem 18. Lebensjahr, anstatt vor dem 15. Lebensjahr, liegen sollte. Vorsicht ist angebracht bei den Kriterien, die sich auf die Missachtung der Rechte anderer und die Unfähigkeit, sich an gesellschaftliche Normen anzupassen, beziehen. Gefühl und Empathie für andere Menschen und das Wissen um gesellschaftliche Normen hängen vom Entwicklungsniveau der Person ab. Ein diesbezüglicher Mangel muss also kein Zeichen für eine Persönlichkeitsstörung sein. Bei Menschen mit einer mittelgradigen intellektuellen Beeinträchtigung, bei denen das Über-Ich noch nicht integriert ist und die Gewissensbildung sich erst noch in einem frühen Stadium befindet, dürfen diese Kriterien nicht verwendet werden. Hinsichtlich des Kriteriums aggressiven Verhaltens bei Menschen mit mittelgradiger intellektueller Beeinträchtigung muss der Diagnostiker die Art der Aggression und deren Hintergründe (affektive, gerichtete, impulsive oder andere Arten der Aggression) kennen. Die Kriterien Unverantwortlichkeit und Rücksichtslosigkeit müssen vor einer diagnostischen Bewertung ebenfalls dem individuellen Entwicklungsniveau angepasst werden.
  - *Borderline-Persönlichkeitsstörung:* Die Symptome Suggestibilität, übertriebene Intimität und übertriebener emotionaler Ausdruck können zur kognitiven Unterentwicklung gehören. Sie dürfen nicht als Kriterien für die Diagnose Borderline-Persönlichkeitsstörung herangezogen werden. Andere, für diese Population spezifischere Kriterien müssen für die Diagnose verwendet werden (vgl. Kapitel 22.4.1).
  - *Narzisstische Persönlichkeitsstörung:* Ein übersteigertes Gefühl von Wichtigkeit, die Beschäftigung mit Fantasien von Erfolg und Macht und der Mangel an Wechselseitigkeit in Beziehungen sind Merkmale einer unterentwickelten Person (Identifikationsphase). Darum ist die Diagnose dieser Störung für Menschen mit einem IQ unter 50 nicht relevant.
  - *Histrionische Persönlichkeitsstörung:* Hinsichtlich der Kriterien dieser Störung ist zu beachten, dass man mit kindlichem und aufmerksamkeitsforderndem Verhalten rechnen muss, das eine Folge sowohl der Unreife des Individuums als auch der kulturellen und pädagogischen Umstände sein kann.
- Cluster C:
  - *Vermeidend-selbstunsichere Persönlichkeitsstörung:* Bei Menschen mit einer intellektuellen Beeinträchtigung kann vermeidendes Verhalten als Folge wiederholter Misserfolge in der Interaktion, als Fremdenangst, Versagensangst oder Angst vor Kritik entstehen. In solchen Fällen dürfen die diesbezüglichen Kriterien dieser Störung nicht herangezogen werden.
  - *Dependente Persönlichkeitsstörung:* Hierbei ist zu beachten, dass Menschen mit einer intellektuellen Beeinträchtigung per Definition abhängig von wichtigen anderen Personen sind. Eine pathologische Abhängigkeit kann erst

dann diagnostiziert werden, wenn ihre Intensität alle anderen Verhaltensaspekte überschattet und die Funktionsfähigkeit der Person einschränkt.

- *Zwanghafte Persönlichkeitsstörung:* Hier muss man bei der Diagnostik berücksichtigen, dass Menschen mit intellektueller Beeinträchtigung in übertriebenem Maße ordentlich, sich an Regeln haltend und gewissenhaft sein können. Beispielsweise halten sie bestimmte Rituale ein und verrichten immer auf dieselbe Art ihre Aufgaben. Dies entspricht weniger einem zwanghaften Charakter, sondern eher dem Fehlen von Kreativität, Flexibilität und Alternativen. Auch kann ein Gefühl von Sicherheit bei der Wiederholung erfolgreicher Handlungen eine Rolle spielen.
- *Persönlichkeitsstörung, nicht näher bezeichnet:* In dieser Kategorie können alle Fälle untergebracht werden, die nicht ausreichend den Kriterien für andere Kategorien entsprechen. Dies birgt die Gefahr, dass diese Kategorie bei Menschen mit intellektueller Beeinträchtigung sehr oft gebraucht wird. Man kann sich fragen, inwieweit eine solche atypische diagnostische Kategorie relevant für die psychiatrische Versorgung ist. Wenn dafür keine Relevanz besteht, ist eine solche Diagnose bloß eine disqualifizierende Etikettierung für die betroffene Person. In solchen Fällen kann es besser sein, die Persönlichkeitszüge des betroffenen Individuums gründlich auf Herkunft und Bedeutung zu untersuchen.

Obwohl die Persönlichkeitsstörungen meistens ihre Wurzeln in der Kindheit haben, sind die Entstehungsmechanismen verhältnismäßig wenig wissenschaftlich untersucht. Dies gilt besonders für Kinder mit intellektueller Beeinträchtigung. Von der Diagnose einer Persönlichkeitsstörung unter 18 Jahren rät das DSM[88] ab. Wenn die klinische Untersuchung eines Kindes Risiken für das Entstehen einer Persönlichkeitsstörung erkennen lässt, ist es aus Gründen der Behandlungsplanung wünschenswert, diese zu beschreiben.

In der integrativen Diagnose wird die Art der Persönlichkeitsstörung entsprechend der DSM-5-Diagnose genannt. Eventuell wird noch eine sekundäre psychiatrische Erkrankung diagnostiziert, die im Zusammenhang mit der Persönlichkeitsstörung steht. Wenn möglich, wird die Diagnose einer Funktionsstörung erwähnt. Bei der entwicklungspsychiatrischen Diagnose sind die Entwicklungsaspekte, die sich im Hintergrund der Persönlichkeitsstörung finden, und die Rolle dieser Störung beim Entstehen der sekundären psychiatrischen Erkrankung anzugeben. Hinsichtlich des Entstehungsmechanismus werden die Prozesse beschrieben, die zur Entstehung der Persönlichkeitsstörung geführt haben.

---

88 Im DSM-5 wird darauf hingewiesen, dass Persönlichkeitsstörungen nur unter bestimmten Umständen bei Kindern und Jugendlichen diagnostiziert werden können. Die Diagnose „antisoziale Persönlichkeitsstörung“ darf unter 18 Jahren gar nicht gestellt werden (Anm. d. dt. Hrsg.).

22.4 Diagnostik und Behandlung verschiedener Persönlichkeitsstörungen

Nach den oben beschriebenen Kriterien für die Diagnostik von Persönlichkeitsstörungen muss man davon ausgehen, dass bestimmte Persönlichkeitsstörungen bei Menschen mit einer intellektuellen Beeinträchtigung schwer erkannt werden. Es ist auch zu erwarten, dass bestimmte Persönlichkeitsstörungen häufiger als in der nicht intellektuell beeinträchtigten Population vorkommen. Einige häufig vorkommende Persönlichkeitsstörungen bei Menschen mit einer intellektuellen Beeinträchtigung werden im Folgenden detaillierter besprochen.

22.4.1 Borderline-Persönlichkeitsstörungen

Borderline-Persönlichkeitsstörungen (ICD-10: F60.3) werden bei Menschen mit einer leichten intellektuellen Beeinträchtigung ziemlich oft diagnostiziert. Meistens sind es Menschen mit einer kognitiven Entwicklung im Grenzbereich der Normalität, die wegen ihrer Verhaltens- und Adaptionsprobleme in den Versorgungsbereich für Menschen mit intellektueller Beeinträchtigung gekommen sind. Wie schon dargestellt, müssen die diagnostischen Kriterien des DSM-5 für diese Störung diesen Menschen angepasst werden. Verberne (1996) beschreibt die folgenden Unterschiede im Vergleich zu nicht intellektuell beeinträchtigten Personen:

- Intensive und instabile Beziehungen äußern sich vornehmlich zu den Eltern oder den Betreuern.
- Impulsivität ist weniger dramatisch (z. B. wiederholtes Weglaufen).
- Suizidalität kommt weniger oft vor, aber kann ernstere Folgen wegen der eingeschränkten Gefahrenabschätzung haben.
- Identitätsprobleme sind schwierig einzuschätzen, ebenso Gefühle von Leere, Langeweile und Nicht-genießen-Können.
- Verlustangst ist ein problematisches Symptom, weil bei diesen Personen solche Angst auch unter normalen Umständen vorkommen kann.

Das DM-ID (Lindsay et al., 2007) empfiehlt folgende Modifikationen der DSM-Kriterien bei Menschen mit einer intellektuellen Beeinträchtigung und Borderline-Persönlichkeitsstörung:

- Die DSM-Kriterien der Identitätsstörung und der affektiven Leere müssen mit Vorsicht gehandhabt werden, weil Menschen mit einer intellektuellen Beeinträchtigung sich oft schlecht verbal äußern können. Dadurch ist die Feststellung dieser Symptome erschwert.
- Das Symptom Verlustangst ist bei diesen Menschen schwierig zu erkennen, weil sie sozial bedingt eine starke Bindung an ihre Betreuungspersonen haben und dadurch eher Angst vor Verlust verspüren. Diese Angst muss als normal angesehen werden.

- Die Kriterien Impulsivität, selbstverletzendes Verhalten und Suizidalität müssen unter dem Blickwinkel spezifischer Verhaltensweisen bei Personen mit intellektueller Beeinträchtigung beurteilt werden.
- Affektive Instabilität und intensive Wutgefühle kommen bei Menschen mit intellektueller Beeinträchtigung häufiger vor als bei nicht beeinträchtigten Menschen und müssen im Kontext der Umstände beurteilt werden.

Die Ursachen einer Borderline-Persönlichkeitsstörung werden in biologischen Abweichungen des Gehirns, einem ungünstigen psychosozialen Entwicklungsverlauf, frühen Erfahrungen von Misshandlung und Missbrauch (vornehmlich sexueller Missbrauch) und in einem ungünstigen Erziehungsklima gesucht, z. B. wiederholtes Annehmen und Zurückweisen der Person in emotionaler Beziehung. Zu möglichen ursächlichen biologischen Abweichungen gehören genetische Faktoren, eine übermäßig aktive Amygdala (Mandelkern), Abweichungen im präfrontalen Kortex, eine unterschiedlich starke Aktivität der Hirnhälften bei starkem Affekt und eine starke Stressempfindlichkeit. Man vermutet, dass die Amygdala bei Personen mit einer Borderline-Persönlichkeitsstörung überempfindlich ist. Dadurch herrschen negative Emotionen (hauptsächlich Angst) vor. Psychopathologische Befunde zeigen, dass die Betroffenen ein unvollständiges Konzept von sich selbst und anderen haben, zudem Schwierigkeiten mit internen Arbeitsschemata (Denken – Fühlen – Handeln) sowie Schwierigkeiten hinsichtlich Separation und Individuation. Es überwiegen ein negativer Affekt, ein negatives Selbstbild, Impulsivität, instabile Affekte und Schwierigkeiten bei der Mentalisierung. Aus der Entwicklungsperspektive denkt man an einen problematischen Verlauf des Bindungsaufbaus und erhebliche Schwierigkeiten im Individuationsprozess, wodurch das Gelingen von Individuation und Autonomie verhindert wird. Bindungs- und Individuationsprobleme kommen bei Menschen mit intellektueller Beeinträchtigung sehr oft vor. Auf belastende Ereignisse können sie mit Verhaltensweisen reagieren, die für diese emotionalen Entwicklungsphasen charakteristisch sind: Schnelle Stimmungswechsel, Wechsel von Annäherung und Zurückweisung in Beziehungen, Impulsivität, Ungeduld, Abhängigkeit und außerdem das Wiedererleben eines Traumas, Albträume, Panikanfälle und dissoziative Momente. Manche Autoren (Gabbard, 2005) betonen, dass Menschen mit einer Borderline-Persönlichkeitsstörung sich nur schwer in die Gedanken einer anderen Person hineinversetzen können[89]. Andere (Bateman & Fonagy, 2012; Kernberg, 2012) betonen das Mentalisierungsproblem. Als grundlegend werden dabei eine ungenügende Bindung und eine gescheiterte Individuation angenommen.

89 Das von den Autoren zitierte Konzept der Mentalisierung *(mentalisation)* geht auf den Psychoanalytiker Peter Fonagy zurück. Der Begriff weist einige Ähnlichkeiten zu dem in jüngerer Zeit vor allem im Zusammenhang mit den Autismus-Spektrum-Störungen viel gebrauchten Konzept der Theory of Mind auf (Anm. d. dt. Hrsg.).

Bei der Diagnostik muss an erster Stelle die Aufmerksamkeit auf die biologischen und die Funktionsstörungen gerichtet werden. Sie können der emotionalen Entwicklung im Wege stehen und damit eine große Rolle bei der Entstehung der Persönlichkeitsstörung spielen. Informationen über das primäre Milieu und die Erziehungsbedingungen (wiederholte traumatische und belastende Erfahrungen im Elternhaus) sind bei der Suche nach den Ursachen der Störung sehr wichtig. Das kognitive, soziale und emotionale Entwicklungsniveau zu kennen, ist für die Diagnose notwendig. In den meisten Fällen ist eine diskrepante Persönlichkeitsentwicklung zu beobachten, bei der die kognitive und die soziale Entwicklung auf einem höheren Niveau (meistens nur eine leichte intellektuelle Beeinträchtigung oder ein grenzwertiges Niveau) als die emotionale Entwicklung stehen. Die emotionale Entwicklung ist oft auf der dritten oder einer früheren Phase (unter 3 Jahre) stehengeblieben. Manchmal treten emotionale Aspekte auf, die zu verschiedenen Phasen gehören.

Neben der Borderline-Persönlichkeitsstörung kommen bei diesen Menschen oft sekundäre psychiatrische Störungen wie Depressionen, Angststörungen, dissoziative Störungen und kurze psychotische Zustände als Folge von Belastungen und Problemen des Alltags vor, die ihrerseits durch die zugrunde liegende Persönlichkeitsstörung bedingt werden.

Die integrative Diagnose umfasst:

- DSM-5-Diagnose: Form der Persönlichkeitsstörung.
- Diagnose der Funktionsstörung: Angaben zu eventuellen Funktionsstörungen von bestimmten Hirnregionen.
- Entwicklungspsychiatrische Diagnose: Stand der Persönlichkeitsentwicklung mit Betonung des Niveaus der emotionalen Entwicklung und der möglichen Ursachen der Störung, wie z. B. Rückstand der emotionalen Entwicklung in der Bindungs- bzw. Individuationsphase, traumatische Erfahrungen durch wiederholte Misshandlungen.
- Entstehungsmechanismus: Beschreibung der Prozesse, die vermutlich zur Störung geführt haben, wie auch der Umstände, die eventuelle sekundäre Störungen bewirkt haben.

Zur Behandlung der Borderline-Persönlichkeitsstörung kommen verschiedene Strategien und Methoden zur Anwendung. LeDoux (1996) zufolge müsse die Behandlung darauf abzielen, „dem Kortex beizubringen, die Amygdala zu kontrollieren“ (Übers. d. dt. Hrsg.). Wilson (2001) beschrieb einen verhaltensregulierenden Ansatz mit vier Phasen:

1. *Erste Phase:* Die betroffene Person befindet sich in einem „optimalen Zustand“. Sie ist affektiv stabil und interagiert mit der Umgebung auf sozial erwünschte Weise. Die Behandlung verstärkt positive Verhaltensweisen und das Erlernen neuer Fertigkeiten. Dadurch ist die betreffende Person imstande, besser mit ihren Problemen umzugehen.

2. *Zweite Phase:* Die Betroffenen zeigen störungstypische Verhaltensweisen (Stimmungswechsel, negative Affekte, drohende Haltung, Spannung), die meistens zu ernsten Eskalationen führen. Die Therapie in dieser Phase unterstützt die Patienten, die in der ersten Phase erlernten Strategien zu benutzen, um dem unangenehmen und drohenden Zustand zu entkommen. Hier kann man auch eine geeignete Medikation einsetzen. Ziel des therapeutischen Ansatzes ist es, die Stabilität der ersten Phase zu erreichen.
3. *Dritte Phase:* Die Patienten befinden sich in einer Krise mit destruktivem und aggressivem Verhalten. In diesem Zustand sind sie meistens nicht für Ansätze aus der ersten und der zweiten Phase empfänglich. Versuche der Umgebung, ins Gespräch oder zu Vereinbarungen zu kommen, missglücken. In diesem Zustand ist es wichtig dafür zu sorgen, dass die Patienten und ihre Umgebung adäquat geschützt werden. Beobachtung und Kontrolle mit minimaler Interaktion sind in dieser Phase anzuraten.
4. *Vierte Phase:* Die Betroffenen kommen langsam in „ruhigeres Fahrwasser". Das wird oft begünstigt durch eine affektiv neutrale und Grenzen setzende Haltung der Umgebung oder durch die Erschöpfung der Patienten. In dieser Phase kommt die Strategie der zweiten Phase zum Einsatz, die Patienten darin zu unterstützen, die erlernten Fähigkeiten aus der ersten Phase zu nutzen. Ziel ist es wieder, die Stabilität der ersten Phase zu erreichen.

Für unsere Behandlungsstrategie sind die Leitfragen und die Methoden der integrativen Behandlung maßgebend. Die wichtigste Leitfrage ist in den meisten Fällen: Wie kann man basales Vertrauen aufbauen und die Autonomie des betroffenen Individuums fördern?

Die integrative Behandlung besteht hier aus folgenden Ebenen:
1. Soziale Ebene: Die Umgebung muss an die betroffene Person so angepasst werden, dass sie deren inneren Problemen genug Aufmerksamkeit widmet. Die zustande kommende Interaktion muss zum Behandlungsziel hinführen. Die Personen der Umgebung müssen gut über die Ursachen des Verhaltens und dessen Bedeutung informiert werden. Die Interaktionen müssen vom „Hier und Jetzt" bestimmt werden. Zeit und Ort müssen gut strukturiert werden. Die Aufmerksamkeit der Behandler muss dem Patienten jederzeit sicher sein. Es darf allerdings nicht zugelassen werden, dass der Betroffene die Regie selbst in die Hand nimmt. Die Regeln des Verhaltens werden festgelegt. Die Grenzen zwischen dem, was zugelassen und dem, was nicht zugelassen wird, werden abgesteckt. Dadurch wird dem betroffenen Individuum verdeutlicht, dass es als Person durch die Umgebung akzeptiert wird, dass aber negative und unerwünschte Verhaltensweisen nicht toleriert werden. Für diesen Ansatz ist meistens ein spezialisiertes therapeutisches Milieu mit entsprechend geschulten Fachleuten nötig.
2. Entwicklungsebene: Die Umgebung muss wissen, welche basalen emotionalen Bedürfnisse die betroffene Person hat und wie die Person zu Interaktionen angeregt werden kann.

3. Psychologische Ebene: Die Person kann ein Training sozialer Fertigkeiten oder ein kognitives Training erhalten. Dadurch versteht sie Ursachen und Folgen ihres Verhaltens. Gleichzeitig kann sie bestimmte Entspannungstechniken erlernen (z. B. durch Entspannungstraining) oder bestimmte Methoden, um mit schwierigen Situationen zurechtzukommen (z. B. sich zurückziehen). Regelmäßige Gespräche mit dem Therapeuten, individuell oder in einer Gruppe, sind wichtiger Teil der Behandlung. In letzter Zeit werden mit der mentalisierungsbasierten Therapie (Gabbard & Horowitz, 2009; Bateman & Fonagy, 2012; Gabbard, 2005) relativ gute Ergebnisse erzielt. Dabei wird der Klient dazu angeleitet, eigene affektive Reaktionen zu erkennen und diese mit eigenen Gedanken und Gefühlen zu verbinden. Das eigene Verhalten soll als Widerspiegelung der eigenen Motive, Absichten und Wünsche erkannt werden. Eine vertrauensvolle Beziehung zwischen dem Klienten und dem Therapeuten bildet die Basis der Therapie. Andere therapeutische Techniken wie die dialektisch-behaviorale Therapie[90], die übertragungsfokussierte Therapie und die supportive Therapie werden ebenfalls mit Erfolg eingesetzt.
4. Biologische Ebene: Psychopharmaka können hilfreich sein, um störende Verhaltensweisen und psychische Zustände zu unterdrücken. In Betracht kommen – je nach Indikation – Psychopharmaka wie Anxiolytika, Antidepressiva oder Neuroleptika. Die Medikation ist dafür gedacht, andere Behandlungsansätze zu unterstützen. Wenn sekundäre Störungen entstanden sind, richtet sich die geeignete Medikation auf deren Linderung oder Beseitigung.

22.4.2 Antisoziale Persönlichkeitsstörungen

Das Verhalten von Menschen mit mittelgradiger und leichter intellektueller Beeinträchtigung ist häufig so beschaffen, dass – wenn man nur nach den Symptomen geht – die Diagnose einer antisozialen Persönlichkeitsstörung gestellt werden könnte (ICD-10: F60.2). Dies geschieht in der Praxis leider ziemlich oft, wenn man nicht den Ursprung der Symptome und deren Bedeutung betrachtet, sondern nur das Verhalten ohne Berücksichtigung der übrigen Merkmale der Betroffenen und deren Lebensbedingungen. Berücksichtigt man nämlich den kognitiven Rückstand dieser Menschen, bekommen deren Verhaltensweisen eine andere Bedeutung als in einer nicht intellektuell beeinträchtigten Population. Der eine oder andere Punkt hierzu wurde bereits in Kapitel 22.3 unter den diagnostischen Kriterien angesprochen. Wenn die problematische emotionale Entwicklung (vgl. Kapitel 15)

90 In den letzten Jahren hat sich in der Behandlung der Borderline-Persönlichkeitsstörung die Dialektisch-Behaviorale Therapie (DBT) nach M. Linehan (Linehan, 1996; vgl. auch Bohus & Berger, 1996) international und auch in Deutschland etabliert. Dieses komplexe Therapieverfahren wurde auch für Menschen mit intellektueller Beeinträchtigung modifiziert (vgl. Barrett et al., 2013; Rahn, 2007) (Anm. d. dt. Hrsg.).

und die unzulängliche Entwicklung des Wissens über soziale Normen, des Gewissens und der Empathie einbezogen werden, vermindert sich die Wahrscheinlichkeit für diese Diagnose bei intellektuell beeinträchtigten Menschen beträchtlich. In Kapitel 15 wurde schon erwähnt, dass wir bei Menschen mit delinquentem Verhalten meistens eine unreife Persönlichkeit diagnostizieren. Bei diesen Personen fanden wir sehr oft einen Rückstand der emotionalen Entwicklung gegenüber der kognitiven Entwicklung. Bei einem großen Teil der untersuchten Personen lag die emotionale Entwicklung auf einem Niveau von unter 18 Monaten. Die Aggressionen dieser Menschen waren vornehmlich affektiv oder gemischt affektiv-zielgerichtet. Das bedeutet, dass das störende Verhalten dieser Menschen vornehmlich impulsiv und nicht geplant war. Sehr oft hatten sie selbst Probleme mit ihrem Verhalten.

Manchmal konnte in der Entwicklungsanamnese ein typischer Entwicklungsprozess zu einer antisozialen Persönlichkeitsstörung (oppositionell-aufsässiges Verhalten – Störung des Sozialverhaltens – antisoziale Persönlichkeitsstörung) gesehen werden, wie er bei Personen ohne intellektuelle Beeinträchtigung beschrieben worden ist (Biederman et al., 1996; Speltz et al., 1999). Die ersten Probleme zeigten sich bereits in der frühen Kindheit mit oppositionell-auffälligen Verhaltensstörungen. Während der Schulzeit kamen Verhaltensweisen hinzu, die den Charakter einer Störung des Sozialverhaltens *(conduct disorder)* haben. In der Adoleszenz traten delinquentes Verhalten und Merkmale einer antisozialen Persönlichkeitsstörung auf. Oft gab es ungünstige Umgebungs- und Erziehungsumstände, die offensichtlich eine wichtige Rolle bei der Entstehung dieses Verhaltens gespielt hatten. Den Entwicklungsaspekten und Umgebungsbedingungen muss man also ausreichend Beachtung schenken. Bei einer vornehmlich affektiven Aggression darf die Diagnose einer antisozialen Persönlichkeitsstörung eigentlich nicht gestellt werden. Die Differenzierung zwischen vornehmlich affektiver und vornehmlich zielgerichteter Aggression ist wegen der Unterschiede in den Behandlungsstrategien sinnvoll. Zur Behandlung vgl. die Ausführungen in Kapitel 15 und bei Griffiths (2001).

22.4.3 Depressive Persönlichkeitsstörungen

Eine depressive Persönlichkeitsstörung ist eine Kategorie, die im DSM-IV nur im Anhang B erwähnt ist[91]. Nach unseren klinischen Erfahrungen verdient diese diagnostische Kategorie mehr Aufmerksamkeit, wenn es um Menschen mit intellektueller Beeinträchtigung geht. Wir beobachteten recht oft Menschen mit leichter und mittelgradiger intellektueller Beeinträchtigung, die ein auffallend passives und affektiv leeres Leben hatten. Im Allgemeinen waren sie wenig selbstsicher,

91 Im DSM-5 wie in der ICD-10 findet diese Kategorie keine Erwähnung (Anm. d. dt. Hrsg.).

ohne Kreativität oder Initiative und sehr von der Initiative anderer abhängig. Ihre Leistungen lagen unterhalb ihres eigentlichen Potenzials, sie zogen sich schnell zurück oder verschlossen sich gegenüber einer fordernden Umgebung. Sie hatten Mühe, über sich selbst zu sprechen und klagten nicht. Es war schwierig, etwas von ihrer inneren Welt zu erfahren. Solche Zustände traten sowohl bei Kindern als auch bei Adoleszenten und Erwachsenen auf. Zunächst konnte man eine dysthyme Störung (oder Entwicklungsdepression) annehmen, aber die Symptomatik war dazu nicht schwer genug ausgeprägt, sodass die Diagnose einer depressiven Persönlichkeitsstörung als besser geeignet gestellt wurde.

Erfahrungsgemäß haben solche Personen ein erhöhtes Risiko, auf belastende Erfahrungen mit einem depressiven Zustand zu reagieren. In unseren Fällen waren es Adoleszente, die beim Schulwechsel oder beim Übergang von der Schule auf einen Arbeitsplatz (oder durch andere Veränderungen und wichtige Ereignisse) depressive Einbrüche erlitten.

Rechtzeitig diese Persönlichkeitsstörung zu erkennen kann helfen, bestimmte Maßnahmen zur Prävention depressiver Krisen einzuleiten. Weitere Untersuchungen dieser Zielgruppe können einer besseren Diagnostik und Unterstützung zugutekommen.

22.4.4 Persönlichkeitszüge bei Menschen mit einer schweren intellektuellen Beeinträchtigung

In Kapitel 4 wurde bereits herausgestellt, dass auf jedem Entwicklungsniveau charakteristische Verhaltensweisen, Interaktionsmuster und Copingmechanismen entstehen, die zur Anpassung der Person an ihre Umgebung führen. Diese Eigenschaften werden Persönlichkeitszüge genannt. In bestimmten ungünstigen Situationen, zu deren Bewältigung die Copingfähigkeiten nicht ausreichen, entstehen Verhaltensweisen, die die Probleme nicht lösen können. Solche Verhaltensweisen nennt man auch *maladaptiv*. In Fällen einer diskrepanten Persönlichkeitsentwicklung bestimmt meistens das Niveau der emotionalen Entwicklung die Art der maladaptiven Züge. Beispielsweise entsteht bei Personen mit einem Rückstand der emotionalen Entwicklung auf dem Niveau der ersten Phase bei einer Frustration ein selbstverletzendes Verhalten. Dieses phasentypische Reaktionsmuster wird oft durch die Umgebung als belastend, störend, abnormal oder krank angesehen. Solche Verhaltensweisen werden oft als Verhaltensstörungen, unangepasstes Verhalten, herausforderndes Verhalten *(challenging behavior)* usw. bezeichnet. Wenn diese Verhaltensweisen die Interaktionen und die gesamte Funktionsfähigkeit der Person beherrschen, kann man von einem abnormalen, maladaptiven oder sogar krankhaften Zustand sprechen. Dann müssen die Ursachen und Mechanismen dieses Verhaltens erkannt werden, um zu einer passenden Diagnose zu kommen (vgl. Kapitel 12).

Aus praktischen Gründen haben wir diese Verhaltensmuster nach dem Entwicklungsniveau in vier Gruppen eingeteilt (vgl. Kapitel 4). In ähnlicher Weise können auch bei Menschen mit bestimmten genetischen Abweichungen typische Persönlichkeitszüge beschrieben werden. In solchen Fällen spricht man von *Verhaltensphänotypen*. Bei psychiatrischen Störungen dieser Menschen spielen diese Persönlichkeitszüge eine wichtige Rolle bei der Äußerung (Symptome) der Störung. In Analogie zu den Verhaltensphänotypen bei genetisch bedingten Symptomen könnte man bei verschiedenem Niveau der kognitiven Entwicklung von Verhaltensphänotypen des Entwicklungsniveaus sprechen (vgl. Kapitel 4).

Das Konzept der Persönlichkeitsstörung, so wie es bei nicht beeinträchtigten Personen angewendet wird, ist auf Menschen mit niedrigen Entwicklungsniveaus nicht übertragbar. Dennoch ist es wichtig, zwischen „Normalität" und Störung zu unterscheiden, wenn es um die Einschätzung der Persönlichkeit dieser Menschen geht. Die Kenntnis der entwicklungstypischen Persönlichkeitszüge, die sozusagen „normalerweise" zu einem bestimmten Entwicklungsniveau gehören, ist daher für die Diagnostik von großem Wert.

22.4.5 Störungen der Persönlichkeitsentwicklung bei Kindern

Den offiziellen Diagnosesystemen zufolge kann die Diagnose einer Persönlichkeitsstörung nur bei Erwachsenen (ab 18 Jahren) gestellt werden. Die Merkmale einer gestörten Persönlichkeitsentwicklung können jedoch oft bereits in der Kindheit auftreten. Aus der Entwicklungsperspektive heraus ist anzunehmen, dass die meisten Persönlichkeitsstörungen in der Kindheit wurzeln und im Erwachsenenalter die spezifischen Merkmale einer bestimmten Störung deutlicher zum Ausdruck kommen. Zur Erklärung, wie eine Persönlichkeitsstörung in der Kindheit entsteht, eignet sich das *Diathese-Stress-Modell* recht gut. Nach diesem Modell kommt eine Persönlichkeitsstörung im Ergebnis des Zusammenspiels zwischen einer Prädisposition für eine problematische Persönlichkeitsentwicklung und belastenden Erfahrungen zustande. Solch eine Prädisposition kann durch verschiedene Ursachen entstehen: Sie kann angeboren sein, sie kann aus einer gestörten Entwicklung des Zentralnervensystems (ZNS) oder einer problematischen psychosozialen Entwicklung resultieren. Eine früh erworbene ZNS-Schädigung mit resultierenden Funktionsstörungen kann ebenfalls für Persönlichkeitsstörungen prädisponieren. Solche Kinder haben ein hohes Risiko für ungenügende Copingmechanismen gegenüber Stresserfahrungen, wodurch maladaptives Verhalten entstehen kann. Dieser Stil, Belastungen zu verarbeiten, kann schrittweise zu einem festen Verhaltensbestandteil der betroffenen Person werden. Unter ungünstigen Umständen kann dieses Verhaltensmuster beträchtliche Interaktionsprobleme und Funktionsstörungen der Person bewirken. Beispiele dafür findet man bei Kindern, die nur eine unsichere Bindung erlangt haben, und bei Kindern mit einer problematischen Individuation und Identifikation. Bei einer problematischen Bindung können in der Kindheit Trennungsängste und reaktive Bindungsstörungen entstehen. Im Erwachsenenalter kann eine Bindungsstörung zu einer Borderline-Persönlichkeitsstörung führen. Bei Störung der Individuation und Identifikation können sich in der Kindheit eine oppositionell-aufsässige Störung oder eine Störung des Sozialverhaltens entwickeln, während im Erwachsenenalter eine antisoziale Persönlichkeitsstörung sichtbar wird.

In der neueren Literatur wird das Phänomen der Borderline-Pathologie bei Kindern beschrieben (Ad-Dab'bagh & Greenfield, 2001). Mit dem Begriff Borderline-Pathologie bezeichnet man eine leicht gestörte Entwicklung auf der Grenze zwischen Normalität und Störung. Es handelt sich hier wahrscheinlich um eine Anlagestörung. Manche Autoren verwenden für dieses Störungsbild die diagnostische Kategorie *Multiple Complex Developmental Disorder* (MCDD; vgl. Kapitel 11). Nach Cohen et al. (1986) weisen diese Kinder vor dem vierten Lebensjahr Probleme in der psychosozialen Entwicklung auf:

- Störung kognitiver Prozesse (Probleme im Unterscheiden von Fantasie und Realität, Probleme mit der Organisation des Denkens),
- Probleme in sozialen Beziehungen (ambivalente Beziehung zur Bindungsfigur, Überempfindlichkeit für Ablehnung),
- Störung der Angstregulation,
- Probleme mit Aktivität und Aufmerksamkeit (Hyperaktivität, Impulsivität, Aufmerksamkeitsmangel),
- gestörte Reifung des Zentralnervensystems (neurologische *soft signs*[92], Rückstand der motorischen Entwicklung).

Die Autoren positionieren diese Störung zwischen Normalität und tiefgreifender Entwicklungsstörung. Sie meinen, dass diese Kinder für verschiedene Persönlichkeitsstörungen im Erwachsenenalter prädisponiert seien (Lofgren et al., 1991).

Frühe Hirnschädigungen können ebenfalls zu Funktionsstörungen mit der Folge von Störungen der psychosozialen Entwicklung führen. Unter ungünstigen Umweltbedingungen haben diese Menschen ein erhöhtes Risiko für psychische Störungen und Persönlichkeitsstörungen.

> Ein 35 Jahre alter Mann wurde wegen seines impulsiv-aggressiven Verhaltens überwiesen. Er war ständig mit seinen Fantasien beschäftigt. Aus seiner Vorgeschichte wurde berichtet, dass er verschiedene Male psychotische Einbrüche hatte.
>
> Aus der Fremdanamnese ergab sich, dass er anfangs eine normale Entwicklung durchgemacht hatte. Mit 3½ Jahren erkrankte er an einer Meningoenzephalitis mit der Folge eines Rückgangs seiner psychosozialen Funktionsfähigkeit und einer schweren Epilepsie. In den

92 Dieser Begriff – wörtlich weiche Zeichen – meint sehr dezente neurologische Symptome (Anm. d. dt. Hrsg.).

nachfolgenden Jahren kehrten verschiedene Funktionen zurück. Seine Epilepsie wurde durch Medikamente unter Kontrolle gehalten.

Mit 7 Jahren wurde er in eine normale Grundschule eingeschult. Sein Verhalten auf dieser Schule war sehr problematisch. Er zeigte aggressive Ausbrüche, war motorisch unruhig und störte andere Kinder. Aus diesem Grund wechselte er auf eine Sonderschule für intellektuell Beeinträchtigte. Sein Verhalten blieb jedoch sehr problematisch. Es folgten Perioden mit kurz andauernden klinischen Aufenthalten. Letztendlich wurde er mit 18 Jahren in eine Einrichtung für Menschen mit intellektueller Beeinträchtigung aufgenommen. In der Einrichtung hatte er einige psychotische Episoden, die durch ein atypisch manisches Bild charakterisiert waren. Er wurde hochdosiert mit Neuroleptika und Sedativa behandelt. Psychiatrische Diagnosen, die in verschiedenen Perioden bei ihm gestellt wurden, waren: Schizophrenie, Psychose sowie antisoziale und schizoide Persönlichkeitsstörung.

Sein Verhalten blieb sehr problematisch: Er hatte impulsive aggressive Ausbrüche und forderte konstant Aufmerksamkeit von wichtigen anderen Personen. Er war negativistisch und dickköpfig. Fortdauernd beschäftigte er sich mit seinen Fantasien, er sei der Stärkste, der Mächtigste usw. Dadurch hatte er ständig Schwierigkeiten mit Mitbewohnern, Betreuern und Leitungspersonen.

Die Untersuchungen lieferten folgende Befunde: somatisch keine Besonderheiten, EEG diffus gestört, temporal und rechts frontal epileptische Herde. In einem Intelligenztest hatte er einen Handlungs-IQ von 88 und einen Verbal-IQ von 53. Neuropsychologische Untersuchungen ließen eine rezeptive Sprachstörung, schwache exekutive Funktionen, schwache räumliche und zeitliche Orientierung und Dyskalkulie erkennen. Das emotionale Entwicklungsniveau lag unter 3 Jahren (dritte Phase und niedriger). Die integrative Diagnose lautete:

- DSM-IV-Diagnosen: Achse I: gemischt rezeptiv-expressive Sprachstörung, Achse II: Persönlichkeitsstörung nicht näher bezeichnet, Achse III: Epilepsie
- Funktionsstörungsdiagnose: rezeptive Sprachstörung, Störung der exekutiven Funktionen und Defizite der räumlichen und zeitlichen Orientierung
- Entwicklungspsychiatrische Diagnose: Persönlichkeitsstörung mit Symptomen einer oppositionell-aufsässigen Störung in Folge einer rezeptiven Sprachstörung, von neuropsychologischen Abweichungen und eines Rückstands in der emotionalen Entwicklung
- Entstehungsmechanismus: Die Persönlichkeitsstörung entstand als Folge des Zusammenspiels von verschiedenen Faktoren: Dysfunktion bestimmter Hirngebiete, Epilepsie, Rückstand der emotionalen Entwicklung in Hinsicht auf die kognitive Entwicklung und fortdauernde Konflikte mit der Umgebung. Unter Stressbedingungen Neigung zu psychotischen Einbrüchen.

Bei diesem Mann wurde die Diagnose Persönlichkeitsstörung wegen seines stabilen Musters maladaptiven Verhaltens, das seit der Kindheit bestand, gestellt. Die Symptome waren jedoch atypisch. Die Störung war nicht so schwer, dass eine psychopathologische Diagnose auf Achse I in Betracht kam. Als Ziel der integrativen Behandlung wurde entsprechend der integrativen Diagnose eine Stabilisierung der Identifikation und der Autonomie festgelegt. Die Behandlung bestand aus:

- einer besseren Regulation der Impulsivität durch Medikamente,
- der Information und Anpassung der Umgebung an die sozialen Bedürfnisse des Mannes,
- der Berücksichtigung seiner emotionalen Bedürfnisse und der Stimulation seiner weiteren emotionalen Entwicklung,
- einem Training zur Kontrolle negativer Emotionen.

Dieser Fall zeigt deutlich, dass die Persönlichkeitsstörung im Zusammenhang mit schwierigen Entwicklungsbedingungen in der Kindheit entstanden war. Die Früherkennung von Hinweisen auf eine problematische Entwicklung im Kindesalter und eine adäquate Hilfeplanung können zweifellos für die Prävention psychischer und Persönlichkeitsstörungen im späteren Alter wichtig sein. Doch die Prävention von Persönlichkeitsstörungen wird bisher von den Fachleuten noch nicht genügend beachtet.

23 Genetische Syndrome und psychische Störungen

Psychosoziale Aspekte und Verhaltensphänotypen bei verschiedenen genetischen Syndromen, Depression bei Down-Syndrom, Alzheimer-Demenz bei Down-Syndrom

Einleitung

Technische Fortschritte in den letzten Jahrzehnten erweiterten erheblich die Möglichkeiten, genetische Abweichungen zu entdecken. Gegenwärtig können bei etwa 20 % der Menschen mit intellektueller Beeinträchtigung genetische Veränderungen festgestellt werden. Man fand heraus, dass bei Menschen mit genetischen Veränderungen neben spezifischen körperlichen Merkmalen auch bestimmte Abweichungen in der psychosozialen Entwicklung auftreten können. Genetische Abweichungen können sowohl morphologische als auch Funktionsveränderungen verschiedener Organe mit sich bringen, z. B. des Zentralnervensystems mit daraus folgenden Beeinträchtigungen des Lernens, der sozialen Interaktion und Störung der Regulation des adaptiven Verhaltens. Charakteristische Verhaltensweisen bei bestimmten Syndromen werden *Verhaltensphänotypen* genannt (vgl. Dykens & Hodapp, 1999). Es ist noch nicht genau bekannt, wie diese Verhaltensphänotypen zustande kommen, ob sie beispielsweise die unmittelbare Folge einer Gen-Expression sind oder die Folge genetisch bedingter Funktionsveränderungen im Zentralnervensystem, die in Wechselwirkung mit internen Bedingungen spezifische adaptive oder maladaptive Verhaltensweisen bewirken können. Zudem ist nicht immer klar, was mit dem Begriff Verhaltensphänotyp wirklich gemeint ist. Bestimmte Verhaltensweisen können für ein bestimmtes genetisches Syndrom spezifisch sein (z. B. die Hyperphagie beim Prader-Willi-Syndrom, das selbstverstümmelnde Verhalten beim Lesch-Nyhan-Syndrom), während andere Verhaltensweisen (z. B. Probleme im sequenziellen Denken, Hyperaktivität) nur teilweise spezifisch oder gänzlich unspezifisch (z. B. autismusähnliches Verhalten) sind. Überdies gilt, dass nicht alle Individuen mit einem bestimmten genetischen Syndrom die Verhaltensweisen zeigen, die gewöhnlich bei dem betreffenden Syndrom vorkommen können. Mit dem Konzept der Verhaltensphänotypen sollte daher noch sehr zurückhaltend umgegangen werden.

Experten auf diesem Gebiet wie Dykens (1995) und Hodapp (1997) betonen, dass bei einem Individuum mit einem bestimmten genetischen Syndrom unter bestimmten Bedingungen das spezifische Verhalten mit einer erhöhten Wahrscheinlichkeit – also nicht regelmäßig – auftritt (vgl. Kasten 15).

Kasten 15: Aspekte der Spezifität von Verhaltensphänotypen

- *unspezifisch:* das Verhalten ist unabhängig von der (genetischen) Ursache der Entwicklungsstörung
- *hochspezifisch:* die genetische Abweichung hat immer ein spezifisches Verhalten zur Folge
- *überwiegend spezifisch* (probabilistic view)[93]

Noch größere Zurückhaltung ist geboten, wenn es um die Entstehung einer bestimmten psychopathologischen Symptomatik bei Menschen mit bestimmten genetischen Syndromen geht (sog. *psychopathology phenotype*). Obwohl dieses Gebiet noch kaum untersucht ist, sieht man in der Praxis, dass manche genetische Veränderungen einen direkten Zusammenhang mit der Psychopathologie haben können, andere wiederum nicht. Man könnte also von einem primären und einem sekundären Zusammenhang zwischen genetischer Abweichung und Psychopathologie sprechen. Ein primärer Zusammenhang scheint beispielsweise beim Lesch-Nyhan-Syndrom oder beim velo-cardio-facialen Syndrom zu bestehen.

Zweifellos können bestimmte Einschränkungen der Funktionsfähigkeit (z. B. soziale Ängste beim fragilen X-Syndrom) oder bestimmte Verhaltensweisen (z. B. Hyperphagie beim Prader-Willi-Syndrom), die Konflikte mit der Umgebung auslösen, eine Rolle bei der Entstehung psychiatrischer Störungen spielen. In solchen Fällen wäre von einem sekundären Zusammenhang zwischen Genveränderung und Psychopathologie zu sprechen. Die Psychopathologie ist in solchen Fällen weniger spezifisch (vgl. Kasten 15). Eine solche Einteilung in mehr oder weniger genspezifische Abweichungen könnte für die Behandlungsplanung und die Prognose der psychischen Problematik hilfreich sein.

93 Man kann nicht oft genug betonen, dass diese sogenannte probabilistische Definition eines genetisch bedingten Verhaltensphänotyps, wie ihn Dykens (1995) einführte, erhebliche Vorteile gegenüber der vereinfachenden, fast deterministischen Definition anderer Beschreiber (O'Brien & Yule, 1995) hat. Das probabilistische Modell besagt, dass das bestimmte Verhaltensmuster bei dem genetisch definierten Syndrom nur statistisch häufiger als in einer geeigneten Vergleichsgruppe ohne diese genetische Abweichung vorkommen muss. Damit erlaubt dieses Modell die Beobachtung zu integrieren, dass das Vorkommen und der Ausprägungsgrad der Verhaltensmuster eine erhebliche interindividuelle Schwankungsbreite aufweisen sowie Wechselwirkungen mit anderen intraindividuellen und Umweltfaktoren unterliegen. Einen gründlichen Überblick über wesentliche praktische Aspekte im Zusammenhang mit Verhaltensphänotypen findet der deutschsprachige Leser bei Sarimski (2014). Einen komprimierten Einblick bietet Seidel (2002) (Anm. d. dt. Hrsg.).

Zusammenfassend können also genetische Abweichungen zur Folge haben:

- morphologische und biochemische Veränderungen des Zentralnervensystems (z. B. des Hirnvolumens, der Nervenzellen, der Synapsen, der Neurotransmittersysteme),
- Veränderung der Funktion des Zentralnervensystems: unspezifische quantitative und qualitative Funktionsveränderungen,
- spezifische Veränderungen von Funktionen und Entstehung spezifischer Verhaltensweisen (Verhaltensphänotypen),
- Entstehung sekundärer Folgen in der Funktionsfähigkeit und im Verhalten,
- Mitwirkung bei der Herausbildung einer Psychopathologie im Sinne einer Prädisposition für bestimmte Störungen infolge unspezifischer Funktionsveränderungen und als sekundäre Folgen der Funktionsveränderungen.

In diesem Kapitel sollen die Entwicklungsbesonderheiten bestimmter Funktionen bei bestimmten genetischen Syndromen kurz beschrieben werden. Zudem sollen spezifische und teilweise spezifische Verhaltensweisen der Betroffenen erläutert werden. Psychiatrische Störungen, die wahrscheinlich in solchen Funktionsstörungen und Verhaltenseigenschaften wurzeln, werden ebenfalls besprochen.

23.1 Down-Syndrom

Das Down-Syndrom (DS; ICD-10: Q90) ist das häufigste genetische Syndrom, das eine intellektuelle Beeinträchtigung verursacht. Es kommt bei etwa 1 von 1.000 Neugeborenen vor. In rund 95 % der Fälle liegt eine Trisomie des Chromosoms 21 zugrunde, in 4 % der Fälle eine Translokation und bei 1 % ein sogenanntes Mosaik[94]. Kinder mit diesem Syndrom sind durch bestimmte körperliche Merkmale und Abweichungen der psychosozialen Entwicklung gekennzeichnet. Eine Beschreibung der somatischen Kennzeichen findet sich bei Njiokiktjien (2004).

Die psychosoziale Entwicklung dieser Kinder verläuft verzögert und in vieler Hinsicht anders als bei nicht beeinträchtigten Kindern. Der Rückstand der Entwicklung nimmt mit dem Lebensalter zu. Die meisten Kinder mit einem DS sind mittelgradig bis schwer intellektuell beeinträchtigt. Einigen Autoren zufolge wird der Höchststand ihrer jeweiligen kognitiven Entwicklung in der Grundschulzeit erreicht, während andere betonen, dass das Alter, in dem die Verzögerung entsteht, nicht eindeutig ist und abhängig von der Förderung des Kindes ist (Patterson et al., 2013). Die Sprachentwicklung, besonders der expressiven Sprache, ist in der Regel gestört, wobei die Beherrschung der Grammatik stärker betroffen ist als die Prag-

94 Von einem Mosaik spricht man, wenn in ein und demselben Organismus sowohl unveränderte als auch veränderte Zelllinien vorkommen (Anm. d. dt. Hrsg.).

matik der Sprache. Meistens sind die visuellen Fähigkeiten besser ausgeprägt als die auditiven (vgl. Tab. 16).

Tabelle 16: Merkmale von Menschen mit einem Down-Syndrom

Physiologisch	verschiedene somatische Abweichungen
Kognitiv	im Durchschnitt eine mittelgradige intellektuelle Beeinträchtigung, auffällige Verzögerung der Entwicklung im Grundschulalter, Zurückbleiben der expressiven Sprache und Grammatik, schwache auditive Fähigkeiten, vergleichsweise bessere visuelle Fähigkeiten
Sozial	adaptives Verhalten kann besser entwickelt sein als das kognitive Niveau, Rückgang des adaptiven Verhaltens kann in der Adoleszenz auffallen
Emotional	weniger ängstlich bei Trennung, negative Emotionen sind etwas flacher, können sichere Bindung aufweisen, meistens positiv gestimmt
Persönlichkeit	kein Unterschied zwischen sequenziellen, simultanen und erlernten Fähigkeiten, das Niveau der expressiven Sprache ist niedriger als das kognitive Niveau, die rezeptive Sprache ist besser entwickelt, Rückgang des adaptiven Verhaltens mit zunehmendem Alter, gemütshaft, gesellig, Neigung zur Sturheit, gedämpfte Affektivität
Häufige psychische Störungen	bei Kindern: ADHS, oppositionell-aufsässiges Verhalten, maladaptive Störung, Angststörungen; bei Adoleszenten und Erwachsenen: Depression, Alzheimer-Demenz

Dykens et al. (2000) berichten, dass das adaptive Verhalten bei Kindern mit DS höher entwickelt sein kann als ihr kognitives Niveau. Eine Rückbildung des adaptiven Vermögens fällt in der Schulzeit und der Adoleszenz auf. Wenn das Kind jedoch adäquat gefördert wird, kann ein Rückgang der adaptiven Fähigkeiten verhindert werden.

Das Verhalten von Kindern mit DS wird meistens als gesellig, fröhlich, musikliebend, aber manchmal auch hyperaktiv, aggressiv und impulsiv beschrieben. Störungsbilder wie ADHS, oppositionell-aufsässige Störung und Störungen des Sozialverhaltens *(conduct disorder)* werden vornehmlich in der Kindheit angetroffen. Autistische Züge sind selten. Epidemiologische Untersuchungen (Deb, 1997) zeigen, dass maladaptives Verhalten bei Erwachsenen mit DS seltener vorkommt als bei anderen Erwachsenen mit intellektueller Beeinträchtigung. Merkmale eines spezifischen Verhaltensphänotyps fehlen, jedoch werden bestimmte Verhaltensweisen wie Sprachproblematik, Dickköpfigkeit, Ungehorsam, Konzentrationsprobleme und Rückzugsneigung häufiger beobachtet (Dykens & Kasari, 1997).

Die meisten psychiatrischen Störungen kommen bei Menschen mit einem DS im Allgemeinen seltener vor als bei Menschen mit anderen Formen von intellektueller Beeinträchtigung. Ausnahmen bilden die Alzheimer-Demenz und die Depression.

23.1.1 Depressionen bei Menschen mit Down-Syndrom

Depressive Störungen scheinen bei Menschen mit Down-Syndrom etwa dreimal häufiger als bei Menschen mit intellektueller Beeinträchtigung anderer Ursache vorzukommen (Collacot et al., 1992). Das spricht für eine besondere, wahrscheinlich genetisch bedingte Empfänglichkeit dieser Menschen für Depressionen. Manische Zustände sind dagegen selten, was wahrscheinlich ebenfalls genetisch bedingt ist. Das mittlere Alter für die Ausbildung einer Depression liegt etwa bei 30 Jahren. Auffälligerweise werden nur schwere Depressionen bei diesen Menschen beschrieben. Unsere klinische Erfahrung spricht gleichfalls dafür, dass die sogenannte *Major Depression* (darunter oft Depressionen mit psychotischen Anteilen) häufiger als die dysthyme Störung auftritt. In einer Literaturübersicht stellten Walker et al. (2011) fest, dass das häufigere Auftreten von Depressionen bei Menschen mit DS im Vergleich zu Menschen ohne DS kritisch hinterfragt werden muss. Es wurden durchaus für das DS typische Merkmale gefunden, die diese Personen empfindlicher gegenüber Stress und somit anfälliger für die Entwicklung einer Depression machen. Dazu gehören ein kleineres Hippocampus-Volumen, bestimmte Veränderungen im Neurotransmittersystem, Einschränkungen in der Sprachentwicklung und im Arbeitsgedächtnis, problematische Bindung und häufige somatische Defekte. Es werden folgende Symptome als Merkmale einer Depression bei diesen Personen beschrieben (Collacot, 1999; Khan et al., 2002): trauriger Gesichtsausdruck, Weinen, labile Stimmung, vegetative Symptome (Appetitverlust, Schlafstörungen, Gewichtsabnahme, Obstipation), Zurückgezogenheit, Mutismus, Inaktivität und Lustlosigkeit. Verhaltensauffälligkeiten wie Erregtheit, Aggressivität, vermehrte Abhängigkeit und mangelhafte Selbstversorgung werden ebenfalls genannt. Suizidale Ideen und Suizidversuche sind zwar selten, kommen aber durchaus vor. Suizidalität, geringes Selbstbewusstsein sowie Schuldgefühle werden bei Personen mit leichter intellektueller Beeinträchtigung beschrieben. Bekanntlich ist ein bestimmtes Niveau der kognitiven Entwicklung nötig, um diese Symptome zu entwickeln. Halluzinationen und bizarre Verhaltensweisen werden ebenfalls beobachtet. Wahrscheinlich treten bei diesen Menschen psychotische Merkmale während depressiver Zustände öfter auf. Die depressive Symptomatik bei Menschen mit DS äußert sich in der Veränderung des Verhaltens folgendermaßen:

- trauriger Gesichtsausdruck, manchmal Weinen oder labile Stimmung,
- vegetative Symptome (Schlafprobleme, Essprobleme, Gewichtsabnahme, Obstipation),
- Rückgang der Sprache (flüsterndes Sprechen, schlechtes Artikulieren, selektiver oder totaler Mutismus),
- Widersetzlichkeit und Dickköpfigkeit,
- Inaktivität und Lustlosigkeit,
- Zurückgezogenheit,
- Aggressivität,
- Ängste,
- Rückgang der Selbstversorgung,
- regressives Verhalten,
- manchmal Halluzinationen, wahnhaftes Erleben und delirant erscheinende Zustände.

Nach unserer Erfahrung kommen depressive Zustände bei Präadoleszenten und Adoleszenten (beiderlei Geschlechts) mit DS im Vergleich zu Menschen dieser Altersgruppe mit intellektueller Beeinträchtigung aufgrund von anderen Ursachen häufiger vor. Die Jüngsten waren 12 Jahre alt, wobei die Symptome vergleichbar mit denen bei Erwachsenen mit DS sind. Inaktivität und Protestverhalten können allerdings besonders auffallen, ebenso aggressive Ausbrüche und regressives Verhalten. Wir sahen in der Regel eine Rückentwicklung der Sprache, leises oder flüsterndes Sprechen, schlechte Artikulation, selektiven oder sogar totalen Mutismus. Ein derartiger Zustand kann plötzlich, binnen weniger Tage oder Wochen, entstehen. Meistens können vorangegangene belastende Erfahrungen identifiziert werden, häufig auch relativ unbedeutend erscheinende Veränderungen in der Umgebung (Schulwechsel, Lehrerwechsel, Umzug). Alle Mädchen unter unseren Patienten hatten unregelmäßige Menstruationszyklen. Die Jungen waren etwas älter als die Mädchen und zeigten deutlich pubertäre Merkmale.

Das 14-jährige Mädchen A. wurde zur Behandlung an unser kinderpsychiatrisches Team überwiesen. Ihre Probleme dauerten schon anderthalb Jahre an; sie bestanden aus Inaktivität, Widerstand gegen alle Versuche, sie zu aktivieren, Weinen, Essensverweigerung, Schlafproblemen, Mutismus, Abnahme der Selbstversorgung, fehlendem Willen in die Schule zu gehen, genereller Unlust und Ängstlichkeit (wobei nicht deutlich war, wovor).

In der Vorgeschichte gab es keine besonderen Probleme. In der Familienanamnese wurden keine psychischen Störungen angegeben. A. war gewöhnlich ein fröhliches und angenehmes Kind. Sie besuchte eine spezielle Schule. Als sie 12 Jahre alt war, hatte sie ein Gipskorsett wegen ihrer Skoliose bekommen, was ihr erhebliche Probleme bereitete. Kurz danach zog die Familie um. Dadurch wurde der bisherige Taxibetrieb, der sie zur Schule brachte, durch einen anderen ersetzt. Einige Wochen später weigerte sie sich zur Schule zu gehen. Es begannen die aufgeführten Probleme.

Bei der körperlichen Untersuchung fanden sich keine Abweichungen. In früheren kognitiven Testuntersuchungen war eine mittelgradige intellektuelle Beeinträchtigung festgestellt worden. Die emotionale Entwicklung befand sich auf dem Niveau der zweiten und dritten

Phase (unter 36 Monate), während sie nach Aussage der Mutter vor der Erkrankung besser „funktioniert" hatte. Wir interpretierten dieses niedrige emotionale Niveau als regressiven Zustand, der durch die Erkrankung verursacht worden war.

Aufgrund von Verhaltensbeobachtungen und anderen Befunden kamen wir zu dem Ergebnis, dass das Mädchen an einer Depression litt. Die Behandlung bestand aus einer antidepressiven Medikation (Amitriptylin 50 mg/Tag), Instruktion der Umgebung, Anpassung derselben an ihre aktuellen basalen emotionalen Bedürfnisse und eine vorsichtige Anregung und Rehabilitation.

Bei dem Mädchen B., 12 Jahre alt, hatte das problematische Verhalten während der Ferien mit den Eltern im Ausland begonnen. Kurz vor dem Urlaub bekam das Mädchen mit, dass ihr Lehrer weggehen werde und sie selbst in eine andere Klasse wechseln sollte. Die Probleme begannen mit Verwirrtheit, visuellen Halluzinationen, Unsauberkeit, Ängsten und Obstipation. Einige Tage später verweigerte sie zu essen, konnte nicht schlafen und begann unverständlich zu sprechen. Inaktivität und Widerstand fielen auch bei diesem Mädchen auf. Zwei Monate später bekam sie antipsychotische Medikamente (Dipiperon und später Risperidon), ohne befriedigendes Resultat. Nach der Diagnose Depression mit psychotischen Merkmalen wurde neben Risperidon auch Amitriptylin (75 mg/Tag) mit einem positiven Ergebnis verschrieben.

Bei Menschen mit DS und psychischer Problematik müssen die verschiedenen somatischen Störungen besonders beachtet werden. Diese Patienten sind sehr anfällig für Atemwegsinfekte, Mittelohrentzündungen, Nasennebenhöhlenentzündung, allergische Reaktionen und Schlafapnoe. Vor allem muss eine Hypothyreose (Schilddrüsenunterfunktion) ausgeschlossen werden, die ihrerseits mit depressiven Symptomen einhergehen kann. In der Psychodiagnostik müssen eventuelle Diskrepanzen zwischen Handlungs- und Verbal-IQ ausgeschlossen werden, weil hierin eine Ursache von Interaktionsproblemen liegen könnte, die ihrerseits bei der Entstehung der Depression eine Rolle spielen können. Die Feststellung des emotionalen Entwicklungsstandes und der Persönlichkeitsentwicklung kann dazu beitragen, die erhöhte Stressempfindlichkeit der betroffenen Person zu erklären. Bei den Beispielen fiel auf, dass der depressive Zustand zu Beginn der Pubertät schon nach nur gering belastenden Erfahrungen entstanden war. Es ist anzunehmen, dass pubertätsbedingte hormonelle Veränderungen neben den Veränderungen in der Umgebung bei einer prädisponierten Person einen depressiven Zustand auslösen können.

In der Behandlung scheinen trizyklische Antidepressiva mit serotonerger Wirkung (Amitriptylin, Clomipramin) einen günstigen Effekt zu haben. Dies berichten auch andere Autoren (Khan et al., 2002). Selektive Serotonin-Wiederaufnahmehemmer (SSRI; z. B. Citalopram, Fluvoxamin) haben manchmal eine bessere Wirkung als trizyklische Antidepressiva (Walker et al., 2011), können jedoch Erregung und Unruhe auslösen. In den meisten Fällen sind die Antidepressiva niedriger zu dosieren als gewöhnlich. Im Rahmen einer integrativen Behandlung muss man neben der Medikation für eine bessere Anpassung der Umgebung an die basalen Bedürfnisse der Person sorgen. Psychotherapeutisch sollten kognitive und verhaltenstherapeutische Techniken eingesetzt werden.

Verlauf und Prognose frühmanifester depressiver Störungen bei Adoleszenten mit DS sind noch nicht ausreichend untersucht. Einige Untersucher (Collacott, 1999) stellten ein häufigeres Vorkommen einer Depression bei Menschen auf niedrigerem kognitivem Niveau fest. Ihnen zufolge ist bei einem frühen Beginn der Depression von einer schlechteren Prognose auszugehen. Nach unseren Erfahrungen kann ein depressiver Zustand bei diesen Menschen jahrelang dauern und therapieresistent sein. Bei manchen Patienten haben wir erlebt, dass eine leichte Verbesserung eintrat, aber die Personen anhaltend maladaptive Verhaltensweisen zeigten, manchmal in Verbindung mit einem Rückgang der gesamten psychosozialen Funktionsfähigkeit. In diesen Fällen kommt differenzialdiagnostisch eine Alzheimer-Demenz in Betracht. Zwar schließt ein niedriges Lebensalter einen Demenzprozess meistens aus; trotzdem sind in solchen Fällen wiederholt umfangreiche somatische und psychologische Kontrolluntersuchungen indiziert.

Chronische depressive Zustände, manchmal mit kurz andauernden schweren (gelegentlich psychotischen) Einbrüchen, sind nicht selten.

Antidepressiva können in niedriger Dosierung – manchmal in Kombination mit einem niedrig dosierten Neuroleptikum wie Dipiperon – in den meisten Fällen hilfreich sein. Bei therapieresistenten Fällen wurden gute Erfahrungen mit einer Kombination von Antidepressiva und Antiepileptika (Carbamazepin, Valproat) beschrieben oder mit Antidepressiva und Schilddrüsenhormonen (Khan et al., 2002)[95]. Es kommt oft vor, dass eine Depression bei Menschen mit DS sehr lange – manchmal jahrelang – von den Betreuern unbemerkt bleiben kann. Der Grund liegt wahrscheinlich darin, dass die Betreuer mit dem klinischen Bild einer Depression nicht ausreichend vertraut sind.

23.1.2 Alzheimer-Demenz bei Menschen mit Down-Syndrom

Alzheimer-Demenz kann bei Menschen mit einem DS schon ab einem Lebensalter von 35 Jahren vorkommen. Das durchschnittliche Lebensalter beim Auftreten einer Alzheimer-Demenz bei Menschen mit DS liegt ungefähr bei 50 Jahren. Mit zunehmendem Alter steigt die Prävalenz dieser Erkrankung erheblich an.

Die Alzheimer-Demenz beginnt meistens mit Einschränkungen des Gedächtnisses, worauf ein Rückgang der Sprache und der Psychomotorik folgt. In psychologischen Tests können die Gesamtergebnisse von Jahr zu Jahr schlechter werden,

95 Solche medikamentösen Behandlungsstrategien, bei denen durch die Kombination von Wirkstoffen eine höherere Wirksamkeit erreicht werden soll, nennt man Augmentationsbehandlungen. Sie sind auch bei nicht beeinträchtigten Menschen mit depressiven Zuständen beschrieben worden. Sie werden auch bei anderen Störungen und Zielsymptomatiken häufig eingesetzt. Solche Behandlungen sollten allerdings sorgfältig indiziert und begleitet werden (Monitoring), um unerwünschte Wechselwirkungen zu vermeiden (Anm. d. dt. Hrsg.).

durchschnittlich um 8 bis 10 Punkte pro Jahr (Janicki & Dalton, 1999). Veränderung der Affektregulation sowie zunehmende Impulsivität und Reizbarkeit können auffallen. Im EEG sind im Verlauf zunehmend langsamere Wellen zu sehen. Im mittleren Stadium der Erkrankung fällt ein kognitiver und psychomotorischer Entwicklungsrückschritt auf; es können neurologische Abweichungen wie Dyspraxie, motorische Trägheit und pathologische neurologische Reflexe auftreten. Mit dem Lebensalter schreiten sowohl der psychosoziale als auch der motorische Abbau fort, Epilepsie und verschiedene neurologische und andere somatische Probleme können auftreten.

Während des Hirnabbauprozesses können verschiedene Veränderungen des Verhaltens und auch verschiedene psychische Störungen auftauchen. Eine häufige sekundäre Störung ist die Depression. Es können psychotische Symptome wie Halluzinationen und Wahn auftreten. Eine Depression kann manchmal auch das erste Zeichen eines beginnenden Demenzprozesses sein; sie kann aber auch erst im Verlauf des Demenzprozesses entstehen. Die Differenzierung zwischen Demenz und primärer Depression kann schwierig sein, weil kognitive Leistungen unter einem depressiven Zustand zurückgehen können[96]. Manchmal wird die Differenzierung erst nach einer antidepressiven Behandlung möglich. Wenn nämlich die betroffene Person gut auf die antidepressive Therapie anspricht und ihre kognitiven und anderen Funktionen wiederhergestellt sind, kann man davon ausgehen, dass eine Depression vorliegt. Regelmäßige psychologische und somatische Untersuchungen alle sechs Monate können helfen, den organischen Abbau zu erkennen. Bei der Diagnose Alzheimer-Demenz muss eine adäquate Betreuung und Nachsorge der betroffenen Person geplant werden. Für sekundäre psychische Probleme kommt eine symptomgerichtete Therapie in Betracht.

23.2 Fragiles X-Syndrom

Das fragile X-Syndrom (FXS; ICD-10: Q99.2) kommt etwa bei 1 von 1.200 Männern und bei 1 von 200 bis 2.500 Frauen vor (Deb, 1997)[97]. Bei betroffenen Männern findet sich eine mittelgradige bis leichte intellektuelle Beeinträchtigung, bei Frauen in ungefähr 50 % der Fälle eine leichtere intellektuelle Beeinträchtigung.

Männer mit FXS haben ein charakteristisches Äußeres und eine charakteristische psychosoziale Entwicklung. Hier werden allein die psychosozialen Aspekte erörtert (vgl. Tab. 17). Problembereiche im Hinblick auf die psychischen Funktionen sind

---

96 Für diesen Umstand wird häufig der Begriff der depressiven Pseudodemenz verwendet (Anm. d. dt. Hrsg.).

97 Anderen Angaben zufolge kommt das FXS deutlich seltener vor, nämlich bei Männern mit einer Häufigkeit von 1:4.000, bei Frauen mit 1:8.000 (Fragile X syndrome. Genetics home reference; https://ghr.nlm.nih.gov/condition/fragile-x-syndrome, retrieved April 21, 2017) (Anm. d. dt. Hrsg.).

Schwierigkeiten des sequenziellen Denkens, Dyskalkulie, beeinträchtigtes Kurzzeitgedächtnis, Probleme der visuomotorischen Koordination, Probleme der Sprachentwicklung sowie Überempfindlichkeit für Berührung, Geräusche und visuelle Reize. Die Sprachentwicklung dieser Menschen ist gestört, erreicht aber meistens schließlich dasselbe Niveau wie die handlungsbezogene Intelligenz. Häufig treten Artikulationsschwierigkeiten, Echolalie und Perseverationen auf. Betroffene Kinder fallen durch Hyperaktivität, mangelnde Aufmerksamkeit, labile Stimmung, stereotypes Verhalten und wedelnde oder flatternde Handbewegungen auf. Manche können freundlich und sanftmütig sein, andere sind scheu und schnell verlegen. Häufig findet man ein autismusähnliches Verhalten sowie eine ausgeprägte Ängstlichkeit. Zurückgezogenheit und ritualisierte Verhaltensweisen werden ebenfalls beobachtet, manchmal auch oppositionelles, destruktives und aggressives Verhalten.

Tabelle 17: Merkmale von Männern mit FXS

Physiologisch	außer Epilepsie (bei ungefähr 20 %) keine auffallenden Probleme
Kognitiv	zwischen mittelgradiger intellektueller Beeinträchtigung und Normalniveau, beeinträchtigtes Kurzzeitgedächtnis, Dyskalkulie, beeinträchtigte sequenzielle Fertigkeiten, beeinträchtigte visuomotorische Koordination, Beeinträchtigung der expressiven Sprache (Syntax, Grammatik, Perseveration, Echolalie) und der rezeptiven Sprache
Sozial	verminderte soziale Adaption
Emotional	Ängste, soziale Scheu, Zurückgezogenheit
Persönlichkeit	verzögerte kognitive Entwicklung in späterem Schulalter und in der Adoleszenz, gut entwickelte Selbstständigkeit, kaum Augenkontakt, Hyperarousal, autistische Züge (Ablehnung von körperlichem Kontakt, Perseveration, Stereotypien), Hyperaktivität, Aufmerksamkeitsdefizit
Häufige psychische Störungen	ADHS, Angststörungen, Depression, selbstverletzendes Verhalten

Unklar ist, ob Autismus beim FXS häufiger auftritt als bei anderen Syndromen mit einer intellektuellen Beeinträchtigung. Ein anderes Problem stellt die häufige Diagnose einer ADHS dar. Zwar werden Hyperaktivität und Aufmerksamkeitsdefizite bei diesen Kindern häufig festgestellt, aber welche Funktionsstörung diesem Verhalten zugrunde liegt, ist noch ungeklärt. Zudem weiß man aus der Praxis, dass der Einsatz von Stimulanzien bei diesen Kindern oft ein negatives Resultat bringt. Das könnte bedeuten, dass ein anderer Entstehungsmechanismus angenommen werden muss, als bei Kindern mit einer „gewöhnlichen" ADHS.

Selbstverletzendes Verhalten, Angststörungen, depressive und psychotische Zustände kommen bei Menschen mit FXS oft vor.

Bei betroffenen Frauen findet man Verhaltensprobleme und psychische Störungen seltener als bei Männern. Manche Untersucher vertreten die Auffassung, dass betroffene Frauen mit FXS für depressive Zustände prädisponiert seien.

In der Praxis wird in der Regel eine psychiatrische Diagnose aufgrund von Verhaltenssymptomen (phänomenologisch-deskriptiver Ansatz) gestellt wird, ohne nach Ursache und Pathogenese der betreffenden Störung zu fragen. Zwischen der genetischen Veränderung und dem psychopathologischen Bild wird ein direkter Zusammenhang hergestellt, ohne andere relevante Faktoren (z. B. Umweltfaktoren) mit einzubeziehen. Diese Vorgehensweise ist problematisch, weil die Bedeutung der genetischen Veränderung für die Ausprägung der Symptomatik nicht klar ist. Sie könnte eine Disposition darstellen, auf bestimmte auslösende Faktoren mit einer bestimmten psychischen Störung zu reagieren. Es könnte aber auch sein, dass die psychiatrische Erkrankung sekundäre Folge psychosozialer Funktionsstörungen ist, die ihrerseits durch genetische Veränderung zustande kommen.

Es ist wahrscheinlich, dass bei FXS die psychopathologischen Zustände als sekundäre Folge des Zusammenspiels zwischen den spezifischen, genetisch bestimmten Funktionsstörungen und ungünstigen Umgebungsbedingungen entstehen. Wir gehen davon aus, dass psychiatrische Störungen bei Menschen mit FXS auf dieselbe Art und Weise wie bei anderen Menschen entstehen.

Die Behandlung der jeweiligen psychischen Störung folgt derselben Stratgie wie bei anderen Menschen mit einer intellektuellen Beeinträchtigung. Die Identifizierung ihrer basalen emotionalen Bedürfnisse und Motivationen sowie die Feststellung ihrer psychischen Belastbarkeit und die Art ihres Umgangs mit belastenden Umständen müssen die Grundlage für die Planung einer integrativen Behandlung sein – ausgehend von der biopsychosozialen und der Entwicklungsdimension.

23.3 Prader-Willi-Syndrom

Das Prader-Willi-Syndrom (PWS; ICD-10: Q87.1)[98] kommt bei ungefähr 1 von 10.000 Neugeborenen vor. Es ist die Folge einer Deletion[99] auf dem Chromosom 15. Menschen mit PWS haben ein charakteristisches Aussehen und eine leichte intellektuelle Beeinträchtigung bis hin zu einer grenzwertig normalen kognitiven Entwicklung. In verschiedenen physiologischen Aspekten und in der psychosozi-

98 Synonyme: Prader-Labhard-Willi-Syndrom, Urban-Syndrom, Urban-Rogers-Meyer-Syndrom (Anm. d. dt. Hrsg.).

99 Unter einer Deletion versteht man in der Genetik – in vereinfachter Form ausgedrückt –, dass Teile eines Gens oder eines Chromosoms fehlen (Anm. d. dt. Hrsg.).

alen Entwicklung weichen sie von der Norm ab. Man nimmt bei Menschen mit PWS eine Dysfunktion des hypothalamischen Systems an, welches Störungen des Essverhaltens, der Schlaf-Wach-Regulation, der Regulation der Körpertemperatur und eine verminderte Sekretion von Geschlechtshormonen bewirkt. In ihren ersten Lebensjahren weisen Kinder mit PWS eine muskuläre Hypotonie auf und sind schlechte Esser. In der Kindheit kommt es zu vermehrter Essensaufnahme und zum Übergewicht, zudem bleiben die kognitive Entwicklung und das Verhalten zurück. Im Erwachsenenalter nimmt das Übergewicht in ernsthafter Weise zu, außerdem entstehen immer mehr Verhaltensprobleme. Der Schlaf kann auf verschiedene Art und Weise gestört sein, wodurch die meisten der Betroffenen tagsüber schläfrig sind. Der Nachtschlaf ist durch Einschlafschwierigkeiten, vermehrtes Schlafbedürfnis (über zehn Stunden) und ungenügende REM-Schlaf-Phasen gekennzeichnet. Unterentwickelte sekundäre Geschlechtsmerkmale bei Männern (kleiner Penis, kleine Hoden, oft Kryptorchismus), unregelmäßiger Menstruationszyklus und Amenorrhoe bei Frauen sind die Folge einer hormonellen Störung.

Menschen mit PWS können ein einigermaßen funktionierendes visuell-räumliches Verständnis haben, aber ein ziemlich schlechtes Kurzzeitgedächtnis mit einem fortschreitenden Informationsverlust durch Gedächtnisschwäche. Die Sprache kann auffällig sein; meistens handelt es sich um Artikulationsprobleme, Echolalie oder Syntax-Probleme (vgl. Tab. 18).

Tabelle 18: Merkmale von Personen mit Prader-Willi-Syndrom

Physiologisch	Probleme mit dem Essen (schlechte Esser bis zum Alter von 2 Jahren, später Hyperphagie), Übergewicht, unterentwickelte sekundäre Geschlechtsmerkmale, Schlafstörungen (Schlafneigung tagsüber, nächtliche Schlafprobleme), Probleme mit der Regulation der Körpertemperatur
Kognitiv	überwiegend leichte intellektuelle Beeinträchtigung, visuelle Fertigkeiten besser entwickelt als auditive Fertigkeiten, manchmal schwache expressive Sprache, schwaches Kurzzeitgedächtnis
Sozial	schlechte soziale Anpassung
Emotional	niedrige Frustrationstoleranz, schwache Aggressionsregulation, schwache Affektregulation, manchmal sozial ängstlich und scheu
Persönlichkeit	impulsiv, zwanghaft, dickköpfig, fixiert auf Lebensmittel, inaktiv
Häufige psychische Störungen	selbstverletzendes Verhalten, Zwangsstörung, affektive Störungen, aggressives Verhalten, Angststörung, zykloide Psychose

Das Verhalten von Personen mit PWS kann in sozialer Hinsicht durchaus angepasst sein. Häufig werden jedoch erhebliche Verhaltensprobleme beschrieben, die hauptsächlich im Zusammenhang mit der Hyperphagie, dem übertriebenen Bedürfnis zu essen, stehen. Die betroffenen Menschen sind im Allgemeinen träge. Sie bewegen sich nicht gern; sie können stur, impulsiv, aggressiv und zerstörungswütig sein. Selbstverletzendes Verhalten wie Hautzupfen, Kratzen und Bohren in Wunden kann auftreten. Ihr ritualisiertes Verhalten und ihre zwanghaften Handlungen bewirken, dass oft an Zwangsstörungen gedacht wird. Stimmungswechsel und unsoziale Verhaltensweisen gegenüber ihren Mitmenschen können zu großen Problemen führen. Ihre unersättliche Essenslust bringt sie dazu, Nahrungsmittel zu stehlen und auf Einschränkungen des Essens aggressiv zu reagieren. Im Erwachsenenalter kann ein hochgradiges Übergewicht zu massiven Gefahren für die körperliche Gesundheit führen.

Autistische und autismusähnliche Störungen findet man bei einem kleinen Anteil dieser Personengruppe. Psychiatrische Störungen sind dagegen häufig. Bei einem geringen Prozentsatz der Kinder (ca. 5 %) können Merkmale eines ADHS auftreten. Eine Zwangsstörung wird im Erwachsenenalter relativ oft diagnostiziert. Häufig werden Angststörungen und depressive Zustände beschrieben, ebenso psychotische Zustände, die nach plötzlichem Beginn mit Erregung, Angst, bizarren Erfahrungen, akustischen Halluzinationen und verschiedenen affektiven Merkmalen einhergehen (Clarke, 1993). Dieser Typ von Psychosen wurde durch Leonhard (1964[100]) als *zykloide Psychosen*[101] beschrieben, später durch Perris (1988) unter Bezug auf Leonhard. Solche Psychosen können plötzlich auftreten, schnell verschwinden, rezidivieren aber häufig.

Die Ursachen derartiger psychiatrischer Störungen bei PWS sind unklar. Es spielen hier sowohl eine genetische Prädisposition als auch ungünstige Umgebungsbedingungen – vor allem wiederholte Konflikte mit der Umgebung – eine Rolle. In diagnostischer Hinsicht ist es wichtig, mit einem ganzheitlichen Ansatz alle infrage kommenden ursächlichen Faktoren zu identifizieren und den Entstehungsmechanismus zu erkennen. Erst damit kann eine qualifizierte Hilfeplanung erfolgen.

In der Behandlung muss der Akzent auf einer guten Beobachtung und Begleitung der basalen physiologischen und emotionalen Bedürfnisse dieser Menschen liegen. Konflikte, Ängste, Stresserfahrungen und gleichzeitig die Prävention von Verhaltens- und psychischen Störungen sind die wichtigsten Aufgaben in der Beglei-

100 Vgl. auch Leonhard (1956; Anm. d. dt. Hrsg.).

101 Nach Leonhard werden die zykloiden Psychosen aufgeteilt in Verwirrtheitspsychosen, Angst-Glück-Psychosen und Motilitätspsychosen. Alle diese drei Unterformen sind bipolar ausgeprägt. Sie können hinsichtlich der Symptomatologie ineinander übergehen und klingen nach jeder Episode vollständig, ohne jedes Residuum, ab, weisen aber eine hohe Rezidivneigung auf (Anm. d. dt. Hrsg.).

tung dieser Menschen. Eine medikamentöse Behandlung kommt bei eindeutig diagnostizierten psychiatrischen Erkrankungen in Betracht. Die wiederholt dargelegte vierdimensionale integrative Behandlung ist hier angebracht.

23.4 Velo-cardio-faciales Syndrom

Das velo-cardio-faciale Syndrom[102] (VCFS; ICD-10: D82.1) beruht auf einer Deletion auf dem kurzen Arm des Chromosoms 22. Dieses Syndrom wird charakterisiert durch verschiedene auffällige somatische Abweichungen (z. B. Gaumenspalte, angeborener Herzfehler und Gesichtsdysmorphie). Probleme wie Sprachstörungen, Lernstörungen, Ernährungsprobleme und Verhaltensschwierigkeiten kommen hinzu. Das VCFS kommt ungefähr bei 1 von 5.000 Geburten vor. Die Ausprägung des Syndroms ist jedoch sehr variabel; lediglich bei einer Minderheit dieser Personen besteht ein komplettes Störungsbild. Bei dem kleineren Teil dieser Betroffenen kommt eine leichte intellektuelle Beeinträchtigung vor. Die meisten Betroffenen weisen eine normale kognitive Entwicklung auf. Die verbalen Fähigkeiten sind meistens besser als die des praktischen Handelns.

Morphologischen Hirnuntersuchungen zufolge findet man bei VCFS ein vermindertes Volumen des Schläfenlappens und des Hippocampus.

Verhaltensprobleme wie Zurückgezogenheit, geringe soziale Interaktionen, Mangel an Spontaneität und inadäquater Affektausdruck können schon in der Kindheit entstehen. Diese Kinder können den Eindruck einer atypischen tiefgreifenden Entwicklungsstörung oder einer psychotischen Störung erwecken (vgl. Tab. 19).

Psychiatrische Störungen können sich in der frühen Adoleszenz oder im Erwachsenenalter manifestieren. Oft zeigen die Betroffenen Hinweise auf affektive Störungen (Depression, bipolare Störung, Dysthymie); in manchen Fällen können psychotische Zustände vom Ausmaß einer schizoaffektiven Störung oder Schizophrenie entstehen. Die Psychose kann therapieresistent und lang andauernd sein. Beim VCFS wird ein mit dem Lebensalter zunehmender Rückstand in der Entwicklung der temporalen und hippocampalen Hirngebiete beobachtet. Solche Veränderungen werden auch bei Menschen mit Schizophrenie beobachtet (Eliez et al., 2001). Der Entwicklungsrückstand dieser Hirngebiete hat nachteilige Folgen für das Langzeitgedächtnis, für die Sprache und andere kognitive Funktionen. Diese Funktionsveränderungen werden als Ursache für psychotische Erscheinungen angesehen.

Noch gibt es erst wenige Untersuchungen über dieses Syndrom. Deshalb ist es schwer zu sagen, durch welche pathogenetischen Mechanismen die psychiatrischen Störungen bei Menschen mit VCFS entstehen. Nach dem derzeitigen Stand scheinen die genetisch bedingten Veränderungen, vornehmlich Anomalien be-

102 Synonyme: Shprintzen-Syndrom, Chromosom 22q11-Deletions-Syndrom (Anm. d. dt. Hrsg.).

stimmter Hirngebiete, mit psychotischen Zuständen zusammenzuhängen. Sowohl die Behandlung als auch die Prognose muss diese Aspekte berücksichtigen.

Tabelle 19: Merkmale des velo-cardio-facialen Syndroms

Physiologisch	Herzfehler, Gaumenspalte, Gesichtsdysmorphie, Probleme mit dem Essen, Hypokalzämie, Nierenprobleme
Kognitiv	leichte intellektuelle Beeinträchtigung oder normales Intelligenzniveau, Verbal-IQ höher als Handlungs-IQ, Probleme mit der expressiven Sprache
Sozial	Zurückgezogenheit, soziale Scheu
Emotional	abgeflachter Affekt, Angst, schnell frustriert
Persönlichkeit	impulsiv, Konzentrationsprobleme, motorische Hyperaktivität
Häufige psychische Störungen	ADHS, affektive Störungen, Psychose (Schizophrenie), soziale Phobie

23.5 Lesch-Nyhan-Syndrom

Das Lesch-Nyhan-Syndrom (ICD-10: E79.1) ist eine an das X-Chromosom gebundene Erkrankung. Bei diesem Krankheitsbild fehlt ein bestimmtes Enzym (Hypoxantin-Guanin-Phosphoribosyl-Transferase). Dieses Enzymdefizit wiederum führt zu hohen Konzentrationen von Xantin und Harnsäure. Man nimmt eine Überempfindlichkeit des Dopamin-(D1-)Systems an (Verhoeven & Tuinier, 2001). Die betroffenen Menschen sind meistens schwer intellektuell beeinträchtigt, haben motorische Einschränkungen und Sprachstörungen. Typisch ist ein massiv selbstverletzendes und selbstverstümmelndes Verhalten (Beißen auf die Finger, Lippen und die Innenseite des Mundes).

Die Behandlung des selbstverletzenden Verhaltens dieser Menschen beschränkt sich meistens auf die Gabe von Medikamenten, ohne dass bisher ein effektiver Wirkstoff gegen diese Problematik gefunden wurde. Der kombinierte Einsatz von Verhaltenstherapie und Medikamenten kann hilfreich sein.

23.6 Cornelia-de-Lange-Syndrom

Das Cornelia-de-Lange-Syndrom (ICD-10: Q87.1) kommt bei 1 von 100.000 Menschen vor. Es ist gekennzeichnet durch ein auffälliges Äußeres der Betroffenen, durch verschiedene körperliche Merkmale, intellektuelle Beeinträchtigung und ein charakteristisches Verhalten. Eine bestimmte genetische Veränderung ist bisher nicht nachgewiesen worden[103]. Vermutlich hat das Syndrom mehr als bloß eine einzige Ursache (Deb, 1997). Die meisten Kinder mit diesem Syndrom zeigen eine massive Entwicklungsverzögerung im körperlichen Wachstum sowie in der sozialen und motorischen Entwicklung. Die Sprachentwicklung kann völlig ausbleiben, oder es fallen expressive Sprachprobleme auf. Die meisten Erwachsenen bleiben in ihrer Entwicklung auf dem Niveau einer schweren intellektuellen Beeinträchtigung stehen. Es kommen allerdings auch Fälle mit grenzwertig normaler Intelligenz und fast normaler Sprachentwicklung vor. Die Verhaltensprobleme (Essstörungen, Schlafstörungen, selbstverletzendes Verhalten, Wutausbrüche, zyklische Veränderungen von Stimmung und manchmal autistische Züge) werden oft sehr früh bemerkt. Im späteren Lebensalter kommen stereotype Verhaltensweisen, soziale Scheu, ritualisierte Aktivitäten und eine rigide Art des Denkens dazu. Aggressivität und selbstverletzendes Verhalten können in Frustrationssituationen auftreten. Das Verhalten dieser Menschen erscheint insgesamt recht unspezifisch, ähnlich einer tiefgreifenden Entwicklungsstörung.

Spezielle psychiatrische Störungen wurden bei Menschen mit Cornelia-de-Lange-Syndrom nicht beschrieben. Man kann davon ausgehen, dass bei ungünstigen Bedingungen dieselben psychiatrischen Störungen wie bei anderen Menschen auf vergleichbarem Entwicklungsniveau entstehen können. In unserer Praxis diagnostizierten wir bei einigen Patienten einen depressiven Zustand mit Veränderungen von Verhalten und Stimmung, aggressiven Ausbrüchen, selbstverletzendem Verhalten, Hyperaktivität, Ablehnung von sozialem Kontakt, Ess- und Schlafproblemen. Alle Untersuchten waren Jugendliche. Die Verhaltensänderungen waren vermutlich durch Veränderungen in der Umgebung ausgelöst worden (Veränderungen in der Schule oder auf der Arbeit, Unterbringung außerhalb des Elternhauses, Erkrankung eines Elternteils). Die Anpassung der Umgebung an die basalen emotionalen Bedürfnisse dieser jungen Menschen und eine medikamentöse Unterstützung durch eine niedrigdosierte antidepressive Behandlung (Amitriptylin, manchmal kombiniert mit einer geringen Dosis Dipiperon) erbrachten günstige Resultate.

23.7 Rett-Syndrom

Das Rett-Syndrom (ICD-10: F84.2) ist eine fortschreitende X-chromosomal gebundene Erkrankung, die nur bei Mädchen mit einer Häufigkeit von ungefähr 1 von 10.000 bis 15.000 auftritt. Die anfängliche Entwicklung des Kindes ist nor-

103 Seit 2004 ist eine Genmutation (NIPBL-Gen) bekannt, die bei etwa der Hälfte der Betroffenen vorliegen soll (Gillis et al., 2004).

mal. Im Alter zwischen 5 und 48 Monaten kommt es allerdings zu einer Verzögerung des Schädelwachstums. Zielgerichtete Handbewegungen gehen verloren, Kommunikation und Interaktion werden spärlicher, ohne den sozialen Kontakt ganz zu verlieren. Autismusähnliche Symptome werden beobachtet. Typisch sind die merkwürdig wringenden Bewegungen der Hände („Händewaschen") und der völlige Verlust des zielgerichteten Handgebrauchs. Eine Rumpf-Apraxie und eine Gang-Apraxie entstehen meistens bis zum vierten Lebensjahr. Die Sprache bildet sich zurück, ebenfalls alle kognitiven Funktionen, was zur schweren bis schwersten intellektuellen Beeinträchtigung führt. Der tiefste Stand der Rückentwicklung wird im Schulalter erreicht. Verschiedene somatische Anomalien (z.B. Epilepsie, periodische Hyperventilationen, periodische Apnoe und Spastik) bilden sich langsam heraus.

Dieser fortschreitende Verfall der Hirnfunktionen kann verschiedene Verhaltensprobleme sowie psychische und vegetative Probleme mit sich bringen. Selbstverletzendes Verhalten (Beißen in Finger und Hände, Schlagen mit Händen, Kopfschlagen) kommen oft vor, ebenso Stimmungswechsel, Dysregulation der Affekte und Aggressivität, Probleme mit Schlaf und Essen, Verstimmungszustände, verschiedene Ängste bei Veränderungen der sensorischen Reize, Angst vor Räumen und fremden Menschen. Dieser Zustand kann verglichen werden mit psychischen Problemen von Kindern mit schwerer und schwerster intellektueller Beeinträchtigung, bei denen durch ungünstige Umstände die psychophysiologische Homöostase verloren geht und depressive oder psychotische Bilder entstehen. Für die Behandlung ist es wichtig, die Umgebung so an die Bedürfnisse des Kindes anzupassen, dass die psychophysiologische Homöostase aufrechterhalten wird.

23.8 Williams-Syndrom

Das Williams-Syndrom[104] (ICD-10: Q78.8) kommt mit einer Häufigkeit von 1 unter 55.000 vor. Es beruht auf einer Deletion auf dem Chromosom 7. Das Williams-Syndrom wird charakterisiert durch somatische Abweichungen (kardiovaskuläre Veränderungen, Hyperkalzämie und Bindegewebsveränderungen). Es fallen die typischen „elfenhaften" Gesichtszüge einerseits und eine meist leicht bis mittelgradige intellektuelle Beeinträchtigung andererseits auf. Die Sprache ist angesichts des kognitiven Niveaus auffallend gut entwickelt. Es wird eine Überempfindlichkeit für akustische Reize beschrieben. Die visuell-räumlichen und motorischen Fertigkeiten sind schwach ausgebildet. Die zumeist auffallenden Verhaltensprobleme bestehen aus Hyperaktivität, Aufmerksamkeitsdefizi-

104 Synonyme: Williams-Beuren-Syndrom, Fanconi-Schlesinger-Syndrom, Elfin-face-Syndrom (Anm. d. dt. Hrsg.).

ten, Ess- und Schlafproblemen, ausgesprochenen Ängsten und geringem Interesse an Altersgenossen (vgl. Tab. 20).

Tabelle 20: Merkmale des Williams-Syndroms

Physiologisch	kardiovaskuläre Veränderungen, Hyperkalzämie, Bindegewebsveränderungen, Strabismus, Überempfindlichkeit für akustische Reize
Kognitiv	mittelgradige bis leichte intellektuelle Beeinträchtigung, gut entwickeltes sprachliches Ausdrucksvermögen, gutes auditives Kurzzeitgedächtnis, schwache visuell-räumliche Funktion, beeinträchtigte perzeptuelle Planung
Sozial	gute soziale Adaption und soziale Kommunikation, etwas schwächere Selbstständigkeit
Emotional	Theory of Mind gut entwickelt
Persönlichkeit	freundlich, aber manchmal zu freundlich (Gefährdung, Missbrauch zum Opfer zu fallen)
Häufige psychische Störungen	Hyperaktivität, Aufmerksamkeitsdefizit, viel Aufmerksamkeit einfordernd, Ungehorsam, Wutausbrüche, Ängste (Phobien), Zwangsstörungen, Depression

Im Erwachsenenalter scheint ein erhöhtes Risiko für Angststörungen und affektive Störungen zu bestehen. Auch Zwangsstörungen werden beschrieben. Solche Störungen scheinen allerdings eher sekundärer Art zu sein, d. h. die psychiatrische Störung entsteht aufgrund von maladaptivem Verhalten und Interaktionsproblemen mit der Umgebung und nicht als direkte Folge der genetischen Veränderung. Die Behandlung der sekundären psychiatrischen Störungen folgt den üblichen Behandlungsstrategien.

23.9 Smith-Magenis-Syndrom

Das Smith-Magenis-Syndrom (ICD-10: Q93.5) wird durch eine Mikrodeletion auf Chromosom 17 verursacht. Die Schätzungen zur Häufigkeit differieren zwischen 1 zu 25.000 und 1 zu 50.000. Merkmale des Syndroms sind charakteristische Gesichtsdysmorphien (Fehlbildungen des Gesichts), Veränderungen an Herz und Nieren, Kleinwuchs, intellektuelle Beeinträchtigung (meistens mittelgradig), Sinnesbehinderungen (Seh- und Hörstörungen), sowie Probleme der expressiven Sprache. Das Kurzzeitgedächtnis ist beeinträchtigt, während das Langzeitgedächtnis gut funktionieren kann. Die sequenzielle Verarbeitung von Information ist beeinträchtigt, während das visuelle Gedächtnis gut ist (vgl. Tab. 21).

Tabelle 21: Merkmale des Smith-Magenis-Syndroms

Physiologisch	Herzfehler, Epilepsie, Schlafprobleme, Seh- und Hörminderung, vermindertes Schmerz- und Temperaturempfinden, Skoliose
Kognitiv	mittelgradige bis leichte intellektuelle Beeinträchtigung, schwache sequenzielle Aktivität, schwaches sprachliches Ausdrucksvermögen
Sozial	soziale Adaption auf dem Niveau der kognitiven Entwicklung
Emotional	unzureichende Aggressions- und Affektregulation
Persönlichkeit	Hyperaktivität, Konzentrationsmangel, Wutausbrüche, Dickköpfigkeit, selbstverletzendes Verhalten, „selbstumarmendes“ Verhalten
Häufige psychische Störungen	Verhaltensstörungen

Es gibt einige Verhaltensbesonderheiten: Im ersten Lebensjahr ist das Kind ein „perfektes Baby“. Das Kind ist sehr „rücksichtsvoll“ und weint nie. Wenn es älter wird, treten massive Schlafstörungen mit reduziertem oder fehlendem REM-Schlaf auf sowie Kommunikationsprobleme, motorische Unruhe, Verlangen nach viel Aufmerksamkeit, stereotypes Verhalten, Aggressivität, Wutausbrüche und selbstverletzendes Verhalten. Verhaltensweisen in Form stereotyper Armbewegungen sind typisch. Dabei werden die Hände in der Art einer Selbstumarmung gegen die obere Körperhälfte gedrückt. Auch das selbstverletzende Verhalten ist recht typisch; diese Personen neigen sehr stark dazu, sich Gegenstände in die Körperöffnungen zu stecken. Außerdem können sie mit dem Kopf schlagen, in ihre Hände und Handgelenke beißen oder sich die Finger- und Zehennägel ausreißen.

Spezifische psychiatrische Störungen werden bei diesen Menschen nicht beschrieben, das Risiko für psychiatrische Störungen entspricht dem von Personen mit vergleichbarer intellektueller Beeinträchtigung unter ungünstigen Umständen. Dann entspricht auch die Behandlung derjenigen bei Menschen mit intellektueller Beeinträchtigung und vergleichbaren psychiatrischen Störungen.

23.10 Angelman-Syndrom

Das Angelman-Syndrom (ICD-10: Q93.5) entsteht durch das Fehlen (Mikrodeletion) des mütterlichen Anteils des Chromosoms 15. Charakteristisch für das Syndrom sind ein dysmorphes (fehlgebildetes) Gesicht, Ataxie, Hypotonie, Epilepsie und meistens eine schwere intellektuelle Beeinträchtigung mit fehlender oder geringer Entwicklung der Sprache. Wie oft dieses Syndrom vorkommt, ist bisher noch unzureichend untersucht. Manche Autoren berichten, es trete bei 1,4 % der Fälle mit mittelgradiger bis schwerster intellektueller Beeinträchtigung auf (Moldavsky et al., 2001).

Typische Verhaltensmerkmale sind eine scheinbar fröhliche Stimmung (früher nannte man dieses Syndrom deshalb auch *happy puppet syndrome*), Lachanfälle, Händereiben, Hyperaktivität, kurze Aufmerksamkeitsspanne, Wutausbrüche, Aggressivität, Stereotypien und autistische Züge. Spezifische klinisch-psychiatrische Störungsbilder sind bei diesen Personen nicht beschrieben worden.

23.11 Schlussfolgerungen

In diesem Kapitel wurden die häufigsten genetischen Syndrome beschrieben, die mit einer intellektuellen Beeinträchtigung einhergehen. Das Ziel war zu klären, inwieweit Menschen mit solchen Syndromen ein typisches Verhaltensmuster (Verhaltensphänotyp) und typische psychiatrische Abweichungen (psychopathologischer Phänotyp) zeigen. Zudem wurden die verschiedenen Funktionsstörungen betrachtet, die bestimmte Verhaltensweisen und psychiatrische Störungen zur Folge haben können.

Nur bei einem kleinen Anteil der Menschen mit genetisch bedingten Syndromen kommen spezifische Verhaltensauffälligkeiten vor, die bei anderen Syndromen seltener oder nicht zu finden sind. Syndrome mit spezifischen Verhaltensweisen sind besonders das Lesch-Nyhan-Syndrom, das Rett-Syndrom, das Prader-Willi-Syndrom und das Williams-Syndrom. Bei allen Syndromen lassen sich *weniger spezifische* Verhaltensweisen (solche, die auch bei manchen anderen Syndromen vorkommen können) und *unspezifische* Verhaltensweisen (solche, die bei allen anderen Syndromen vorkommen können) feststellen. Es fällt auf, dass die Art von unspezifischem Verhalten größtenteils durch das Entwicklungsniveau der betroffenen Person bestimmt wird. Sehr oft sind diese Verhaltensweisen an bestimmte Funktionsstörungen gekoppelt (Sprachstörungen, Störungen der Handlungsplanung, Störungen der Motorik) sowie an Störungen der emotionalen Entwicklung (Störungen der Homöostase, der Bindung oder anderer Entwicklungsphasen). Das bedeutet, dass psychiatrische Störungen bei Menschen mit genetischen Erkrankungen wenig spezifisch sind, einige Syndrome ausgenommen (z. B. velo-cardiofaciales Syndrom, Down-Syndrom), bei denen die psychiatrischen Störungen im direkten Zusammenhang mit der genetischen Ursache stehen.

Der Zusammenhang zwischen den Genen und den Neurotransmittern fand zunehmende wissenschaftliche Aufmerksamkeit. Bei Menschen mit einem VCFS-Syndrom besteht ein Mangel am Enzym Catechol-O-Methyl-Transferase, der zur erhöhten Aktivität von noradrenergen und dopaminergen Strukturen führt. Bei

Menschen mit Prader-Willi-Syndrom fand sich eine verminderte Empfindlichkeit des Gamma-Amino-Buttersäure-Transmittersystems. Hinsichtlich des Down-Syndroms wird eine Unterfunktion des serotonergen Systems vermutet.

Diese biologischen Befunde verweisen wahrscheinlich auf das erhöhte Risiko für psychiatrische Störungen. Entsprechende Forschungen könnten zu einem besseren Verständnis der Entstehungsmechanismen bestimmter psychiatrischer Störungen bei den Betroffenen beitragen, wodurch die Auswahl geeigneter Behandlungsmöglichkeiten verbessert werden könnte.

Trotz dieser Erkennntnisse darf nicht übersehen werden, dass Menschen mit genetischen Abweichungen auch einer allgemein-menschlichen Entwicklung folgen, für die viele andere, nicht veränderte Gene verantwortlich sind. Die veränderten Gene können spezifische Entwicklungsprozesse stören, aber nicht die menschliche Entwicklung überhaupt.

Es ist also wichtig, dass die Betreuungspersonen sowohl die abweichenden als auch die nicht abweichenden Aspekte der Person beachten. So kann eine adäquate Stimulation der nicht abweichenden Seiten einer Person entwicklungsfördernd wirken und die nachteiligen Auswirkungen genetischer Veränderungen möglicherweise kompensieren. Auch spezifische heilpädagogische Herangehensweisen können die abweichenden, unerwünschten Verhaltensweisen bei Menschen mit Verhaltensphänotypen günstig beeinflussen.

24 Psychische Störungen und Verhaltensauffälligkeiten bei älteren Menschen mit intellektueller Beeinträchtigung

Demenz (ICD-10: F00-F03), Depression (ICD-10: F3), Psychose, Angststörungen (ICD-10: F40–41)

Einleitung

Die Lebenserwartung von Menschen mit intellektueller Beeinträchtigung ist in den letzten 50 Jahren beträchtlich angestiegen. Daher müssen sich die Betreuungspersonen mit der Psychopathologie älter werdender Menschen mit intellektueller Beeinträchtigung auseinandersetzen. Eines der größten Probleme sind die Demenzprozesse, aber es treten auch andere psychiatrische Probleme und Verhaltensauffälligkeiten auf, die für das höhere Lebensalter charakteristisch sind: Depressionen, Psychosen und Angststörungen. Verschiedene Untersucher (Day & Jancar, 1994; Hand, 1993) fanden psychische Störungen bei 20 bis 25 % der Menschen mit einer intellektuellen Beeinträchtigung, die älter als 65 Jahre waren. Bei Untersuchungen zum Einsatz von Psychopharmaka bei älteren Menschen mit intellektueller Beeinträchtigung zeigten sich sehr hohe Prozentsätze. Pary (2002) stellte fest, dass ungefähr 66 % der Menschen mit einer intellektuellen Beeinträchtigung über 55 Jahre lange Zeit Psychopharmaka einnahmen. Der erhebliche Unterschied zwischen dem genannten Prozentsatz diagnostizierter psychiatrischer Störungen einerseits und der Häufigkeit des Medikamentengebrauchs andererseits erklärt sich daraus, dass Psychopharmaka auch für Verhaltensprobleme verordnet werden, ohne dass eine psychiatrische Diagnose vorliegt. Wenn Verhaltensprobleme, Demenz und andere psychiatrische Bilder zusammengezählt werden, steigt der Prozentsatz der Störungen auf 68,7 % der Fälle (Cooper, 1999). Menschen im Alter von 65 Jahren und älter zeigten mehr Störungen als Menschen zwischen 50 und 65 Jahren. Diese hohen Prävalenzen erklären sich durch biologische Unterschiede zwischen dieser Population und der Durchschnittspopulation sowie durch die sozialen und Umweltbedingungen, unter denen diese Menschen leben (Vereinsamung durch Verlust von Familienmitgliedern oder soziale Deprivation durch zu wenig Aktivität).

24.1 Demenzen

Es gibt verschiedene Arten der Demenz (ICD-10: F00 bis F03); am häufigsten kommen die vaskuläre Demenz (ICD-10: F01) und die Alzheimer-Demenz (ICD-10: F00) vor[105]. Bei der Population ohne intellektuelle Beeinträchtigung steigt im Alter von 60 bis 94 Jahren die Prävalenz von Demenzen von 1 auf 32 % (Cooper, 1999). Bei Menschen mit intellektueller Beeinträchtigung dagegen fand Cooper (1999) eine Demenzerkrankung bei 13 % im Alter von 50 bis 65 Jahren, bei 15,6 % in einem Alter von 65 bis 74 Jahren, bei 23,5 % im Alter von 75 bis 84 Jahren und bei 70 % im Alter von 85 bis 94 Jahren. Andere Untersucher (Janicki & Dalton, 1999) fanden etwas niedrigere Prozentsätze (6 % in der Gruppe von 60 Jahren und älter).

Bei Menschen mit Down-Syndrom kann der Demenzprozess früher beginnen als bei Menschen mit anderen Formen intellektueller Beeinträchtigung – unter Umständen schon mit 35 Jahren. Auch liegt der Anteil von Demenzen bei Menschen mit Down-Syndrom über dem bei älteren Menschen mit anderen Formen intellektueller Beeinträchtigung (6 % im Alter von 35 bis 49 Jahren, 50 % im Alter von 50 bis 59 Jahren, 70 % im Alter von 60 Jahren und älter). Manche Autoren berichten, dass sich bei Menschen mit Down-Syndrom eine depressive Stimmung zu Beginn des Demenzprozesses häufiger als bei anderen Gruppen finde. Aggressive Verhaltensauffälligkeiten treten bei dementen Menschen mit Down-Syndrom eher seltener auf als bei dementen Menschen mit anderen Formen von intellektueller Beeinträchtigung (vgl. Kapitel 23).

Frühe Demenzsymptome werden bei Menschen mit intellektueller Beeinträchtigung meistens kaum bemerkt. Sie klagen nicht über wahrgenommene Veränderungen wie Gedächtnisverlust, Gereiztheit, innere Unruhe usw. Meistens fällt auf, dass sie sich im Hinblick auf Selbstständigkeit und Selbstversorgung zurückentwickeln. Außerdem können sie verwirrt sein, herumirren, unruhig werden, gereizt sein und eine emotionale Explosivität zeigen. Ebenso kann sich das sexuelle Verhalten in Form von Enthemmung, Übergriffigkeit oder Masturbation in der Öffentlichkeit verändern. Harn- und Stuhl-Inkontinenz kommen bei diesen Menschen ziemlich oft vor, ebenso Schlafstörungen und Essstörungen mit Gewichtsverlust.

Die Diagnostik eines Demenzprozesses bei Menschen mit intellektueller Beeinträchtigung kann schwierig sein. An erster Stelle müssen somatische Erkrankungen mit ähnlichen Symptomen (Schilddrüsenfunktionsstörungen, Vitaminmangel, Stoffwechselstörungen, endokrine Störungen und Infektionskrankheiten sowie

105 Eine vaskuläre Demenz (ICD-10: F01) beruht auf einer fortschreitenden Veränderung der Blutgefäße, die das Gehirn versorgen. Dadurch kommen sekundär zunehmende Funktionseinbußen und ein zunehmender Hirngewebsabbau (Hirnatrophie) zustande. Eine Alzheimer-Demenz (ICD-10: F00) hingegen beruht auf einer primären Degeneration des Hirngewebes mit dem entsprechenden Funktionsverlust (Anm. d. dt. Hrsg.).

Erkrankungen des Zentralnervensystems) ausgeschlossen werden. Eine umfassende neurologische Untersuchung mit Elektroenzephalogramm (EEG), Magnetresonanztomographie (MRT) und eventuell weitere Untersuchungen sind erforderlich.

Detaillierte anamnestische Informationen sind ein wichtiger Teil der Diagnostik. Eine gute Fremdanamnese – die Informationen werden hierzu von Dritten eingeholt – ist nötig, um ein Bild von der psychosozialen Funktionsfähigkeit der betroffenen Person über die letzten Jahre zu bekommen. Eine allmähliche Rückentwicklung in diesem Bereich ist ein wichtiger Hinweis für die Diagnose einer Demenz. Der Vergleich der Ergebnisse der psychologischen Untersuchung mit früheren Ergebnissen kann wichtige Hinweise liefern. Hier besteht das Problem allerdings darin, dass ein Abbau psychischer Funktionen bei verschiedenen psychiatrischen Störungen auftreten kann. Wiederholte neuropsychologische Untersuchungen, die eventuelle Veränderungen bestimmter psychischer Funktionsbereiche im Vergleich mit früheren Untersuchungen berücksichtigen, können hierfür wichtige Informationen liefern.

Die psychiatrische Untersuchung richtet sich auf die umfassende Feststellung des psychischen Zustandes und schließlich auf mögliche Hinweise des Abbaus verschiedener psychischer Funktionen. Die direkte Kommunikation mit der betroffenen Person und die Verhaltensbeobachtung gehören zur Routine. Der Untersucher muss auf Veränderungen des Verhaltens und anderer psychosozialer Aktivitäten achten.

Harper (1993) weist auf folgende Veränderungen hin, die symptomatisch für einen Demenzprozess sein können:

1. *Verhaltensveränderungen:*
   - Veränderungen im Routineverhalten (kann Instruktionen nicht mehr so befolgen wie früher),
   - Verschlechterung der Orientierung,
   - nächtliche Verwirrtheit,
   - grundlose aggressive Ausbrüche, Gereiztheit, Angst,
   - vorübergehende, kurze psychotische Episoden,
   - Rückgang der kognitiven Funktionen (im psychologischen Test),
   - Aufmerksamkeitsmangel, stark schwankende Wachheit, Person kann keine neuen Aufgaben erlernen,
   - Gleichgewichtsstörungen (häufige Stürze),
   - undeutliches Sprechen,
   - beschränktes Vokabular,
   - Gedächtnisstörungen,
   - Affektlabilität,
   - Rückzug von sozialen Kontakten,
   - Aktivitäten können nicht mehr wie früher aufgenommen werden.

2. *Physiologische Veränderungen:*
   - Inkontinenz (gelegentlich),
   - erhöhter Blutdruck,
   - Epilepsie,
   - Tremor, Muskelrigidität, Myoklonus,
   - neurologische Herdsymptome.

Wie bereits erwähnt, werden häufig Symptome einer Depression oder Psychose bei Menschen mit Demenzen beobachtet. Bei der Untersuchung des Entwicklungsniveaus zeigt sich meistens eine Diskrepanz zwischen dem kognitiven und emotionalen Niveau. Das emotionale Niveau kann ungleichmäßig entwickelt sein. Häufig fällt ein regressives Verhalten auf.

Bei der Diagnostik eines Demenzprozesses bei Menschen mit einer intellektuellen Beeinträchtigung können zur Ergänzung der Untersuchungen verschiedene standardisierte Fragebögen eingesetzt werden[106].

Bei der Behandlung geht es in erster Linie darum, die Umgebung an die Bedürfnisse der betroffenen Person anzupassen. Weil der organische und psychosoziale Abbau die psychophysiologische Homöostase dieser Menschen beeinflusst, muss die Umgebung der betreffenden Person durch feste Strukturen von Ort, Zeit, Reizen, Aktivitäten und Personen helfen, die Homöostase zu erhalten oder zurückzugewinnen. Medikamente können dabei unterstützen. Es kommen verschiedene Psychopharmaka wie Neuroleptika, Antidepressiva und Antiepileptika (als Stimmungsstabilisierer) in Betracht[107]. Aus der Praxis ist bekannt, dass demente Menschen auf Psychopharmaka überempfindlich reagieren können. Sedativa können Unruhe verursachen, Antidepressiva delirante Zustände auslösen, Neuroleptika motorische und psychische Nebenwirkungen haben. Darum ist eine niedrige Dosierung dieser Medikamente anzuraten.

24.2 Depressionen

Affektive Störungen (ICD-10: F3) kommen bei älteren Menschen mit intellektueller Beeinträchtigung ziemlich häufig vor, Untersuchungen darüber sind jedoch selten. Bei älteren Menschen ohne intellektuelle Beeinträchtigung gibt es hinge-

106 Dementia Questionnaire for persons mit mental retardation (DMR; Evenhuis, 1996) und die Neuropsychologische Testserie für ältere, leicht intellektuell behinderte Menschen (Neuropsychologische Testserie voor Oudere Licht Verstandelijk Gehandicpte mensen, NETOL; Verberne & Verzijl, 1998). Deutschsprachige Versionen dieser Verfahren stehen nicht zur Verfügung (Anm. d. dt. Hrsg.).

107 Für frühe Stadien eines Demenzprozesses ist der Einsatz sogenannter Antidementiva zu erwägen. Allerdings ist dabei zu berücksichtigen, dass der Effekt dieser Medikamente unter einer fortschreitenden, schwerer werdenden Demenz langsam erlischt (Anm. d. dt. Hrsg.).

gen zahlreiche Untersuchungen, deren Resultate in gewissem Umfang durchaus auch auf Personen mit intellektueller Beeinträchtigung übertragen werden können. Die Häufigkeit depressiver Zustände (einschließlich subklinischer Störungsbilder) steigt mit dem Lebensalter, wobei die (leichteren) dysthymen Störungen häufiger zu sein scheinen als die schweren Depressionen. Diese Zunahme wird den speziellen altersbedingten Problemen zugeschrieben (physische, psychologische und soziale Probleme). Neuere Untersuchungen zeigen eine Verminderung dopaminerger Aktivitäten frontaler Hirngebiete (Volkow et al., 1998), in deren Folge motorische und kognitive Funktionen abnehmen. In MRT-Untersuchungen (Kramer-Ginsberg et al., 1999) wurden Veränderungen in der weißen Hirnsubstanz festgestellt, die die Verschlechterung exekutiver Funktionen bei älteren Menschen mit Depression erklären könnten. Bei jüngeren Menschen mit einer Depression finden sich diese Veränderungen nicht in einem solch ausgeprägten Maße. Den Autoren zufolge könnte dies für eine Prädisposition älterer Menschen für Depressionen sprechen.

Die depressive Symptomatologie älterer Menschen ist in mancherlei Hinsicht anders als bei jüngeren Menschen. Bei älteren Menschen überwiegen Probleme auf kognitivem und exekutivem Gebiet: Verlust von Interesse, Motivation, Konzentration und Energie, sehr oft verbunden mit Appetitsverlust, Schlafstörungen, Schuldgefühlen und Suizidalität. Im Vergleich mit jüngeren depressiven Menschen kommen Ängste, vegetative Störungen, prämorbide Persönlichkeitsstörungen und Substanzmissbrauch bei Älteren seltener vor.

Risikofaktoren für Depressionen älterer Menschen sind körperliche Erkrankungen (Gefäßerkrankungen, Parkinson, Krebs, endokrine Störungen), Trauer (Verlust wichtiger Bezugspersonen), Rückentwicklung von Körperfunktionen (Motorik, Visus, Gehör), Veränderungen der Lebenssituation (Umzug in ein Altenheim), Verlust sozialen Rückhalts in der bekannten Umgebung und von Personen sowie verschiedene Formen von Stressbelastungen. Alle diese Faktoren können zweifellos auch bei der Entstehung von Depressionen bei älteren Menschen mit intellektueller Beeinträchtigung mitwirken. Darüber hinaus ist bei ihnen das Risiko für eine vergleichbare Störung wegen vieler biologischer Abweichungen, der geringeren Schutzfaktoren und größerer Stressempfindlichkeit wahrscheinlich noch größer.

Day (1985) fand bei 357 Personen mit intellektueller Beeinträchtigung (im Alter von 40 Jahren und älter) in einer psychiatrischen Klinik bei 21 % eine affektive Störung. Bei allen war die affektive Störung nach dem 40. Lebensjahr entstanden. Die meisten hatten einen zyklisch-depressiven Zustand oder eine Hypomanie und mehrere Rezidive. Bei manchen wurde eine Rapid-cycling-Störung beschrieben. Hermans (2012) untersuchte 990 Personen mit intellektueller Beeinträchtigung über 55 Jahre und stellte bei 8 % eine schwere Depression fest, ein erheblich höherer Prozentsatz als bei Personen ohne intellektuelle Beeinträchtigung. Samsom et al. (1994) fanden bei Menschen mit einer intellektuellen Beeinträchtigung besonders schwere Formen der Depression. Bei einem kleineren Anteil der klinischen Stichprobe wurden bipolare Störungen oder Manie diagnostiziert. Bei Personen zwischen 60 und 69 Jahren sahen diese Untersucher Depressionen in 8,9 % der Fälle, hingegen eine Demenz bei derselben Gruppe in 12,9 %. Bei der älteren Gruppe (70 bis 79 Jahre) lag die Häufigkeit von Demenzen erheblich höher.

Untersuchungen zur dysthymen Störung bei älteren Menschen mit intellektueller Beeinträchtigung sind sehr selten. Möglicherweise wird diese leichte Form von Depression bei diesen Menschen wegen der wenig differenzierten Symptome nur schwer erkannt. In diesem Zusammenhang ist es interessant, dass einige Autoren (Harper & Wadsworth, 1990; Haveman et al., 1993) eine Zunahme von Verhaltensauffälligkeiten bei Menschen mit intellektueller Beeinträchtigung in einem Alter von über 40 Jahren beobachteten, die möglicherweise mit einer nicht erkannten dysthymen Störung zusammenhängen könnten. Auch Hermans (2012) stellte eine Zunahme von depressiven Symptomen von 17 % fest. In unserer Praxis (Došen, 2002) beobachteten wir bei vielen älteren Menschen mit einer leichten oder mittelgradigen intellektuellen Beeinträchtigung eine leichte Depression, die teilweise über Jahre hinweg bestand. Meistens waren diese Personen wegen akuter Verhaltensauffälligkeiten oder psychiatrischer Probleme, ausgelöst durch belastende Ereignisse, überwiesen worden. Der akute Zustand dauerte meistens einige Wochen oder Monate an. Danach folgte eine Phase der Erholung mit Symptomen einer leichten Depression, die wir als Dysthymie oder Entwicklungsdepression einordneten. Vergleichbare Ergebnisse erhoben Jancar und Gunaratne (1994). Diesen Autoren zufolge bestand der leichte depressive Zustand jahrelang und bis ins Alter.

Bei der Untersuchung muss sowohl auf den körperlichen Zustand der Person als auch auf psychosoziale und Umgebungsaspekte geachtet werden. Wie erwähnt, treten bei Menschen mit Down-Syndrom ab dem 40. Lebensjahr zunehmend depressive Störungsbilder auf. Bei anderen Formen intellektueller Beeinträchtigung nehmen depressive Zustände erst nach dem 45. Lebensjahr zu, besonders deutlich nach dem 60. Lebensjahr.

Die Symptome einer Depression sind abhängig vom Niveau der kognitiven Entwicklung sowie von den Ausdrucks- und Verbalisationsmöglichkeiten der Person. Bei einer leichten intellektuellen Beeinträchtigung und manchmal bei einer mittelgradigen intellektuellen Beeinträchtigung können dysthyme Störungen neben allen anderen Formen von affektiver Störung diagnostiziert werden. Bei einem niedrigeren intellektuellen Niveau werden dysthyme Störungen selten erkannt. Schwere Formen von Depressionen, psychotische Depressionen, bipolare Störungen und Rapid-cycling-Störungen mit sehr rasch wechselnden Symptomen können auf jedem Niveau erkannt werden. Im Folgenden werden die Symptome, eingeteilt in häufige und seltenere Symptome einer Depression bei Menschen mit intellektueller Beeinträchtigung, aufgelistet.

- *Häufige Symptome:*
  - Dysphorie (Verstimmung, häufiges Weinen),
  - Verhaltensprobleme (Gereiztheit, Aggressivität, Zurückgezogenheit),
  - Verlust sozialer Fertigkeiten,
  - Schlafstörungen,
  - Essstörungen,
  - Inaktivität,
  - kognitiver Abbau.
- *Seltenere Symptome:*
  - deutliche Gedrücktheit,
  - Apathie,
  - Minderwertigkeitsgefühl,
  - psychotische Symptome (Halluzinationen, Wahn),
  - Schuldgefühl,
  - Suizidalität.

Bei der Erhebung der Anamnese müssen Veränderungen in der Umgebung der betroffenen Person oder Veränderungen in ihrem sozialen und emotionalen Leben beachtet werden. Veränderungen in der Umgebung zu bewältigen, kann die Anpassungsfähigkeit der Person überfordern. Ein affektiver Verlust kann eine Leere verursachen, die nicht kompensiert werden kann. Als Folge ihrer schwindenden sozialen Aktivitäten kann sich eine Deprivationssituation mit zunehmender sozialer Isolation und mit Rückzug entwickeln. Auch der Verlust normaler Aktivitäten durch Eintritt ins Rentenalter oder andere Veränderungen im Alltag können zur Passivität führen. All diese Faktoren müssen beachtet werden, wenn man nach dem Entstehungsmechanismus depressiver Zustände sucht.

Manche standardisierten Diagnoseverfahren, die bei jüngeren Personen mit intellektueller Beeinträchtigung angewendet werden, können auch bei älteren Personen eingesetzt werden: Die adaptierten Kriterien (Verhaltensäquivalente) nach Sovner (Sovner & Hurley, 1983, vgl. Kapitel 19), die Skalen von Pary et al. (1999) und das *Psychiatric Assessment Schedule for Adults with Developmental Disability* (*PAS-ADD*; Moss et al., 1993). Andere Skalen wie das *Psychopathology Instrument for Mentally Retarded Adults* (*PIMRA*; Matson, 1988) oder das *Reiss-Screening* (Reiss, 1988) erfassen die mögliche Breite der Symptomatologie unvollständig.

Die Abgrenzung einer Depression gegenüber einem Demenzprozess kann schwierig sein, insbesondere bei Menschen mit Down-Syndrom. Das liegt daran, dass einerseits die Symptome einer Depression Vorboten eines Demenzprozesses sein können und dass andererseits die Symptome von Demenz und Depression einander überlappen können. Oft ist während einer Depression die kognitive Funktionsfähigkeit beeinträchtigt, was dann an einen Demenzprozess denken lässt. Diese Pseudodemenz verschwindet aber meistens mit einer erfolgreichen Behandlung der Depression. Wie bereits erwähnt, muss manchmal mit einer Probebehandlung begonnen werden und aufgrund des Ergebnisses der Behandlung die Diagnose überprüft bzw. angepasst werden.

Die Abgrenzung zu einem psychotischen Zustand kann ebenfalls Probleme bereiten, denn psychotische Symptome kommen bei Menschen mit einer intellektuellen Beeinträchtigung und einer Depression ziemlich oft vor. Eine überwiegend affektive Komponente im klinischen Störungsbild kann bei solchen Fällen für die Diagnose ausschlaggebend sein. Außerdem kommt differenzialdiagnostisch eine Anpassungsstörung nach einer belastenden Erfahrung in Betracht. In solchen Fällen sprechen die typische Symptomatik (in Zusammenhang mit vegetativen Störungen und psychomotorischer Hemmung) sowie eine Dauer länger als sechs Monate für eine depressive Störung.

Bei der Behandlung wendet man dieselben Behandlungsstrategien an wie bei jüngeren Menschen mit affektiven Störungen (vgl. Kapitel 18). Hinsichtlich der Psychopharmaka gilt, dass ältere Menschen empfindlicher für unerwünschte Nebenwirkungen sind als jüngere Patienten. Deshalb sind sowohl eine niedrige Dosis zu Beginn der Behandlung als auch eine vorsichtige Erhöhung anzuraten. Manchmal werden Antidepressiva mit gering dosierten Neuroleptika kombiniert (Byrne & Seyfort, 1998).

Verschiedene psychotherapeutische Methoden und kognitives Training können angewandt werden. Die sozialen Umgebungsbedingungen müssen an das Bedürfnis nach sozialer Interaktion angepasst werden. Die betreffenden Personen müssen in angemessener Weise zu bestimmten Aktivitäten angeregt werden; ihr affektiver Verlust muss auf die eine oder andere Weise kompensiert werden. Die Betreuenden müssen vor allem auch die existenziellen Probleme wie etwa Angst vor dem Sterben, Isoliertheit oder Einsamkeit beachten (McGee & Menolascino, 1990).

Der Zuwachs der Personengruppe älterer Menschen mit intellektueller Beeinträchtigung verlangt kulturelle, ethische und organisatorische Veränderungen in der Versorgung dieser Personengruppe.

24.3 Psychotische Zustände

Psychotische Störungen sind insbesondere bei älteren Menschen mit ausgeprägter intellektueller Beeinträchtigung sehr schwer zu diagnostizieren. Die Erfassung von Verhaltensänderungen der betroffenen Person ist dabei von großer Bedeutung. Bei Menschen mit leichter intellektueller Beeinträchtigung können einfach gestaltete Halluzinationen und Wahnvorstellungen vorkommen. Die häufigsten Halluzinationen sind visueller Art. Sie beziehen sich auf fremde Menschen im

Haus oder auf Familienmitglieder. Akustische Halluzinationen mit Stimmen fremder Menschen werden ebenfalls oft berichtet (Cooper, 1999). Die häufigsten Wahnvorstellungen beziehen sich darauf, bestohlen oder ausgeraubt zu werden. Andere nicht spezifische psychotische Merkmale wie vegetative Störungen, Unruhe, Ängste und Aggressivität gehen meistens mit Halluzinationen und Wahn einher. Wahnzustände werden in der Praxis ziemlich oft beobachtet. Die Betroffenen können zudem eine verminderte Einsicht in die Situation zeigen; sie wirken vergesslich und verwirrt. Regelmäßig sind Selbstversorgung und Fähigkeiten zur Selbsthilfe vermindert.

Bei Menschen auf niedrigerem Entwicklungsniveau sind Halluzinationen und Wahn schwierig oder gar nicht zu erkennen. Auffällige dysfunktionale, bizarre oder störende Verhaltensveränderungen, die Tage oder Wochen andauern, weisen möglicherweise auf einen psychotischen Zustand hin. Hinweise auf den Verlust der psychophysiologischen Homöostase können auftreten. Die diagnostische Differenzierung verschiedener Formen von Psychosen kann bei solchen Menschen aufgrund der wenig differenzierten Symptome sehr schwierig sein.

Die Ursachen psychotischer Störungen älterer Menschen mit intellektueller Beeinträchtigung sind recht unterschiedlich. Verschiedene körperliche Erkrankungen, z. B. ein Demenzprozess oder eine Parkinsonerkrankung, können eine Psychose zur Folge haben. Sowohl eine Parkinson-Erkrankung als auch die Medikamente gegen diese Krankheit können psychotische Symptome hervorbringen. Bei Epilepsien, besonders bei komplex-fokalen Epilepsien, können psychotische Symptome auftreten. Sogar Neuroleptika können psychotische Symptome als unerwünschte Nebenwirkungen oder durch schädliche Wechselwirkungen mit anderen Medikamenten provozieren. Eine vermutlich oft vorkommende, aber nicht erkannte störende Begleiterscheinung ist die tardive Akathisie. Diese Störung kann motorische Unruhe, Angst und Schlafstörungen verursachen; dadurch kann sich der psychische Zustand der Person derart verschlechtern, dass psychotische Zustände auftreten oder eine bestehende Psychose aufrechterhalten wird (Van Zonneveld & Došen, 1998).

Die Differenzialdiagnostik eines psychotischen Zustandes gegenüber einer Depression oder eines Demenzprozesses wurde bereits in den jeweiligen Kapitel 24.1 und 24.2 behandelt.

Ein weiteres Problem ist die Differenzierung einer Psychose gegenüber einem Delir. Ein Delir kann durch verschiedene somatische Ursachen entstehen. Es ist gekennzeichnet durch plötzliche Bewusstseinsveränderungen, eine Verschlechterung der kognitiven Funktionen und der Wahrnehmung. Weil körperliche Erkrankungen bei älteren Menschen häufig vorkommen, muss man bei ihnen auf delirante Zustände besonders achten. Motorische Unruhe, Angst, Fehlinterpretationen von Sinneswahrnehmungen (Illusionen) und Verwirrtheit können den Diagnostiker fälschlicherweise zur Diagnose einer Psychose verleiten. Eine gute Anamnese, die körperliche Untersuchung und die Beobachtung des Verhaltens führen zur richtigen Diagnose.

Die Behandlung eines psychotischen Zustandes bei älteren Menschen mit einer intellektuellen Beeinträchtigung entspricht der bei jüngeren Menschen. Es sei allerdings nochmals betont, dass ältere Menschen besonders empfindlich für Medikamentennebenwirkungen sind.

24.4 Angststörungen

Es gibt nur wenige Studien über Angststörungen bei älteren Menschen mit intellektueller Beeinträchtigung. Im Rahmen von Depressionen treten sehr oft Ängste auf. So ist es denkbar, dass Ängste bei der Entstehung von Depressionen und Psychosen eine Rolle spielen können.

Angststörungen kommen auch als eigenständige psychiatrische Störung (vgl. Kapitel 19) vor. Bei älteren Menschen mit einer intellektuellen Beeinträchtigung kann man davon ausgehen, dass Ängste hier öfters als bei jüngeren Menschen vorkommen. Eine Erklärung hierfür liegt in den biologischen Veränderungen sowie in der Einschränkung der sensorischen und kognitiven Leistungsfähigkeit dieser Menschen. Ein vermindertes Coping infolge solcher Veränderungen kann die Angst steigern.

Generalisierte Angststörungen, Panikstörungen, Zwangsstörungen und andere Angststörungen werden ebenfalls beobachtet. Die Zunahme ritualisierter Verhaltensweisen, die bei intellektuell beeinträchtigten Menschen oft vorkommen, kann als ein Versuch verstanden werden, die Unsicherheit und die Angst zu kompensieren. In ihrer Untersuchung von über 55-Jährigen konnte Hermans (2012) eine Zunahme von Angstsymptomen um 16 % feststellen.

Die Behandlung muss von der integrativen Diagnose ausgehen, wobei die Annahmen über den Entstehungsmechanismus die Strategie bestimmen müssen. Eine integrative Behandlung ist bei Angststörungen vorzuziehen (vgl. Kapitel 19). Psychopharmaka werden hier sehr oft verwendet, vornehmlich Benzodiazepine, Antidepressiva, Buspiron, Betablocker und Neuroleptika. Bei der Dosierung ist jedoch Vorsicht geboten. Angesichts der häufigen Verwendung von Benzodiazepinen muss besonders darauf hingewiesen werden, dass diese Substanzen bei älteren Menschen – wie auch bei anderen Menschen mit einer intellektuellen Beeinträchtigung – paradoxe Reaktionen (Unruhe, Verwirrung, Schlafstörungen) auslösen können. Bei langem Gebrauch dieser Mittel kann ein Gewöhnungseffekt entstehen, der ernsthafte Abhängigkeits- und Entzugsprobleme zur Folge haben kann.

Trotz dieser Warnungen besteht kein Zweifel, dass diese Mittel (z. B. Oxazepam, Alprazolam, Clonazepam) bei kurzzeitiger Behandlung starker Ängste sehr gut wirken können. Bei akuten Zuständen kann eine kurzzeitige Kombination dieser Mittel mit anderen Psychopharmaka wie Neuroleptika oder Antidepressiva sinnvoll sein.

Teil VI

Seelische Gesundheit bei Menschen mit intellektueller Beeinträchtigung

25 Versorgungsaspekte

Organisation, multidisziplinäre Kooperation, Professionalisierung, frühe Stimulation, Prävention

25.1 Organisation der Versorgung

Einleitung

Das Thema seelische Gesundheit von Menschen mit einer intellektuellen Beeinträchtigung ist in den letzten Jahrzehnten zunehmend diskutiert worden. Mittlerweile ist unumstritten, dass intellektuell beeinträchtigte Menschen psychisch krank werden können und dann wie andere Menschen professionelle Hilfe benötigen. Unklarheiten bestehen dahingehend, wie diese Hilfen organisiert und umgesetzt werden sollen: Soll das allgemeine Gesundheitswesen in Anspruch genommen werden oder müssen spezielle Versorgungsangebote zur Verfügung gestellt werden? Ist dafür die Behindertenhilfe oder das Gesundheitswesen zuständig? Müssen klinisch-stationäre Behandlungsangebote geschaffen werden oder sind ambulante Hilfen vorzuziehen? Weitere Fragen beziehen sich etwa auf die notwendigen Berufsgruppen der Helfer, die Art der Unterstützung und Begleitung und auf spezielle Assessement-bezogene, diagnostische und therapeutische Strategien bei Menschen mit intellektueller Beeinträchtigung.

In den Niederlanden sind ungefähr 120.000 Menschen mit intellektueller Beeinträchtigung registriert. Man kann annehmen, dass davon 36.000 bis 60.000 Personen zusätzliche Verhaltensauffälligkeiten oder psychiatrische Störungen haben. Im Durchschnitt sorgen etwa fünf Menschen für einen Menschen mit intellektueller Beeinträchtigung (in Familie, Schule, Werkstatt, Wohneinrichtung). Insgesamt haben also etwa 216.000 bis 360.000 Menschen in den Niederlanden hin und wieder oder regelmäßig mit Verhaltensauffälligkeiten oder psychiatrischen Störungen von Menschen mit intellektueller Beeinträchtigung zu tun. Sie brauchen Informationen, Beratung, Unterstützung von den Fachleuten auf dem Gebiet der Gesundheitsversorgung.

Die seelische Gesundheit von Menschen mit intellektueller Beeinträchtigung ist Thema internationaler Kongresse, von Fachzeitschriften[108] und wird von zahlreichen Vetretern nationaler und internationaler Fachgesellschaften diskutiert.

Im Jahr 1993 wurde die *European Association for Mental Health in Mental Retardation*[109] (jetzt *European Association for Mental Health in Intellectual Disability, EAMHID)* gegründet, die wiederum Fachleute in verschiedenen europäischen Ländern bei der Gründung nationaler Organisationen[110] unterstützt. In der *World Psychiatric Association (WPA)*, dem Weltverband für Psychiatrie, wurde die *Section on Psychiatry in Intellectual Disability* gegründet, und auch in anderen Ländern wurden nach diesem Vorbild in den nationalen psychiatrischen Vereinigungen Sektionen für intellektuelle Beeinträchtigung eingerichtet.

Fachleute in den Niederlanden und Belgien haben die gemeinsame *Platform MHID - Nederland-Vlaanderen* gegründet, die zum Wissensaustausch und zur Organisation von Symposien in beiden Ländern dient. Daneben wurde die Sektion *Psychiatrie und intellektuelle Beeinträchtigung*[111] innerhalb der niederländischen psychiatrischen Vereinigung gegründet.

25.1.1 Geschichtlicher Überblick der psychiatrisch-psychotherapeutischen Versorgung für Menschen mit intellektueller Beeinträchtigung in den Niederlanden

Die systematische Hilfe für bestimmte Personengruppen mit intellektueller Beeinträchtigung (Straffällige und Personen mit schweren Verhaltensstörungen) begann in den Niederlanden in den 1980er Jahren. Spezialisierte Einrichtungen für Menschen mit leichter intellektueller Beeinträchtigung und stark ausgeprägten Verhaltensproblemen[112] wurden eingerichtet. Im gesamten Land wurden fünf solcher Zentren zur Behandlung von schweren Verhaltensstörungen und psychiatrischen Störungen etabliert. Deren Arbeit hat sich als sehr hilfreich für die betrof-

108 Zum Beispiel: *Journal of Intellectual Disability Research; Journal of Applied Research in Intellectual Disabilities; Journal of Intellectual & Developmental Disability* (Anm. d. dt. Hrsg.).

109 Anton Došen war Mitbegründer, langjähriger Präsident und ist heute Ehrenpräsident der EAMHMR (heute European Association for Mental Health in Intellectual Disability, EAMHID) (Anm. d. dt. Hrsg).

110 In der Bundesrepublik Deutschland wurde 1995 die *Deutsche Gesellschaft für Seelische Gesundheit bei Menschen mit geistiger Behinderung (DGSGB)* gegründet. Diese interdisziplinäre Fachgesellschaft veranstaltet regelmäßige Arbeitstagungen und stellt auf ihrer Website (www.dgsgb.de) Materialien und Informationen zur Verfügung. In der *Deutschen Gesellschaft für Psychiatrie, Psychotherapie, Psychosomatik und Nervenheilkunde (DGPPN)* besteht seit 2004 ein Referat *Psychische Störungen bei Menschen mit geistiger Behinderung* (Anm. d. dt. Hrsg.).

111 Psychiatrie en Verstandelijke Beperking

112 SGLVG - sterk gedragsgestoorde licht verstandelijk gehandicapten.

fenen Menschen erwiesen. Sie hat dazu beigetragen, Wissen und Erfahrung in diesem Bereich weiterzuentwickeln. Nach dem Vorbild dieser Zentren richteten einige psychiatrische Krankenhäuser spezielle Abteilungen für Menschen mit intellektueller Beeinträchtigung ein. Das war der nächste wichtige Schritt in der Entwicklung der landesweiten spezialisierten Versorgung für Menschen mit intellektueller Beeinträchtigung in psychischen Notlagen.

Für Kinder und Jugendliche mit einer leichten intellektuellen Beeinträchtigung wurden vor allem heilpädagogisch ausgerichtete Zentren eröffnet. Mit der Zeit wurden allerdings zunehmend psychiatrisch geschulte Fachleute einbezogen, sodass sich die Zentren zu einem multidisziplinären Angebot entwickelt haben.

Während die oben erwähnten Zentren zu Beginn ausschließlich vollstationär arbeiteten, begannen sie schrittweise auch tagesklinische und stellenweise ambulante Hilfen anzubieten.

In den 1980er Jahren wurden *Zentren für Konsultation und Expertise*[113] eröffnet, die bei bestimmten Problemfällen bei Menschen mit schwerwiegenderen Formen von intellektueller Beeinträchtigung auf Anfrage in Anspruch genommen werden können. Sie können Experten aus unterschiedlichen Einrichtungen als Konsulenten hinzuziehen.

25.1.2 Die Kluft zwischen der Versorgung von Menschen mit leichter intellektueller Beeinträchtigung und Menschen mit mittelgradiger oder schwerer intellektueller Beeinträchtigung

Diese erwähnten Zentren nehmen Personen mit einem Intelligenzquotienten zwischen 50 und 90 auf. Ein Teil der Klienten hat also keine intellektuelle Beeinträchtigung. Dagegen haben Personen mit einem IQ unter 50 in der Regel keinen Zugang zu diesen Einrichtungen.

Die Entwicklung solcher spezialisierter Angebote führte dazu, dass sich die regulären, regional zuständigen psychiatrischen Kliniken immer weniger für Menschen mit intellektueller Beeinträchtigung zuständig fühlten und sie schnell an die spezialisierten Einrichtungen verwiesen. Noch immer besteht eine erhebliche Kluft zwischen der regulären psychiatrisch-psychotherapeutischen Versorgung[114] und

113 CCE – Centra voor Consultatie en Expertise voor mensen met een *bijzondere zorgvraag:* Konsulententeams für Menschen mit einem besonderen Betreuungsbedarf.

114 GGZ – Geestelijke Gezondheidszorg: Gesamtorganisation der psychosozialen Gesundheitsversorgung. Es beinhaltet alle Arten von Hilfeleistungen, von klinisch bis ambulant, von Behandlung bis zu Betreuung und Beratung.

der Versorgung intellektuell beeinträchtigter Menschen mit zusätzlichen psychischen Störungen.

Für Menschen mit schwerer intellektueller Beeinträchtigung (IQ<50) wurden in den Niederlanden bisher keine spezialisierten Angebote entwickelt. Einige Kliniken stellen einen Psychiater zur Verfügung, der auf Anfrage Konsiliarbesuche in der Einrichtung der Behindertenhilfe durchführt. Allerdings wurden in der letzten Zeit mehrere Zentren für die heilpädagogische und psychiatrische Versorgung eröffnet, die auch Menschen mit schwerer intellektueller Beeinträchtigung aufnehmen und vollstationäre, tagesklinische und ambulante Hilfen anbieten. Infolge der schlechten psychiatrischen Versorgung von schwerer intellektuell beeinträchtigten Menschen ist der Einsatz von Psychopharmaka innerhalb dieser Zielgruppe sehr häufig. Die Prävalenz von Psychopharmaka beträgt 40 % (Van Schrojenstein Lantman-de Valk et al., 1995). Eine psychiatrische Diagnose liegt dagegen nur bei einem kleinen Prozentsatz dieser Menschen vor. Einer Untersuchung von De Kuijper (2013) zufolge werden Medikamente bei dieser Patientengruppe mit der gleichen Häufigkeit eingesetzt, wobei die häufigste Indikation das Problemverhalten ist.

All dies zeigt, dass die Versorgung von Menschen mit schwerer intellektueller Beeinträchtigung und zusätzlichen psychischen Störungen weit unterdurchschnittlich ist.

25.1.3 Versorgungssituation bei Kindern mit einem Entwicklungsrückstand

Die Kindertageszentren[115], in die die meisten Vorschulkinder mit schwerer intellektueller Beeinträchtigung aufgenommen werden, beschäftigen keine psychiatrischen oder psychologischen Fachleute. Nur bei besonders schweren Problemen werden gelegentlich kinderpsychiatrische Konsile durch spezialisierte Kliniken angefragt. In den Sonderschulen für intellektuell beeinträchtigte Kinder[116] gibt es ebenfalls keine organisierten kinderpsychiatrischen Hilfen.

Für sehr problematische Kinder und Jugendliche mit einer schweren intellektuellen Beeinträchtigung wurden in den Niederlanden verschiedene Beobachtungszentren, vornehmlich für die stationäre Diagnostik, eingerichtet. Deren Wartelisten sind sehr lang. Die Aufenthaltsdauer reicht von Monaten bis zu einigen Jahren. Häufig bedeutet die Aufnahme bereits eine Entscheidung für eine dauerhafte Unterbringung des Kindes außerhalb der Familie.

---

115 KDC – Kinderdagcentrum.

116 ZMLK – Zeer Moeilijk Lerende Kinderen: Etwa: Schule für sehr langsam lernende Kinder.

Die reguläre Kinderpsychiatrie in den Niederlanden schenkt schwerer intellektuell beeinträchtigten Kindern nahezu keine Beachtung. Im Allgemeinen wird den Kindern in den kinderpsychiatrischen Kliniken und Polikliniken kaum geholfen. Nur wenige Kinderpsychiater sind spezialisiert auf diese Gruppe. Wenn die Kinder in eine kinderpsychiatrische Einrichtung aufgenommen werden, erfolgt eine oberflächliche Diagnostik, vornehmlich auf die Verhaltensprobleme gerichtet. Es besteht die Tendenz, schnell Psychopharmaka gegen die Verhaltensauffälligkeiten zu verabreichen, oftmals zu Unrecht. Nicht selten werden diese Medikamente sehr lange – über Jahre hinweg – eingesetzt, ohne dass jemals eine Evaluation der Wirksamkeit stattgefunden hätte.

25.2 Konzeptionelle Überlegungen zur integrierten Versorgung

25.2.1 Sorge[117] für seelische Gesundheit und Behandlung von psychischen Störungen: Zwei separate Themengebiete

Die seelische Gesundheit von Menschen mit intellektueller Beeinträchtigung macht einen wesentlichen Teil ihrer Lebensqualität aus. Sie verdient daher besondere Aufmerksamkeit in der Versorgung. Gegenwärtig ändern sich die Auffassungen bezüglich der seelischen Gesundheitsversorgung in der Allgemeinbevölkerung. In der Psychiatrie werden Fragen nach der Zuverlässigkeit der heutigen Diagnostik und Klassifikation und der Art, in der diese ausgeübt werden, gestellt. Das diagnostische Klassifikationssystem DSM-5 wird in Fachkreisen stark kritisiert wegen einer Überstrapazierung der diagnostischen Kategorien und einer Inflation bestimmter Diagnosen. Der übermäßige Medikamentenkonsum der Normalbevölkerung als Folge hiervon wird in kritischen Publikationen angeprangert.

In der psychiatrisch-psychotherapeutischen Versorgung von Menschen mit intellektueller Beeinträchtigung finden vergleichbare Entwicklungen statt. Noch vor wenigen Jahrzehnten mussten Wissenschaftler ausdrücklich auf die Tatsache hinweisen, dass psychische Störungen auch bei Menschen mit intellektueller Beeinträchtigung vorkommen. Heute ist auf wissenschaftlichen Kongressen zu hören und in Publikationen zu lesen, dass psychische Störungen bei Menschen mit intellektueller Beeinträchtigung in bis zu 74 % der Fälle (oder sogar häufiger) vorkommen (vgl. Kapitel 1 und 2).

117 Wir haben uns für die direkte Übersetzung des holländischen Begriffs „zorg" entschieden, wohl wissend, dass „Sorge" im Deutschen zunächst andere Assoziationen weckt. Gemeint ist – so auch im niederländischen Original – vor allem gesundheitliche Versorgung und Prävention, auch Aspekte des Begriffs Fürsorglichkeit, insgesamt also Herstellung und Erhalt der (seelischen) Gesundheit (Anm. d. dt. Hrsg.).

Diese hohen Prozentsätze weisen vermutlich auf die Schwierigkeiten hin, die die übliche, auf unmittelbarer Beobachtung und Exploration beruhende psychiatrische Diagnostik mit den ungewohnten und auffälligen Verhaltensweisen von Menschen mit intellektueller Beeinträchtigung hat. Die meisten Diagnosen werden auf der Basis einer in einem bestimmten Moment wahrgenommenen Symptomatik gestellt. Diese Symptome werden in ihrer Bedeutung nicht richtig verstanden, und die (schwierige) Unterscheidung zwischen „normalem" und „anormalem" Verhalten bei Menschen mit intellektueller Beeinträchtigung ist ohne entsprechende Expertise nur schwer leistbar. Manche Symptome, die bei bei nicht beeinträchtigten Menschen auf eine Störung hinweisen, können bei diesen in bestimmten Situationen eine normale Verhaltensweise sein. Selten werden die Lebensgeschichte, die Lebensumstände und die Gegebenheiten der Umwelt entsprechend einbezogen. Wesentliche Entwicklungsaspekte werden nicht oder nicht ausreichend in der Diagnostik beachtet.

Eine solche Praxis ist eher schädlich. Neben einer unnötigen Etikettierung oder auch „Psychiatrisierung" einer Patientengruppe, übermäßigem Medikamentengebrauch und falschen Behandlungen hat das erhebliche Folgen für die Lebensorganisation und -planung der Betroffenen. Auch die unmittelbare Umgebung wird unnötig belastet.

Es sollte deutlich geworden sein, dass bei der Versorgung der Verhaltensauffälligkeiten und psychischen Problemen bei Menschen mit intellektueller Beeinträchtigung die Lebensweise und die Faktoren, die das psychische Leben dieser Menschen bestimmen, unbedingt berücksichtigt werden müssen. Zudem ist es notwendig, dabei auf andere Inhalte als bei der Allgemeinbevölkerung zu fokussieren. Bei der Allgemeinbevölkerung steht die *Behandlung* psychischer Gesundheitsprobleme im Vordergrund, bei Menschen mit intellektueller Beeinträchtigung müssen darüber hinaus allgemeine und spezielle Bedingungen für eine psychisch gesunde Entwicklung berücksichtigt werden. Im Gesundheitswesen bzw. bei der psychiatrisch-psychotherapeutischen Versorgung müssen diese beiden Aspekte deutlich voneinander unterschieden werden.

25.2.2 Paradigmenwechsel

Während in der Vergangenheit die psychiatrisch-psychotherapeutische Versorgung von Menschen mit intellektueller Beeinträchtigung ausschließlich auf Erkennen und Behandeln von Störungen ausgerichtet war, liegt der Schwerpunkt jetzt auf der Erkennung und Förderung des „normalen Zustandes" und des adaptiven Verhaltens. Es ist deutlich geworden, dass die Umgebung sich an die grundlegenden Bedürfnisse der Person anpassen muss, anstatt nur die individuellen Anpassungsmöglichkeiten zu verbessern. Infolge dieses Paradigmenwechsels von einem *identified patient* zu einer *Person in einer gesunden Umgebung* muss geklärt werden, was eine Person mit intellektueller Beeinträchtigung für ein qualitativ gutes Leben benötigt und was „normales“, was „anormales“ Verhalten und was psychische Störung im Kontext der seelischen Gesundheitsversorgung bei diesen Menschen bedeuten (vgl. auch Kapitel 6.1).

Die Sorge um die seelische Gesundheit bei intellektuell beeinträchtigen Menschen muss daher alle drei diskutierten Aufgaben umfassen:
1. Förderung einer gesunden seelischen Entwicklung,
2. Prävention von Störungen,
3. Behandlung von psychischen Störungen.

25.2.3 Bedingungen für seelische Gesundheit

Die gesunde Entwicklung eines Kindes mit intellektueller Beeinträchtigung hängt von vielen Faktoren ab. Zur angemessenen Unterstützung sollten folgende Aspekte eines biopsychosozialen Entwicklungsprofils berücksichtigt werden:
- biopsychosoziale und Entwicklungsaspekte,
- Persönlichkeitsentwicklung und basale psychosoziale Bedürfnisse und Motivationen,
- frühere emotionale Erfahrungen, Risiko- und Schutzfaktoren,
- Umstände der Umgebung,
- Interaktionsmuster mit der Umgebung.

Anhand dieses Profils kann man sich einen Eindruck verschaffen über die grundlegenden Bedürfnisse und Motivationen der Person und über die Art des adaptiven (normalen) und maladaptiven (abnormen) Verhaltens, das in bestimmten Situationen erwartet werden kann. Somit kann es als Ausgangspunkt dienen für die Versorgungsplanung sowohl für die betroffene Person als auch für ihre Umgebung.

25.2.4 Integrierte Sorge für die seelische Gesundheit von Menschen mit intellektueller Beeinträchtigung

Aufgrund der Komplexität des Konzepts der seelischen Gesundheit von Menschen mit intellektueller Beeinträchtigung ist eine Integration der zwei Versorgungssysteme, der Behindertenhilfe[118] und der allgemeinen psychosozialen Gesundheitsversorgung, notwendig. In der Behindertenhilfe muss sich mehr als bisher eine Kultur der Sorge für seelische Gesundheit entwickeln, während das allgemeine psychiatrisch-psychotherapeutische Versorgungssystem mehr Verständnis für die Lebensprobleme von Menschen mit einer intellektuellen Beeinträchtigung sowie

118 ZVB – Zorg voor mensen met verstandelijke beperking: System der Behindertenhilfe.

mehr spezielles Wissen über psychische Störungen bei diesen Menschen erwerben muss. Eine gute Zusammenarbeit beider Versorgungssysteme würde die seelische Gesundheit dieser Personengruppe erheblich verbessern helfen.

Innerhalb der Behindertenhilfe sollten spezialisierte Teams für seelische Gesundheit etabliert werden, die sich der Förderung einer gesunden psychischen Entwicklung annehmen und bei der psychiatrischen Diagnostik und Behandlung mit spezialisierten Teams aus dem psychiatrisch-psychotherapeutischen Regelversorgungssystem zusammenarbeiten.

Im psychiatrisch-psychotherapeutischen Regelversorgungssystem sollten ebenfalls spezialisierte Teams und Einheiten für psychische Störungen bei Menschen mit intellektueller Beeinträchtigung vorhanden sein, die eng mit den spezialisierten Teams der Behindertenhilfe zusammenarbeiten. Sie übernehmen dabei vorwiegend diagnostische und kurative Aufgaben.

Es wäre auch möglich, den Zentren für Konsultation und Expertise (CCE – Centra voor Consultatie en Expertise) eine zentrale Position zwischen Behindertenhilfe und psychiatrisch-psychotherapeutischer Versorgung zuzuweisen, um so die Entwicklung der Sorge für seelische Gesundheit voranzubringen und die Entwicklung beider Systeme zu koordinieren, zu unterstützen und zu fördern.

25.3 Multidisziplinäre Teams und ihre Aufgaben

Die Sorge für die seelische Gesundheit von Menschen mit einer intellektuellen Beeinträchtigung muss durch integrierte, multidisziplinär zusammengesetzte Teams getragen werden. Folgende Professionen sollten darin vertreten sein: Psychiater, Heilpädagogen (oder Psychologen), Krankenpfleger, Sozialarbeiter und eventuell ein auf Menschen mit intellektueller Beeinträchtigung spezialisierter Arzt. Derart zusammengesetzte Teams sollten sowohl in der Behindertenhilfe als auch im psychiatrisch-psychotherapeutischen Regelversorgungssystem aufgebaut werden – mit jeweils unterschiedlichen Schwerpunktaufgaben: Die Teams in der Behindertenhilfe kümmern sich mehr um die Förderung der seelischen Gesundheit im Allgemeinen, sie arbeiten präventiv und behandeln psychische Störungen in ambulanten Settings. Die Teams innerhalb des psychiatrisch-psychotherapeutischen Regelversorgungssystems übernehmen die Behandlung von Störungen vornehmlich in stationären oder tagesklinischen Angeboten. Sie sollen zum Einsatz kommen, wenn die Teams aus der Behindertenhilfe nicht weiterkommen. Nach der Formulierung der Diagnose und eines Behandlungsvorschlags durch das Team innerhalb des psychiatrisch-psychotherapeutischen Regelversorgungssystems sollte dann das Team in der Behindertenhilfe die weitere Behandlung und Nachsorge übernehmen (vgl. Tab. 22).

Tabelle 22: Schema eines Versorgungssystems zur Unterstützung der Entwicklung von seelischer Gesundheit bei Menschen mit einer intellektuellen Beeinträchtigung

Bestandteile	Vorgehen
1. Unterstützung einer gesunden Entwicklung und Prävention durch • Entwicklung der psychophysiologischen Homöostase • Unterstützung der sozio-emotionalen Entwicklung • Früherkennung und Behandlung von Funktions- und Regulationsstörungen	ambulante häusliche Hilfe
2. Diagnostik und Behandlung von Verhaltensproblemen und psychischen Störungen	ambulante psychiatrisch-psychotherapeutische Hilfe
3. Diagnostik und Behandlung von Verhaltensproblemen und psychischen Störungen, die nicht ambulant durchgeführt werden können	stationäre oder tagesklinische Settings
4. Fort- und Weiterbildung der Betreuungspersonen in der Behindertenhilfe	Schulung, Weiterbildung, Training

Für Kinder und Jugendliche sollten vergleichbare Teams zusammengestellt werden. Das Team in der Behindertenhilfe sollte Kinderpsychiater, Heilpädagogen, sozialpsychiatrische Krankenpflegekräfte, Sozialarbeiter und eventuell einen Kinderarzt umfassen. Sie sollten vornehmlich ambulant in den Familien, in den Kindertageszentren und in den Schulen für Kinder mit einer intellektuellen Beeinträchtigung arbeiten. Die Kooperation mit den dort vorhandenen sozialpädagogischen Diensten und Kontaktpersonen muss intensiv gestaltet werden. Vertreter der Teams sollten an regelmäßigen Fallbesprechungen mit allen Beteiligten in Kindertageszentren und Schulen teilnehmen. Routinemäßig werden körperliche, psychologische und pädagogische Untersuchungen durchgeführt und Berichte erstellt. Zudem sollte von jedem Kind ein Profil der psychischen Gesundheit erstellt werden, das als Basis für die Versorgung dient. Neben den Schwächen müssen darin auch die Stärken des Kindes deutlich dargestellt werden, wobei die Stärken als Ausgangspunkt für die Förderung dienen. Hierbei lassen sich Methoden aus der *Positiven Psychologie*[119] gut anwenden.

---

119 „Die Positive Psychologie ist eine wissenschaftliche Strömung der Psychologie, in deren Zentrum die Erforschung von Konzepten wie menschlichen Stärken, Lebenssinn und positiven sozialen Beziehungen steht." (Quelle: Website der Deutschen Gesellschaft für Positive Psychologie, https://www.dgpp-online.de/home/themen-der-positiven-psychologie/was-ist-positive-psychologie/) (Anm. d. dt. Hrsg.)

Auch den kinder- und jugendpsychiatrischen Kliniken in der Regelversorgung sollten die Teams für Kinder mit intellektueller Beeinträchtigung zur Verfügung stehen.

Nach meinen eigenen Erfahrungen aus jahrelanger Zusammenarbeit mit ambulanten kinderpsychiatrischen Teams können in den allermeisten Fällen Diagnostik und Behandlung ambulant erfolgen. Nur bei einer kleinen Anzahl der Fälle war eine stationäre Aufnahme nötig.

25.4 Professionalisierung

Noch vor der Etablierung der Sorge für die seelische Gesundheit in der Behindertenhilfe müssen andere Veränderungen in der Kultur der Behindertenhilfe herbeigeführt werden. Beispielsweise müssen die individuellen Bedürfnisse der betreuten Personen mehr als bisher berücksichtigt werden. Die Hilfen sollten sich an deren biologischen, psychosozialen und Entwicklungsvoraussetzungen orientieren. Die betreute Person sollte nicht mehr nur in ihrer Rolle als Hilfeempfänger betrachtet werden, sondern als Person mit eigenen Bedürfnissen und besonderen Interaktionen mit der Umgebung.

Die Leiter der beschriebenen multidisziplinären Teams in der Behindertenhilfe tragen eine besondere Verantwortung dafür, dass sich solche Sichtweisen entwickeln. Diese Teams sollen andere Mitarbeiter dazu bringen, an der Förderung der seelischen Gesundheit mitzuwirken. Zu diesem Zweck sollen den Mitarbeitern kontinuierlich Fortbildungen zu den praktischen Methoden der Förderung von seelischer Gesundheit angeboten werden. Die Leiter der Teams für seelische Gesundheit in der Behindertenhilfe müssen sich durch Schulungen, Kurse und Training für diese Arbeit spezialisieren.

Ein weiteres Problem sind die Studiengänge der Psychologen, Ärzte und Heilpädagogen, in denen seelische Gesundheit bei Menschen mit intellektueller Beeinträchtigung bislang kaum thematisiert wird. Ein Aufbaustudium oder eine berufliche Spezialisierung sind daher notwendig.

Die entsprechenden universitären Spezialisierungsangebote für Psychiater sind von Universität zu Universität sehr unterschiedlich. Nach der niederländischen Weiterbildungsordnung für Psychiater kann eine Tätigkeit – eine Art Wahlpraktikum – bei Menschen mit intellektueller Beeinträchtigung auf die Weiterbildungszeit angerechnet werden. In Großbritannien müssen alle Psychiater während ihrer Facharztweiterbildung ein halbes Jahr mit Menschen mit einer intellektuellen Beeinträchtigung arbeiten. Es besteht zudem die Möglichkeit, sich in *Psychiatrie für Menschen mit intellektueller Beeinträchtigung* zu subspezialisieren. Dies dauert zusätzliche drei bis vier Jahre zur Weiterbildungszeit (Day, 2001b). Einige Länder haben die Absicht bekundet, eine größere Anzahl von Psychiatern für diese Spezialisierung auszubilden. Wahlpraktika der Fachärzte für ein bis zwei Jahre in spezialisierten Einrichtungen wären wünschenswert.

Die Zahl der spezialisierten Psychiater in den Niederlanden ist in den letzten Jahren glücklicherweise erheblich gewachsen. Wenn man alle Psychiater im Land gleichmäßig auf die Arbeitsgebiete verteilen würde, dann sollten sich etwa 5 bis 7 % von ihnen mit Menschen mit intellektueller Beeinträchtigung befassen. In absoluten Zahlen wären das ca. 100 bis 150. Eine weitere positive Entwicklung besteht darin, dass diejenigen, die sich zum Arzt für Menschen mit intellektueller Beeinträchtigung weiterbilden, während ihrer Weiterbildung in speziellen psychiatrischen Einrichtungen arbeiten können. Vieles weist darauf hin, dass der Mangel an Psychiatern in diesem Bereich nicht durch fehlendes Interesse bedingt ist, sondern dass die Zielgruppe noch wenig bekannt ist (vgl. dazu das interessante Buch von Koch, 2005).

Angesichts der fortschreitenden Deinstitutionalisierung und der sozialen Integration von Menschen mit leichter und mittelgradiger intellektueller Beeinträchtigung wächst das Bedürfnis der Hausärzte, sich bezüglich dieser Patientengruppe fortzubilden. Verschiedene Universitäten haben entsprechende Angebote hierfür geschaffen.

Ein großes Problem ist, dass wissenschaftliche Untersuchungen zu Problemen der seelischen Gesundheit von Menschen mit intellektueller Beeinträchtigung fehlen. In den letzten Jahren sind einige Publikationen vornehmlich zum Einsatz von Psychopharmaka erschienen, ohne dieses schwierige Thema gänzlich zu erfassen.

25.5 Förderung einer gesunden Entwicklung und Prävention von Störungen

Zur besseren Unterstützung einer gesunden seelischen Entwicklung ist eine frühzeitige Erkennung der intellektuellen Beeinträchtigung notwendig.

Die Früherkennung hängt vom Schweregrad der Beeinträchtigung sowie vom Sachverstand des Untersuchers ab. Bei einer schweren intellektuellen Beeinträchtigung fällt die abweichende Entwicklung des Kindes natürlich schon sehr früh, innerhalb des ersten Lebensjahres, auf. Bei leichter beeinträchtigten Kindern wird sie oft erst in der späteren Kindheit oder in der Grundschule bemerkt. Sowohl Fachleute als auch Eltern sollten über Hinweise auf Dysfunktionen und Entwicklungsrückstand Bescheid wissen. Nach Feststellung eines Entwicklungsrückstandes muss ein Profil der psychischen Gesundheit erstellt werden. Auf Basis der Untersuchungsbefunde muss der Schwerpunkt der weiteren Maßnahmen festlegt werden. Sind eher übliche Formen der Unterstützung aus dem Bereich der Behindertenhilfe (überwiegend heilpädagogische Konzepte) notwendig oder spezielle, die Entwicklung der seelischen Gesundheit betreffende Maßnahmen (z. B. durch ein spezialisiertes kinderpsychiatrisches Team; vgl. Kapitel 7.2.1)? Die letztgenannten Hilfen sind anzubieten, wenn es Hinweise auf eine problematische Entwicklung gibt und ein Risiko besteht, eine psychische Störung zu entwickeln. Die wichtigste Aufgabe besteht darin, auf die basalen Bedürfnisse des Kindes einzugehen sowie die Personen der Umgebung in der Förderung des Kindes angemessen zu unterstützen und zu begleiten. Eine gute Zusammenarbeit des unterstützenden Teams mit sozialpädagogischem Dienst, Kindertagesstätte, Schule usw. ist sehr wichtig, ebenso eine klare Regelung der Aufgabenverteilung.

Eine frühe Förderung der emotionalen, kognitiven und sozialen Entwicklung dient der Prävention von Verhaltensproblemen und psychiatrischen Störungen. Die Förderung der Stärken des Kindes und positive emotionale Erfahrungen schützen vor den Auswirkungen schädlicher Reize und vor ungünstigen Umständen.

Im Folgenden wird ein Beispiel dargestellt.

Ein zehnjähriger Junge mit einer autistischen Störung und einer intellektuellen Beeinträchtigung wurde wegen seines aggressiven, destruktiven, hyperaktiven und selbstverletzenden Verhaltens zur Behandlung angemeldet. Die kognitive Entwicklung des Jungen wurde auf etwa 2½ Jahre geschätzt. In der Kindertagesstätte fiel auf, dass ohne Anlass plötzlich die Stimmung wechselte und er gegenüber anderen Kindern grundlos aggressiv wurde. Den Eltern fiel auf, dass sein Verhalten zu Hause viel weniger problematisch als im Kindertageszentrum war.

Bei der Beobachtung des Jungen fiel auf, dass seine Motorik sehr gut entwickelt war und dass er Spaß an visuellen Erfahrungen hatte (z. B. im Snoezelenraum[120]). Puzzeln mochte er gar nicht; das wurde aber in der Kindertagesstätte regelmäßig von ihm erwartet. Wenn seine motorischen Aktivitäten (wie Schaukeln oder Herumrennen) unterbrochen wurden, protestierte er mit Schreien und Weinen.

Es wurde deutlich, dass die aggressiven Ausbrüche die Folge seiner Frustrationen durch äußere Beschränkungen und unangemessene Anforderungen waren. Weder eine Verhaltensstörung noch eine psychiatrische Störung wurden bei diesem Kind diagnostiziert, wohl aber eine interaktionelle Problematik zwischen ihm und seiner Umgebung. Mit anderen Worten: Das Verhalten für eine Person auf seinem Entwicklungsniveau war unter den gegebenen Umständen „normal". Das unangepasste Verhalten des Jungen wurde als Reaktion auf die unangepassten Anforderungen und Erwartungen der Umgebung interpretiert.

Zur Behandlung wurde empfohlen, die Interaktion mit dem Jungen auf seine basalen Bedürfnisse und Fähigkeiten abzustimmen. In der Prävention von Verhaltensproblemen und psychischen Störungen sollte bei diesem Jungen die Methode der „Orchestrierung" von

120 Ein Snoezelenraum (niederländisch: snoezelenruimte) ist ein speziell eingerichteter Raum, in dem die multimodale sensorische Wahrnehmung (Farben, Licht, Klang usw.) stimuliert werden soll und die Person sich entspannen kann. Wohnheime, Werkstätten und Schulen für Menschen mit intellektueller Beeinträchtigung, aber auch auch Altenhilfeeinrichtungen verfügen oft über solche Angebote (Anm. d. dt. Hrsg.).

> Motivation und exekutiven Funktionen (Greenspan, 1997b) angewendet werden (vgl. Kapitel 9). Die Motorik des Jungen kann benutzt werden, um mit seinem Betreuer positive Erfahrungen zu machen. Auf diese Weise kann der Junge lernen, soziale Interaktionen zu genießen. Seine Motivation ist dabei seine positiv erlebte Motorik. Die exekutiven Funktionen werden sinnvoll eingesetzt und genutzt. So lernt der Junge, ein bestimmtes Ziel zu erreichen, wenn er seine Aktivitäten gezielt ausrichtet, sequenziell gebraucht und kontrolliert.

Wie in Kapitel 9 beschrieben, ist die mangelhafte Kopplung der Motivation mit den exekutiven Funktionen ein häufiges Problem bei autistischen Kindern und Kindern mit schwerer intellektueller Beeinträchtigung. Die frühe Förderung der Entwicklung dieser Fertigkeiten kann bei diesen Kindern sehr entscheidend für die psychosoziale Entwicklung sein. Mit dem Erlernen des zielgerichteten Einsatzes von Motorik und Sensorik erlangt das Kind zunehmend Kontrolle über sein Verhalten. So kann es die Verarbeitung sensorischer Stimuli, von Affekt und motorischem Output besser regulieren. Damit sind Voraussetzungen für die Entwicklung angemessener Copingstrategien gegeben. Das Kind wird widerstandsfähiger gegenüber Stress. Das wiederum mindert das Risiko für Verhaltensauffälligkeiten und psychiatrische Störungen.

Solche Stimulation der Entwicklung ist nicht nur bei Kindern möglich. Auch Erwachsene mit intellektueller Beeinträchtigung können von einer angemessenen, gut begründeten Förderung im beschriebenen Sinn profitieren.

Darüber hinaus sollten auch andere Aspekte des Lebens beeinträchtigter Menschen in präventive Überlegungen einbezogen werden. Bedauerlicherweise spielt aber die Prävention in der professionellen Arbeit mit Menschen mit Beeinträchtigungen kaum eine Rolle. Sowohl in der Behindertenhilfe als auch in der gesundheitlichen Versorgung von Menschen mit intellektueller Beeinträchtigung muss das erst noch entwickelt werden.

Besondere Aufmerksamkeit sollte der Rolle und der Einstellung der in der Versorgung tätigen Personen gewidmet werden. Zu diesem Thema ist eine Reihe von Untersuchungen und Publikationen erschienen (Embregts, 2011; Reuzel et al., 2013; De Belie & Van Hove, 2013; Vignero, 2011). Für eine angemessene Unterstützung von Personen mit intellektueller Beeinträchtigung ist es erforderlich, dass die für sie tätigen Personen Einblick in die innere Erlebniswelt des Betroffenen haben. De Belie und Van Hove (2013) zufolge muss eine angemessene Unterstützung auf einer wechselseitigen emotionalen Verfügbarkeit zwischen diesen beiden Personen basieren. Dies verlangt, dass die Betreuer über eigene Gefühle, Motivationen und Verhalten nachdenken *(Mentalisieren)*. Dadurch entwickelt sich ein Verständnis für die Gefühle, Motivationen und das Verhalten der Menschen mit Beeinträchtigung. Mithilfe dieses Prinzips eröffnen sich neue Möglichkeiten der Entwicklungsförderung, der alltäglichen Unterstützung sowie der Prävention und Behandlung von Problemen.

Zusammenfassend kann festgestellt werden, dass sich die psychiatrisch-psychotherapeutische Versorgung von Menschen mit intellektueller Beeinträchtigung in den letzten Jahrzehnten verbessert hat. Spezialisiertes Wissen und die Anzahl der wissenschaftlichen Untersuchungen und Publikationen auf diesem Gebiet nehmen zu. In der Praxis entstehen neue Möglichkeiten der zielgerichteten Hilfe. Diese positiven Entwicklungen müssen in ein gut organisiertes Versorgungsumfeld eingebettet werden. Diese positive Einschätzung bedeutet jedoch nicht, dass im Vergleich zur allgemeinen psychiatrisch-psychotherapeutischen Versorgung kein Rückstand mehr bestehen würde. Es ist deutlich geworden, dass die psychiatrisch-psychotherapeutische Versorgung von Menschen mit intellektueller Beeinträchtigung einige Besonderheiten aufweist und verdient, weiterentwickelt zu werden.

Literatur

Achenbach, T.M. (1966). The classification of children's psychiatric symptoms; a factor analytic study. *Psychological Monographs, 80,* 1–37. http://doi.org/10.1037/h0093906

Achenbach, T.M. & Zigler, E.F. (1968). Cue-learning and problem-learning strategies in normal and retarded children. *Child Development, 39,* 827–848. http://doi.org/10.2307/1126986

Ad-Dab'bagh, Y. & Greenfield, B. (2001). Multiple complex developmental disorder: The „Multiple and Complex" evolution to the „Childhood Borderline Syndrome" Constructs. *Journal of the American Academy of Child and Adolescent Psychiatry, 40,* 954–964. http://doi.org/10.1097/00004583-200108000-00018

Ainsworth, M.D., Blehar, M.C., Waters, E. & Wall, S. (1978). *Patterns of attachment. A psychological study of the strange situation.* Hillsdale, NJ: Erlbaum.

Alaghband-Rad, J., McKenna, K., Gordon, C.T., Albus, K.E., Hamburger, S.D., Rumsey, J.M. et al. (1995). Childhood-onset schizophrenia: The severity of premorbid course. *Journal of the American Academy of Child and Adolescent Psychiatry, 34,* 1273–1283. http://doi.org/10.1097/00004583-199510000-00012

Akiskal, H.S. (1995). Mood disorders. In H.I. Kaplan & B.J. Sadock (Eds.), *Comprehensive textbook of psychiatry* (pp. 1067–1079). Baltimore, MD: Williams & Wilkins.

Allen, D. (2000). Recent research on physical agression in persons with intellectual disability: An overview. *Journal of Intellectual and Developmental Disability, 25,* 41–57. http://doi.org/10.1080/132697800112776

Aman, M.G. (1993). Efficacy of psychotropic drugs for reducing self-injurious behaviour in the developmental disabilities. *Annals of Clinical Psychiatry, 5,* 171–188. http://doi.org/10.3109/10401239309148981

Aman, M.G., Armstrong, S., Buican, B. & Sillick, T. (2002). Four Years follow up of children with low intelligence and ADHD: Replication. *Research in Developmental Disabilities, 23,* 119–134. http://doi.org/10.1016/S0891-4222(02)00090-2

Aman, M.G., Pejeau, C., Osborne, P. & Rojahn, J. (1996). Four-year follow-up of children with low intelligence and ADHD. *Research in Developmental Disabilities, 17,* 417–432. http://doi.org/10.1016/S0891-4222(96)00023-6

Aman, M.G., Singh, N.N., Stewart, A.W. & Field, C.J. (1985). The Aberrant Behaviour Checklist: A behaviour rating scale for the assessment of treatment effects. *American Journal of Mental Deficiency, 89,* 485–491.

American Association of Mental Retardation (AAMR) (2002). *Mental Retardation, definition, classification and systems of supports.* Washington, DC: Author.

American Psychiatric Association (APA) (1994). *Diagnostic and Statistical Manual of Mental Disorders, Fourth Edition.* Washington, DC: Author.

American Psychiatric Association (APA) (2000). *Diagnostic and Statistical Manual of Mental Disorders, Fourth Edition, Text Revision.* Washington, DC: Author. http://doi.org/10.1176/appi.books.9780890423349

American Psychiatric Association (APA) (2013). *Diagnostic and Statistical Manual of Mental Disorders, Fifth Edition*. Arlington, VA: American Psychiatric Association Publishing.

Antony, J.E. (1975). Neurotic disorders. In A.M. Freedman, H.I. Kaplan & B.J. Sadock (Eds.), *Comprehensive textbook of psychiatry*. Baltimore, MD: Williams & Wilkins.

Arends, J.B.A., de Vries, S.E., Declerc, A.C. & Van Wielink, P.S. (1990). Farmacotherapie van slaapstoornissen. *Janssen Medisch-Wetenschappelijk Nieuws, 10,* 367–372.

Arendt, R.E., Madau, W.E. & Baumeister, A.A. (1988). Critique of sensory integration therapy and its application in mental retardation. *American Journal on Mental Retardation, 92,* 401–411.

Arieti, S. (1962). The psychotherapeutic approach to depression. *American Journal of Psychotherapy, 16,* 397–406.

Arnold, L.U., Gadow, K.D., Pearson, D.A. et al. (1998). Stimulants. In S. Reiss & M.G. Aman (Eds.), *Psychotropic medications and developmental disabilities: The international consensus handbook* (pp. 229–258). Columbus, OH: Ohio State University, Nisonger Center.

Baghdadli, A., Pascal, C., Grisi, S. & Aussiloux, G. (2003). Risk factors for self-injurious behaviours among 222 young children with autistic disorders. *Journal of Intellectual Disability Research, 47,* 622–629. http://doi.org/10.1046/j.1365-2788.2003.00507.x

Bakken, T.L. (2010). *Schizophrenia in adults with intellectual disability and autism.* Dissertation, University of Oslo.

Bakken, T.L., Eilertsen, D.E., Smeby, N.A. & Martinsen, H. (2009). The validity of disorganized behavior as an indicator of schizophrenia in adults with autism and intellectual disability. *Mental Health Aspects of Developmental Disabilities, 12,* 1.

Bakken, T.L., Friis, S., Lovoll, S., Smeby, N.A. & Martinsen, H. (2007). Behavioral disorganisation as an indicator of psychosis in adults with intellectual disability and autism. *Mental Health Aspects of Developmental Disabilities, 10,* 2.

Balthazar, E.E. & Stevens, H.A. (1975). *The emotionally disturbed mentally retarded.* Englewood Cliffs, NJ: Prentice-Hall.

Baron-Cohen, S. (1991). The development of a theory of mind in autism: Deviance and delay? *Psychiatric Clinic of North America, 14,* 33–51.

Barron, P., Hassiotis, A. & Banes, J. (2004). Offenders with intellectual disability: A prospective comparative study. *Journal of Intellectual Disability Research, 48,* 69–76. http://doi.org/10.1111/j.1365-2788.2004.00581.x

Bateman, A. & Fonagy, P. (2012). *Handbook of mentalizing in mental health practice.* Washington, DC: American Psychiatric Publishing.

Beck, A.T. (2008). The evolution of the cognitive model of depression and its neurobiological correlates. *American Journal of Psychiatry, 165,* 969–977. http://doi.org/10.1176/appi.ajp.2008.08050721

Beck, A.T., Rush, A.J., Shaw, B.F. & Emery, G. (1979). *Cognitive Therapy of depression.* New York: Guilford Press.

Beitchman, J.H., Cantwell, D.P., Forness, S.R., Kavale, K.A. & Kauffman, J.M. (1998). Practice parameters for the assessment and treatment of children and adolescents with language and learning disabilities. *Journal of the American Academy of Child and Adolescent Psychiatry, 37* (Suppl. 10), 46–83. http://doi.org/10.1097/00004583-199810001-00004

Bemporad, J.R. & Wilson, A. (1978). A developmental approach to depression in childhood and adolescence. *Journal of the American Academy of Psychoanalysis, 6,* 325–352.

Benson, B. & Valenti-Hein, D. (2001). Cognitive and social learning treatments. In A. Došen & K. Day (Eds.), *Treating mental illness and behaviour disorders in children and adults with mental retardation* (pp. 101–118). Washington, DC: American Psychiatric Press.

Benson, B.A. & Aman, M.G. (1999). Disruptive behaviour disorders in children with mental retardation. In H.C. Quay & A.E. Hogan (Eds.), *Handbook of disruptive behaviour disorders* (pp. 559–575). New York: Kluwer Academic Press.

Benson, B.A. & Havercamp, S.M. (2007). Behavioural approaches to treatment: Principles and practice. In N. Bouras & G. Holt (Eds.), *Psychiatric and behavioural disorders in intellectual and developmental disabilities* (pp. 283–309). Cambridge: Cambridge University Press.

Benson, B.A., Reiss, S., Smith, D. & Laman, D.S. (1985). Psychosocial correlates of depression in mentally retarded adults. Poor social skills. *American Journal of Mental Deficiency, 89,* 657–659.

Berney, T.P. (2001). Treatment of epilepsy and associated disorders. In A. Došen & K. Day (Eds.), *Treating mental illness and behaviour disorders in children and adults with mental retardation* (pp. 243–264). Washington, DC: American Psychiatric Press.

Berney, T.P. & Corbett, J. (2001). Management of pervasive developmental disorders. In A. Došen & K. Day (Eds.), *Treating mental illness and behaviour disorders in children and adults with mental retardation* (pp. 451–468). Washington, DC: American Psychiatric Press.

Berney, T.P. & Jones, P.M. (1988). Manic depressive disorder in mental handicap. *Australian and New Zealand Journal of Developmental Disabilties, 14,* 219–225.

Biederman, J., Faraone, S.V., Milberger, S., Jetton, J.G., Chen, L., Mick, E. et al. (1996). Is childhood oppositional defiant disorder a precursor to adolescent conduct disorder? *Journal of the American Academy of Child and Adolescent Psychiatry, 35,* 1193–1204. http://doi.org/10.1097/00004583-199609000-00017

Biederman, J. & Spencer, T.J. (2000). Genetics of childhood disorders: Is ADHD a noradrenergic disorder? *Journal of the American Academy of Child and Adolescent Psychiatry, 39,* 1330–1333. http://doi.org/10.1097/00004583-200010000-00024

Blacher, J. (1984). Attachment and severely handicapped children: Implications for intervention. *Developmental and Behavioural Pediatrics, 5* (4), 178–183. http://doi.org/10.1097/00004703-198408000-00004

Blumer, D., Wahlu, S., Montouris, G. & Wyler, A. (2000). Treatment of the interictal psychoses. *Journal of Clinical Psychiatry, 61* (2), 110–122. http://doi.org/10.4088/JCP.v61n0206

Bojanin, S. (1985). *Neuropsihologija razvojnoga doba I opsti reedukativni metod.* Beograd: Zavod za udzbenike.

Boucher, J. (2012). Putting theory of mind in its place; psychological explanation of the socio-emotional-communicative impairments in autistic spectrum disorder. *Autism, 16* (3), 226–246. http://doi.org/10.1177/1362361311430403

Bouras, N. & Holt, G. (Eds.). (2007). *Psychiatric and behavioural disorders in intellectual and developmental disabilities.* Cambridge: Cambridge University Press. http://doi.org/10.1017/CBO9780511543616

Bowlby, J. (1951). *Maternal care and mental health.* Geneve: World Health Organization.

Bowlby, J. (1971). *Attachment and loss* (Vol. I). London: Hogarth Press.

Bowlby, J. (1973). *Separation anxiety and anger.* London: Hogarth Press.

Bowlby, J. (1988). Developmental psychiatry comes of age. *American Journal of Psychiatry, 145,* 1–11. http://doi.org/10.1176/ajp.145.1.1

Bradley, S.J. (2000). *Affect regulation and the development of psychopathology.* New York: Guilford Press.

Bredkjaer, S.R., Mortensen, P.B. & Parnas, J. (1998). Epilepsy and non-organic non-affective psychosis. *British Journal of Psychiatry, 172,* 235–238. http://doi.org/10.1192/bjp.172.3.235

Bregman, J.D. & Harris, J.C. (1996). Mental retardation. In H.L. Kaplan & B.J. Sadock (Eds.), *Comprehensive Textbook of Psychiatry* (pp. 2207–2242). Baltimore, MD: Williams & Wilkins.

Brehterton, I. (1987). New perspectives on attachment relations: Society, communications, and internal working models. In J. Osofsky (Ed.), *Handbook of infant development* (pp. 1061–1110). New York: Wiley.

Bright, T., Bittick, K. & Fleeman, B. (1981). Reduction of self-injurious behaviour using sensory integrative techniques. *American Journal of Occupational Therapy, 35* (3), 167–172. http://doi.org/10.5014/ajot.35.3.167

Brown, R., Hobson, A. & Lee, A. (1997). Are there ‚autistic-like' features in congenitally blind children? *Journal of Child Psychology and Psychiatry, 38,* 693–703. http://doi.org/10.1111/j.1469-7610.1997.tb01696.x

Burack, J.A. (1990). Differentiating mental retardation. In R.M. Hodapp, J.A. Burack & E. Zigler (Eds.), *Issues in the developmental approach to mental retardation* (pp. 27–45). Cambridge: Cambridge University Press.

Burack, J.A., Root, R. & Shulman, C. (1996). The developmental approach to mental retardation. *Child and Adolescent Psychiatric Clinics of North America, 5,* 781–796.

Byrne, C. & Seyfort, B. (1998). Complication in the diagnosis and treatment of depression in persons with Down Syndrome. *NADD Bulletin, 1,* 103–106.

Campbell, M. & Malone, R.P. (1991). Mental retardation and psychiatric disorders. *Hospital and Community Psychiatry, 42,* 379–381.

Campos, J.J., Barett, K.C., Lamb, M.E., Goldsmith, H.H. & Stenberg, C. (1983). Socioemotional development. In P. Mussen (Ed.), *Handbook of child psychology* (pp. 236–322). New York: Wiley.

Canguilhem, G. (1989). *The Normal and the Pathological.* New York: Zone Books.

Cantwell, D.P. & Baker, L. (1991). *Psychiatric and developmental disorders in children with communication disorder.* Washington, DC: American Psychiatric Press.

Caplan, R. (1994). Thought disorder in childhood. *Journal of the American Academy of Child and Adolescent Psychiatry, 33,* 605–615. http://doi.org/10.1097/00004583-199406000-00001

Carr, E. & Neumann, J. (1999). Graphic sleep monitoring. A clinical program to improve sleep in residents with mental retardation. *Journal of Developmental and Physical Disabilities, 11,* 91–103. http://doi.org/10.1023/A:1021838902763

Carter, A.S., Ben-Sasson, A. & Briggs-Gowan, M.J. (2011). Sensory over-responsibility, psychopathology and family impairment in school aged children. *Journal of the American Academy of Child and Adolescent Psychiatry, 50* (12), 1210–1219. http://doi.org/10.1016/j.jaac.2011.09.010

Carvill, S. (2001). Sensory impairments, intellectual disability and psychiatry. *Journal of Intellectual Disability Research, 45,* 467–483. http://doi.org/10.1046/j.1365-2788.2001.00366.x

Cass, H.D., Sonksen, P.M. & McConachie, H.R. (1994). Developmental setback in severe visual impairment. *Archives of Disease in Childhood, 70,* 192–196. http://doi.org/10.1136/adc.70.3.192

Charlot, L.R. (1998). Developmental effects on mental health disorders in persons with developmental disabilities. *Mental Health Aspects of Developmental Disabilities, 1* (2), 29–38.

Charlot, L.R., Doucette, A.C. & Mezzacapp, E. (1993). Affective symptoms of institutionalised adults with mental retardation. *American Journal on Mental Retardation, 98,* 408–416.

Chervin, R.D., Dillon, J.E., Archbold, K.H. & Ruzicka, D.L. (2003). Conduct problems and symptoms of sleep disorders in children. *Journal of the American Academy of Child and Adolescent Psychiatry, 42,* 201–209. http://doi.org/10.1097/00004583-200302000-00014

Chess, S., Dorn, A. & Fernandez, P.B. (1971). *Psychiatric disorders in children with congenital rubella.* New York: Brunner-Mazel.

Cicchetti, D. (1984). The emergence of developmental psychopathology. *Child Development, 55,* 1–7. http://doi.org/10.2307/1129830

Cicchetti, D. & Beeghly, M. (1990). *The self in transition.* Chicago: Univ. of Chicago Press.

Cicchetti, D. & Cohen, D.J. (Eds.). (1995). *Developmental psychopathology.* New York: Wiley.

Cicchetti, D. & Cohen, D.J. (Eds.). (2006). *Developmental psychopathology* (2nd ed.). Hoboken, NJ: Wiley.

Cicchetti, D. & Ganiban, J. (1990). The organisation and coherence of developmental processes in infants and children with Down syndrome. In R. Hodapp, J. Burack & E. Zigler (Eds.), *Issues in developmental approach to mental retardation* (pp. 169–225). Cambridge: Cambridge University Press.

Cicchetti, D., Ganiban, J. & Barnett, D. (1991). Contributions from the study of high risk population to understanding the development of emotion regulation. In K. Didge & J. Garber (Eds.), *The development of emotion regulation* (pp. 15–48). Cambridge: Cambridge University Press.

Cicchetti, D. & Toth, S.L. (1995). A developmental psychopathology perspective on child abuse and neglect. *Journal of the American Academy of Child and Adolescent Psychiatry, 34,* 541–564. http://doi.org/10.1097/00004583-199505000-00008

Claes, L., De Neve, L., Declercq, K., Jockheere, B., Marrecau, J., Morisse, F. et al. (2012). *Emotionele ontwikkeling bij mensen met een verstandelijke beperking* (SEN-Publicaties, nr. 4). Antwerpen: Garant.

Claes, L. & Verduyn, A. (2012). *SEO-R. Schaal voor Emotionele Ontwikkeling bij mensen met een verstandelijke beperking* (SEN-Publicaties, nr. 5). Antwerpen: Garant.

Clarke, D.J. (1993). Prader-Willi syndrome and psychoses. *British Journal of Psychiatry, 163,* 680–684. http://doi.org/10.1192/bjp.163.5.680

Clarke, D.J. (1999). Functional psychosis in people with mental retardation. In N. Bouras (Ed.), *Psychiatric and behavioural disorders in developmental disabilities and mental retardation* (pp. 188–199). Cambridge: Cambridge University Press.

Clarke, D.J. (2001). Treatment of schizophrenia. In A. Došen & K. Day (Eds.), *Treating mental illness and behaviour disorders in children and adults with mental retardation* (pp. 183–200). Washington, DC: American Psychiatric Press.

Clegg, J.A. & Lansdall-Welfare, R. (1995). Attachment and learning disability: A theoretical review informing three clinical interventions. *Journal of Intellectual Disability Research, 39,* 295–305. http://doi.org/10.1111/j.1365-2788.1995.tb00521.x

Clegg, J.A. & Sheard, C. (2002). Challenging behaviour and insecure attachment. *Journal of Intellectual Disability Research, 46* (6), 503–506. http://doi.org/10.1046/j.1365-2788.2002.00420.x

Cohen, D.J., Paul, R. & Volkmar, F.R. (1986). Issues in the classification of pervasive and other developmental disorders. *Journal of the American Academy of Child and Adolescent Psychiatry, 25,* 213–220. http://doi.org/10.1016/S0002-7138(09)60228-4

Cohen, D.J., Shaywitz, S.E., Young, J.G. & Shaywitz, B.A. (1983). Borderline syndrome and attention deficit disorders of childhood: Clinical and neurochemical perspectives. In K.S. Robson (Ed.), *The borderline child* (pp. 197–221). New York: McGraw-Hill.

Coleman, M. & Gillberg, C. (Eds.). (2012). *The autisms* (4th ed.). New York: Oxford University Press.

Collacott, R.A. (1999). People with Down syndrome and mental health needs. In N. Bouras (Ed.), *Psychiatric and behavioural disorders in developmental disabilities and mental retardation* (pp. 200–211). Cambridge: Cambridge University Press.

Collacott, R.A., Cooper, S.A., Brandford, D. & McGrother, C. (1998). Epidemiology of self-injurious behaviour in adults with learning disabilities. *British Journal of Psychiatry, 173,* 428–432. http://doi.org/10.1192/bjp.173.5.428

Collacott, R.A., Cooper, S.A. & McGrother, C. (1992). Differential rates of psychiatric disorders in adults with Down syndrome compared with other mentally handicapped adults. *British Journal of Psychiatry, 161,* 671–674. http://doi.org/10.1192/bjp.161.5.671

Collins, P.F. & Depue, R.A. (1992). A neurobehavioural systems approach to developmental psychopathology: Implications for disorders of affect. In D. Cicchetti & S.L. Toth (Eds.), *Developmental perspectives on depression* (pp. 29–102). Rochester, NY: University of Rochester Press.

Cooper, S.A. (1999). Psychiatric disorders in elderly people with developmental disabilities. In N. Bouras (Ed.), *Psychiatric and behavioural disorders in developmental disabilities and mental retardation* (pp. 212–225). Cambridge: Cambridge University Press.

Cooper, S.-A., Smiley, E., Morrison, J., Williamson, A. & Allan, L. (2007). Mental ill-health in adults with intellectual disabilities: prevalence and associated factors. *British Journal of Psychiatry, 190,* 27–35.

Corbett, J. (1979). Psychiatric morbidity and mental retardation. In F.E. James & R.P. Snaith (Eds.), *Psychiatric illness and mental handicap* (pp. 11–25). London: Gaskell.

Cortese, S., Brown, T., Corkum, P., Gruber, R., O'Brien, L. M, Stein, M. et al. (2013). Assessment and management of sleep problems in youth with attention-deficit/hyperactivity-disorder. *Journal of the American Academy of Child and Adolescent Psychiatry, 52* (8), 784–796. http://doi.org/10.1016/j.jaac.2013.06.001

Costa, P.T. & McCrae, R.R. (1985). *The NEO personality inventory*. Odessa, FL: Psychological Assessment Resources.

Coulter, D.L. (1988). The neurology of mental retardation. In F.J. Menolascino & J. Stark (Eds.), *Preventive and curative intervention in mental retardation* (pp. 35–52). Baltimore, MD: Brookes.

Cox-Lindenbaum, D. (2001). Group therapy for mentally retarded sex offenders. In A. Došen & K. Day (Eds.), *Treating mental illness and behaviour disorders in children and adults with mental retardation* (pp. 343–358). Washington, DC: American Psychiatric Press.

Crabbe, H.F. (2001). Treatment of anxiety disorder in persons with mental retardation. In A. Došen & K. Day (Eds.), *Treating mental illness and behaviour disorders in children and adults with mental retardation* (pp. 227–244). Washington, DC: American Psychiatric Press.

Cummings, M.E., Davies, P.T. & Campbell, S.B. (2000). *Developmental psychopathology and family process; theory, research and clinical implications*. New York: Guilford Press.

Cytryn, L. & McKnew, D.H. (1974). Proposed classification of childhood depression. *American Journal of Psychiatry, 129*, 149–155. http://doi.org/10.1176/ajp.129.2.149

Damasio, A. (2010). *Het zelf wordt zich bewust*. Amsterdam: Wereldbibliotheek.

Dawson, G. & Fischer, K.W. (Eds.). (1994). *Human behaviour and the developing brain*. New York: Guilford Press.

Day, K. (1985). Psychiatric disorder in the middle aged and elderly mentally handicapped. *British Journal of Psychiatry, 147*, 660–667. http://doi.org/10.1192/bjp.147.6.660

Day, K. (1990). Depression in mildly and moderately retarded adults. In A. Došen & F.J. Menolascino (Eds.), *Depression in mentally retarded children and adults* (pp. 129–154). Leiden: Logon.

Day, K. (2001a). Treatment and care of mentally retarded offenders. In A. Došen & K. Day (Eds.), *Treating mental illness and behaviour disorders in children and adults with mental retardation* (pp. 359–390). Washington, DC: American Psychiatric Press.

Day, K. (2001b). Service provision and staff training: an overview. In A. Došen & K. Day (Eds.), *Treating mental illness and behaviour disorders in children and adults with mental retardation* (pp. 469–492). Washington, DC: American Psychiatric Press.

Day, K. & Došen, A. (2001). An integrative approach. In A. Došen & K. Day (Eds.), *Treating mental illness and behaviour disorders in children and adults with mental retardation* (pp. 519–529). Washington, DC: American Psychiatric Press.

Day, K. & Jancar, J. (1994). Mental and physical health and aging handicapped: A review. *Journal of Intellectual Disability Research, 38*, 241–356. http://doi.org/10.1111/j.1365-2788.1994.tb00392.x

De Belie, E. & Morisse, F. (2007). *Gehechtheid en gehechtheid problemen bij personen met een verstandelijke beperking*. Antwerpen: Garant.

De Belie, E. & Van Hove, G. (2013). *Wederzijdse emotionele beschikbaarheid*. Antwerpen: Garant.

De Bildt, A. (2003). *The Friesland study. Pervasive developmental disorders in mental retardation*. Enschede: Ipskamp.

De Haan, I. (2002). Cognitie, subjectieve ervaring, dopamine en antipsychotica. *Tijdschrift voor Psychiatrie, 44* (11), 759–766.

De Groef, J. & Heinemann, E. (1999). *Psychoanalysis and mental handicap*. London: Free Association Books.

De Kuijper, G. (2013). *Aspects of long-term use of antipsychotic drugs on an off-label in individuals with ID*. Dissertation, University Groningen.

De Kuijper, G., Hoekstra, P., Visser, F., Scholte, F.A., Penning, C. & Evenhuis, H. (2010). Use of antipsychotic drugs in individuals with intellectual disability (ID) in the Netherlands. *Journal of Intellectual Disability Research, 54* (7), 659–676. http://doi.org/10.1111/j.1365-2788.2010.01275.x

De Schipper, J.C. & Schuengel, C. (2010). Attachment behaviour towards support staff in young people with intellectual disabilities: association with challenging behaviour. *Journal of Intellectual Disability Research, 54* (7), 584–596. http://doi.org/10.1111/j.1365-2788.2010.01288.x

Deb, S. (1995). Electrophysiological correlates of psychopathology in individuals with mental retardation and epilepsy. *Journal of Intellectual Disability Research, 39,* 129–135. http://doi.org/10.1111/j.1365-2788.1995.tb00480.x

Deb, S. (1997). Behaviour phenotype. In S.G. Read (Ed.), *Psychiatry in learning disability* (pp. 93–116). London: W.B. Saunders.

Deb, S. (2001). Epidemiology of psychiatric illness in adults with intellectual disability. In L. Hamilton-Kirkwood et al. (Eds.), *Health Evidence Bulletins – Learning Disabilities (Intellectual Disability)* (pp. 14–17). Cardiff: NHS Wales Publication.

Deb, S. & Hunter, D. (1991). Psychopathology of people with mental retardation and epilepsy II: Psychiatric illness. *British Journal of Psychiatry, 169,* 26–30.

Deb, S., Matthews, T., Holt, G. & Bouras, N. (2001). *Practice guidelines for the assessment and diagnosis of mental health problems in adults with intellectual disability.* Brighton: Pavilion.

Deb, S. & Prasad, K.B.G. (1994). The prevalence of autistic disorder among children with a learning disability. *British Journal of Psychiatry, 165,* 395–399. http://doi.org/10.1192/bjp.165.3.395

Des Noyers-Hurley, A., Tomasulo, D. & Pfadt, A. (1998). Individual and group psychotherapy approaches for persons with mental retardation and developmental disabilities. *Journal of Developmental and Physical Disabilities, 10,* 365–387. http://doi.org/10.1023/A:1021806605662

Didden, R., De Moor, J.M.H. & Curfs, L. (2004). Behavioural treatment of sleep problems in three children with developmental disabilities. *British Journal of Developmental Disabilities, 50,* 13–18. http://doi.org/10.1179/096979504799103976

Didden, R. & Sigafoos, J. (2001). A review of the nature and treatment of sleep disorders in individuals with developmental disabilities. *Research in Developmental Disabilities, 22,* 255–272. http://doi.org/10.1016/S0891-4222(01)00071-3

Done, D.J., Crow, T.L., Johnstone, E.C. & Sacker, A. (1994). Childhood antecedents of schizophrenia and affective illness; social adjustment at ages 7 and 11. *British Medical Journal, 309,* 599–703.

Doody, G.A., Johnstone, E.C., Sanderson, T.L., Owens, D.G. & Muir, W.J. (1998). ‚Pfropfschizophrenie' revised. Schizophrenia in people with mild learning disability. *British Journal of Psychiatry, 173,* 145–153. http://doi.org/10.1192/bjp.173.2.145

Došen, A. (1979). Manisch-depressieve ziekte bij kinderen. *Nederlands Tijdschrift voor Geneeskunde, 123* (4), 108–112.

Došen, A. (1983a). *Psychische stoornissen bij zwakzinnige kinderen.* Lisse: Swets en Zeitlinger.

Došen, A. (1983b). Negatief destructief gedrag bij geretardeerde peuters. *Tijdschrift voor Kindergeneeskunde, 51,* 12–18.

Došen, A. (1984a). Experiences with individual relationship therapy with a therapeutic milieu for retarded children with severe emotional disorders. In J.M. Berg (Ed.), *Perspectives and progress in mental retardation* (pp. 381–391). Baltimore, MD: University Park Press.

Došen, A. (1984b). Depressive conditions in mentally handicapped children. *Acta Paedopsychiatrica, 50,* 29–40.

Došen, A. (1985). Geretardeerde peuters en kleuters met contactstoornissen. In S.J. Nijdam & M. Curfs (Eds.), *Ontwikkelingskansen voor geretardeerde kinderen* (pp. 59–68). Lisse: Swets en Zeitlinger.

Došen, A. (1988a). Ontwikkelings-dynamische benadering van de diagnostiek van psychiatrische stoornissen bij zwakzinnige kinderen. *Tijdschrift voor Psychiatrie, 30,* 578–594.

Došen, A. (1988b). Diagnostic and treatment of mental illness in mentally retarded children: A developmental model. *Child Psychiatry and Human Development, 20* (1), 73–84. http://doi.org/10.1007/BF00706959

Došen, A. (1990a). *Psychische en gedragsstoornissen bij zwakzinnigen*. Amsterdam: Boom.

Došen, A. (1990b). Depression in mentally retarded children. In A. Došen & F.J. Menolascino (Eds.), *Depression in mentally retarded children and adults* (pp. 113–128). Leiden: Logon.

Došen, A. (1993). Diagnosis and treatment of psychiatric and behavioural disorders in mentally retarded individuals: The state of the art. *Journal of Intellectual Disabilty Research, 37* (Suppl. 1), 1–7. http://doi.org/10.1111/j.1365-2788.1993.tb00887.x

Došen, A. (2001). Developmental-dynamic relationship therapy: An approach to more severely mentally retarded children. In A. Došen & K. Day (Eds.), *Treating mental illness and behaviour disorders in children and adults with mental retardation* (pp. 415–428). Washington, DC: American Psychiatric Press.

Došen, A. (2002). Affective disorders in older people with developmental disabilities. In R.J. Pary (Ed.), *Psychiatric problems in older persons with developmental disabilities* (pp. 45–64). Kingston, NY: NADD Press.

Došen, A. (2004). The developmental psychiatric approach to aggressive behaviour among persons with intellectual disabilities. *Mental Health Aspects of Developmental Disabilities, 7* (2), 57–68.

Došen, A. (2005a). Applying the developmental perspective in the psychiatric assessment and diagnosis of persons with intellectual disability: Part I – assessment. *Journal of Intellectual Disability Research, 49*, 1–8. http://doi.org/10.1111/j.1365-2788.2005.00656.x

Došen, A. (2005b). Applying the developmental perspective in the psychiatric assessment and diagnosis of persons with intellectual disability: Part II – diagnosis. *Journal of Intellectual Disability Research, 49*, 9–15. http://doi.org/10.1111/j.1365-2788.2005.00656.x

Došen, A. & Day, K. (Eds.). (2001). *Treating mental illness and behaviour disorders in children and adults with mental retardation.* Washington, DC: American Psychiatric Press.

Došen, A., Gardner, W., Griffiths, D., King, R. & Lapointe, A. (2008). *Richtlijnen en principes voor de praktijk. Beoordeling, diagnose, behandeling en bijbehorende ondersteuning voor personen met verstandelijke beperking en probleemgedrag.* Utrecht: Landelijk Kennis Netwerk Gehandicaptenzorg.

Došen, A. & Gielen, J. (1993). Depression in persons with mental retardation; assessment and diagnosis. In R. Fletcher & A. Došen (Eds.), *Mental health aspects of mental retardation* (pp. 70–97). New York: Lexington.

Došen, A. & Mulder, J.H.P. (1978a). Emotionele stoornissen bij geretardeerde kinderen. *Tijdschrift voor Psychiatrie, 20*, 574–590.

Došen, A. & Mulder, J.H.P. (1978b). Contactstoornissen en autisme bij zwakzinnige kinderen. *Tijdschrift voor Kindergeneeskunde, 46*, 115–125.

Duker, P.C. (1989). *Teaching the developmentally handicapped communicative gesturing.* Lisse: Swets en Zeitlinger.

Duker, P.C., Schaik, M., Seys, D.M. & Didden, R. (1992). Het gebruik van electro-aversietherapie bij de behandeling van ernstig zelfverwondend gedrag. *Nederlands Tijdschrift voor Zwakzinnigenzorg, 18*, 24–33.

Dykens, E.M. (1995). Measuring behavioural phenotypes: Provocations from the ‚new genetics'. *American Journal on Mental Retardation, 99*, 522–532.

Dykens, E.M. & Hodapp, R.M. (1999). Behavioural phenotypes: Towards new understanding of people with developmental disabilities. In N. Bouras (Ed.), *Psychiatric and behavioural disorders in developmental disabilities and mental retardation* (pp. 96–108). Cambridge: Cambridge University Press.

Dykens, E.M., Hodapp, R.M. & Finucane, B.M. (2000). *Genetics and mental retardation syndromes.* Baltimore, MD: Brookes.

Dykens, E.M. & Kasari, C. (1997). Maladaptive behaviour in children with Prader-Willi syndrome, Down syndrome and nonspecific mental retardation. *American Journal on Mental Retardation, 102,* 228–237. http://doi.org/10.1352/0895-8017(1997)102<0228:MBICWP>2.0.CO;2

Earls, F. & Jung, K.G. (1987). Temperament and home environment characteristics as causal factors in the early development of childhood psychopathology. *Journal of the American Academy of Child and Adolescent Psychiatry, 26,* 491–498. http://doi.org/10.1097/00004583-198707000-00005

Eaton, L.F. & Menolascino, F.J. (1985). Psychiatric disorders in the mentally retarded, types, problems and challenges. *American Journal of Psychiatry, 139,* 1297–1303.

Ebels, E.I. (1980). Maturation of the central nervous system. In M. Rutter (Ed.), *Developmental psychiatry: Scientific foundations* (pp. 25–40). London: Heineman.

Eichelman, B., Elliott, G.R. & Barchas, L.D. (1981). Biochemical, pharmacological and genetic aspects of aggression. In D.A. Hamburg & M.B. Trudeau (Eds.), *Biobehavioural aspects of aggression* (pp. 51–84). New York: Liss.

Einfeld, S.L. & Tonge, B.J. (1996). Population prevalence of psychopathology in children and adolescents with intellectual disability. II epidemiological findings. *Journal of Intellectual Disability Research, 40,* 99–109. http://doi.org/10.1111/j.1365-2788.1996.tb00610.x

Eliez, S., Blasey, C.M., Schmitt, E.J., White, C.D., Hu, D. & Reiss, A. (2001). Velocardiofacial syndrome: Are structural changes in the temporal and mesial temporal regions related to schizophrenia? *American Journal of Psychiatry, 158,* 447–453. http://doi.org/10.1176/appi.ajp.158.3.447

Embregts, P. (2011). Zien, bewogen worden, in beweging komen. *Orthopedagogiek, Onderzoek en Praktijk, 50,* 545–552.

Emerson, E. (1995). *Challenging behaviour: Analysis and intervention in people with learning difficulties.* Cambridge: Cambridge University Press.

Emerson, E., Moss, S. & Kiernan, C. (1999). The relationship between challenging behaviour and psychiatric disorders in people with severe developmental disabilities. In N. Bouras (Ed.), *Psychiatric and behavioural disorders in developmental disabilities and mental retardation* (pp. 38–48). Cambridge: Cambridge University Press.

Engel, G.L. & Schmale, A. (1972). Conservation-withdrawal, a primary regulatory process for organic homeostasis. *Ciba Foundation symposium, 8,* 52–57.

Engelmann, S. & Bruner, E.C. (1969). *DISTAR Reading. An instructive system.* Chicago, IL: Science Research Association.

Erikson, E. (1959). *Identity and the life cycle.* New York: International University Press.

Esbenson, A. & Benson, B. (2007). An evaluation of Beck's cognitive theory of depression in adults with intellectual disability. *Journal of Intellectual Disability Research, 51* (1), 14–24. http://doi.org/10.1111/j.1365-2788.2006.00860.x

Espie, C.A., Paul, A., McFie, J., Amos, P., Hamilton, D., McColl, J.H. et al. (1998). Sleep studies of adults with severe or profound mental retardation and epilepsy. *American Journal on Mental Retardation, 103,* 47–59. http://doi.org/10.1352/0895-8017(1998)103<0047:SSOAWS>2.0.CO;2

Evans, K.M., Cotton, M.M., Einfeld, S.L. & Florio, T. (1999). Assessment of depression in adults with severe or profound intellectual disability. *Journal of Intellectual and Developmental Disability, 24,* 147–160. http://doi.org/10.1080/13668259900033941

Evenhuis, H.M. (1996). Further evaluation of the questionnaire for persons with mental retardation (DMR). *Journal of Intellectual Disability Research, 40,* 369–373. http://doi.org/10.1111/j.1365-2788.1996.tb00642.x

Famy, C., Streissguth, A. & Unis, A. (1998). Mental illness in adults with fetal alcohol syndrome or fetal alcohol effect. *American Journal of Psychiatry, 155,* 552–554. http://doi.org/10.1176/ajp.155.4.552

Farber, J.M. (1987). Psychopharmacology of self injurious behaviour in the mentally retarded. *Journal of the American Academy of Child and Adolescent Psychiatry, 26,* 296–302. http://doi.org/10.1097/00004583-198705000-00002

Felce, D. (1993). Ordinary housing: A necessary context for meeting service philosophy and providing an effective therapeutic environment. In R.S.P. Jones & C.B. Eayrs (Eds.), *Challenging behaviour and intellectual disability: A psychological perspective.* London: Routledge.

Felce, D. (1996). Quality of support for ordinary living. In J. Mansell and K. Ericsson (Eds.), *Deinstitutionalisation and community living* (pp. 117–135). London: Chapman & Hall.

Feuerstein, R. (1979). *The dynamic assessment of retarded performance.* Baltimore, MD: University Park Press.

Fischer, K.W. & Rose, S.P. (1994). Dynamic development of coordination of components in brain and behaviour: A framework for theory and research. In G. Dawson & K.W. Fischer (Eds.), *Human behaviour and the developing brain* (pp. 3–66). New York: Guilford Press.

Fletcher, R., Loschen, E., Stavrakaki, C. & First, M. (Eds.). (2007). *Diagnostic Manual – Intellectual Disability (DM-ID). A textbook of diagnosis of mental disorders in persons with intellectual disability.* Kingston, NY: NADD Press.

Flint, J. & Yule, W. (1994). Behavioural phenotypes. In M. Rutter, E. Taylor & L. Hersov (Eds.), *Child and adolescent psychiatry: Modern approaches* (pp. 666–687). Oxford: Blackwell Science.

Flynn, A., Mathews, H. & Hollins, S. (2002). Validity of the diagnosis of personality disorder in adults with learning disability and severe behaviour problems. *British Journal of Psychiatry, 180,* 543–546. http://doi.org/10.1192/bjp.180.6.543

Fox, R.A. & Wade, E.J. (1998). Attention deficit hyperactivity disorder among adults with severe and profound mental retardation. *Research in Developmental Disabilities, 19,* 275–280. http://doi.org/10.1016/S0891-4222(98)00003-1

Fraiberg, S. (1977). *Insights from the blind.* London: Souvenir.

Frances, A. (2013). *Terug naar normaal.* Amsterdam: Uitgeverij Nieuwezijds.

Friedman, M. (2013). Towards rational pharmacotherapy for posttraumatic stress disorder: Reprise. *American Journal of Psychiatry, 170* (9), 944–946. http://doi.org/10.1176/appi.ajp.2013.13060768

Gabbard, G.O. (2005). Mind, brain and personality disorders. *American Journal of Psychiatry, 162,* 648–655. http://doi.org/10.1176/appi.ajp.162.5.833

Gabbard, G. & Horowitz, M. (2009). Insight, transference interpretation and therapeutic change in the dynamic psychotherapy in borderline personality disorder. *American Journal of Psychiatry, 166* (5), 517–521. http://doi.org/10.1176/appi.ajp.2008.08050631

Gaedt, C. (1997a). Psychopharmakotherapie bei Menschen mit geistiger Behinderung. In A. Došen, *Psychische Störungen bei geistig behinderten Menschen* (S. 287–333). Stuttgart: Gustav Fischer.

Gaedt, C. (1997b). *Issues on service provision for people with learning disabilities: Papers on philosophy, social psychology and psychiatry.* Neuerkerode: Evangelische Stiftung.

Gaedt, C. (2001). Psychodynamically oriented psychotherapy in mentally retarded children. In A. Došen & K. Day (Eds.), *Treating mental illness and behaviour disorders in children and adults with mental retardation* (pp. 401–414). Washington, DC: American Psychiatric Press.

Gaedt, C. & Gärtner, D. (1990). Depressive Grundprozesse – Reinszenierungen der Selbstentwertung. *Neuerkeröder Beiträge, 6,* 25–48.

Gardner, W.I. (1996). Nonspecific behavioural symptoms in persons with dual diagnosis: A psychological model for integrating biomedical and psychosocial diagnoses and interventions. *Psychology in Mental Retardation and Developmental Disabilities, 21,* 6–11.

Gardner, W.I. (2002). *Aggression and other disruptive behavioural challenges.* Kingston, NY: NADD Press.

Gardner, W.I. & Cole, C. (1984). Use of behaviour therapy with the mentally retarded in community settings. In F.J. Menolascino & J.A. Stark (Eds.), *Handbook of mental illness in the mentally retarded* (pp. 97–154). New York: Plenum Press.

Gardner, W.I., Došen, A., Griffiths, D. & King, B. (2006). *Practice guidelines for diagnostic, treatment and related support services for persons with developmental disabilities and serious behavioural problems.* Kingston, NY: NADD Press.

Gardner, W.I., Graeber-Whalen, J. & Ford, D.R. (2001a). Behavioural therapies: Individualizing interventions through treatment formulations. In A. Došen & K. Day (Eds.), *Treating mental illness and behaviour disorders in children and adults with mental retardation* (pp. 69–100). Washington, DC: American Psychiatric Press.

Gardner, W.I., Graeber-Whalen, J. & Ford, D.R. (2001b). Self-injurious behaviours: Multimodal contextual approach to treatment. In A. Došen & K. Day (Eds.), *Treating mental illness and behaviour disorders in children and adults with mental retardation* (pp. 323–343). Washington, DC: American Psychiatric Press.

Germain, A. (2013). Sleep disturbances as the hallmark of PTSD: Where are we now? *American Journal of Psychiatry, 170* (4), 372–382. http://doi.org/10.1176/appi.ajp.2012.12040432

Getz, K., Hermann, B., Seidenberg, M., Bell, B., Dow, C., Jones, J. et al. (2002). Negative symptoms in temporal lobe epilepsy. *American Journal of Psychiatry, 159,* 644–651. http://doi.org/10.1176/appi.ajp.159.4.644

Gillberg, C. & Coleman, M. (1996). Autism and medical disorders: A review of the literature. *Developmental Medicine and Child Neurology, 38,* 191–202. http://doi.org/10.1111/j.1469-8749.1996.tb15081.x

Gillberg, C., Persson, E., Grufman, E. & Themner, U. (1986). Psychiatric disorders in mildly and severely retarded urban children and adolescents: Epidemiological aspects. *British Journal of Psychiatry, 149,* 68–74. http://doi.org/10.1192/bjp.149.1.68

Gillis, L.A., McCallum, J., Kaur, M., DeScipio, C., Yaeger, D., Mariani, A., Kline, A.D., Li, H.H., Devoto, M., Jackson, L.G., Krantz, I.D. (2004). NIPBL mutational analysis in 120 individuals with Cornelia de Lange syndrome and evaluation of genotype-phenotype correlations. *American Journal of Human Genetics, 75,* 610–623. http://doi.org/10.1086/424698

Gilmore, J.H. (2010). Understanding what causes schizophrenia: a developmental perspective. Editorial. *American Journal of Psychiatry, 167* (1), 8–10.

Glick, M. (1998). A developmental approach to psychopathology in people with mild mental retardation. In J.A. Burack, R.M. Hodapp & E. Zigler (Eds.), *Handbook of mental retardation and development* (pp. 563–582). Cambridge: Cambridge University Press.

Glick, M. & Zigler, E. (1995). Developmental differences in symptomatology of psychiatric inpatiens with and without mild mental retardation. *American Journal on Mental Retardation, 99,* 407–417.

Glue, P. (1989). Rapid cycling affective disorders in the mentally retarded. *Biological Psychiatry, 26,* 19–25. http://doi.org/10.1016/0006-3223(89)90037-1

Goldberg, B., Gitta, M.Z. & Puddephatt, A. (1995). Personality and trait disturbances in adult mental retardation population: Significance for psychiatric management. *Journal of Intellectual Disability Research, 39,* 284–294. http://doi.org/10.1111/j.1365-2788.1995.tb00520.x

Göstason, R. (1985). Psychiatric illness among the mentally retarded: A Swedish population study. *Acta Psychiatrica Scandinavica, 318* (Suppl.), 1–18. http://doi.org/10.1111/j.1600-0447.1985.tb10511.x

Graauwmans, P., Thoonen, G. & Kong, C. (2001). De diagnosestelling van het NLD-syndroom. *Tijdschrift Orthopedagogiek, Kinderpsychiatrie en Klinische Kinderpsychologie, 26,* 63–77.

Grafodatskaya, D., Chung, B., Szatmari, P. & Weksberg, R. (2010). Autism spectrum disorder and epigenetics. *Journal of the American Academy of Child and Adolescent Psychiatry, 49* (8), 794–809. http://doi.org/10.1016/j.jaac.2010.05.005

Gray, J.A. (1987). *The psychology of fear and stress.* Cambridge: Cambridge University Press.

Greenspan, S.J. (1985). Normal child development. In A.M. Freedman, H.I. Kaplan & B.J. Sadock (Eds.), *Comprehensive textbook of psychiatry* (pp. 1102–1130). Baltimore, MD: Williams & Wilkins.

Greenspan, S.J. (1997a). *Developmentally based psychotherapy.* Madison, CT: International Universities Press.

Greenspan, S.J. (1997b). *The growth of the mind.* Reading: Perseus.

Greenspan, S.J. & Wieder, S. (1998). *The child with special needs.* Reading: Perseus.

Gregory, A.M. & O'Connor, T.G. (2002). Sleep problems in childhood: A longitudinal study of developmental change and association with behavioural problems. *Journal of the American Academy of Child and Adolescent Psychiatry, 41,* 964–971. http://doi.org/10.1097/00004583-200208000-00015

Griffiths, D. (2001). Strategic behavioral intervention in aggression. In A. Došen & K. Day (Eds.), *Treating mental illness and behaviour disorders in children and adults with mental retardation* (pp. 305–322). Washington, DC: American Psychiatric Press.

Groen, W., Teluij, M., Buitelaar, J. & Tendolkar, I. (2010). Amygdala and hippocampus enlargement during adolescence in autism. *Journal of the American Academy of Child and Adolescent Psychiatry, 49* (6), 552–560. http://doi.org/10.1097/00004583-201006000-00004

Guess, D. & Carr, E. (1991). Emergence and maintenance of stereotypy and self-injury. *American Journal on Mental Retardation, 96,* 299–319.

Guralnick, M.J. (1997). *The effectiveness of early intervention.* Baltimore, MD: Brookes.

Guralnick, M.J. (1998). Effectiveness of early intervention for vulnerable children: A developmental perspective. *American Journal on Mental Retardation, 102,* 319–345. http://doi.org/10.1352/0895-8017(1998)102<0319:EOEIFV>2.0.CO;2

Guralnick, M.J. & Bricker, D. (1987). The effectiveness of early intervention for children with cognitive and general developmental delays. In M.J. Guralnick & F.C. Bennett (Eds.), *The effectiveness of early intervention for at-risk and handicapped children* (pp. 115–137). New York: Academic Press.

Hagerman, R.J., Bregman, J.D. & Tirosh, E. (1998). Clonidine. In S. Reiss & M.G. Aman (Eds.), *Psychotropic medications and developmental disabilities: The international consensus handbook* (pp. 259–271). Columbus, OH: Ohio State University, Nisonger Center.

Hand, J.E. (1993). Report of a national survey of older people with lifelong intellectual handicap in New Zealand. *Journal of Intellectual Disability Research, 38,* 275–287. http://doi.org/10.1111/j.1365-2788.1994.tb00395.x

Handen, B.L., Feldman, H., Gosling, A., Breaux, A.M. & McAuliffe, S. (1991). Adverse side effects of methylphenidate among mentally retarded children with ADHD. *Journal of the American Academy of Child and Adolescent Psychiatry, 30,* 241–245. http://doi.org/10.1097/00004583-199103000-00012

Handen, B.L., Feldman, H.M., Lurier, A. & Murray, P.J.H. (1999). Efficacy of methylphenidate among preschool children with developmental disabilities and ADHD. *Journal of the American Academy of Child and Adolescent Psychiatry, 38,* 805–812. http://doi.org/10.1097/00004583-199907000-00009

Hardan, A. & Sahl, R. (1997). Psychopathology in children and adolescents with developmental disorders. *Research in Developmental Disabilities, 18,* 369–382. http://doi.org/10.1016/S0891-4222(97)00016-4

Harper, D.C. (1993). A primer on dementia in persons with mental retardation. Conclusions and current findings. In R. Fletcher & A. Došen (Eds.), *Mental health aspects of mental retardation* (pp. 169–200). New York: Lexington.

Harper, D.C. & Wadsworth, J.S. (1990). Dementia and depression in elders with mental retardation. A pilot study. *Resarch in Developmental Disabilities, 11,* 1977–1980.

Harris, J.C. (1998). *Developmental neuropsychiatry* (Vol. I). Oxford: Oxford University Press.

Harris, P. (1993). The nature and extent of aggressive behaviour amongst people with learning difficulties (mental handicap) in a single health district. *Journal of Intellectual Disability Research, 37,* 221–242. http://doi.org/10.1111/j.1365-2788.1993.tb01281.x

Harris, J. & Carter, C. (2013). Therapeutic interventions with oxytocin: Current status and concerns. *Journal of the American Academy of Child and Adolescent Psychiatry, 52* (10), 998–1000. http://doi.org/10.1016/j.jaac.2013.08.001

Hassiotis, A., Robotham, D., Canagasabey, A., Marston, L., Thomas, B. & King, M. (2012). Brief report: Impact on applied behaviour analysis (ABA) on carer burden and community participation in challenging behaviour: results from a randomised controlled trial. *Journal of Intellectual Disability Research, 56* (3), 285–290. http://doi.org/10.1111/j.1365-2788.2011.01467.x

Hassiotis, A., Robotham, D., Canagasabey, A., Romeo, R., Langridge, D., Blizard, R. et al. (2009). Randomized, single-blind, controlled trial of a specialist behavior therapy team for challenging behavior in adults with Intellectual disability. *American Journal of Psychiatry, 166* (11), 1278–1285. http://doi.org/10.1176/appi.ajp.2009.08111747

Haveman, M.J., Maaskant, M.A., Van Schrojenstein Lantman-de Valk, H.M.J. et al. (1993). Mental health problems in elderly mentally retarded. In M. Schuurman & D. Flikweert (Eds.), *Research in mental retardation in the Netherlands* (pp. 188–200). Utrecht: B.B. Instituut.

Heijkoop, J. (1991). *Vastgelopen, nieuwe mogelijkheden in de begeleiding van geestelijke gehandicapten met ernstige gedragsproblemen.* Baarn: Nelissen.

Hellendoorn, J., Groothoff, E., Mostert, P. & Harinck, F. (1981). *Beeldcommunicatie. Een vorm van kinderpsychiatrie.* Deventer: Van Loghum Slaterus.

Hellendoorn, J. & Van Berckelaer-Onnes, I. (1991). *Speciaal spel voor speciale kinderen.* Groningen: Wolters-Noordhoff.

Henderikse, B., van den Heuvel, J. & Gosenhuis, G. (2011). *Zelf-verwondend gedrag aan banden.* Utrecht: Centrum voor Consultatie en Expertise.

Hennicke, K. (1993). Systems therapy for persons with mental retardation. In R. Fletcher & A. Došen (Eds.), *Mental health aspects of mental retardation* (pp. 402–418). New York: Lexington.

Hermans, H. (2012). *Depression and anxiety in older adults with intellectual disabilities.* Academic Proefschrift, Erasmus Universiteit Rotterdam.

Hindley, P. (2000). Child and adolescent psychiatry. In P. Hindley & N. Kitson (Eds.), *Mental heath and deafness* (pp. 42–72). London: Whurr.

Hindley, P. & Brown, R.M.A. (1994). Psychiatric aspects of specific sensory impairments. In M. Rutter, E. Taylor & L. Hersov (Eds.), *Child and Adolescent Psychiatry: Modern Approaches.* Oxford: Blackwell Science.

Hodapp, R.M. (1997). Direct and indirect behavioural effects of different genetic disorders of mental retardation. *American Journal on Mental Retardation, 102,* 67–79. http://doi.org/10.1352/0895-8017(1997)102<0067:DAIBEO>2.0.CO;2

Hodapp, R.M., Burck, J.A. & Zigler, E. (1990). *Issues in the developmental approach to mental retardation.* Cambridge: Cambridge University Press. http://doi.org/10.1017/CBO9780511582325

Hodapp, R.M. & Zigler, E. (1995). Past, present and future issues in the developmental approach to mental retardation and developmental disabilities. In D. Cicchetti & D.J. Cohen (Eds.), *Developmental psychopathology* (pp. 299–331). New York: Wiley.

Hoejenbos, E. & Kronenberg, I.W. (1967). Sensation and retraction. *Journal of Mental Subnormality, 25,* 53–57.

Hollander, E. (2013). Social synchrony and oxitocin: From behavior to genes to therapeutics. *American Journal of Psychiatry, 170* (10), 1086–1089. http://doi.org/10.1176/appi.ajp.2013.13070848

Hollins, S. (2001). Psychotherapeutic methods. In A. Došen & K. Day (Eds.), *Treating mental illness and behaviour disorders in children and adults with mental retardation* (pp. 27–44). Washington, DC: American Psychiatric Press.

Howlin, P., Moss, P., Savage, S. & Rutter, M. (2013). Social outcomes in mid- to later adulthood among individuals diagnosed with autism and average nonverbal IQ as children. *Journal of the American Academy of Child and Adolescent Psychiatry, 52* (6), 572–581. http://doi.org/10.1016/j.jaac.2013.02.017

Huber, G. (1986). Psychiatrische Aspekte des Basisstörungskonzeptes. In L. Süllwold & G. Huber (Hrsg.), *Schizophrene Basisstörungen* (S. 39–143). Berlin: Springer.

Huber, G. (2002). The psychopathology of K. Jaspers and K. Schneider as a fundamental method for psychiatry. *The World Journal of Biological Psychiatry, 1,* 50–57. http://doi.org/10.3109/15622970209150601

Hucker, S.J., Day, K.A., George, S. & Roth, M. (1979). Psychosis in mentally handicapped adults. In F.E. James & R.P. Snaith (Eds.), *Psychiatric illness and mental handicap* (pp. 27–35). London: Gaskell.

Hugtenburg, J.G., Faber, A., Schirm, E., De Boer, I., Tobi, H., Heerdink, E.R. & Tso, Y.H. (2004). Methylfenidaat bij kinderen; gebruik en ervaringen in Nederland. *Tijdschrift voor Psychiatrie, 46,* 31–38.

Huttenlocher, P.H. (1984). Synapse elimination and plasticity in developing human cerebral cortex. *American Journal on Mental Deficiency, 88,* 488–496.

Huttenlocher, P.H. (1994). Synaptogenesis in human brain cortex. In G. Dawson & K.W. Fischer (Eds.), *Human behaviour and the developing brain* (pp. 137–152). New York: Guilford Press.

Irwin, J.R., Carter, A.S. & Briggs-Gowan, M.J. (2002). The social-emotional development of ‚late talking' toddlers. *Journal of the American Academy of Child and Adolescent Psychiatry, 41,* 1324–1332. http://doi.org/10.1097/00004583-200211000-00014

Itard, J. (1932). *The wild boy of Aveyron.* New York: Century. (Original erschienen 1801: De l'éducation d'un home sauvage)

Izard, C.E. & Harris, P. (1995). Emotional development and developmental psychopathology. In D. Cicchetti & D.J. Cohen (Eds.), *Developmental psychopathology* (pp. 467–504). New York: Wiley.

Izard, C., Youngstrom, E., Fine, S.E., Mostow, A.J. & Trentacosta, C.J. (2006). Emotions and developmental psychopathology. In D. Cicchetti & D.J. Cohen (Eds.), *Developmental psychopathology* (2nd ed., pp. 244–292). Hoboken, NJ: Wiley.

Jacobson, J.W. (1982a). Problem behaviour and psychiatric impairment in a developmentally disabled population. *Applied Research in Mental Retardation, 3,* 121–129. http://doi.org/10.1016/0270-3092(82)90002-9

Jacobson, J.W. (1982b). Problem behaviour and psychiatric impairment in a developmentally disabled population: Behaviour severity. *Applied Research in Mental Retardation, 3,* 369–381. http://doi.org/10.1016/0270-3092(82)90002-9

Jancar, J. & Gunaratne, I.J. (1994). Dysthymia and mental handicap. *British Journal of Psychiatry, 164,* 691–693. http://doi.org/10.1192/bjp.164.5.691

Janicki, M.P. & Dalton, A.J. (1999). Dementia in developmental disabilities. In N. Bouras (Ed.), *Psychiatric and behavioural disorders in developmental disabilities and mental retardation* (pp. 121–154). Cambridge: Cambridge University Press.

Jaspers, K. (1913). *Allgemeine Psychopathologie.* Berlin: Springer.

Janssen, C.G.C., Schuengel, C. & Stolk, J. (2002). Understanding challenging behaviour in people with severe and profound intellectual disability: A stress-attachment model. *Journal of Intellectual Disability Research, 46,* 445–453. http://doi.org/10.1046/j.1365-2788.2002.00430.x

Jones, P., Rodgers, B., Murray, R. & Marmot, M. (1994). Child developmental risk factors for adult schizophrenia in the British 1946 birth cohort. *Lancet, 344,* 1398–1402. http://doi.org/10.1016/S0140-6736(94)90569-X

Kandel, E.R. (1998). A new intellectual framework of psychiatry. *American Journal of Psychiatry, 155,* 457–469. http://doi.org/10.1176/ajp.155.4.457

Kandel, E. (2006). *In search of memory.* New York: Norton.

Kandel, E., Schwartz, J. & Jessej, T. (2000). *Principles of neural science.* New York: McGraw-Hill.

Kapur, S. (2003). Psychosis as a state of aberrant salience: A framework linking biology, phenomenology and pharmacology in schizophrenia. *American Journal of Psychiatry, 160* (1), 13–23. http://doi.org/10.1176/appi.ajp.160.1.13

Kaski, M. (2000). Aetiology of mental retardation: General issues and prevention. In M. G. Gelder, J. L. Lopez-Ibor & N. Andreasen (Eds.), *New Oxford textbook of psychiatry* (pp. 1947–1952). Oxford: Oxford University Press.

Keenan, K. & Wakschlang, L. S. (2002). Can a valid diagnosis of disruptive behaviour disorder be made in preschool children? *American Journal of Psychiatry, 159,* 351–358. http://doi.org/10.1176/appi.ajp.159.3.351

Kegan, R. (1994). *The evolving self: Problem and process in human development.* Cambridge, MA: Harvard University Press.

Kendell, R. & Jablensky, A. (2003). Distinguishing between the validity and utility of psychiatric diagnoses. *American Journal of Psychiatry, 160,* 4–12. http://doi.org/10.1176/appi.ajp.160.1.4

Kernberg, O. (2012). *The inseparable nature of love and aggression.* Washington, DC: American Psychiatric Publishing.

Khan, S., Osinowo, T. & Pary, R. J. (2002). Down syndrome and major depressive disorder. *Mental Health Aspects of Developmental Disabilities, 5* (2), 46–52.

Kiernan, S., Moss, S. C. (1990). Behavioural and other characteristics of the population of a mentally handicapped hospital. *Mental Handicap Research, 3,* 3–20. http://doi.org/10.1111/j.1468-3148.1990.tb00077.x

King, B. H. (1993). Self-injury by people with mental retardation: A compulsive behaviour hypothesis. *American Journal on Mental Retardation, 98,* 93–112.

King, B. H. (2007). Pyschopharmacology in intellectual disability. In N. Bouras & G. Holt (Eds.), *Psychiatric and behavioural disorders in intellectual and developmental disabilities* (pp. 310–329). Cambridge: Cambridge University Press.

King, B. H., De Antonio, C., McCracken, J. T., Forness, S. R. & Ackerland, V. (1994). Psychiatric consultation in severe and profound mental retardation. *American Journal of Psychiatry, 151,* 1802–1808. http://doi.org/10.1176/ajp.151.12.1802

Kirk, S. A. & Gallagher, J. J. (1985). *Educating exceptional children* (Canadian ed. by C. Day). Scarborough, Ontario: Nelson.

Kischkel, W., Pohl, K., Rüster, K., Schultz, R., Sievers, R. & Störmer, M. (1990). Therapeutische Ansätze bei Menschen mit schwerer geistiger Behinderung und depressiven Symptomen. *Neuerkeröder Beiträge, 6,* 82–99.

Klein, A. & Volkmar, F. R. (1997). Asperger's syndrome. In D. J. Cohen & F. R Volkmar (Eds.), *Handbook of autism and pervasive developmental disorders* (pp. 94–120). New York: Wiley.

Knobloch, H. & Pasamanick, B. (1974). Autistic, psychotic and other disturbed behaviour. In A. Gesell & C. S. Amatruda (Eds.), *Developmental Diagnostics* (pp. 320–342). New York: Harper and Row.

Koch, P. (2005). *Geen gebrek. Over psychiatrie en mensen met een verstandelijke beperking.* Houten: Bohn Stafleu van Loghum.

Kohlberg, L. (1976). *Collected papers on moral development and moral education.* Cambridge, MA: Centre for Moral education.

Koller, H., Richardson, S., Catz, M. et al. (1983). Behaviour disturbance since childhood among a five year birth cohort of all mentally retarded adults inner city. *American Journal of Mental Deficiency, 97,* 386–395.

Kovacs, M. (1996). Presentation and course of major depressive disorder during childhood and later years of the life span. *Journal of the American Academy of Child and Adolescent Psychiatry, 35,* 705–714. http://doi.org/10.1097/00004583-199606000-00010

Kraijer, D. (1998). *Autistische stoornissen en verstandelijke beperking.* Lisse: Swets en Zeitlinger.

Kraijer, D. (1999). *AVZ-R, Autisme en Verwante stoornissenschaal-Z – Revisie.* Lisse: Swets en Zeitlinger.

Kraijer, D. (2000). Niet spreken, pervasieve ontwikkelingsstoornis en verstandelijke handicap. *Tijdschrift Orthopedagogiek, Kinderpsychiatrie en Klinische Kinderpsychologie, 25,* 136–144.

Kraijer, D. & Plas, J. (2002). *Handboek psychodiagnostiek en verstandelijke beperking*. Lisse: Swets en Zeitlinger.

Kraijer, D.W. & Kema, G.N. (2004). *Sociale Redzaamheidsschaal Verstandelijk gehandicapten Hoger Niveau (SRZ-P)*. Amsterdam: Harcourt.

Kramer-Ginsberg, E., Greenwald, B.S., Krishnan, R.R., Christiansen, B., Hu, J., Asthari, M. et al. (1999). Neuropsychological functioning and MRI signal hyperintensities in geriatric depression. *American Journal of Psychiatry, 156,* 438–444.

La Malfa, G., Lassi, S., Bertelli, M., Albertini, G. & Došen, A. (2009). Emotional development and adaptive abilities in adults with intellectual disabilities. A correlation study between the Scheme of Appraisal of Emotional Development (SAED) and Vineland Adaptive Behavior Scale (VABS). *Research in Developmental Disabilities, 30,* 1406–1412. http://doi.org/10.1016/j.ridd.2009.06.008

Lambier, E.J. et al. (1991). Wat wordt er van hyperactieve kinderen? *Kind en Adolescent, 12,* 209–214.

Lancioni, G.E., O'Reilly, M.F. & Basili, G. (1999). Review of strategies for training sleep problems in persons with severe or profound mental retardation or multiple handicaps. *American Journal on Mental Retardation, 104,* 170–186. http://doi.org/10.1352/0895-8017(1999)104<0170:ROSFTS>2.0.CO;2

Lavigne, J.V., Chiccetti, D., Gibbons, R.D., Binns, H.J., Larsen, L. & Devito, C. (2001). Oppositional defiant disorder with onset in preschool years: Longitudinal stability and pathways to other disorders. *Journal of the American Academy of Child and Adolescent Psychiatry, 40,* 1393–1400. http://doi.org/10.1097/00004583-200112000-00009

LeDoux, J.E. (1996). *The emotional brain*. London: Weidenfeld & Nicolson.

LeDoux, J.E. (2002). *Synaptic self.* New York: Macmillan.

Leonhard, K. (1964). *Prognostische Diagnose der endogenen Psychosen*. Jena: Fischer.

Lindner-Middendorp, C.J.M. (1994). Gehecht en verbonden? In C.J.M. Lindner-Middendorp, R.P.T. Raymakers, D.A. Flikweert, R.F.B. Geus & M. Bleeksma (Eds.), *Gehecht aan goede relaties* (pp. 26–38). Assen: Van Gorcum.

Lindsay, W.R., Dana, L., Došen, A., Gabriel, S. & Young, S. (2007). Personality disorders. In R. Fletcher, E. Loschen, C. Stavrakaki & M. First (Eds.), *Diagnostic manual - Intellectual Disability* (pp. 511–532). Kingston, NY: NADD Press.

Liss, M., Fein, D. & Allen, D. (2001). Executive functioning in high functioning children with autism. *Journal of Child Psychology and Psychiatry, 42,* 261–270. http://doi.org/10.1111/1469-7610.00717

Livesley, W.J. (2001). Conceptual and taxonomic issues. In W.J. Livesley (Ed.), *Handbook of personality disorders: Theory, research and treatment* (pp. 3–38). New York. Guilford Press.

Lofgren, D.P., Bemporad, J., King, J., Lindem, K. & O'Driscoll, G. (1991). A prospective follow-up study of so-called borderline children. *American Journal of Psychiatry, 148,* 1541–1547. http://doi.org/10.1176/ajp.148.11.1541

Logdberg, B. & Brun, A. (1993). Prefrontal neocortical disturbances in mental retardation. *Journal of Intellectual Disability Research, 37,* 459–468. http://doi.org/10.1111/j.1365-2788.1993.tb00316.x

Lowry, M.A. (1997). Unmasking mood disorders: Recognition and measuring symptomatic behaviours. *Habilitative Mental Healthcare Newsletter, 16,* 1–6.

Luckasson, R., Borthwick-Duffy, S., Buntinx, W.H.E., Coulter, D.L., Craig, E.M., Reeve, A. et al. (2002). *Mental Retardation. Definition, Classification and Systems of Support* (10th ed.). Washington DC: AAMR.

Lund, J. (1985). Treatment of psychiatric morbidity in the mentally retarded adults. *Acta Psychiatrica Scandinavica, 73,* 420–428.

Lund, J. (1986). Behavioural symptoms and autistic psychosis in the mentally retarded adults. *Acta Psychiatrica Scandinavica, 73,* 420–428. http://doi.org/10.1111/j.1600-0447.1986.tb02706.x

Luria, A.R. (1973). *The working brain*. London: Penguin.

Luyten, P., Van Houdenhove, B., Lemma, A., Target, M. & Fonagy, P. (2013). Vulnerability for Functional Somatic Disorders: A Contemporary Psychodynamic Approach. *Journal of Psychotherapy Integration*. Advance online publication. http://doi.org/10.1037/a0032360

MacCabe, J.H. & Murray, R.M. (2004). Intellectual functioning in schizophrenia: A marker of neurodevelopmental damage? *Journal of Intellectual Disability Research, 48,* 519–523. http://doi.org/10.1111/j.1365-2788.2004.00619.x

MacLean, P.D. (1993). *The triune brain in evolution: Role in paleocerebral functions.* New York: Plenum Press.

Maenner, M. J, Schieve, L.A., Rice, C.E., Cunniff, C., Giarelli, E., Kirby, R.S. et al. (2013). Frequency and pattern of documented diagnostic features and the age of autism identification. *Journal of the American Academy of Child and Adolescent Psychiatry, 52* (4), 401–413. http://doi.org/10.1016/j.jaac.2013.01.014

Maes, B., Broekman, T.G., Došen, A. & Nauts, J. (2003). Caregiving burden of families looking after persons with intellectual disability and behavioural or psychiatric problems. *Journal of Intellectual Disability Research, 47,* 447–455. http://doi.org/10.1046/j.1365-2788.2003.00513.x

Mahler, M.S. (1968). *On human symbiosis and the vicissitudes of individuation.* New York: International University Press.

Mahler, M.S., Pine, F. & Bergman, A. (1975). *The psychological birth of the human infant.* New York: Basic Books.

Main, M., Kaplan, K. & Cassidy, J. (1985). Security in infancy, childhood and adulthood: A move to the level of representation. In I. Brethertorn & E. Waters (Eds.), *Growing points of attachment theory and research* (Monographs of the Society for Research in Child Development, 50, 209, pp. 66–104). Chicago, IL: University of Chicago.

Matin, M.A. & Rundle, A.T. (1980). Physiological and psychiatric investigations into a group of mentally handicapped subjects with self-injurious behaviour. *Journal of Mental Deficiency Research, 24,* 77–83.

Matson, J.L. (1985). Bio-social theory of psychopathology: A three by three factor model. *Applied Research in Mental retardation, 6,* 199–227. http://doi.org/10.1016/S0270-3092(85)80029-1

Matson, J.L. (1988). *Psychopathology instrument for mentally retarded adults: A test manual.* Orlando Park, IL: International Diagnostic Systems.

Matson, J.L., Bamburg, J.W., Mayville, E.A., Pinkston, J., Bielecki, J., Kuhn, D. et al. (2000). Psychopharmacology and mental retardation: A 10 year review (1990–1999). *Research in Developmental Disabilities, 21,* 263–296. http://doi.org/10.1016/S0891-4222(00)00042-1

Matson, J.L. & Keyes, J.B. (1990). A comparison of DRO to movement suppression time-out and DRO with two self-injurious and aggressive mentally retarded adults. *Research of Developmental Disabilities, 11,* 111–120. http://doi.org/10.1016/0891-4222(90)90008-V

Mazefsky, C., Herrington, J., Siegel, M., Scarpa, A., Maddox, B., Scahill, L. & White, S. (2013). The role of emotion regulation in autism spectrum disorder. *Journal of the American Academy of Child and Adolescent Psychiatry, 52* (7), 679–688. http://doi.org/10.1016/j.jaac.2013.05.006

McConville, B.J., Boag, L.C. & Purohit, A.P. (1973). Three types of childhood depression. *Canadian Psychiatric Association Journal, 18,* 133–137. http://doi.org/10.1177/070674377301800209

McGee, J.J. & Menolascino, F.J. (1990). Depression in persons with mental retardation: Towards an existential analysis. In A. Došen & F.J. Menolascino (Eds.), *Depression in mentally retarded children and adults* (pp. 95–112). Leiden: Logon.

Meins, W. (1995). Symptoms of major depression in mentally retarded adults. *Journal of Intellectual Disability Research, 39,* 41–45. http://doi.org/10.1111/j.1365-2788.1995.tb00912.x

Menolascino, F.J. (1970). *Psychiatric approach to the mental retardation.* New York: Basic Books.

Menolascino, F.J. (1977). *Challenges in mental retardation: Progressive ideologies and services.* New York: Human Sciences Press.

Menolascino, F.J. (1988). Mental illness and the mentally retarded: Diagnostic and treatment issues. In J. Stark, F.J. Menolascino, M. Alberelli & V. Gray (Eds.), *Mental retardation and mental health* (pp. 109–124). New York: Springer.

Menolascino, F.J. & Weiler, M.A. (1990). Depression in severely and profoundly retarded adults. In A. Došen & F.J. Menolascino (Eds.), *Depression in mentally retarded children and adults* (pp. 155–174). Leiden: Logon.

Minns, R.A. (1997). Preand perinatal conditions contributing to mental retardation. *Current Opinion in Psychiatry, 10,* 354–359. http://doi.org/10.1097/00001504-199709000-00004

Moldavsky, M., Lev, D. & Lerman-Sagie, T. (2001). Behavioural phenotypes of genetic syndromes: A reference guide for psychiatrists. *Journal of the American Academy of Child and Adolescent Psychiatry, 40,* 749–761. http://doi.org/10.1097/00004583-200107000-00009

Monfils, N.S. & Menolascino, F.J. (1984). Modified individual and group treatment approach for mentally retarded, mentally ill. In F.J. Menolascino & J.A. Stark (Eds.), *Handbook of mental illness in the mentally retarded* (pp. 155–171). New York: Plenum Press.

Moss, S. (1999). Assessment, conceptual issues. In N. Bouras (Ed.), *Psychiatric and behavioural disorders in developmental disabilities and mental retardation* (pp. 18–37). Cambridge: Cambridge University Press.

Moss, S., Patel, P., Prosser, H., Goldberg, D., Simpson, N., Rowe, S. & Lucchino, R. (1993). Psychiatric morbidity in older people with moderate and severe learning disability I; Development and reliability of the patient interview (PAS-ADD). *British Journal of Psychiatry, 163,* 471–480.

Myers, B.A. (1986). Psychopathology in hospitalized developmentally disabled individuals. *Comparative Psychiatry, 27,* 115–126. http://doi.org/10.1016/0010-440X(86)90020-9

Myers, B.A. (1998). Major depression in persons with moderate to profound mental retardation: Clinical presentation and case illustration. *Mental Health Aspects of Developmental Disability, 1* (3), 57–68.

Nederlandse Vereniging van Artsen voor Verstandelijk Gehandicapten (2007). *Voorschrijven van psychofarmaca bij mensen met een verstandelijke beperking. NVAVG-Standaard 2.* Verfügbar unter http://nvavg.nl/wp-content/uploads/2014/upload/standaarden/standaard---2008-01-psychofarmaca.pdf

Neece, C.L., Baker, B.L., Blacher, J. & Crnic, K.A. (2011). Attention deficit/hyperactivity disorder among children with and without intellectual disability: an examination across time. *Journal of Intellectual Disability Research, 55* (7), 623–635. http://doi.org/10.1111/j.1365-2788.2011.01416.x

Newcorn, J.H., Spencer, T.J. Biederman, J., Milton, D.R. & Michelson, D. (2005). Atomoxetine treatment in children and adolescents with Attention Deficit/Hyperactivity Disorder and comorbid oppositional defiant disorder. *Journal of the American Academy of Child and Adolescent Psychiatry, 44,* 240–247. http://doi.org/10.1097/00004583-200503000-00008

Nieweg, E. (2006). ADHD, een "modeverschijnsel" dat maar niet uit de mode raakt. *Tijdschrift voor Psychiatrie, 2006/4,* 303–312.

Nieweg, E. (2010). Is ADHD medicatie na 2–3 jaar uitgewerkt? Over verrassende, maar weinig bekende follow-up van het MTA-onderzoek. *Tijdschrift voor Psychiatrie, 2010/4,* 245–254.

Nissen, G. (1973). Masked depression in children and adolescents. In P. Kielholz (Ed.), *Masked depression* (pp. 35–50). Bern: Huber.

Njiokiktjien, C. (2004). *Gedragsneurologie van het kind.* Amsterdam: Suyi.

Nyhan, W.I. (1973). Behavioral phenotypes in organic genetic diseases: Presidential address to the Society for Pediatric Research. *Pediatric Research, 6,* 1–9. http://doi.org/10.1203/00006450-197201000-00001

O'Brien, G. & Yule, W. (1995). Why behavioural phenotypes? In G. O'Brien & W. Yule (Eds.), *Behavioural phenotypes* (pp. 1–23). Cambridge: Cambridge University Press.

O'Connor, T.G. & Rutter, M. (2000). Attachment disorder behaviour following early severe deprivation: Extension and longitudinal follow-up. *Journal of the American Academy of Child and Adolescent Psychiatry, 39,* 703–712. http://doi.org/10.1097/00004583-200006000-00008

Odom, S.L. & Karnes, M.B. (1988). *Early intervention for infants and children with handicaps.* Baltimore, MD: Brookes.

O'Hara, J. (2007). Inter-disciplinary multi-modal assessment for mental health problems in people with intellectual disabilities. In N. Bouras & G. Holt (Eds.), *Psychiatric and behavioural disorders in intellectual and developmental disabilities* (pp. 42–61). Cambridge: Cambridge University Press.

Oliver, C., Murphy, G.H. & Corbett, J.A. (1987). Self-injurious behaviour in people with mental handicap: A total population study. *Journal of Mental Deficiency Research, 31,* 147–162.

O'Reilly, M. & Lancioni, G. (2000). Response covariation of escape-maintained aberrant behavior correlated with sleep deprivation. *Research in Developmental Disabiliyties, 21,* 125–136.

Ornitz, E.M. (1996). Developmental aspects of neuropsychology. In M. Lewis (Ed.), *Child and adolescent psychiatry* (pp. 39–50). Baltimore, MD: Williams & Wilkins.

Ozonoff, S., Rogers, S.J. & Pennigton, B.F. (1991). Asperger's syndrome: Evidence of an empirical distinction from high-functioning autism. *Journal of Child Psychology and Psychiatry, 21,* 1107–1122. http://doi.org/10.1111/j.1469-7610.1991.tb00352.x

Panksepp, J. (2002). At the interface of the affective, behavioral and cognitive neurosciences: Decoding of emotional feelings of the brain. *Brain and Cognition, 52* (1), 4–14. http://doi.org/10.1016/S0278-2626(03)00003-4

Panksepp, J. (2010). Affective neuroscience of the emotional brain-mind: evolutionary perspectives and implications for understanding depression. *Dialogues in Clinical Neuroscience, 12* (4), 533–545.

Paris, J., Zelkowitz, P., Cuzder, J., Joseph, S. & Feldman, R. (1999). Neuropsychological factors associated with borderline pathology in children. *Journal of the American Academy of Child and Adolescent Psychiatry, 38,* 770–774. http://doi.org/10.1097/00004583-199906000-00026

Pary, R.J. (Ed.). (2002). *Psychiatric problems in older persons with developmental disabilities.* Kingston, NY: NADD Press.

Pary, R.J., Levitas, A.S. & Des Noyers-Hurley, A. (1999). Diagnosis of bipolar disorder in persons with developmental disabilities. *Mental Health Aspects of Developmental Disabilities, 2,* 37–49.

Patterson, T., Rapsey, C. & Glue, P. (2013). Systematic review of cognitive development across childhood in Down syndrome: Implications for treatment interventions. *Journal of Intellectual Disability Research, 57* (4), 306–318. http://doi.org/10.1111/j.1365-2788.2012.01536.x

Pearson, D.A., Lachar, D., Loveland, K.A., Santos, C.W., Faria, L.P., Azzam, P.N. et al. (2000). Patterns of behavioural adjustment and maladjustment in mental retardation: Comparison of children with and without ADHD. *American Journal on Mental Retardation, 105,* 236–251. http://doi.org/10.1352/0895-8017(2000)105<0236:POBAAM>2.0.CO;2

Pearson, D.A., Santos, C.W., Casat, C., Lane, D.M., Jerger, S.W., Roache, J.D. et al. (2004). Treatment effects of methylphenidate on cognitive functioning in children with mental retardation and ADHD. *Journal of the American Academy of Child and Adolescent Psychiatry, 43,* 677–685. http://doi.org/10.1097/01.chi.0000120024.14101.96

Pennington, B.F. (2002). *The development of psychopathology.* New York: Guilford Press.

Perris, C. (1988). Cycloid psychosis. In A. Seva (Ed.), *The European handbook of psychiatry and mental health* (Vol. I, pp. 1000–1013). Zaragoza: Anthropos.

Philips, I. (1979). Childhood depression: Interpersonal interactions and depressive phenomena. *American Journal of Psychiatry, 136,* 526–531.

Piaget, J. (1953). *The child's construction of reality.* London: Routledge.

Piaget, J. & Inhelder, B. (1947). Diagnosis of mental operations and theory of intelligence. *American Journal of Mental Deficiency, 51,* 401–406.

Poindexter, A.R., Cain, N.N., Clarke, D.J., Cook, E.H., Covett, J.A. & Levitas, A. (1998). Mood stabilizers. In S. Reiss & M.G. Aman (Eds.), *Psychotropic medications and developmental disabilities: The international consensus handbook* (pp. 215–229). Columbus, OH: Ohio State University, Nisonger Center.

Prick, J.J.B. & Calon, P.J. A (1965). Het syndroom van kinderlijk autisme bezien vanuit de gezichthoek der partiële defecten en der partiële hyperplasien. In J.J.B. Prick (Ed.), *Nederlands handboek der psychiatrie* (deel 3, pp. 1–167). Arnhem: Van Loghum Slaterus.

Prouty, G. (2001). Pre-therapy: A treatment method for people with mental retardation who are also psychotic. In A. Došen & K. Day (Eds.), *Treating mental illness and behaviour disorders in children and adults with mental retardation* (pp. 155–166). Washington, DC: American Psychiatric Press.

Qiu, A., Adler, M., Crocetti, D., Miller, M.I. & Mostofsky, S.H. (2010). Basal ganglia shapes predict social, communication, and motor dysfunction in boys with autism spectrum disorder. *Journal of the American Academy of Child and Adolescent Psychiatry, 49* (6), 539–551.

Quine, L. (1986). Behaviour problems in severely mentally handicapped children. *Psychological Medicine, 16,* 895–907. http://doi.org/10.1017/S0033291700011909

Quine, L. (1991). Sleep problems in children with mental retardation. *Journal of Mental Deficiency Research, 35,* 269–290.

Raghavan, R., Day, K. & Perry, R.H. (1995). Rapid cycling bipolar affective disorder and familial learning disability associated with temporal lobe (occipitotemporal gyrus) cortical dysplasia. *Journal of Intellectual Disability Research, 39,* 509–519. http://doi.org/10.1111/j.1365-2788.1995.tb00571.x

Ramey, S.L., Ramey, C.T. & Friedlander, M.J. (Eds.). (1999). Early experiences and early intervention [Special Issue]. *Mental Retardation and Developmental Disabilities Research Reviews, 5* (1).

Reese, M., Helings, J. & Schroeder, S. (2007). Treatment methods for destructive and agressive behaviour in people with severe developmental and intellectual diabilities. In N. Bouras & G. Holt (Eds.), *Psychiatric and behavioural disorders in intellectual and developmental disabilities* (pp. 269–282). Cambridge: Cambridge University Press.

Reid, A.H. (1972). Psychoses in adult mental defectives: Manic depressive psychosis. *British Journal of Psychiatry, 120,* 205–212. http://doi.org/10.1192/bjp.120.555.205

Reid, A.H. (1982). *The psychiatry of mental handicap.* London: Basil Blackwell.

Reid, A.H. & Ballinger, B.R. (1987). Personality disorder in mental handicap. *Psychological Medicine, 17,* 983–987. http://doi.org/10.1017/S0033291700000799

Reiss, S. (1988). *Reiss screen for maladaptive behaviour.* Worthington, OH: International Diagnostic systems.

Reiss, S. (1990). The prevalence of dual diagnosis in community based day programmes in the Chicago metropolitan area. *American Journal on Mental Retardation, 94,* 578–585.

Reiss, S. (2010). *Human needs and intellectual disability.* Kingston, NY: NADD Press.

Reiss, S. & Aman, M.G. (Eds.). (1998). *Psychotropic medications and developmental disabilities: The international consensus handbook.* Columbus, OH: Ohio State University, Nisonger Center.

Reiss, S. & Havercamp, S. (1997). Sensitivity theory and mental retardation: Why functional analysis is not enough. *American Journal on Mental Retardation, 101,* 553–566.

Reiss, S. & Rojahn, J. (1993). Joint occurrence of depression and aggression in children and adults with mental retardation. *Journal of Intellectual Disability Research, 37,* 287–294. http://doi.org/10.1111/j.1365-2788.1993.tb01285.x

Reiss, S. & Szyszko, J. (1983). Diagnostic overshadowing and professional experience with mentally retarded persons. *American Journal of Mental Deficiency, 87,* 396–402.

Reuzel, E., Embregts, P., Bosman, A., van Nieuwenhuizen, M. & Jahoda, A. (2013). Interactional patterns between staff and client with borderline to mild intellectual disabilities. *Journal of Intellectual Disability Research, 57* (1), 53–66. http://doi.org/10.1111/j.1365-2788.2011.01515.x

Richardson, S.A., Katz, M., Koller, H., McLaren, J. & Rubinstein, B. (1979). Some characteristics of a population of mentally retarded young adults in British city. A basis for estimating some service needs. *Journal of Mental Deficiency Research, 23,* 275–286.

Richman, N. (1977). Disorders in preschool children. In M. Rutter & L. Hersov (Eds.), *Child Psychiatry* (pp. 397–406). Oxford: Basil Blackwell.

Richman, N. (1985). Disorders in preschool children. In M. Rutter & L. Hersov (Eds.), *Child Psychiatry* (2nd ed., pp. 526–545). Oxford: Basil Blackwell.

Rotthaus, W. (2001). System therapy. In A. Došen & K. Day (Eds.), *Treating mental illness and behaviour disorders in children and adults with mental retardation* (pp. 167–182). Washington, DC: American Psychiatric Press.

Royal College of Psychiatrists (2001). *DC-LD: Diagnostic criteria for psychiatric disorders for use with adults with learning disabilities/mental retardation.* London: Gaskell.

Rubia, K., Overmeyer, S., Taylor, E., Brammer, M., Williams, S.C.R., Simons, A. & Bullmore, E.T. (1999). Hypofrontality in attention deficit hyperactivity disorder during higher-order motor control: A study with functional MRI. *American Journal of Psychiatry, 156,* 891–896. http://doi.org/10.1176/ajp.156.6.891

Rubin, R.L. (1983). Bridging the gap through individual counselling and psychotherapy with mentally retarded people. In F.J. Menolascino & M. McCann (Eds.), *Mental health and mental retardation* (pp. 67–98). Baltimore, MD: University Park Press.

Ruedrich, S. (1993). Bipolar mood disorder in persons with mental retardation. In R. Fletcher & A. Došen (Eds.), *Mental health aspects of mental retardation* (pp. 111–129). New York: Lexington.

Ruedrich, S., Des Noyers-Hurley, A. & Sovner, R. (2001). Treatment of mood disorders in mentally retarded persons. In A. Došen & K. Day (Eds.), *Treating mental illness and behaviour disorders in children and adults with mental retardation* (pp. 201–226). Washington, DC: American Psychiatric Press.

Ruedrich, S. & Menolascino, F.J. (1984). Dual diagnosis of mental retardation and mental illness. An overview. In F.J. Menolascino & J.A. Stark (Eds.), *Handbook of mental illness in the mentally retarded* (pp. 45–82). New York: Plenum Press.

Rümke, M. (1969). *Psychiatrie, deel I.* Amsterdam: Scheltema & Holkema.

Rush, J. & Frances, A. (2002). Expert consensus guidelines series: Treatment of psychiatric and behavioural problems in mental retardation. *American Journal on Mental Retardation, 105,* 159–228.

Ruth, R. (2001). Psychoanalytic therapies. In A. Došen & K. Day (Eds.), *Treating mental illness and behaviour disorders in children and adults with mental retardation* (pp. 133–144). Washington, DC: American Psychiatric Press.

Rutter, M. (1978). Brain damage syndromes in childhood, concepts and findings. In S. Chess & T. Thomas (Eds.), *Annual progress in child psychiatry and child development* (pp. 58–75). New York: Brunner Mazel.

Rutter, M. (Ed.). (1980). *Developmental psychiatry, scientific foundations.* London: Heinemann.

Rutter, M., Tizard, J., Yule, W., Graham, P. & Kingsley, W. (1976). Isle of Wight studies: 1964–1974. *Psychological Medicine, 24,* 313–332.

Ryan, R. (1994). Posttraumatic stress disorder in persons with developmental disabilities. *Community Mental Health Journal, 34* (1), 45–54. http://doi.org/10.1007/BF02188874

Sachdev, P. (1998). Schizophrenia-like psychosis and epilepsy: The status of the association. *American Journal of Psychiatry, 155,* 325–336. http://doi.org/10.1176/ajp.155.3.325

Samsom, D.T., Singh, I., Jawed, S.H. & Mukherjee, T. (1994). Elderly people with learning disabilities in hospital: A psychiatric study. *Journal of Intellectual Disability Research, 38,* 45–52. http://doi.org/10.1111/j.1365-2788.1994.tb00346.x

Sander, L.W. (1977). Infant and caretaking environment. In E.J. Antony (Ed.), *The child psychiatrist as investigator* (pp. 68–83). New York: Plenum Press.

Sandler, A. & Joffee, W.G. (1965). Notes on childhood depression. *International Journal of Psychoanalysis, 46,* 89–96.

Sands, S. & Ratey, J.J. (1986). The concept of noise. *Psychiatry, 49,* 290–297. http://doi.org/10.1080/00332747.1986.11024329

Sappok, T., Budczies, J., Bölte, S., Dziobek, I., Došen, A. & Diefenbacher, A. (2013). Emotional development in adults with autism and intellectual disabilities: A retrospective, clinical analysis. *PLoS ONE, 8* (9), e74036. http://doi.org/10.1371/journal.pone.0074036

Sappok, T., Budczies, J., Dziobek, I., Bölte, S., Došen, A. & Diefenbacher, A. (2014). The missing link: delayed emotional development prediscts challenging behavior in adults with intellectual disability. *Journal of Autism and Devlopmental Disorders, 44* (4), 786–800. http://doi.org/10.1007/s10803-013-1933-5

Sappok, T., Diefenbacher, A., Bergmann, T., Zepperitz, S. & Došen, A. (2012). Emotionale Entwicklungsstörungen bei Menschen mit Intelligenzminderung: Eine Fall-Kontroll-Studie. *Psychiatrische Praxis, 39,* 228–238. http://doi.org/10.1055/s-0032-1305078

Sappok, T., Schade, C., Kaiser, H., Došen, A. & Diefenbacher, A. (2011). Die Bedeutung des emotionalen Entwickelungsniveaus bei der psychiatrischen Behandlung von Menschen mit geistiger Behinderung. *Fortschritte der Neurologie Psychiatrie, 80,* 154–161. http://doi.org/10.1055/s-0031-1273382

Schaeffer, J.L. & Roos, R.G. (2002). Childhood-onset schizophrenia: Premorbid and prodromal diagnostic and treatment histories. *Journal of the American Academy of Child and Adolescent Psychiatry, 41,* 538–544. http://doi.org/10.1097/00004583-200205000-00011

Schneider, M.J., Bijman-Schulte, A.M., Janssen, C.G. & Stolk, J. (1995). Het ontstaan van zelfverwondend gedrag bij verstandelijk gehandicapten. *Nederlands tijdschrift voor de zorg aan mensen met vrstandelijke beperkingen, 21,* 179–200.

Schneider, N. (2001). A rational emotional group treatment approach with dually diagnosed adults. In A. Došen & K. Day (Eds.), *Treating mental illness and behaviour disorders in children and adults with mental retardation* (pp. 145–154). Washington, DC: American Psychiatric Press.

Scholte, E. & Van der Ploeg, J. (1998). *ADHD-vragenlijst (AVL).* Lisse: Swets en Zeitlinger.

Schore, A. (2002). Dysorganisation of the right brain: A fundamental mechanism of traumatic attachment and the psychopathogenesis of posttraumatic stress disorder. *Australian and New Zealand Journal of Psychiatry, 36* (1), 9–30. http://doi.org/10.1046/j.1440-1614.2002.00996.x

Schuengel, C., De Schipper, C. & Sterkenburg, P.S. (2003). Hechtingsstoornissen en verstoorde gehechtheid. In S. Colijn, E.C.A. Collumbien, G. Lietaer & R.W. Trijsburg (Eds.), *Handboek integratieve psychotherapie* (p. 8). Utrecht: De Tijdstroom.

Schuengel, C. & Janssen, C. (2006). People with mental retardation and psychopathology: stress, affect regulation and attachment: a review. *International Review of Research in Mental Retardation, 32,* 229–260. http://doi.org/10.1016/S0074-7750(06)32008-3

Schultze-Lutter, F. & Klosterkötter, J. (1995). Do basis symptoms provide a possible explanation for the elevated risk for schizophrenia among mentally retarded? *Neurology, Psychiatry and Brain Research, 3,* 29–34.

Seligman, M.E.P. (1975). *Helplessnes: On depression, development and death.* San Francisco, CA: Freeman.

Sigman, M., Mundy, P., Scerman, T. & Ungerer, J. (1986). Social interactions of autistic mentally retarded and normal children and their caregivers. *Journal of the American Academy of Child and Adolescent Psychiatry, 27,* 647–656.

Simonoff, E., Pickles, A., Charman, T., Chandler, S., Loucas, T. & Baird, G. (2008). Psychiatric disorders in children with autism spectrum disorders: prevalence, comorbidity, and associated factors in a population-derived sample. *Journal of the American Academy of Child and Adolescent Psychiatry, 47* (8), 921–929. http://doi.org/10.1097/CHI.0b013e318179964f

Smith, L., Maenner, M. & Mailick Seltzer, M. (2012). Developmental trajectories in adolescents and adults with autism: the case of daily living skills. *Journal of the American Academy of Child and Adolescent Psychiatry, 51* (6), 622–631. http://doi.org/10.1016/j.jaac.2012.03.001

Smyke, A.T., Zeanah, C. H, Gleason, M.M., Drury, S.S., Fox, N.A., Nelson, C.A. & Guthrie, D. (2012). A randomized controlled trial comparing foster care and institutional care for children with signs of reactive attachment disorder. *American Journal of Psychiatry, 169* (5), 508–514. http://doi.org/10.1176/appi.ajp.2011.11050748

Sovner, R. (1990). Bipolar disorder in persons with developmental disorder: A review. In A. Došen & F.J. Menolascino (Eds.), *Depression in mentally retarded children and adults* (pp. 175–198). Leiden: Logon.

Sovner, R. & Hurley, A. (1983). Do the mentally retarded suffer from affective illness? *Archives of General Psychiatry, 40,* 61–67. http://doi.org/10.1001/archpsyc.1983.01790010063008

Sovner, R. & Hurley, A. (1984). The hyperactive client. *Psychiatric Aspects of Mental Retardation Review, 3,* 9–12.

Sovner, R. & Hurley, A. (1986). Four factors affecting the diagnosis of psychiatric disorders in mentally retarded persons. *Psychiatric Aspects of Mental Retardation Reviews, 5,* 9–14.

Sovner, R. & Lowry, M. (2001). Mood and affect as determinants of psychotropic drug therapy: Response in mentally retarded persons with organic mental syndromes. In A. Došen & K. Day (Eds.), *Treating mental illness and behaviour disorders in children and adults with mental retardation* (pp. 265–282). Washington, DC: American Psychiatric Press.

Sparrow, S.S., Balla, D. & Chicchetti, D. (1984). *The Vineland Adaptive Behaviour Scales.* Circle Pines, MN: American Guidance Service.

Speltz, M., McClellan, J., DeKlyen, M. & Jones, K. (1999). Preschool boys with oppositional defiant disorder: Clinical presentation and diagnostic change. *Journal of the American Academy of Child and Adolescent Psychiatry, 38,* 838–845. http://doi.org/10.1097/00004583-199907000-00013

Spitz, R. (1946). *The first year of life.* New York: International University Press.

Sroufe, L.A. (1979). Socioemotional development. In J.D. Osofski (Ed.), *Handbook of infant development* (pp. 462–516). New York: Wiley.

Sroufe, L.A. (1995). *Emotional development.* Cambridge: Cambridge University Press.

Sroufe, L.A. & Rutter, M. (1984). The domain of developmental psychopathology. *Child Develoment, 55,* 17–29. http://doi.org/10.2307/1129832

Stein, D.J., Towey, J. & Hollander, E. (1995). The neuropsychiatry of impulsive aggression. In E. Hollander & D.J. Stein (Eds.), *Impulsivity and aggression* (pp. 91–105). Chichester: Wiley.

Sterkenburg, P. (2008). *Intervening in stress, attachment and challenging behaviour. Effects in children with multiple disabilities.* Dissertation, Vrije Universiteit Amsterdam.

Stern, D.N. (1985). *The interpersonal world of the infant.* New York: Basic Books.

Stolker, J.J., Koedoot, P.J., Heerdink, E.R., Leufkens, H.G.M. & Nolen, W.A. (2003). Het psychofarmacagebruik door verstandelijk gehandicapte bewoners van gezinsvervangende tehuizen. *Tijdschrift voor Psychiatrie, 11,* 667–676.

Stone, N.W. & Chesney, B.H. (1978). Attachment behaviours in handicapped infants. *Mental Retardation, 16,* 9–12.

Stor, P. & Storsbergen, H. (2006). *Onveilig gehecht of een hechtingsstoornis.* Utrecht: Lemma.

Sturmey, P. (1994). Suicidal threats and behaviour in a person with developmental disability: Effective psychiatric monitoring based on a fundamental assessment. *Behavioural Interventions, 9,* 235–245. http://doi.org/10.1002/bin.2360090405

Sturmey, P. (1995). DSM-III-R and persons with dual diagnosis: Conceptual issues and strategies for future research. *Journal of Intellectual Disability Research, 39,* 357–364. http://doi.org/10.1111/j.1365-2788.1995.tb00539.x

Sturmey, P. (2007). Diagnosis of mental disorders in people with intellectual disabilities. In N. Bouras & G. Holt (Eds.), *Psychiatric and behavioural disorders in intellectual and developmental disabilities* (pp. 3–23). Cambridge: Cambridge University Press.

Szymanski, L.S. (1977). Psychiatric diagnostic evaluation of mentally retarded individuals. *Journal of the American Academy of Child Psychiatry, 16,* 67–87. http://doi.org/10.1016/S0002-7138(09)61581-8

Szymanski, L.S. (1988). Integrative approach to diagnosis of mental disorders in retarded persons. In J. Stark, F.J. Menolascino, N. Alberelli & V. Gray (Eds.), *Mental retardation and mental health* (pp. 124–140). New York: Springer.

Szymanski, L.S. (1994). Mental retardation and mental health, concepts, aetiology and incidence. In N. Bouras (Ed.), *Mental health in mental retardation* (pp. 19–33). Cambridge: Cambridge University Press.

Szymanski, L.S., King, B.H., Bernet, W. et al. (1999). Practice parameters for the assessment and treatment of children, adolescents and adults with mental retardation and comorbid mental disorders. *Journal of the American Academy of Child and Adolescent Psychiatry, 38* (Suppl. 12), 5–31. http://doi.org/10.1016/S0890-8567(99)80002-1

Szymanski, L.S. & Tanguay, P.E. (1980). *Emotional disorders of mentally retarded persons.* Baltimore, MD: University Park Press.

Tager-Flusberg, H. (1999). *Neurodevelopmental disorders.* Cambridge, MA: MIT Press/Bradford.

Tanguay, P.E. (1984). Towards a new classification of serious psychopathology in children. *Journal of the American Academy of Child Psychiatry, 32,* 373–384. http://doi.org/10.1016/S0002-7138(09)60314-9

Thomas, A. & Chess, S. (1977). *Temperament and development.* New York: Brunner Mazel.

Tinbergen, E.A. & Tinbergen, N. (1972). Early childhood autism, and ethological approach. *Advances in Ethology, 10,* 525–550.

Todd, R.D., Swarzenski, B., Rossi, P.G. & Visconti, P. (1995). Structural and functional development of human brain. In D. Cicchetti & D.J. Cohen (Eds.), *Developmental psychopathology* (pp. 161–194). New York: Wiley.

Tonge, B.J., Einfeld, S.L., Krupinski, J., Mackenzie, A., McLaughlin, M., Florio, T. & Nunn, R.J. (1996). The use of factor analysis for ascertaining patterns of psychopathology in children with intellectual disability. *Journal of Intellectual Disability Research, 40,* 198–207. http://doi.org/10.1111/j.1365-2788.1996.tb00623.x

Toth, K. & King, B.H. (2008). Asperger's syndrome: Diagnosis and treatment. *American Journal of Psychiatry, 165,* 958–963. http://doi.org/10.1176/appi.ajp.2008.08020272

Towbin, K.E., Dykens, E.M., Pearson, G.S. & Cohen, D.J. (1993). Conceptualizing „borderline disorder of childhood" and „childhood schizophrenia" as a developmental disorder. *Journal of the American Academy of Child and Adolescent Psychiatry, 32,* 775–782. http://doi.org/10.1097/00004583-199307000-00011

Trimble, M.R. (1998). New antiepileptic drugs and psychopathology. *Neuropsychobiology, 38,* 149–151. http://doi.org/10.1159/000026531

Tyrer, S. (2001). Psychopharmacological approaches. In A. Došen & K. Day (Eds.), *Treating mental illness and behaviour disorders in children and adults with mental retardation* (pp. 45–68). Washington, DC: American Psychiatric Press.

Tyrer, F., McGrother, C.W., Thorp, C.F., Donaldson, M., Bhaumik, S., Watson, J.M. & Hollin, C. (2006). Physical aggression towards others in adults with learning disabilities: prevalence and associated factors. *Journal of Intellectual Disability Research, 50* (4), 295–304. http://doi.org/10.1111/j.1365-2788.2005.00774.x

Tyrer, P., Oliver-Africano, P.C., Ahmed, Z., Bouras, N., Cooray, S., Deb, S. et al. (2008). Risperidone, haloperidol, and placebo in the treatment of aggressive challenging behaviour in persons with intellectual disabilities: a randomized controlled trial. *The Lancet, 371* (9606), 57–63. http://doi.org/10.1016/S0140-6736(08)60072-0

Vaillant, G.E. (2003). Mental Health. *American Journal of Psychiatry, 160,* 1373–1384. http://doi.org/10.1176/appi.ajp.160.8.1373

Van Berckelaer-Onnes, I.A. (1996). Autistisch en verstandelijk gehandicapt: Dubbelgehandicapt. *Nederlands tijdschrift voor de zorg aan mensen met vrstandelijke beperkingen, 2,* 79–91.

Van Berckelaer-Onnes, I.A. & Hoekman, J. (1991). *AUTI-R schaal. Handleiding en verantwoording.* Lisse: Swets en Zeitlinger.

Van der Feltz-Cornelis, C.M. (2002). Treatment of interictal psychiatric disorder in epilepsy: Part I, II & III. *Acta Neuropsychiatrica, 14,* 39–54. http://doi.org/10.1034/j.1601-5215.2002.140108.x

Van der Gaag, R.J. (1993). *Multiplex developmental disorder: An exploration of borderlines on autistic spectrum* (Thesis). Utrecht: University of Utrecht.

Van der Gaag, R.J. (2003). Autismespectumstoornissen: Oorzakelijke factoren. *Tijdschrift voor Psychiatrie, 9,* 549–558.

Van der Ploeg, J.D. (1990). *Gedragsproblemen. Ontwikkelingen en risico's.* Rotterdam: Lemniscaat.

Van Gennep, A.T. (1986). *De zwakste in de samenleving. Ontwikkelingen in de zwakzinnigenzorg.* Amsterdam: Boom.

Van Gennep, A.T. (1997). *Paradigma verschuiving in de visie op de zorg voor mensen met een verstandelijke handicap* (Rede). Maastricht: Universität.

Van Praag, H.M. (1993a). Two-tier diagnosing in psychiatry. In L. Pepplinghouzen & W.M.A. Verhoeven (Eds.), *Destructive drives and impulse control* (pp. 100–110). Nigtevecht: Benecke Consultants.

Van Praag, H.M. (1993b). Is depression a mood disorder? *State of the Art in Clinical Psychiatry, 1* (7), 4–14.

Van Praag, H.M. (1999). Nosologomanie, een aandoening van de psychiatrie. *Tijdschrift voor Psychiatrie, 41,* 703–712.

Van Praag, H.M. (2000). Nosologomania: A disorder of psychiatry. *The World Journal of Biological psychiatry, 1,* 151–158. http://doi.org/10.3109/15622970009150584

Van Praag, H.M., Uleman, A.N. & Spitz, J.C. (1965). The vital syndrome interview. A structured standard interview for the recognition and registration of the vital depressive symptoms complex. *Psychiatry, Neurology, Neurosurgery, 68,* 329–340.

Van Schrojenstein Lantman-de Valk, H.M.J. (1995). Medicijngebruik door verstandelijk gehandicapten in instituten en gezinsvervangende tehuizen. *Nederlands Tijdschrift voor Geneeskunde, 139,* 1083–1088.

Van Veen-Graafstal, S., Heijligers, C. & Bosman, A.M.T. (2012). *Onderzoek naar de methodiek Emerging Body Language – Een eerste verkenning.* Orthopedagogisch expertisecentrum, Boxtel; Radboud Universiteit Nijmegen. Verfügbar unter: http://annabosman.eu/EindrapportEBL.pdf_

Van Zonneveld, P. & Došen, A. (1998). Een overzicht van de diagnostiek en behandeling van tardive akathisie; is de verstandelijk gehandicapte een ‚geval apart'? *Tijdschrift voor Psychiatrie, 40,* 344–355.

Verberne, G.J. (1996). Persoonlijkheidsstoornissen met borderlinekenmerken bij licht verstandelijk gehandicapten en zwakbegaafden. *Tijdschrift Cliëntgerichte Psychotherapie, 34* (3), 22–38.

Verberne, G.J. & Verzijl, M.W.J. (1998). *Neuropsychologische testserie voor oudere licht verstandelijk gehandicapte mensen (NETOL).* Oostrum: De Wendel, Nieuw Spraeland.

Verhoeven, W.M.A. (2000). *Chroniciteit, genen en gedrag* (Rede). Rotterdam: Erasmus Universität.

Verhoeven, W.M.A. & Tuinier, S. (2001). Pharmacotherapy in aggressive and auto-aggressive behaviour. In A. Došen & K. Day (Eds.), *Treating mental illness and behaviour disorders in children and adults with mental retardation* (pp. 283–304). Washington, DC: American Psychiatric Press.

Verhulst, F.C., Van der Ende, J. & Koot, H.M. (1996). *Handleiding voor CBCL/4-18.* Rotterdam: Erasmus Universität.

Vignero, G. (2011). *De draad tusen client en begeleider.* Antwerpen: Garant.

Vitiello, B., Spreat, S. & Behar, D. (1989). Obsessive-compulsive disorder in mentally retarded patients. *Journal of Nervous and Mental Disease, 177,* 232–236. http://doi.org/10.1097/00005053-198904000-00007

Vitiello, B. & Stoff, D.M. (1997). Subtypes of aggression and their relevance to child psychiatry. *Journal of the American Academy of Child and Adolescent Psychiatry, 36,* 307–315. http://doi.org/10.1097/00004583-199703000-00008

Vivanti, G., Barbaro, J., Hudry, K., Dissanayake, C. & Prior, M. (2013). Intellectual development in autism spectrum disorders: new insights from longitudinal studies. *Frontiers in Human Neuroscience, 7,* 354.

Volkmar, F.R. (2003). Changing perspectives on ADHD. *American Journal of Psychiatry, 160,* 1025–1027. http://doi.org/10.1176/appi.ajp.160.6.1025

Volkmar, F.R., Carter, A., Sparrow, S.S. & Cicchetti, D. (1993). Quantifying social development in autism. *Journal of the American Academy of Child and Adolescent Psychiatry, 32,* 627–632. http://doi.org/10.1097/00004583-199305000-00020

Volkow, N.D., Gur, R.C., Wang, G.J., Fowler, J.S., Moberg, P.J., Ding, Y.-S. et al. (1998). Association between decline in brain dopamine activity with age and cognitive and motor impairments in healthy individuals. *American Journal of Psychiatry, 155,* 344–350.

Vonk, J. & Hosmar, A. (2009). *Emotionele ontwikkeling bij mensen met een beperking.* Leuven: Acco.

Vygotsky, L.S. (1986). *Thought and language.* Cambridge, MA: MIT Press.

Walker, J., Došen, A., Buitelaar, J. & Janzing, J.G. (2011). Depression in Down syndrome: A rewiev of the literature. *Research in Developmental Disabilities, 32,* 1432–1440. http://doi.org/10.1016/j.ridd.2011.02.010

Werner, H. & Straus, A. (1939). Problems and methods of functional analysis in mentally deficient children. *Journal of Abnormal and Social Psychology, 34,* 37–62. http://doi.org/10.1037/h0055122

Wilson, S.R. (2001). A four-stage model for management of borderline personality disorder in people with mental retardation. *Mental Health Aspects of Developmental Disabilities, 4,* 68–76.

Wing, L. & Gould, J. (1979). Severe impairments of social interaction and associated abnormalities. *Journal of Autism and Developmental Disorders, 9,* 11–29. http://doi.org/10.1007/BF01531288

Wolfensberger, W. (1972). *Normalisation. The principle of normalisation in human services.* Toronto: National Institute on Mental Retardation.

World Health Organization (1992). *The ICD-10 Classification of Mental and Behavioural Disorders. Clinical Description and Diagnostic Guidelines.* Geneva: Author.

World Psychiatric Association: Section on Psychiatry of Intellectual Diasability (2008). *Problem behaviour in adults with intellectual disabilities: International guide for using medication.* http://www.thenadd.org/pdfs/birmingham/databidqrginternationalrevised01.09.pdf

Wright, E.C. (1982). The presentation of mental illness in mentally retarded adults. *British Journal of Psychiatry, 141,* 496–502. http://doi.org/10.1192/bjp.141.5.496

Xenitidis, K., Poliokosta, E., Rose, E., Maltezos, S. & Bramham, J. (2010). ADHD symptoms presentation and trajectory in adults with borderline and mild intellectual disability. *Journal of Intellectual Disability Research, 54* (7), 668–677. http://doi.org/10.1111/j.1365-2788.2010.01270.x

Yakovlev, P. & Lecours, A. (1967). *Regional development of the brain in early life.* Oxford: Basil Blackwell.

Yalom, I. (1995). *Nietzsches tranen.* Amsterdam: Balans.

Zeanah, C.H., Egger, H.L., Smyke, A.T., Nelson, C.A., Fox, N.A., Marshall, P.J. & Guthrie, D. (2009). Institutional rearing and psychiatric disorders in Romanian preschool children. *American Journal of Psychiatry, 166* (7), 777–785. http://doi.org/10.1176/appi.ajp.2009.08091438

Zelkowitz, P., Paris, J., Guzder, J. & Feldman, R. (2001). Diatheses and stressors in borderline pathology of childhood: The role of neuropsychological risk and trauma. *Journal of the American Academy of Child and Adolescent Psychiatry, 40,* 100–105. http://doi.org/10.1097/00004583-200101000-00022

Zigler, E. (1961). Social deprivation and rigidity in the performance of feebleminded children. *Journal of Abnormal and Social Psychology, 34,* 37–62.

Zigler, E. (1971). The retarded child as a whole person. In H. E. Adams & W. K. Boardman (Eds.), *Advances in experimental clinical psychology.* Oxford: Pergamon Press.

Zigler, E., Bennett-Gates, D., Hodapp, R. & Henrich, C. C. (2002). Assessing personality traits of individuals with mental retardation. *American Journal on Mental Retardation, 107,* 181–193. http://doi.org/10.1352/0895-8017(2002)107<0181:APTOIW>2.0.CO;2

Zigler, E. & Burack, J. A. (1989). Personality development and the dually diagnosed persons. *Research in Developemental Disabilities, 10,* 225–236. http://doi.org/10.1016/0891-4222(89)90012-7

Zwanikken, G. J. (1985). *Psychiater en systeembenadering* (inaugurale Rede). Nijmegen: Katholische Universität.

Zwanikken, G. J. (1990). The phenomenon of depression. General state of art. In A. Došen & F. J. Menolascino (Eds.), *Depression in mentally retarded children and adults* (pp. 35–50). Leiden: Logon.

Literatur zur deutschen Bearbeitung

Achenbach, T. M. (2000). *Child Behavior Checklist for Ages 1½–5 (CBCL/1½-5) and Child Behavior Checklist for ages 4–18 (CBCL/4-18).* Burlington, VT: University of Vermont, Research Center for Children, Youth, and Families.

American Psychiatric Association (2001). *Diagnostisches und Statistisches Manual Psychischer Störungen DSM-IV* (Deutsche Bearbeitung und Einführung von H. Saß, H.-U. Wittchen und M. Zaudig) (3., unveränderte Aufl.). Göttingen: Hogrefe.

American Psychiatric Association (2013). *Diagnostic and statistical manual of mental disorders, Fifths Edition.* Arlington, VA: American Psychiatric Association.

American Psychiatric Association (2015). *Diagnostisches und Statistisches Manual Psychischer Störungen - DSM-5* (Deutsche Ausgabe herausgegeben von Peter Falkai und Hans-Ulrich Wittchen, mitherausgegeben von Manfred Döpfner et al.). Göttingen: Hogrefe.

Arbeitsgruppe Deutsche Child Behavior Checklist (1998). *Child Behavior Checklist for ages 4–18 (CBCL/4-18) - Deutsche Version.* Köln: Klinik und Poliklinik für Psychiatrie und Psychotherapie des Kindes- und Jugendalters der Universität zu Köln.

Arbeitsgruppe Deutsche Child Behavior Checklist (2014). *Deutsche Schulalter-Formen der Child Behavior Checklist von Thomas M. Achenbach (CBCL/6–18R, TRF/6–18R, YSR/11–18R)* (Bearbeitet von M. Döpfner, J. Plück und C. Kinnen). Göttingen: Hogrefe.

Barrett, B., Elstner, S., Schade, C. & Diefenbacher, A. (Eds.). (2013). *DBT-ID. Modified Dialectic Behavior Therapy (DBT) for indivduals with Intellectual Disabilities.* Wuppertal: United Evangelical Mission.

Bohus, M. & Berger, M. (1996). Die dialektisch-behaviourale Psychotherapie nach M. Linehan. Ein neues Konzept zur Behandlung von Borderline-Persönlichkeitsstörungen. *Nervenarzt, 67,* 911–923. http://doi.org/10.1007/s001150050072

Bölte, S. & Poustka, F. (2006). *Fragebogen zur Sozialen Kommunikation - Autismus Screening (FSK). Deutsche Fassung des Social Communication Questionnaire (SCQ).* Bern: Huber.

Bölte, S. & Poustka, F. (2007). *Skala zur Erfassung sozialer Reaktivität - Dimensionale Autismus-Diagnostik (SRS). Deutsche Fassung der Social Responsiveness Scale (SRS) von John N. Constantino und Christian P. Gruber.* Bern: Huber.

Bölte, S., Rühl, D., Schmötzer, G. & Poustka, F. (2006). *Diagnostisches Interview für Autismus - Revidiert (ADI-R). Deutsche Fassung des Autism Diagnostic Interview - Revised von Michael Rutter, Ann Le Couteur und Catherine Lord.* Bern: Huber.

Dilling, H., Mombour, W. & Schmidt, M. H. (Hrsg.). (1999). *Internationale Klassifikation psychischer Störungen. ICD-10 Kapitel V (F). Klinisch-diagnostische Leitlinien* (3. Aufl.). Bern: Huber.

Döpfner, M. & Görtz-Dorten, A. (2017). *Diagnostik-System für Psychische Störungen nach ICD-10 und DSM-5 für Kinder und Jugendliche – III (DISYPS-III)*. Bern: Hogrefe.

Döpfner, M. & Lehmkuhl, G. (2000). *Diagnostik-System für psychische Störungen in Kindes- und Jugendalter nach ICD-10 und DSM-IV (DISYPS-KJ)* (2. Aufl.). Bern: Huber.

Döpfner, M., Lehmkuhl, G., Heubrock, D. & Petermann, F. (2000). *Diagnostik psychischer Störungen im Kindes- und Jugendalter.* Göttingen: Hogrefe.

Došen, A., Gardner, W. I., Griffith, D. M., King, R. & Lapointe, A. (2010). *Praxisleitlinie und Prinzipien: Assessment, Diagnostik, Behandlung und Unterstützung für Menschen mit geistiger Behinderung und Problemverhalten. Europäische Edition.* Deutsche Übersetzung und Bearbeitung M. Seidel. Materialien der DGSGB. Band 21. Deutsche Gesellschaft für seelische Gesundheit bei Menschen mit geistiger Behinderung. Berlin: Eigenverlag.

Gründer, G. (2008). Antipsychotika. In F. Holsboer, G. Gründer & O. Benkert (Hrsg.), *Handbuch der Psychopharmakotherapie* (S. 591–626). Heidelberg: Springer.

Hartje, W. & Poeck, K. (Hrsg). (2006). *Klinische Neuropsychologie* (6., unveränderte Aufl.). Stuttgart: Thieme.

Kolb, J. (2014). Emotionaler Entwicklungsstand, Erfassung und Umsetzung im aktiven Milieumanagement. In C. Schanze (Hrsg.), *Psychiatrische Diagnostik und Therapie bei Menschen mit Intelligenzminderung* (2., überarbeitete und erweiterte Aufl., S. 43–51). Stuttgart: Schattauer.

Kraijer, D. W. & Melchers, P. (2003). *Skala zur Erfassung von Autismusspektrumstörungen bei Minderbegabten (SEAS-M). Deutsche Bearbeitung.* Leiden: PITS.

Landgraf, M. N. & Heinen, F. (2013). *Fetales Alkoholsyndrom: S3-Leitlinie zur Diagnostik.* Stuttgart: Kohlhammer.

Leonhard, K. (1956). *Die Aufteilung der endogenen Psychosen.* Berlin: Akademie-Verlag.

Linehan, M. (1996). *Trainingsmanual zur Dialektisch-Behaviouralen Therapie der Borderline-Persönlichkeitsstörung.* München: CIP-Medien.

Rahn, E. (2007). Dialektisch-behaviorale Therapie bei Menschen mit Intelligenzminderung. In C. Schanze (Hrsg.), *Psychiatrische Diagnostik und Therapie bei Menschen mit Intelligenzminderung* (S. 223–227). Stuttgart: Schattauer.

Remschmidt, H. (Hrsg.). (2005). *Kinder- und Jugendpsychiatrie. Eine praktische Einführung* (4., neu bearbeitete und erweiterte Aufl.). Stuttgart: Thieme.

Remschmidt, H., Schmidt, M. H. & Poustka, F. (Hrsg.). (2006). *Multiaxiales Klassifikationsschema für psychische Störungen des Kindes- und Jugendalters nach ICD-10 der WHO* (5., vollständig überarbeitete und erweiterte Aufl.). Bern: Huber.

Rühl, D., Bölte, S., Feineis-Matthews, S. & Poustka, F. (Hrsg). (2004). *Diagnostische Beobachtungsskala für Autistische Störungen (ADOS). Deutsche Fassung der Autism Diagnostic Observation Schedule von Catherine Lord, Michael Rutter, Pamela C. Dilavore und Susan Risi.* Bern: Huber.

Sappok, T. (2014). Emotionale Entwicklungsstörungen. In C. Schanze (Hrsg.), *Psychiatrische Diagnostik und Therapie bei Menschen mit Intelligenzminderung* (2., überarbeitete und erweiterte Aufl., S. 246–251). Stuttgart: Schattauer.

Sappok, T. & Zepperitz, S. (2016). *Das Alter der Gefühle. Über die Bedeutung der emotionalen Entwicklung bei geistiger Behinderung.* Bern: Hogrefe.

Sarimski, K. (2014). *Entwicklungspsychologie genetischer Syndrome* (4., überarbeitete und erweiterte Aufl.). Göttingen: Hogrefe.

Sarimski, K. & Steinhausen, H.-C. (2007). *KIDS- 2 – Kinder-Diagnostik-System – Geistige Behinderung und schwere Entwicklungsstörungen.* Göttingen: Hogrefe.

Saß, H., Wittchen, H.-U. & Zaudig, M. (1996). *Diagnostisches und Statistisches Manual Psychischer Störungen – DSM-IV.* Göttingen: Hogrefe.

Saß, H., Wittchen, H.-U., Zaudig, M. & Houben, I. (Hrsg.). (2003). *Diagnostisches und Statistisches Manual Psychischer Störungen – Textrevision DSM-IV-TR*. Göttingen: Hogrefe.

Seidel, M. (2002). *Das Konzept der Verhaltensphänotypen. Materialien der DGSGB* (Bd. 4). Berlin: DGSGB.

Seidel, M. (Hrsg.). (2010). *Praxisleitlinien und Prinzipien: Assessment, Diagnostik, Behandlung und Unterstützung für Menschen mit geistiger Behinderung und Problemverhalten. Europäische Edition (Dt. Übersetzung)*. Berlin: DGSGB.

Stahl, B. & Irblich, D. (Hrsg.). (2005). *Diagnostik bei Menschen mit geistiger Behinderung – Ein Interdisziplinäres Handbuch*. Göttingen: Hogrefe.

Theunissen, G. (2008). *Positive Verhaltensunterstützung*. Marburg: Lebenshilfe.

Weiterführende deutschsprachige Literatur

Bienstein, P. & Rojahn, J. (Hrsg.). (2013). *Selbstverletzendes Verhalten bei Menschen mit geistiger Behinderung*. Göttingen: Hogrefe.

Buscher, M. & Hennicke, K. (2017). *Psychische Störungen bei Kindern und Jugendlichen mit Intelligenzminderung. Systemische Anregungen zur Psychotherapie*. Heidelberg: Carl-Auer.

Deutsche Gesellschaft für Kinder- und Jugendpsychiatrie und Psychotherapie, Bundesarbeitsgemeinschaft leitender Klinikärzte für Kinder- und Jugendpsychiatrie und Psychotherapie, Berufsverband der Ärzte für Kinder- und Jugendpsychiatrie und Psychotherapie (Hrsg.). (2007). *Leitlinien zu Diagnostik und Therapie von psychischen Störungen im Säuglings-, Kindes- und Jugendalter* (3., überarbeitete und erweiterte Aufl.). Köln: Deutscher Ärzte-Verlag.

Dilling, H., Mombour, W., Schmidt, M.H. & Schulte-Markwort, E. (Hrsg.). (2004). *Internationale Klassifikation psychischer Störungen. ICD-10 Kapitel V (F). Forschungskriterien* (5. Aufl.). Bern: Huber.

Frank, R. (Hrsg.) (2006). *Geistige Behinderung – Verhaltensmuster und Verhaltensauffälligkeiten*. Freiburg: Lambertus

Häßler, F. (Hrsg.) (2016). *Intelligenzminderung. S2k-Leitlinie*. Berlin: Medizinisch Wissenschaftl. Verlagsgesellschaft (als AWMF-Leitlinie Download unter http://www.awmf.org/leitlinien/detail/ll/028-042.html)

Häßler, F. & Fegert, J.M. (Hrsg.). (2000). *Moderne Behandlungskonzepte für Menschen mit geistiger Behinderung. Therapiekompendium für Ärzte, Psychologen, Sozialarbeiter und Pflegekräfte*. Stuttgart: Schattauer.

Heinemann, E. & De Groef, J. (Hrsg.). (1997). *Psychoanalyse und geistige Behinderung. Fallstudien aus Belgien, Deutschland, England, Frankreich und den USA*. Mainz: Matthias-Grünewald.

Hennicke, K. (2008). Zur Versorgung von Menschen mit Intelligenzminderung und psychischen Störungen in den Kliniken für Kinder- und Jugendpsychiatrie/Psychotherapie in Deutschland – Ergebnisse einer Fragebogenuntersuchung. *Zeitschrift für Kinder- und Jugendpsychiatrie und Psychotherapie, 36*, 127–134.

Hennicke, K., Buscher, M., Häßler, F. & Roosen-Runge, G. (2009). *Psychische Störungen und Verhaltensauffälligkeiten bei Kindern und Jugendlichen mit Intelligenzminderung. Empfehlungen zur Diagnostik und Therapie. S1-Leitlinien der Deutschen Gesellschaft für Kinder- und Jugendpsychiatrie, Psychosomatik und Psychotherapie e.V. (DKJPP)*. Berlin: Medizinisch Wissenschaftliche Verlagsgesellschaft.

Hennicke, K. & Klauss, Th. (Hrsg.). (2016). *Verhaltensauffälligkeiten von intelligenzgeminderten Schüler(inne)n – Eine Herausforderung für Pädagogik und Kinder- und Jugendpsychiatrie*. Marburg: Lebenshilfe-Verlag.

Hennicke, K. & Rotthaus, W. (Hrsg.). (1993). *Psychotherapie und Geistige Behinderung*. Dortmund: verlag modernes lernen.

Lingg, A. & Theunissen, G. (2008). *Psychische Störungen bei geistig Behinderten* (5., überarbeitete u. aktualisierte Aufl.). Freiburg: Lambertus.

Lotz, W., Koch, U. & Stahl, B. (Hrsg.). (1994). *Psychotherapeutische Behandlung geistig behinderter Menschen. Bedarf, Rahmenbedingungen, Konzepte.* Bern: Huber.

Lotz, W., Stahl, B. & Irblich, D. (Hrsg.). (1996). *Wege zur seelischen Gesundheit für Menschen mit geistiger Behinderung. Psychotherapie und Persönlichkeitsentwicklung.* Bern: Huber.

Neuhäuser, G., Steinhausen, H.-C., Häßler, F., Sarimski, K. (Hrsg.). (2013). *Geistige Behinderung. Grundlagen, Erscheinungsformen und klinische Probleme, Behandlung, Rehabilitation und rechtliche Aspekte* (4., vollständig überarbeitete und erweiterte Aufl.). Stuttgart: Kohlhammer

Pörtner, M. (1996). *Ernstnehmen – Zutrauen – Verstehen. Personzentrierte Haltung im Umgang mit geistig behinderten und pflegebedürftigen Menschen.* Stuttgart: Klett-Cotta.

Pörtner, M. (2003). *Brücken bauen. Menschen mit geistiger Behinderung verstehen und begleiten.* Stuttgart: Klett-Cotta.

Prouty, G., Pörtner, M. & Van Werde, D. (1998). *Prä-Therapie.* Stuttgart: Klett-Cotta.

Sarimski, K. (2001). *Kinder und Jugendliche mit geistiger Behinderung.* Göttingen: Hogrefe.

Sarimski, K. & Steinhausen, H.-C. (2008a). *Psychische Störung und geistige Behinderung.* Göttingen: Hogrefe.

Sarimski, K. & Steinhausen, H.-C. (2008b). *Ratgeber Psychische Störung und geistige Behinderung. Informationen für Eltern, Lehrer und Erzieher.* Göttingen: Hogrefe.

Schanze, C. (Hrsg.). (2014). *Psychiatrische Diagnostik und Therapie bei Menschen mit Intelligenzminderung* (2. Aufl.). Stuttgart: Schattauer.

Seidel, M. & Hennicke, K. (Hrsg.). (1999). *Gewalt im Leben von Menschen mit geistiger Behinderung* (Berliner Beiträge, Bd. 8). Reutlingen: Diakonie-Verlag.

Sinason, V. (2000). *Geistige Behinderung und die Grundlagen menschlichen Seins.* Neuwied: Luchterhand. (Original erschienen 1992: Mental Handicap and the Human Condition: New Approaches from the Tavistock. London: Free Association Books)

Anhang

Vorbemerkung der deutschen Herausgeber

Die folgenden Schemata und Fragebögen sind in ihren Gütekriterien (Validität, Reliabilität) bisher nicht überprüft (vgl. Kapitel 5). Sie eignen sich daher nicht zur *standardisierten* Diagnostik. Gleichwohl stellen sie sehr nützliche Instrumente dar, den Untersucher und Betreuungspersonen in systematischer Weise an die Praxis der entwicklungsorientierten Diagnostik heranzuführen.

Die Verfahren können als Interviewleitfaden bzw. zur Dokumentation von Beobachtungen im Sinne eines Screenings verwendet werden, das eine weitergehende Diagnostik begründen kann. Sie eignen sich daher auch für die klinische Hypothesenbildung.

Die Herausgeber der zweiten deutschen Auflage hatten dem Verlag vorgeschlagen, die Textfassungen des SEO und des SEO-Interviewleitfadens aus dem Buch von Tanja Sappok und Sabine Zepperitz (Sappok & Zepperitz, 2016) anstelle der Textfassungen der ersten deutschsprachigen Auflage des vorliegenden Buches in dessen zweite Auflage zu übernehmen. Das Buch der beiden Autorinnen ist mittlerweile recht weit verbreitet. Deshalb sollten Irritationen der Leser durch Textdifferenzen verhindert werden. Die Herausgeber danken den beiden Autorinnen und Herrn Professor Diefenbacher dafür, die Übernahme der Textfassungen genehmigt zu haben.

Anhang 1: SEO – Schema der emotionalen Entwicklung (0–12 Jahre)[121]

Das Schema der emotionalen Entwicklung (SEO[122]) dient zur Einschätzung des emotionalen Entwicklungsalters. Das Entwicklungsalter wird hierzu in fünf Phasen zwischen 0 und 12 Jahren eingeteilt:

1. Phase: 0–6 Monate	erste Adaption
2. Phase: 6–18 Monate	erste Sozialisation
3. Phase: 18–36 Monate	erste Individuation
4. Phase: 3–7 Jahre	erste Identifikation
5. Phase: 7–12 Jahre	Entwicklung von Realitätsbewusstsein

Das SEO erfasst insgesamt zehn psychosoziale Bereiche. In jedem Bereich werden jeder Entwicklungsphase typische komplexe Verhaltensweisen zugeordnet. Je nach beobachteter Verhaltensweise kann so das emotionale Entwicklungsalter in den jeweiligen psychosozialen Bereichen eingeschätzt werden. Die Beobachtungen sollten in verschiedenen Situationen vorgenommen werden, etwa

- allein in der Einzelsituation,
- in der Interaktion mit anderen wichtigen Bezugspersonen,
- in der Interaktion mit Gleichaltrigen (im Spiel, im Kindergarten, in der Schule)
- im Umgang mit Gegenständen.

Die Informationen können auch in Interviews mit Personen, die die Person gut kennen (z. B. Eltern, Erzieher, Lehrer), gewonnen werden. Dazu kann der SEO-Interviewleitfaden verwendet werden (vgl. Anhang 2), der die komplexen Verhaltensweisen mit je etwa drei Items beschreibt bzw. operationalisiert.

Auswertung:
Das Niveau der emotionalen Entwicklung bestimmt sich nach den fünf Bereichen, für die die niedrigsten Entwicklungsphasen beobachtet wurden. Wenn z. B. in fünf Bereichen Verhaltensweisen zutreffen, die der ersten und zweiten Phase der emotionalen Entwicklung zugehören, kann angenommen werden, dass der emotionale Entwicklungsstand nicht höher als 18 Monate ist.

121 Die hier wiedergegebene Textfassung des SEO entspricht der Tabelle 6 aus dem Buch von Sappok und Zepperitz (2016, S. 102 f.) (Anm. d. dt. Hrsg.).

122 Die Abkürzung SEO folgt der Abkürzung des niederländischen Originals: Schema van emotionele ontwikkeling (Anm. d. dt. Hrsg.).

SEO – Schema der emotionalen Entwicklung (0–12 Jahre)		
Bereich 1: Umgang mit dem eigenen Körper		
Phase	*Verhalten/Eigenschaften/Fähigkeiten*	*trifft zu*
1	Entdecken der eigenen Körperteile und sensorische Integration.	☐
2	Entdecken des eigenen Körpers als Werkzeug.	☐
3	Entdecken des Körpers in Bezug auf zielgerichtetes Handeln.	☐
4	Erleben des eigenen Körpers als Zentrum der Welt (egozentrisch, allmächtig).	☐
5	Messen der eigenen körperlichen Leistung mit anderen (kompetitiv).	☐
Bereich 2: Umgang mit anderen Personen		
Phase	*Verhalten/Eigenschaften/Fähigkeiten*	*trifft zu*
1	Die proximalen Sinne: Tast-, Geruch- und Geschmacksinn.	☐
2	Die proximalen und distalen Sinne: kinästhetische Erfahrungen – körperlicher Kontakt und Kontakt mit Material.	☐
3	Die distalen Sinne – Gegenstände und Sprache.	☐
4	Sprache, Kreativität und Identifikation.	☐
5	Soziale und kognitive Leistungen.	☐
Bereich 3: Selbst-Fremd-Differenzierung		
Phase	*Verhalten/Eigenschaften/Fähigkeiten*	*trifft zu*
1	Überwiegend Beschäftigung mit sich selbst, Reagieren auf sensorische und autonome Reize (Hypoarousal – Hyperarousal).	☐
2	Körperliche Abhängigkeit von wichtigen anderen Personen (Symbiose).	☐
3	Entdeckung des eigenen Willens, Kampf um Autonomie.	☐
4	Akzeptanz sozialer Regeln, Identifikation mit wichtigen anderen Personen (beginnende Entwicklung des Über-Ich).	☐
5	Übernahme/Verinnerlichung sozialer Regeln (internalisiertes Über-Ich).	☐

Bereich 4: Objektpermanenz und Trennungsangst		
Phase	*Verhalten/Eigenschaften/Fähigkeiten*	*trifft zu*
1	Abhängigkeit von der konkreten Situation – weg ist weg.	☐
2	Entdeckung, dass Dinge existieren können, ohne dass sie zu fühlen sind; Suche nach versteckten Gegenständen.	☐
3	Gebrauch von Übergangsobjekten.	☐
4	Sich in einer vertrauten Umgebung vom geliebten Objekt entfernen können.	☐
5	Sich auch außerhalb des eigenen Bereichs behaupten können.	☐
Bereich 5: Ängste		
Phase	*Verhalten/Eigenschaften/Fähigkeiten*	*trifft zu*
1	Angst und Wut durch ungewohnte oder intensive sensorische Reize.	☐
2	Angst und Wut beim Abschied von einer vertrauten Person (Trennungsangst).	☐
3	Angst vor Schädigung des eigenen Körpers oder vor Verlust von Autonomie.	☐
4	Angst, durch wichtige andere nicht akzeptiert zu werden (Versagensangst).	☐
5	Angst, von Gleichrangigen nicht akzeptiert zu werden (soziale Angst).	☐
Bereich 6: Umgang mit Gleichrangigen		
Phase	*Verhalten/Eigenschaften/Fähigkeiten*	*trifft zu*
1	Kein Umgang.	☐
2	Beginnendes Interesse.	☐
3	Beginnende Interaktionen.	☐
4	Spielen mit anderen.	☐
5	Zusammenarbeiten, Freundschaft.	☐

Bereich 7: Umgang mit Dingen		
Phase	*Verhalten/Eigenschaften/Fähigkeiten*	*trifft zu*
1	Kein Interesse oder zufälliges Entdecken.	☐
2	Entdecken von Formen und Geräuschen.	☐
3	Suchen und erkunden einer Struktur.	☐
4	Entwickeln von Kreativität und Phantasie.	☐
5	Nachahmen der Realität – Kreativität und Produktivität.	☐
Bereich 8: Verbale Kommunikation		
Phase	*Verhalten/Eigenschaften/Fähigkeiten*	*trifft zu*
1	Keine.	☐
2	Auf etwas Deuten.	☐
3	Beginn von Sprache, Gebrauch der „Ich“-Form.	☐
4	Fantasiesprache.	☐
5	Reale Sprache.	☐
Bereich 9: Affektdifferenzierung		
Phase	*Verhalten/Eigenschaften/Fähigkeiten*	*trifft zu*
1	Erregung, Entspannung, Angst, Wut, Apathie.	☐
2	Lust, Unlust, Liebe, Angst, Wut.	☐
3	Angst, Stolz, Traurigkeit, Eifersucht, Liebe.	☐
4	Glück, Empathie, Versagensangst, Scham.	☐
5	Selbstwert, Liebe, soziale Angst, Schuld, Gewissen.	☐
Bereich 10: Aggressionsregulation		
Phase	*Verhalten/Eigenschaften/Fähigkeiten*	*trifft zu*
1	Wut und Aggressivität gegenüber sich selbst und der Umgebung (unkontrolliert).	☐
2	Wut und Aggressivität gegenüber der Umgebung (unkontrolliert).	☐
3	Wut und Aggressivität gegenüber Personen (unkontrolliert).	☐
4	Wut und Aggressivität gegenüber Personen (kontrolliert).	☐
5	Aggressivität wird kontrolliert (mitunter als Selbstbestrafung).	☐

Anhang 2: SEO-Interviewleitfaden zum emotionalen Entwicklungsstand[123]

Der SEO-Interviewleitfaden kann dazu benutzt werden, um Informationen zur Beurteilung des emotionalen Entwicklungsstandes in einer Interviewsituation zu gewinnen. Die zehn psychosozialen Bereiche des SEO-Schemas werden auf der jeweiligen Entwicklungsstufe durch in der Regel je drei Items genauer beschrieben. Der Interviewer benutzt die Items als Fragen an die Bezugsperson und ordnet die Aussagen des Interviewten den Items zu.

Können drei Verhaltensweisen oder Eigenschaften einer bestimmten Phase festgestellt werden, so ist es wahrscheinlich, dass der Entwicklungsstand im entsprechenden Bereich diese Phase erreicht ist.

Die Bestimmung des emotionalen Entwicklungsalters erfolgt nach dem gleichen Vorgehen wie beim SEO: Die fünf niedrigsten beobachteten Entwicklungsphasen in den unterschiedlichen Bereichen bestimmen den emotionalen Entwicklungsstand.

SEO-Interviewleitfaden zum emotionalen Entwicklungsstand (nach dem Schema der emotionalen Entwicklung 0 bis 12 Jahre)		
Bereich 1: Umgang mit dem eigenen Körper		
Phase	*Verhalten/Eigenschaften/Fähigkeiten*	*trifft zu*
1	a) Beschäftigt sich mit dem eigenen Körper: beobachtend, spielend, saugend, masturbierend, zupfend, verletzend.	☐
	b) Stereotype Bewegungen.	☐
	c) Passiv.	☐
2	a) Mit Gegenständen umgehend.	☐
	b) Steckt alles in den Mund.	☐
	c) Schmiert mit Fäkalien.	☐
3	a) Sucht die Nähe der Betreuer und will ständig beschäftigt werden.	☐
	b) Ist oft unsauber.	☐
	c) Spielt mit seinen Geschlechtsteilen.	☐

123 Die hier wiedergegebene Textfassung entspricht der Tabelle 4 aus dem Buch von Sappok und Zepperitz (2016, S. 93ff.). Die Textfassung wurde ins Deutsche übersetzt von Frau Prof. Mattheis (Anm. d. dt. Hrsg.).

4	a) Ist stolz auf den eigenen Körper.	☐
	b) Ist ängstlich (panisch) vor körperlichen Verletzungen.	☐
	c) Identifiziert sich mit einem der Eltern oder anderen wichtigen Bezugsperson.	☐
5	a) Will eigene Kraft mit anderen messen.	☐
	b) Will körperlich etwas leisten.	☐
	c) Kennt die eigene körperliche Kraft.	☐
Bereich 2: Umgang mit anderen Personen		
Phase	*Verhalten/Eigenschaften/Fähigkeiten*	*trifft zu*
1	a) Beruhigt sich bei körperlichem Kontakt.	☐
	b) Ist gleichgültig bei körperlichem Kontakt oder verweigert Körperkontakt.	☐
	c) Ist fasziniert/angezogen von einem bestimmten Körperteil des Betreuers (riecht, tastet usw.).	☐
2	a) Will ständig kinetische Reize haben (will bewegt werden).	☐
	b) Protestiert, wenn Körperkontakt abgebrochen wird.	☐
	c) Gebraucht Gegenstände im Spiel mit anderen.	☐
3	a) Fordert konstant Aufmerksamkeit.	☐
	b) Will ständig mit anderen sprechen.	☐
	c) Läuft weg und will von anderen eingeholt werden.	☐
4	a) Will die Rolle der wichtigen anderen einnehmen.	☐
	b) Fragt ständig nach dem Urteil anderer.	☐
	c) Ahmt wichtige andere nach.	☐
5	a) Will sich nützlich machen.	☐
	b) Tut sein Bestes, um die Erwartung zu erfüllen.	☐
	c) Findet auch Menschen außerhalb der eigenen Familie wichtig (z. B. Lehrer, Werkstattbetreuer).	☐

Bereich 3: Selbst-Fremd-Differenzierung		
Phase	*Verhalten/Eigenschaften/Fähigkeiten*	*trifft zu*
1	a) Reagiert auf bestimmte Reize überempfindlich (erregt) (z. B. Lärm, Gedränge, angerempelt werden etc.).	☐
	b) Lebt zurückgezogen in der eigenen Welt.	☐
	c) Ist übermäßig beschäftigt durch bestimmte Reize (z. B. riecht an allem, macht bestimmte Geräusche, klopft an bestimmten Gegenständen etc.).	☐
2	a) Reagiert panisch bei Veränderungen in der Umgebung.	☐
	b) Die Stimmung ist abhängig von der Anwesenheit wichtiger anderer.	☐
	c) Wird bei Wunschversagen wütend oder panisch.	☐
3	a) Sturheit.	☐
	b) Widersetzt sich bei Aufträgen.	☐
	c) Gebraucht das Wort „ich“.	☐
4	a) Gehorcht wichtigen anderen Personen.	☐
	b) Entdeckt das eigene Geschlecht.	☐
	c) Fantasiert über eigene Qualitäten.	☐
5	a) Will selbst der Bestimmer sein.	☐
	b) Will sich ständig durch eigene Leistungen darstellen.	☐
	c) Schämt sich für eigene Fehler.	☐
Bereich 4: Objektpermanenz und Trennungsangst		
Phase	*Verhalten/Eigenschaften/Fähigkeiten*	*trifft zu*
1	a) Hat Angst vorm Versteckspielen („Kuckuck“).	☐
	b) Sucht nicht nach verstecktem Spielzeug/Gegenständen.	☐
	c) Reagiert mit heftiger Angst, wenn Dinge oder Personen aus dem Sichtfeld verschwinden.	☐
2	a) Kann Verstecken spielen.	☐
	b) Sucht nach verstecktem Spielzeug/Gegenständen.	☐
	c) Kann kurzzeitig (ca. 3 Minuten) die Trennung von wichtigen Personen ertragen.	☐

3	a) Hat ein Kuscheltier oder einen anderen Gegenstand bei sich. b) Kann in vertrauter Umgebung die Trennung von einer wichtigen Person länger als 3 Minuten ertragen. c) Kann auf eine Person nach einer längeren Trennung böse sein.	☐ ☐ ☐
4	a) Sucht in fremder Umgebung Kontakt zu fremden Personen. b) Sucht in fremder Umgebung nach bestimmten Beschäftigungen. c) Kann sich in einer fremden Umgebung gut unterhalten.	☐ ☐ ☐
5	a) Traut sich allein auf eine unbekannte Umgebung zuzugehen. b) Untersucht eine unbekannte Umgebung. c) Kann sich in fremder Umgebung schnell vertraut fühlen.	☐ ☐ ☐
Bereich 5: Ängste		
Phase	*Verhalten/Eigenschaften/Fähigkeiten*	*trifft zu*
1	a) Angst bei bestimmten Reizen. b) Angst vor neuen Reizen. c) Angst vor starken Reizen.	☐ ☐ ☐
2	a) Angst bei Trennung von vertrauter Person. b) Angst vor fremder Umgebung. c) Angst vor fremden Menschen.	☐ ☐ ☐
3	a) Angst vor körperlichen Verletzungen. b) Panische Reaktion auf den Zwang, etwas zu tun, was der Betroffene nicht will. c) Angst vor der Toilette.	☐ ☐ ☐
4	a) Versagensangst bei Aufträgen. b) Angst vor Verlust der Identifikationsperson. c) Angst vor dem Schlafen gehen.	☐ ☐ ☐
5	a) Angst vor eigenen Fehlern. b) Angst, von wichtigen Personen nicht akzeptiert zu werden. c) Angst, von Altersgenossen nicht akzeptiert zu werden.	☐ ☐ ☐

Bereich 6: Umgang mit Gleichrangigen		
Phase	*Verhalten/Eigenschaften/Fähigkeiten*	*trifft zu*
1	a) Hat kein Interesse an Gleichrangigen.	☐
2	a) Kann mit Gleichrangigen spielen/beschäftigt sein, wenn die Bezugsperson (z. B. Wohngruppenbetreuer, Elternteil) anwesend ist.	☐
	b) Kann mit Gleichrangigen spielen/beschäftigt sein, wenn das Spiel Spaß macht.	☐
	c) Kann im Spiel mit Gleichrangigen Eltern/Bezugsbetreuer imitieren.	☐
3	a) Spielt für sich in der Nähe von Gleichrangigen.	☐
	b) Kann im Umgang mit Gleichrangigen dominierend sein.	☐
	c) Will im Umgang mit Gleichrangigen den eigenen Willen durchsetzen.	☐
4	a) Kann mit anderen kreativ zusammenspielen.	☐
	b) Stellt Familiensituationen im Spiele mit anderen nach.	☐
	c) Schließt Freundschaften.	☐
5	a) Kann mit Gleichrangigen konstruktiv zusammenarbeiten.	☐
	b) Kompetitive Beschäftigung mit Gleichrangigen.	☐
	c) Will von Gleichrangigen akzeptiert werden.	☐
Bereich 7: Umgang mit Dingen		
Phase	*Verhalten/Eigenschaften/Fähigkeiten*	*trifft zu*
1	a) Zeigt kein Interesse an Gegenständen/Materialien.	☐
	b) Zeigt manchmal Interesse an einem bestimmten Gegenstand.	☐
	c) Stereotype Beschäftigung mit einem bestimmten Gegenstand.	☐
2	a) Beschäftigt sich mit Sand und/oder Wasser.	☐
	b) Beschäftigt sich mit grobem Material.	☐
	c) Geht vornehmlich manipulierend mit Gegenständen um (z. B. werfen, festhalten).	☐

3	a) Geht vornehmlich untersuchend mit Gegenständen um.	☐
	b) Zeigt Interesse an symbolischem Spielzeug (Tiere, Menschen, usw.).	☐
	c) Macht Spielzeug/persönliche Gegenstände kaputt.	☐
4	a) Zeigt Interesse an technischen Gegenständen (z. B. an Autos, Radios).	☐
	b) Zeichnet, malt, baut.	☐
	c) Stellt Dinge selbst her (kreativ).	☐
5	a) Sammelt Dinge.	☐
	b) Beschäftigt sich produktiv.	☐

Bereich 8: Verbale Kommunikation

Phase	*Verhalten/Eigenschaften/Fähigkeiten*	*trifft zu*
1	a) Keine.	☐
2	a) Gebraucht einzelne Wörter.	☐
	b) Hinweisendes Sprechen mit 1 bis 2 Worten.	☐
	c) Wiederholt bestimmte Wörter.	☐
3	a) Gebraucht 2- bis 3-Wort-Sätze.	☐
	b) Will etwas erzählen.	☐
	c) Gebraucht die Wörter „ich“ und „du“.	☐
4	a) Spricht ganze Sätze.	☐
	b) Stellt viele Fragen.	☐
	c) Denkt sich Geschichten aus.	☐
5	a) Spricht grammatisch richtig.	☐
	b) Spricht vor allem über reale Themen.	☐
	c) Kann über eigene Gefühle erzählen.	☐

Bereich 9: Affektdifferenzierung

Phase	*Verhalten/Eigenschaften/Fähigkeiten*	*trifft zu*
1	a) Erregung und Entspannung.	☐
	b) Erregung bei Veränderungen.	☐
	c) Wut.	☐
	d) Apathie.	☐

2	a) Lust, Unlust.	☐
	b) Liebe.	☐
	c) Trennungsangst.	☐
	d) Panikreaktionen in unbekannten Situationen.	☐
3	a) Stolz.	☐
	b) Trauer.	☐
	c) Angst vor Verlust einer geliebten Person.	☐
	d) Eifersucht/Neid.	☐
4	a) Glück.	☐
	b) Empathie.	☐
	c) Angst, nicht akzeptiert zu werden.	☐
	d) Versagensangst.	☐
5	a) Scham.	☐
	b) Gewissen.	☐
	c) Schuld.	☐
	d) Selbstwert.	☐
Bereich 10: Aggressionsregulation		
Phase	*Verhalten/Eigenschaften/Fähigkeiten*	*trifft zu*
1	a) Starke Erregung in Unlustsituationen.	☐
	b) Autoaggressionen bei Frustrationserfahrungen.	☐
	c) Ungerichtete auto- und fremdaggressive Reaktionen in Unlustsituationen.	☐
2	a) Bei Frustration aggressiv und destruktiv gegenüber der Umgebung.	☐
	b) Aggression ist gegen die Betreuer gerichtet.	☐
	c) Aggressivität und Autoaggression werden oft durch Angst ausgelöst.	☐
3	a) Aggression ist auf die Personen gerichtet, die die stärkste Frustration verursachen.	☐
	b) Aggressive Reaktionen bei Einschränkungen des eigenen Willens.	☐
	c) Will nicht über Ursache und Folge des eigenen aggressiven Verhaltens sprechen.	☐

4	a) Vor allem aggressiv gegenüber Gleichrangigen. b) Kann Ursache und Folge des eigenen aggressiven Verhaltens besprechen. c) Kann Reue zeigen und es „wieder gutmachen“ wollen.	☐ ☐ ☐
5	a) Kann eigene aggressive Tendenzen kontrollieren. b) Aggression tritt erst bei starker Frustration auf und ist meist gegen die materielle Umgebung gerichtet. c) Aggression wird vor allem verbal geäußert.	☐ ☐ ☐

Anhang 3: SOPD – Skala für entwicklungs-psychiatrische Diagnostik

Die Skala für entwicklungspsychiatrische Diagnostik bei Menschen mit intellektueller Beeinträchtigung (SOPD[124]) kann Hinweise auf das Vorhandensein folgender elf Syndrome liefern:

- Kontaktstörungen,
- atypische Psychose (Kinder/Jugendliche),
- tiefgreifende Entwicklungsstörung,
- negativ-destruktives Verhalten,
- Depression,
- „Neurose“,
- antisoziales Verhalten,
- reaktiver (psychotischer) Zustand,
- organisches Psychosyndrom,
- manisch-depressive Psychose,
- atypische Psychose (Erwachsene).

Die Items werden durch bestimmte Symptome definiert, die mit dem folgenden Beurteilungsbogen eingeschätzt werden können. Die Auswertung erfolgt mithilfe des SOPD-Auswertungsbogens (vgl. Anhang 4).[125]

SOPD – Skala für entwicklungspsychiatrische Diagnostik

Name des Patienten: ______________________________

Geschlecht: ☐ m ☐ w Alter: ____________

Intellektueller Entwicklungsstand (IQ): ____________

Emotionaler Entwicklungsstand (EA): ____________

Sozialer Entwicklungsstand: ____________

Jedes Item[125] wird nach der folgenden Beurteilungsskala von 0 bis 2 eingeschätzt:
0 = trifft nicht zu, nicht vorhanden, kommt nicht vor, nicht auffällig,
1 = trifft manchmal zu, manchmal/gelegentlich/in bestimmten Situationen vorhanden, kommt manchmal/gelegentlich/in bestimmten Situationen vor, manchmal/gelegentlich/in bestimmten Situationen auffällig,
2 = trifft häufig/immer zu, meistens/immer vorhanden, kommt meistens/immer vor, häufig/immer auffällig.

124 Die Abkürzung SOPD entspricht der Abkürzung für das niederländische Original: Schaal voor ontwikkelingspsychiatrische diagnostiek bij mensen met een verstandelijke handicap.

125 Außer Item Nr. 64, das nur mit 0 oder 2 bewertet wird.

Item		0	1	2
1.	Verweigert Körperkontakt *Zum Beispiel:* Will nicht auf den Arm genommen, festgehalten oder berührt werden, bleibt auf räumlicher Distanz zu anderen Menschen.	☐	☐	☐
2.	Fordert Körperkontakt *Zum Beispiel:* Sucht andauernd den Körperkontakt zu einer Person, möchte diese festhalten, will ständig auf dem Schoß sitzen.	☐	☐	☐
3.	Protestiert gegen die Trennung von einer wichtigen Person *Zum Beispiel:* Macht dies verbal oder auf eine andere Art deutlich (durch Weinen, durch Unruhe oder Aggressivität).	☐	☐	☐
4.	Stereotype Beschäftigung mit dem eigenen Körper *Zum Beispiel:* Ständiges Hin- und Herbewegen, Wippen, Schaukeln, Hand- und Armbewegungen ohne erkennbare Funktion.	☐	☐	☐
5.	Stereotype Beschäftigung mit Dingen oder ständiges Wiederholen derselben Handlungen *Zum Beispiel:* Wedeln mit einem bestimmten Gegenstand, ständig wiederkehrende Berührung von Dingen, konstante Berührung bestimmter Gegenstände, Werfen mit bestimmten Dingen.	☐	☐	☐
6.	Wut oder Panik bei starken Reizen *Zum Beispiel:* Bei lauten Geräuschen oder Lärm, bei vielen Menschen, unter Stress.	☐	☐	☐
7.	Wut oder Panik bei Veränderung der Umgebung *Zum Beispiel:* Beim Verlassen einer vertrauten Umgebung oder bei Veränderung der Einrichtung.	☐	☐	☐
8.	Wut oder Panik aus anderen (oder unbekannten) Gründen *Zum Beispiel:* Bei Nichteingehen auf Wünsche, bei Unterbrechen einer Beschäftigung, bei Aufschub einer angenehmen Erwartung, bei Störung einer gewohnten Reihenfolge, bei nicht erfüllten Erwartungen, bei Frustrationen.	☐	☐	☐

Item		0	1	2
9.	Angst vor bestimmten Dingen *Zum Beispiel:* Vor Maschinen, Gegenständen, aber auch Tieren.	☐	☐	☐
10.	Ängste vor bestimmten Situationen *Zum Beispiel:* Auf der Straße, im Einkaufszentrum, beim Essen, beim Zubettgehen, im Dunkeln, im Badezimmer, im Schwimmbad usw.	☐	☐	☐
11.	Angst vor Fremden *Zum Beispiel:* Zieht sich zurück, flüchtet, weint bei Anwesenheit von Fremden.	☐	☐	☐
12.	Versagensängste und Leistungsblockaden *Zum Beispiel:* Wirkt bei einer Aufgabe blockiert oder will weglaufen. Gibt keine erwartete Antwort oder Reaktion auf Fragen von anderen Personen, obwohl er die Antwort kennt.	☐	☐	☐
13.	Ängste aus anderen Gründen	☐	☐	☐
14.	Hält sich häufig die Ohren zu *Zum Beispiel:* Steckt die Finger in die Ohren bei bestimmten Geräuschen oder in bestimmten Situationen.	☐	☐	☐
15.	Schließt auffallend häufig die Augen *Zum Beispiel:* In unbekannter Umgebung, bei unbekannten Menschen oder Gegenständen.	☐	☐	☐
16.	Fehlender Blickkontakt *Zum Beispiel:* Vermeidet aktiven Blickkontakt, wird aggressiv, wenn Blickkontakt erzwungen wird.	☐	☐	☐
17.	Fehlendes Interesse für Gegenstände *Zum Beispiel:* Spielt und gestaltet nicht mit Material.	☐	☐	☐
18.	Sozialer Rückzug I (Rückzug von der Gruppe) *Zum Beispiel:* Nimmt nicht an Gruppenaktivitäten teil, ist am liebsten allein, wirkt übertrieben schüchtern/zurückhaltend.	☐	☐	☐
19.	Sozialer Rückzug II (versteckt sich) *Zum Beispiel:* Sucht einen kleinen abgeschiedenen Raum, setzt oder legt sich in die Ecke, verweigert sich oder protestiert, wenn er dort herausgeholt wird.	☐	☐	☐

Item		0	1	2
20.	Zerstörungswut gegenüber Gegenständen *Zum Beispiel:* Absichtliches Zerstören von Mobiliar, zerbricht Fenster, zerschneidet oder zerreißt Kleidung.	☐	☐	☐
21.	Selbstverletzendes Verhalten *Zum Beispiel:* Schlägt sich selbst, Schlagen des Kopfes gegen die Wand oder Selbstschädigung auf eine andere Art.	☐	☐	☐
22.	Aggressiv gegenüber Personen *Zum Beispiel:* Verhält sich andauernd aggressiv oder nur in bestimmten Situationen.	☐	☐	☐
23.	Auffallend unruhig, hyperaktiv *Zum Beispiel:* Kann nicht an einem Platz sitzen, läuft ständig hin und her, beschäftigt sich chaotisch, bewegt ständig die Arme oder den Kopf.	☐	☐	☐
24.	Auffallend inaktiv *Zum Beispiel:* Sitzt oder liegt nur, keine Aktivität, tut nichts, wenn keine Aufforderung von außen, zeigt kein Interesse.	☐	☐	☐
25.	Fordert ständige Aufmerksamkeit *Zum Beispiel:* Andauernde Versuche, auf eine positive Art (durch sehr freundliches Verhalten) oder negative Art (z. B. durch destruktives Verhalten) Aufmerksamkeit durch andere Personen zu bekommen.	☐	☐	☐
26.	Provoziert auf negative Art *Zum Beispiel:* Zeigt bewusst Verhaltensweisen, die nicht erlaubt sind oder akzeptiert werden können.	☐	☐	☐
27.	Dickköpfig, will unbedingt den eigenen Willen durchsetzen *Zum Beispiel:* Kein Gebot oder Verbot wird akzeptiert, reagiert wütend auf Beschränkungen.	☐	☐	☐
28.	Chaotisches Spiel-/Beschäftigungsverhalten *Zum Beispiel:* Kann nicht planvoll, geordnet, zielgerichtet mit Materialien umgehen.	☐	☐	☐

Item	0	1	2
29. Perseverationen *Zum Beispiel:* Andauerndes stereotypes Sprechen über Tod, Autos, Himmel usw., oder ständiges Wiederholen derselben Fragen, z. B. „Wie heißt du?", „Wie alt bist du?" usw.	☐	☐	☐
30. Spricht ständig über sich selbst *Zum Beispiel:* Stellt sich selbst ins Zentrum in der Kommunikation mit anderen Personen.	☐	☐	☐
31. Überschätzt sich und/oder fantasiert über sich selbst *Zum Beispiel:* Identifiziert sich mit wichtigen anderen Personen und hat dabei lebhafte Fantasien.	☐	☐	☐
32. Denkt oder spricht negativ über sich selbst *Zum Beispiel:* Denkt, dass er minderwertig ist. Sagt schnell, dass er etwas nicht kann, nicht weiß oder dass er schwach oder schlecht ist.	☐	☐	☐
33. Fühlt sich bedroht *Zum Beispiel:* Klagt über bekannte oder unbekannte Menschen, die ihn bedrohen oder schlechte Absichten haben, während dies nicht stimmt.	☐	☐	☐
34. Kann nicht mit anderen spielen und/oder arbeiten *Zum Beispiel:* Ist am liebsten allein beschäftigt und ist nicht am gemeinsamen Tun mit anderen interessiert.	☐	☐	☐
35. Leicht ablenkbar (Aufmerksamkeitsdefizit) *Zum Beispiel:* Kann nicht länger als eine Minute mit einem bestimmten Gegenstand beschäftigt sein, reagiert direkt auf alle neuen Reize.	☐	☐	☐
36. Kann seine Gefühle nicht äußern *Zum Beispiel:* Kann nicht mit Worten oder auf andere Art seine Gefühle ausdrücken.	☐	☐	☐
37. Sexuell auffälliges Verhalten *Zum Beispiel:* Ungehemmtes Betasten bestimmter Körperteile von anderen Personen, öffentliche Masturbation, anderweitige sexuelle Belästigungen.	☐	☐	☐
38. Übermäßig fröhlich, manisch *Zum Beispiel:* Länger dauernde unangemessene Fröhlichkeit und „Aufgedrehtheit" ohne einen Zusammenhang mit der Realität.	☐	☐	☐

Item		0	1	2
39.	Ohne erkennbare Gründe angespannt *Zum Beispiel:* Angespannter Gesichtsausdruck, erhöhte Muskelspannung, unruhig oder verbal klagend über innere Anspannung, ohne dass hierfür eine Ursache zu finden ist.	☐	☐	☐
40.	Depressive Verstimmung *Zum Beispiel:* Eine depressive Stimmungslage durch verbale Äußerungen, durch den Gesichtsausdruck oder durch Weinen, Seufzen oder Jammern zum Ausdruck bringen. Die Stimmung dauert mindestens einen Tag an.	☐	☐	☐
41.	Desorientiert zu Ort und/oder Zeit *Zum Beispiel:* Kann den aktuellen Ort nicht benennen, kann bekannte Wege nicht mehr finden, kennt nicht die Tageszeit/Jahreszeit, handelt zu verkehrten Zeitpunkten.	☐	☐	☐
42.	Desorientiert bei Personen *Zum Beispiel:* Erkennt bekannte Personen nicht mehr oder gibt ihnen andere Namen.	☐	☐	☐
43.	Macht keine kognitiven Fortschritte *Zum Beispiel bei Kindern:* Trotz gegebener Voraussetzungen zum Lernen kann der Lernstoff nicht angeeignet werden. *Zum Beispiel bei Erwachsenen:* Aus den Erfahrungen in neuen Situationen wird nichts gelernt (z. B. fehlende Konzentration oder zeigt kein Interesse) trotz vorhandenen Potenzials.	☐	☐	☐
44.	Lebt in einer Fantasiewelt, bleibt aber erreichbar *Zum Beispiel:* Erzählt fantastische Geschichten über sich selbst und/oder über die Umgebung, lässt sich aber leicht in die Realität zurückbringen.	☐	☐	☐
45.	Lebt verschlossen in seiner eigenen Welt (autismusartiger Rückzug) *Zum Beispiel:* Mit sich selbst sprechend, lachend oder anders mit seinem Körper beschäftigt sein, ohne auf Ereignisse in der Umgebung zu achten. Lässt sich schwer oder nicht in die Wirklichkeit holen.	☐	☐	☐

Item		0	1	2
46.	Zeigt bizarre Ideen oder bizarres Verhalten *Zum Beispiel:* Spricht über Inhalte, die keinen Zusammenhang mit der Wirklichkeit haben und sehr fremd erscheinen. Zeigt sehr sonderbares, nicht nachvollziehbares Verhalten, z. B. plötzliches Weglaufen, Einnehmen seltsamer Körperhaltungen.	☐	☐	☐
47.	Zeigt regressives Verhalten *Zum Beispiel:* Wieder wie ein kleines Kind weinen, unsauber werden, beginnen, mit Kot zu schmieren, anhänglich werden, nicht mehr aus dem Bett kommen wollen, an die Hand genommen werden wollen usw.	☐	☐	☐
48.	Probleme mit dem Essen *Zum Beispiel:* Viel zu viel essen, zu wenig essen, das Essen verweigern, plötzlich nur bestimmte Nahrungsmittel verzehren wollen, das Gegessene erbrechen.	☐	☐	☐
49.	Probleme mit dem Schlafen *Zum Beispiel:* Viel zu viel schlafen, wenig oder nicht schlafen, nicht einschlafen oder durchschlafen können oder viel zu früh wach werden.	☐	☐	☐
50.	Probleme mit der Sauberkeit *Zum Beispiel:* Kann Stuhl und Urin nicht halten.	☐	☐	☐
51.	Weglaufen *Zum Beispiel:* Läuft von Zuhause weg oder von dem Ort, wo er im Moment wohnt, herumstreunen ohne ein bestimmtes Ziel.	☐	☐	☐
52.	Spricht über sich selbst oder erlebt sich selbst als eine andere Person *Zum Beispiel:* Ist überzeugt, dass er eine andere Person ist als bisher, gibt sich einen anderen Namen oder schreibt sich andere Eigenschaften zu.	☐	☐	☐
53.	Halluzinationen *Zum Beispiel:* Erzählt oder macht auf eine andere Art erkennbar, dass er visuelle, taktile, Geschmacks-, Geruchs- oder Gehörerlebnisse hat, wie Stimmen hören, Dinge sehen, die objektiv nicht da sind.	☐	☐	☐

Item		0	1	2
54.	Wahnvorstellungen *Zum Beispiel:* Fühlt sich von Personen, Organisationen oder Dingen verfolgt, beeinflusst, beherrscht. Hat Vorstellungen übermächtiger Kräfte (Größenwahn); kann nicht vom Gegenteil überzeugt werden und lässt sich nicht in die Wirklichkeit zurückholen.	☐	☐	☐
55.	Zeigt periodische Wechsel von Stimmung und Aktivitäten *Zum Beispiel:* Die Stimmung und Aktivitäten können plötzlich von einem extremen, übertriebenen, fröhlichen und aktiven Zustand zu einem traurigen, passiven oder unruhigen wechseln und umgekehrt. Diese Veränderungen verlaufen innerhalb einiger Tage, Wochen, Monate oder zu verschiedenen Jahreszeiten.	☐	☐	☐
56.	Verhalten wechselt schnell über den Tag *Zum Beispiel:* Das Verhalten kann innerhalb eines Tages von sehr aktiv und erregt zu auffallend inaktiv und apathisch wechseln.	☐	☐	☐
57.	Spricht über den Tod oder ist viel mit dem Tod beschäftigt *Zum Beispiel:* Das Thema Tod spielt eine große Rolle: Darüber sprechen und danach fragen, ob bestimmte Menschen oder Tieren sterben, Spiele handeln vom Tod. Wird im Spiel ermordet oder lässt andere Personen ermorden.	☐	☐	☐
58.	Suizidgedanken und/oder -versuche *Zum Beispiel:* Äußert Selbstmordgedanken, hat Selbstmordversuche unternommen.	☐	☐	☐
59.	Verlust intellektueller Fähigkeiten *Zum Beispiel:* In psychologischen Tests schwächere Ergebnisse als früher; auffallende Rückentwicklung psychosozialer Fähigkeiten und Funktionen sowie des sozialen Verhaltens.	☐	☐	☐
60.	Klagt oft über körperliche Schmerzen *Zum Beispiel:* Klagt häufig über Schmerzen, ohne dass eine objektive Ursache erkennbar ist.	☐	☐	☐

Item	0	1	2
61. Weinanfälle *Zum Beispiel:* Häufiges Weinen ohne erkennbare Ursache oder bei einem objektiv zu geringfügigen Anlass.	☐	☐	☐
62. Zwangsgedanken und/oder Zwangshandlungen *Zum Beispiel:* Zwanghaftes Kontrollieren, ob bestimmte Handlungen gut verrichtet sind, Dinge in einer bestimmten Reihenfolge haben wollen, Angst vor Beschmutzung, auffallend häufiges Händewaschen oder Zähneputzen. Wiederholung bestimmter Handlungen mit starrer Häufigkeit. Drang, ein bestimmtes Wort zu sagen.	☐	☐	☐
63. Gewalt gegen Dritte, Brandstiftung, Stehlen oder anderes kriminelles Verhalten *Zum Beispiel:* Aggressiv-dissoziales, regelverletzendes Verhalten gegenüber anderen Menschen mit oder ohne Veranlassung, Brandstiftung, Kleinkriminalität.	☐	☐	☐
64. Die aktuellen Schwierigkeiten sind Folge eines bestimmten Ereignisses (nur 0 oder 2 möglich) Falls mit „2“ beurteilt wurde, um welches Ereignis handelt es sich: ____________________ ____________________	☐	☐	☐

Anmerkungen zum Interview:

____

____

____

____

Anhang 4: SOPD-Auswertungsbogen

Für jedes der 11 Syndrome (vgl. Anhang 3) werden die Werte der entsprechenden Items aus dem SOPD-Beurteilungsbogen eingetragen und addiert (Summenscore). Anschließend wird der Prozentwert ermittelt, indem der Summenscore mit 100 multipliziert und dann durch die Anzahl des maximalen Punktwerts (in der Klammer) geteilt wird.

→ Bei einem Ergebnis unter 25 % ist das Vorliegen des Störungsbildes unwahrscheinlich.

→ Bei einem Ergebnis zwischen 25 % und 50 % bestehen Hinweise auf das Vorliegen des Störungsbildes (Verdacht).

→ Bei einem Ergebnis über 50 % ist das Vorliegen des Störungsbildes wahrscheinlich.

SOPD-Auswertungsbogen		
I. Kontaktstörung		
Item		**Ergebnis aus SOPD**
1	Verweigert Körperkontakt	___
3	Protestiert gegen die Trennung von einer wichtigen Person	___
4	Stereotype Beschäftigung mit dem eigenen Körper	___
7	Wut oder Panik bei Veränderung der Umgebung	___
8	Wut oder Panik aus anderen (oder unbekannten) Gründen	___
16	Fehlender Blickkontakt	___
17	Fehlendes Interesse für Gegenstände	___
18	Sozialer Rückzug I (Rückzug von der Gruppe)	___
19	Sozialer Rückzug II (versteckt sich)	___
21	Selbstverletzendes Verhalten	___
	Summenscore:	___
	% (Summenscore × 100 / 20):	___

II. Atypische Psychose (Kinder/Jugendliche)		
Item		**Ergebnis aus SOPD**
2	Fordert Körperkontakt	___
3	Protestiert gegen die Trennung von einer wichtigen Person	___
6	Wut oder Panik bei starken Reizen	___
8	Wut oder Panik aus anderen (oder unbekannten) Gründen	___
9	Angst vor bestimmten Dinge	___
11	Angst vor Fremden	___
15	Schließt auffallend häufig die Augen	___
21	Selbstverletzendes Verhalten	___
22	Aggressiv gegenüber Personen	___
34	Kann nicht mit anderen spielen und/oder arbeiten	___
	Summenscore:	___
	% (Summenscore × 100 / 20):	___

III. Tiefgreifende Entwicklungsstörung		
Item		**Ergebnis aus SOPD**
1	Verweigert Körperkontakt	___
4	Stereotype Beschäftigung mit dem eigenen Körper	___
5	Stereotype Beschäftigung mit Dingen oder ständiges Wiederholen derselben Handlungen	___
6	Wut oder Panik bei starken Reizen	___
7	Wut oder Panik bei Veränderung der Umgebung	___
8	Wut oder Panik aus anderen (oder unbekannten) Gründen	___
9	Angst vor bestimmten Dingen	___
11	Angst vor Fremden	___
14	Hält sich häufig die Ohren zu	___
16	Fehlender Blickkontakt	___
18	Sozialer Rückzug I (Rückzug von der Gruppe)	___
21	Selbstverletzendes Verhalten	___
29	Perseverationen	___
34	Kann nicht mit anderen spielen und/oder arbeiten	___
44	Lebt in einer Fantasiewelt, bleibt aber erreichbar	___
45	Lebt verschlossen in seiner eigenen Welt (autismusartiger Rückzug)	___
	Summenscore:	___
	% (Summenscore × 100/32):	___

IV. Negativ-destruktives Verhalten		
Item		**Ergebnis aus SOPD**
3	Protestiert gegen die Trennung von einer wichtigen Person	___
8	Wut oder Panik aus anderen (oder unbekannten) Gründen	___
17	Fehlendes Interesse für Gegenstände	___
20	Zerstörungswut gegenüber Gegenständen	___
23	Auffallend unruhig, hyperaktiv	___
25	Fordert ständige Aufmerksamkeit	___
26	Provoziert auf negative Art	___
27	Dickköpfig, will unbedingt den eigenen Willen durchsetzen	___
28	Chaotisches Spiel-/Beschäftigungsverhalten	___
34	Kann nicht mit anderen spielen und/oder arbeiten	___
48	Probleme mit dem Essen	___
49	Probleme mit dem Schlafen	___
50	Probleme mit der Sauberkeit	___
	Summenscore:	___
	% (Summenscore × 100/26):	___

V. Depression		
Item		**Ergebnis aus SOPD**
18	Sozialer Rückzug I (Rückzug von der Gruppe)	___
21	Selbstverletzendes Verhalten	___
22	Aggressiv gegenüber Personen	___
24	Auffallend inaktiv	___
32	Denkt oder spricht negativ über sich selbst	___
40	Depressive Verstimmung	___
43	Macht keine kognitiven Fortschritte	___
47	Zeigt regressives Verhalten	___
57	Spricht über den Tod oder ist viel mit dem Tod beschäftigt	___
58	Suizidgedanken und/oder -versuche	___
60	Klagt oft über körperliche Schmerzen	___
61	Weinanfälle	___
	Summenscore:	___
	% (Summenscore × 100/24):	___

VI. „Neurose“		
Item		**Ergebnis aus SOPD**
9	Angst vor bestimmten Dingen	___
10	Ängste vor bestimmten Situationen	___
12	Versagensängste und Leistungsblockaden	___
15	Schließt auffallend häufig die Augen	___
23	Auffallend unruhig, hyperaktiv	___
36	Kann seine Gefühle nicht äußern	___
39	Ohne erkennbare Gründe gespannt	___
48	Probleme mit dem Essen	___
49	Probleme mit dem Schlafen	___
50	Weglaufen	___
60	Klagt oft über körperliche Schmerzen	___
62	Zwangsgedanken und/oder Zwangshandlungen	___
	Summenscore:	___
	% (Summenscore × 100/26):	___

VII. Antisoziales Verhalten		
Item		**Ergebnis aus SOPD**
20	Zerstörungswut gegenüber Gegenständen	___
22	Aggressiv gegenüber Personen	___
25	Fordert ständige Aufmerksamkeit	___
27	Dickköpfig, will unbedingt den eigenen Willen durchsetzen	___
28	Chaotisches Spiel-/Beschäftigungsverhalten	___
30	Spricht ständig über sich selbst	___
31	Überschätzt sich und/oder fantasiert über sich selbst	___
33	Fühlt sich bedroht	___
35	Leicht ablenkbar (Aufmerksamkeitsdefizit)	___
37	Sexuell auffälliges Verhalten	___
51	Weglaufen	___
63	Gewalt gegen Dritte, Brandstiftung, Stehlen oder anderes kriminelles Verhalten	___
	Summenscore:	___
	% (Summenscore × 100/24):	___

VIII. Reaktiver (psychotischer) Zustand		
Item		**Ergebnis aus SOPD**
13	Ängste aus anderen Gründen	___
20	Zerstörungswut gegenüber Gegenständen	___
21	Selbstverletzendes Verhalten	___
22	Aggressiv gegenüber Personen	___
23	Auffallend unruhig, hyperaktiv	___
29	Perseverationen	___
41	Desorientiert zu Ort und/oder Zeit	___
42	Desorientiert bei Personen	___
43	Macht keine kognitiven Fortschritte	___
46	Zeigt bizarre Ideen oder bizarres Verhalten	___
52	Spricht über sich selbst oder erlebt sich selbst als eine andere Person	___
53	Halluzinationen	___
54	Wahnvorstellungen	___
64	Die aktuellen Schwierigkeiten sind Folge eines bestimmten Ereignisses	___
	Summenscore:	___
	% (Summenscore × 100/28):	___

IX. Organisches Psychosyndrom		
Item		**Ergebnis aus SOPD**
6	Wut oder Panik bei starken Reizen	___
7	Wut oder Panik bei Veränderung der Umgebung	___
8	Wut oder Panik aus anderen (oder unbekannten) Gründen	___
21	Selbstverletzendes Verhalten	___
22	Aggressiv gegenüber Personen	___
23	Auffallend unruhig, hyperaktiv	___
24	Auffallend inaktiv	___
28	Chaotisches Spiel-/Beschäftigungsverhalten	___
35	Leicht ablenkbar (Aufmerksamkeitsdefizit)	___
39	Ohne erkennbare Gründe gespannt	___
40	Depressive Verstimmung	___
51	Weglaufen	___
56	Verhalten wechselt schnell über den Tag	___
	Summenscore:	___
	% (Summenscore × 100/26):	___

X. Manisch-depressive Störung

Item		Ergebnis aus SOPD
23	Auffallend unruhig, hyperaktiv	___
24	Auffallend inaktiv	___
31	Überschätzt sich und/oder fantasiert über sich selbst	___
32	Denkt oder spricht negativ über sich selbst	___
37	Sexuell auffälliges Verhalten	___
38	Übermäßig fröhlich, manisch	___
43	Macht keine kognitiven Fortschritte	___
47	Zeigt regressives Verhalten	___
48	Probleme mit dem Essen	___
49	Probleme mit dem Schlafen	___
53	Halluzinationen	___
54	Wahnvorstellungen	___
55	Zeigt periodische Wechsel von Stimmung und Aktivitäten	___
57	Spricht über den Tod oder ist viel mit dem Tod beschäftigt	___
58	Suizidgedanken und/oder -versuche	___
61	Weinanfälle	___
	Summenscore:	___
	% (Summenscore × 100/32):	___

XI. Atypische Psychose (Erwachsene)

Item		Ergebnis aus SOPD
10	Ängste vor bestimmten Situationen	___
13	Ängste aus anderen Gründen	___
23	Auffallend unruhig, hyperaktiv	___
32	Denkt oder spricht negativ über sich selbst	___
39	Ohne erkennbare Gründe gespannt	___
41	Desorientiert zu Ort und/oder Zeit	___
42	Desorientiert bei Personen	___
45	Lebt verschlossen in seiner eigenen Welt (autismusähnlicher Rückzug)	___
46	Zeigt bizarre Ideen oder bizarres Verhalten	___
51	Weglaufen	___
52	Spricht über sich selbst oder erlebt sich selbst als eine andere Person	___
53	Halluzinationen	___
54	Wahnvorstellungen	___
59	Verlust intellektueller Fähigkeiten	___
	Summenscore:	___
	% (Summenscore × 100/28):	___

Anhang 5: Verhaltensauffälligkeiten bei unterschiedlichem Entwicklungsniveau

Die folgende Tabelle kann als Hilfestellung bei der Beurteilung von auffälligen Verhaltensweisen genutzt werden. Eine Bewertung von bestimmten Verhaltensweisen als pathologisch sollte unter Berücksichtigung des Entwicklungsniveaus der betreffenden Person vorgenommen werden. Die hier aufgeführten Verhaltensweisen sind mit denen aus der SOPD-Skala (vgl. Anhang 3) identisch. Ein weißes Feld bedeutet, dass das Verhalten für das entsprechende Entwicklungsalter normal ist oder auf diesem Niveau noch nicht vorkommt. Ein graues Feld bedeutet, dass das Verhalten im entsprechenden Entwicklungsalter als auffällig und daher als psychopathologisches Symptom angesehen werden kann. Die SOPD sollte daher bei Menschen mit niedrigem Entwicklungsalter nur in modifizierter Form (durch Reduzierung der Items) und zu einer globalen Beurteilung (ob generell auffälliges Verhalten vorliegt) herangezogen werden.

Verhalten	Entwicklungsalter (in Jahren)				
	0–2	2–4	4–7	7–12	≥ 12
1. Verweigert Körperkontakt					
2. Fordert Körperkontakt					
3. Protestiert gegen die Trennung von einer wichtigen Person					
4. Stereotype Beschäftigung mit dem eigenen Körper					
5. Stereotype Beschäftigung mit Dingen oder ständiges Wiederholen derselben Handlungen					
6. Wut oder Panik bei starken Reizen					
7. Wut oder Panik bei Veränderung der Umgebung					
8. Wut oder Panik aus anderen (oder unbekannten) Gründen					
9. Angst vor bestimmten Dingen					
10. Ängste vor bestimmten Situationen					
11. Angst vor Fremden					

Verhalten	Entwicklungsalter (in Jahren)				
	0–2	2–4	4–7	7–12	≥ 12
12. Versagensängste und Leistungsblockaden					
13. Ängste aus anderen Gründen					
14. Hält sich häufig die Ohren zu					
15. Schließt auffallend häufig die Augen					
16. Fehlender Blickkontakt					
17. Fehlendes Interesse für Gegenstände					
18. Sozialer Rückzug I (Rückzug von der Gruppe)					
19. Sozialer Rückzug II (versteckt sich)					
20. Zerstörungswut gegenüber Gegenständen					
21. Selbstverletzendes Verhalten					
22. Aggressiv gegenüber Personen					
23. Auffallend unruhig, hyperaktiv					
24. Auffallend inaktiv					
25. Fordert ständige Aufmerksamkeit					
26. Provoziert auf negative Art					
27. Dickköpfig, will unbedingt den eigenen Willen durchsetzen					
28. Chaotisches Spiel-/Beschäftigungsverhalten					
29. Perseverationen					
30. Spricht ständig über sich selbst					
31. Überschätzt sich selbst und/oder fantasiert über sich selbst					
32. Denkt oder spricht negativ über sich selbst					
33. Fühlt sich bedroht					
34. Kann nicht mit anderen spielen und/oder arbeiten					
35. Leicht ablenkbar (Aufmerksamkeitsdefizit)					

Verhalten	Entwicklungsalter (in Jahren)				
	0–2	2–4	4–7	7–12	≥ 12
36. Kann seine Gefühle nicht äußern					
37. Sexuell auffälliges Verhalten					
38. Übermäßig fröhlich, manisch					
39. Ohne erkennbare Gründe gespannt					
40. Depressive Verstimmung					
41. Desorientiert zu Ort und/oder Zeit					
42. Desorientiert bei Personen					
43. Macht keine kognitiven Fortschritte					
44. Lebt in einer Fantasiewelt, bleibt aber erreichbar					
45. Lebt verschlossen in seiner eigenen Welt (autismusartiger Rückzug)					
46. Zeigt bizarre Ideen oder bizarres Verhalten					
47. Zeigt regressives Verhalten					
48. Probleme mit dem Essen					
49. Probleme mit dem Schlafen					
50. Probleme mit der Sauberkeit					
51. Weglaufen					
52. Spricht über sich selbst oder erlebt sich selbst als eine andere Person					
53. Halluzinationen					
54. Wahnvorstellungen					
55. Zeigt periodische Wechsel von Stimmung und Aktivitäten					
56. Verhalten wechselt schnell über den Tag					
57. Spricht über den Tod oder ist viel mit dem Tod beschäftigt					

Verhalten	Entwicklungsalter (in Jahren)				
	0–2	2–4	4–7	7–12	≥ 12
58. Suizidgedanken und/oder -versuche					
59. Verlust intellektueller Fähigkeiten					
60. Klagt oft über körperliche Schmerzen					
61. Weinanfälle					
62. Zwangsgedanken und/oder Zwangshandlungen					
63. Gewalt gegen Dritte, Brandstiftung, Stehlen oder anderes kriminelles Verhalten					
64. Die aktuellen Schwierigkeiten sind Folge eines bestimmten Ereignisses					

Der Autor und die deutschen Herausgeber

Der Autor

Prof. Dr. Anton Došen ist Facharzt für Kinder- und Jugendpsychiatrie, Facharzt für Erwachsenenpsychiatrie und emeritierter Professor der *Radboud University Nijmegen*. Er war viele Jahre Direktor und Chefarzt des Zentrums für Behandlung psychischer Störungen und Verhaltensprobleme bei Menschen mit intellektueller Beeinträchtigung *(Centrum voor behandeling van psychische en gedragstoornissen bij mensen met een verstandelijke handicap Nieuw Spraeland, De Wendel)* in Oostrum/ Niederlande.

Mehr als zehn Jahre leitete er als Vorsitzender die *Section Mental Retardation* der *World Psychiatric Association*. Zusammen mit anderen internationalen Experten in diesem Bereich gründete er 1992 die *European Association for Mental Health in Mental Retardation (EAMHMR)*, kürzlich umbenannt in *European Association in Mental Health in Intellectual Disability (EAMHID)*, deren Präsident er bis 2003 war. Heute ist er deren Ehrenpräsident.

Anton Došen hat etwa 200 wissenschaftliche Aufsätze publiziert. Er ist Autor, Mitautor und Herausgeber zahlreicher Bücher zur Thematik psychischer Störungen bei Menschen mit intellektueller Beeinträchtigung. Er wurde in den Beirat verschiedener nationaler und internationaler Zeitschriften berufen, hat an mehreren nationalen und internationalen Forschungsprojekten mitgewirkt, die sich mit der Verbesserung der seelischen Gesundheit und der Lebensqualität von Menschen mit intellektueller Beeinträchtigung befassten. Umfangreiche Aktivitäten entwickelte er in der Fort- und Weiterbildung aller Berufsgruppen in diesem Bereich. Er veranstaltete zahlreiche Symposien und Tagungen in vielen Ländern.

Sein fachlich-wissenschaftlicher Schwerpunkt liegt in der Anwendung der Entwicklungsperspektive sowie eines multidisziplinären und integrativen Konzepts für Assessment, Diagnostik und Behandlung psychischer Störungen und Verhaltensauffälligkeiten bei Menschen mit intellektueller Beeinträchtigung. Diese grundlegenden Überlegungen sind in Versorgungskonzepten in den Niederlanden und in Belgien weit verbreitet.

Die deutschen Herausgeber

Prof. Dr. med., Dipl.-Soziologe Klaus Hennicke, geb. 1945. Studium der Soziologie und Medizin. 1986–1992 Oberarzt im Fachbereich Kinder- und Jugendpsychiatrie der Rheinischen Landeskliniken Viersen. 1992–1996 Leitender Arzt der evangelischen Stiftung „Hephata" in Mönchengladbach. 1996–2002 Oberarzt in der Abteilung für Kinder- und Jugendpsychiatrie und -psychotherapie des Evangelischen Krankenhauses Königin Elisabeth Herzberge in Berlin-Lichtenberg. 2002–2014 Leiter des Kinder- und Jugendpsychiatrischen Dienstes im Gesundheitsamt des Bezirks Spandau in Berlin. 2002–2010 Professor für Soziale Medizin an der Evangelischen Fachhochschule Rheinland-Westfalen-Lippe in Bochum im Fachbereich Heilpädagogik mit dem Schwerpunkt Theorie und Praxis der Kinder- und Jugendpsychiatrie und -psychotherapie. Mitbegründer und 1995–2015 Stellvertretender Vorsitzender der Deutschen Gesellschaft für seelische Gesundheit bei Menschen mit geistiger Behinderung (DGSGB).

Prof. Dr. sc. med. Michael Seidel, geb. 1950. 1971–1976 Studium der Medizin in Berlin. 1977–1982 Facharztweiterbildung Neurologie und Psychiatrie an der Psychiatrischen und Nervenklinik der Charité. 1989–1991 Oberarzt der Psychiatrischen und Nervenklinik der Charité. 1989 B-Promotion (Habilitation). 1991–2001 Leitender Arzt und Geschäftsführer in der Teilanstalt Bielefeld der v. Bodelschwinghschen Anstalten Bethel. 2001–2010 Leitender Arzt und Geschäftsführer des Stiftungsbereichs Behindertenhilfe der v. Bodelschwinghschen Anstalten Bethel. 2011–2015 Ärztlicher Direktor des Stiftungsbereichs Bethel.regional der v. Bodelschwinghschen Stiftungen Bethel. Seit 2015 Ruhestand. Lehrtätigkeit u. a. an den Universitäten Bielefeld und Münster. Umfangreiche fach- und gesundheitspolitische Aktivitäten. Mitbegründer und seit 1995 Vorsitzender der Deutschen Gesellschaft für seelische Gesundheit bei Menschen mit geistiger Behinderung (DGSGB). 2003 bis 2007 Präsident der European Association in Mental Health in Intellectual Disability (EAMHID).

Stichwortregister

R

S

T

U

V